KB186223

"대단한 걸작이다! 무엇보다 우선 우리는 '에너지 치유'에 대한 과학적인 리뷰와 함께 전반적 주제에 대한 강력한 개요를 가질 수 있게 되었다. 이 책이 모든 연구자와 교사들에게 표준 참고자료가 될 것이라고 생각한다."

— 다엘 워커(크리스털인식연구소 소장)

"최근 30년 동안 치료의 패러다임은 과학적 의학이라는 일신론에서 전일론적 의학 개념으로 서서히 변화해 왔고, 최근에는 에너지의학이라 부르고 있다. 닥터 거버가 '파동'이라는 단어를 사용한 것은 이 범주에 속한다. 이 책은 의식을 열기 시작하는 사람들을 위한 책이다."

— 노먼 쉴리(의학박사이자 미국통합의학협회 창립 회장)

"인체는 전자 파동으로 구성되어 있고, 신체의 각 원자와 원소, 각 기관과 유기체가 그 특정 유기체의 유지와 평형을 위해 필요한 전자적 진동 단위를 가지고 있다. 각 단위는 세포나 생명의 단위 그 자체로 재생산할 수 있는 능력이 있는데, 이는 재생산 분할이라고 알려진 제1 법칙에 의해 스스로를 재생산하는 능력을 가지고 있다. 인체의 어떤 기관이나 요소가 억압을 받으면 전자에너지 부족을 초래한다. 이 문제는 부상이나 질병, 외부의 억압에 의해 발생할 수 있다. 또는 체내에서 그 요건을 충족시키기 위해 시스템이나 다른 기관 내에서 생성된 배출의 결여를 통해서 내부적인 압력으로부터 올 수도 있다."

— 에드가 케이시(1928년)
토머스 수그루의 「강이 있다」에서

파동의학

VIBRATIONAL MEDICINE
Copyright © 2001 by Richard Gerber
All rights reserved.

Korean translation copyright © 2021 by EDITOR PUBLISHING LTD.
Korean translation rights arranged with INNER TRADITIONS,
BEAR & COMPANY
through EYA (Eric Yang Agency)

이 책의 한국어판 저작권은 EYA(Eric Yang Agency)를 통해
INNER TRADITIONS, BEAR & COMPANY와 독점 계약한
에디터 유한회사가 소유합니다.
저작권법에 의하여 한국 내에서 보호를 받는 저작물이므로
무단 전재 및 복제를 금합니다.

놀라운 에너지 치료법

파동의학

Vibrational Medicine

리처드 거버 지음

최종구 · 양주원 옮김

에디터
editor

| SPECIAL NOTICE TO THE READER |
독자에게 부치는 글

이 책은 내과 의사가 치유에 관한 많은 방법을 살펴보고 썼지만, 특정 질환에 대한 치료법을 권장하려는 것은 아니다. 즉 기존의 의학적 접근의 부족한 점을 보완할 수 있는 여러 대체요법의 효과적인 작용원리를 검토하고 있지만, 높은 수준에 있는 현대 의학의 진단과 치료법을 대신하려는 의도는 아니다. 따라서 이 책에서 언급한 치료법을 이용할 경우, 독자는 정확한 진단, 처치 및 안내할 수 있는 훈련된 의사나 건강 전문가의 의견을 구하기 바란다.

특히 의료에 대한 전문교육을 받지 않은 일반 독자는 각 장의 끝에 있는 요점 정리를 먼저 읽은 다음, 그 장을 통독하기를 권장한다. 이 방법은 복잡한 정보를 이해하기 위한 최선의 방법이고, 뒤에 이어지는 장을 이해하기 위한 바탕이 될 것이다. 또 각 장은 그 앞 장에서 검토한 지식을 바탕으로 구성되어 있으므로 가능하면 차례대로 읽으면 좋겠다.

| CONTENTS |

Chapter 01

홀로그램, 에너지, 파동의학

아인슈타인 생명관

| ACKNOWLEDGMENTS |

감사의 말

이 책은 12년 이상 걸린 문헌검색, 연구, 조사 그리고 내적 탐구의 결정체이다. 책 전체를 통해서 수많은 과학자, 특이 능력자, 사상가들이 화제에 오르는데, 그 가운데 몇 사람은 필자의 생각에 절대적인 영향을 주었다. 이 특별한 사람들의 존재와 무수한 영감과 통찰은 필자 자신의 창조적 사고와 모델 구축 작업에 자극이 되었다. 또 나 자신과 인간 전체, 더 나아가서 우주에 대한 인식을 되돌릴 수 없을 만큼 사고 폭을 넓혀주었다. 그렇게 광대하다고 느꼈던 물질계가 실은 더 거대하고 경이로운 다차원적 실재계의 극히 일부분에 지나지 않으며, 우리 인류는 우리가 보고 있는 세계보다 보지 못하는 차원의 세계에 더 강력한 지배를 받고 있다는 것을 알았다. 우리가 나아가야 할 길을 미리 닦아놓은 이 특별한 사람들 덕분에 특히 치유의 영역에서 인간 가능성에 대한 무한한 세계를 인식할 수 있도록 도왔다.

이분들의 선구적인 노력, 많은 영감의 말에 경의를 표하면서 아래에 그 이름을 나열한다. 매릴린 퍼거슨, 로버트 먼로, 칼 사이먼튼, 앤과 허버트 퓨리어, 주디스 스쿠츠-윌슨, 아브람 베르, 로버트 라히트만, 돌로레스 크리거, 브루그 조이, 버나드 그래드, 앨리스 베일리, 재인 로버트와 세스, 힐라리온, 이차크 벤토프, 러셀 타그와 해롤드 푸토프, 스탠리 크리프너, 샤피카 카라굴라, 바이올라 페티 닐, 켄 펠러티어, 메리디스 래이디 영, 알베르트 아인슈타인, 윌리엄 틸러, 니콜라 테슬라, 에드가 케이시, 에드워드 배치, 케빈 라이어슨, 그르다스, 가브리엘 코슨스, 지오프리 허드슨, 챨스 리드비터, 루돌프 슈타이너, 텔마 모스, 데이비드 봄, 다니엘 월커, 챨스 타트, 데이비드 탠슬리, 해리 올드필드, 엘머와 앨리스 그린, 마르셀 보겔, 제임스 허톡, 세미욘과 발렌티나 키를리안, 아이온 두미트레스쿠, 빅토르 이뉴신, 로 골든과 존 페처. 어떤 의미에서 이분들은 그들의 저서, 행동 또는 창조적 지원을 통해 이 책의 집필에 관련되었다고 할 수 있다.

이 책의 집필은 새로운 생명의 탄생에 비유할 수 있다. 베어 앤드 컴퍼니(Bear & Company) 출판사에서 이 책을 담당한 바바라와 게리 클로우, 그들의 뛰어난 편집진들은 오랜 임신 기간과 진통 끝에 마침내 이 책이 세상에 태어날 수 있도록 도움을 주었다. 그 조력과 창조적 통찰, 그리고 이 책이 어떠해야 하는지에 대한 저자의 내적 비전에 이해를 나타내주고, 열정을 갖고 아낌없이 일해 주신 데 대해 감사의 마음을 전하지 않을 수 없다. 또 오랫동안 구성과 교정 작업에 수고해준 아내 린에게 특히 감사하고 싶다. 아내의 내조와 인내가 없었다면 이처럼 쉽게 읽을 수 있는 책이 되지 않았을 것이다.

또 바쁜 일정에도 이 책의 서문과 소개문을 써준 윌리엄 틸러 박사와 가브리엘 쿠센스 박사께도 깊은 감사를 드린다. 집필 마지막 단계에서 두 분의 의견은 크게 도움이 되었다.

그리고 애플컴퓨터사의 스티브 잡스와 그의 오리지널 맥Mac 개발팀에도 감사드리지 않을 수 없다. 이 책을 쓰는 데 아이디어, 그림, 그래프 등을 직관적이고 쉽게 종합할 수 있는 매킨토시가 없었다면 아마 이런 규모의 책을 쓸 엄두도 내지 못했을 것이다.

머리말

최근까지 과학 및 서양 현대 의학에서는 생명체가 주로 다음과 같은 일련의 반응으로 살고 있다고 생각했다.

⟨등식 1⟩

$$기능 \rightleftarrows 구조 \rightleftarrows 생화학적 변화$$

생명체 기능이 제대로 작동하지 않을 때, 그 원인은 생화학적 불균형이 가져오는 조직의 구조적 결함 때문이라고 간주했다. 생화학적 항상성은 생명체의 깊은 에너지 구조의 결합에 의존한다고 생각하지만, 아직 결합 자체가 밝혀진 것은 아니다. 생화학적 상태와 전자장 사이에서 일어나는 상호작용에 관한 관심이 서서히 높아지고 있다. 정신신경 의학의 연구 결과, 뇌의 특정 부위와 부위 사이를 흐르는 미세전류가 일으키는 활동의 변화가 뇌를 자극하는 특정 화학물질 때문에 생기는 것으로 밝혀졌다. 시험관 내 백혈구에 약한 직류전류($10^{-12}amp/mm^2 \sim 10^{-9}amp/mm^2$)를 흘리면 세포가 재생된다는 사실도 밝혀졌다. 한편 좀 더 강력한 전류를 흘리면 세포에 변성이 일어난다는 사실도 알게 되었다. 이런 연구가 발전해 동물이나 사람의 골절 치료 효과를 촉진하는 데 응용되었다. 전기장과 자기장이 어떤 경로를 통해 세포의 대사에 영향을 주는지에 대한 상세한 연구는 이제 시작 단계이지만, 이상의 관점에서 보면 ⟨등식 1⟩을 다음과 같이 고쳐야 한다.

<등식 2>

> 기능 ⇄ 구조 ⇄ 생화학적 변화 ⇄ 전자기에너지장

〈등식 2〉는 뼈의 구조 변화에 대한 볼프의 법칙이다. "뼈가 불균일한 압력을 지속해서 받는 경우, 뼈 내부에서 새로운 압력을 효과적으로 분산시키기 위해 가장 적당한 위치에 새로운 골량을 형성한다."는 설명이다. 몸속의 변형된 장(field)은 섬유와 콜라겐에 의해 현재화하는데, 둘 다 압전성이라는 특성이 있어서 정전기장이 특수한 방향성과 극성을 갖고 형성된다.

이 정전기장은 이와 관련된 미세전류와 함께 국소 체액에서 응집과 겔화가 일어나고 있는 특정한 위치에 대한 이완과 콜로이드의 재분배를 일으킨다. 이들 반고체 구조물은 시간이 지남에 따라 석회화되어 그곳에 골량의 바탕이 되는 미세 구조물이 형성된다. 더 미묘한 정신적, 감정적 스트레스로도 앞에서 말한 일련의 과정이 촉진된다는 사실은 상상만이 아닐 것이다.

〈등식 2〉에는 정신 작용이 빠져 있다는 분명한 결함이 있다. 사실 최면 상태에서 인간의 몸은 믿을 수 없을 만큼 강한 내구성을 보이는데, 이는 무의식과 신체구조의 연결 고리를 입증하는 것이라 할 수 있다. 합기도, 선, 요가 훈련을 보면 정신이 몸의 구조와 기능에 모두 관련되어 있음을 알 수 있다. 바이오피드백(biofeedback) 요법에 관한 최근 연구에서 통제된 정신은 피부 온도와 통증이라는 여러 자율신경 기능을 조절할 수 있을 뿐만 아니라, 몸의 이상 상태도 재생할 수 있음을 보여준다. 끝으로 현대 심리요법 영역에서는 어떤 종류의 화학적 치료가 정신 상태에 영향을 주고, 또 거꾸로 어떤 종류의 심리요법이 생화학적 상태에 영향을 미친다는 보고도 있다. 즉 〈등식 2〉의 반응계 아래에 '정신의 장'을 덧붙여야 한다는 것이다. 아직 확실하게 인식된 것은 아니지만 또 다른 영역도 이 반응계에 어떤 역할을 연출하고 있는 것 같다. 정신적 인자를 포함한 그 모든 요소를 미세에너지장이라는 항목으로 정리해 〈등식 2〉를 고쳐 써보면 다음과 같다.

〈등식 3〉

기능 ⇌ 구조 ⇌ 생화학적 변화

⇅

미세에너지장 ⇌ 전자기에너지장

〈등식 3〉에서는 생명체와 세포, 세포막의 합리적인 설명이 가능해진다. 반응계에서 그 각각의 항목은 그 주위에 있는 항목의 즉각적인 협조를 받아 항상성을 유지한다. 어느 쪽 반응계에서든 심각한 불균형이 생기면 즉시 인접한 항목의 항상성도 붕괴한다. 이 때문에 생물계의 생화학적 항상성에 관한 지금까지의 경고체계를 더 발달시키려면 생물계의 전기적 성질을 측정할 수 있는 장치를 만들 필요가 있다. 생체전기계의 붕괴 예측 정보를 얻기 위해서는 생물 전체의 미세에너지장을 측정해야 한다. 그러나 현시점에서는 미세에너지장의 성질과 특성은 거의 알려지지 않았다. 그래서 당장은 생체전기계의 측정 결과를 초기 경고의 정보원으로 이용할 수밖에 없다. 이 분야의 기술력이 지난 20~30년간 획기적인 진보를 이룬 덕에 그나마 이 정도가 되었다.

현재 전기장치는 신속한 몸의 건강 상태 진단, 체내 불균형 치료에 효과적으로 쓰이고 있다. 많은 통합의학 치료전문가도 이 장치들을 적극적으로 이용하기 시작했다. 이런 상황에서 이 장치들이 전기적 수준에서 어떻게 기능하는지, 실제로 인체에서 무엇을 측정하는지의 이해가 중요해진다. 피부의 전기적 특성이나 육안 및 경혈(침구 시술점) 같은 현미경 수준의 반응성에 관한 기본 정보를 이용해, 현재 시중에서 사용하는 세 종류의 주요한 대체의료 진단장치(AMI, EAV, 라디오닉스)의 핵심 특징을 모두 설명할 수 있게 되었다. 이 중에서 EAV 장치는 환자에게 처방하는 동종요법 레미디의 선택에도 이용되고 있다. 이 장치는 〈등식 3〉에서 보여주고 있는 전자기에너지장과 미세에너지장의 틈을 연결해주는 가느다란 가교가 되고 있다. 이 가교를 강화해 정량성을 가져오기 위해서는 동종요법 의학의 기본적인 성질과 함께, 그것이 기존 서양의학과 어떻게 관련되어 있는지를 이해할 필요가 있다.

이종요법 의학(기존의 통상 의학)과 동종요법 의학의 차이는 건강할 때보다 질병 상태일 때 더 뚜렷하게 나타난다. 육체(physical body)는 질병을 뚜렷하게 실체화해 드러내지만, 건강에 관한 미세한 측면은 쉽게 측정할 수 없다. 통상의 이종요법 의학은 몸의 생화학적 구조에 직접 개입한다. 그것은 객관적인 의료로 분류할 수 있다. 이는 이종요법이 순수하게 공간과 시간이라는 4차원에서 현상을 다룰 수 있고, 직접적인 실험 결과를 얻을 수 있어서 그 물리학적인 가설을 실증해왔기 때문이다. 이러한 사실은 인간과 장치 양쪽의 감지 기능이 현재와 같이 신뢰할 만한 수준까지 도달했기 때문에 실현된 것이다.

반면에 동종요법 의학은 직접적으로는 물질과 에너지의 이차적이고 미세한 수준을 조작하고, 몸의 생화학적 변화와 구조는 간접적으로 다루는 치료법이다. 이는 현시점에서는 다음과 같은 이유에서 주관적인 의료로 분류된다.

① 동종요법 의학이 다루고 있는 에너지는 개인의 정신적, 감정적 활동에 강하게 좌우된다.

② 동종요법 의학자의 가설을 지지할 수 있는 진단장치가 존재하지 않는다.

동종요법이 확실한 과학적 기반을 확립하려면 미세에너지 연구가 가능한 이론체계와 실험시설이 필요하다. 이론을 바탕으로 제출한 가설을 계측장치로 확인하는 데에서부터 우리가 바라는 목표에 다가갈 수 있게 된다. 따라서 〈등식 3〉은 다음과 같은 형식으로 바꿔 쓸 수 있을 것이다.

〈등식 4〉

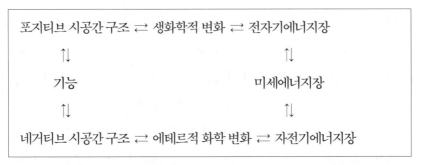

이종요법 의학은 미세에너지장과 인체의 기능 상태를 양 끝으로 한 위쪽 경로를 따르지만, 동종요법 의학은 이들 두 항목을 양 끝으로 한 아래쪽 경로를 따른다. 〈등식 3〉의 미세에너지장 배경을 세세하게 분류하면 〈등식 4〉는 양방향 고리가 형성된다. 이 안에서는 두 가지 수준의 생화학적 변화와 에너지가 두 개의 서로 다른 시공간 안에서 작용하고 있다.

리처드 거버 박사가 쓴 이 책은 현행 이종요법 의학과 미래의 미세에너지 의학 사이에 개념상 가교를 구축하려는 시도이다. 이 책은 넓은 범위를 망라하는 저서로 질적인 전체상과 몇 가지 추론 전개를 목표로 하고 있다. 따라서 이 책에 제시된 상세한 모든 주장에 찬동할 필요는 없고, 그 체계 전체로 평가하면 좋겠다. 거버 박사가 독자와 함께하고자 하는 것은 이 책의 지식체계 전체와 그 대담한 통찰력인 것이다.

나는 이 책이 마음에 들어 즐겁게 읽었고, 매우 시의적절한 저서라고 생각한다. 물론 모든 내용에 찬동하는 것은 아니지만, 주된 흐름은 내 개인적 관점과 상당히 일치한다. 그것은 다음과 같다.

우리 존재의 본질은 불멸이며 영원한 정신적, 영적 요소이다. 우리는 마음(mind)이라는 독특한 지각 체계를 갖고 있다. 나의 이론모델에 따르면 마음은 세 가지 수준으로 이루어진다. 즉 본능적, 지적, 영적이다. 그리고 마음은 6차원 공간의 격자 속에서 기능한다고 가정한다.

이 마음이 경험(우주, 세계, 몸)을 위한 탈것(vehicle)을 만들어내고, 각 개인은 지각 메커니즘이 덧붙여진 영적 존재로서 프로그램된 코스를 끊임없이 주행하는 그 탈것에 탑승한다. 그 존재는 정서 회로를 통해 탈것과 연결되어 있으며, 이 탈것이나 시뮬레이터를 구성하는 소재는 이중 또는 쌍의 구조를 지닌다. 한편, 전기적 성질을 가지고 있고 전자기 빛보다 느린 속도로 운동하는 이것은 포지티브 에너지 및 포지티브 질량을 갖는다. 이 부분이 시뮬레이션 장치의 물질적 부분을 형성한다. 다른 한편으로는 자기적 성질도 함께 갖고 있어 전자기 빛보다 빠른 속도로 운동하고 네거티브 질량 및 네거티브 에너지를 발현한다. 이것은 시뮬레이션 장치의 에테르적 부분을 형성하고 있다. 이 두 에너지의 전체 합은 플러스마이너스 제로이고, 그 엔트로피의 합계 역시 제로이다. 이처럼 시뮬레이션 장치 전체는 소위 '빈 공간'인 마음의 공간으로부터 파동적인 과정을 거쳐 만들어진다. 이 탈것이 갖는 세계(시뮬레이션 장치)가 바로 '외면과 형식의 세계' 다시 말해서 우리 마음에 의해 형성된 상대적인 현실이다. 그 바깥쪽에 '절대'가 있다. 그 '절대'를 바르게 식별하려면 '상대'의 약점을 꿰뚫어볼 필요가 있다. 그러나 현시점에서 이 책의 독자들은 시뮬레이션 장치 안에 있으므로, 통합의학이나 새로운 의학에 대해 말하고자 할 때 시뮬레이션 장치 쪽의 소재를 다루는 의학이 되고 만다. 우리는 모의실험 장치의 소재(물질)에 대해서는 많은 사실을 알지만, 그것

과 쌍을 이루는 실질 쪽의 소재(에테르)에 대해서는 아는 게 거의 없다. 지금
이야말로 에테르질에 관한 진지한 연구를 시작할 때이고, 우리의 현재 물리
과학과 물질 과학의 균형을 잡기 위해서도 에테르질의 과학을 발전시킬 때
이다. 이 책은 그러한 일을 지원하는 데 필요한 새로운 인식에 매우 중요한
역할을 할 것이다.

1987년 6월
윌리엄 A. 틸러(William A. Tiller), 스탠포드대학 재료과학 및 공학부 교수

| INTRODUCTION |
이 책을 소개하면서

천문학자인 아서 에딩턴 경은 이렇게 말했다. "정말로 과학을 믿는 사람이 문을 빠져나가기란 낙타가 바늘구멍을 통과하기보다 어렵다. 그 때문에 헛간 문이건 교회 문이건 과학이 감싸고 있는 문제가 모두 해결되기까지 문 앞에서 기다리기보다 자신이 범부라는 사실을 솔직히 인정하고 문으로 걸어 들어가는 쪽이 현명할지도 모른다." 리처드 거버 박사는 이 책에서 우리가 문을 통과해서 파동의학을 이해하고 받아들이는 데 도움을 주었을 뿐만 아니라 그 문 자체도 검증했다. 이 책은 파동의학에 관한 백과사전적, 포괄적 해설서이다. 저자는 인간이라는 생명체에 물질 수준에서 에테르 수준에 이르는 명쾌한 모델을 만들어주었다. 게다가 영적 수준에서의 미세에너지의 조화라는 측면까지 다루었다.

　우리는 이 책을 읽음으로써 인간이라는 생명체가 상호 작용하는 일련의 다차원적 에너지장임을 이해하게 될 것이다. 이 모델을 더 과학적으로 발전시켜 최근의 눈부신 임상적, 기초적 연구 성과를 보강한다면, 독자는 지금 통합의학 분야에서 발전하고 있는 몸, 마음, 영성을 이어주는 언어를 한층 더 깊게 이해할 수 있을 것이다. 다만 독자는 이 모델이 기능적 측면을 이해하기 위한 개념의 도구이지 진실 그 자체는 아니란 점을 잊으면 안 된다. '에너지'도 역시 개념의 하나이다. 의학에 관심 있는 사람들이 뉴턴의 기계론적 접근법 역시 200년 전의 사고방식에 기초한 하나의 모델에 불과하다는 사실을 떠올린다면, 아인슈타인의 양자 모델로 쉽게 나아갈 수 있을 것이다. 그러나 현대의 주류 의학이 아직도 반세기 전에 그 결함이 입증된 뉴턴의 기계론이 진실인 것처럼 행동하는 것은 불행한 일이다.

거버 박사는 '육체-에테르체 경계면(interface)'의 작업 모델을 창안하는 매우 탁월한 업적을 이루었다. 그는 AMI로 검출된 경혈의 상호관계를 밝혀내고, 또 정교한 키를리안 사진에 의한 영상진단법을 구사하여 전기적 성질을 갖는 체내 물질 및 신체의 정보교환을 일으키는 홀로그래픽 자기 격자구조가 에테르체에서 형성되는 구조를 연구하였다. 경락계는 에테르와 육체를 잇는 중요한 접속체계이다. 모든 질환 상태가 육체 수준에서 발현되기 이전에 에테르 수준에서 검출될 수 있다. 그만큼 육체와 에테르체(etheric body)의 접점이 진단학적으로 중요하다는 사실을 멋지게 지적했다. 질환을 에테르 수준에서 발견할 수 있다면 예방도 불가능한 것이 아니다. 거버 박사는 육체-에테르체 경계면 진단을 위한 과학적 방법을 상세하게 설명함으로써 회의론자들도 무시할 수 없을 만큼 설득력 있게 육체-에테르체 경계면이라는 개념을 성공적으로 설명하고 있다.

이 책에서 개괄적으로 설명하고 있는 틸러-아인슈타인 모델은 에테르 에너지를 네거티브 시공간에 속하는 초광속의 '자전기(磁電氣) 에너지'라고 기술하는데, 이 모델은 육체-에테르체 경계면 및 물질-에너지의 일반적인 관계에 대한 참신한 통찰력을 덧붙인 것이다. 이러한 통찰력에 의해 이들 에테르·자전기 에너지의 측정이 곤란한 이유도 이해가 된다. 즉 표준적인 전자기의 포지티브 시공간에 대한 측정 방법으로는 그것을 검출할 수 없다. 최근 연구로 생물학적 체계에서 효소 반응, 물의 결정화 효과, 물 분자의 수소-산소 결합각의 변화를 관찰함에 따라 에테르·자전기 에너지를 측정할 수 있게 되었음을 이 책에서 배우는 것도 의미가 있다.

이 책은 독자의 의식을 각성시켜 우리 인간이라는 생명체가 일련의 상호작용하는 다차원적 미세에너지계이고, 이 에너지계의 균형이 깨지면 신체적, 감정적, 정신적, 영적 수준에서 병리학적 변화가 나타난다는 결론으로 무리 없이 독자를 이끌어준다. 이 책은 미세에너지 틀(template)에 대해 적절한 주파수의 파동적 치료를 함으로써 균형 장애가 개선되어 치유되는 과정을 설명한다. 이는 파동의학의 기초 가운데에서도 가장 핵심적인 부분이다. 더욱이 거버 박사는 인간이라는 생명체는 균형을 잃거나 약해지면 정상상태와는 다른 조화롭지 못한 주파수로 진동한다는 사실을 정확히 지적하였다. 이러한 비정상적인 주파수는 세포의 에너지 균형 장애가 반영된 것이다. 만약 어떤 사람이 에너지 상태를 정상적인 주파수로 돌릴 수 없거나 균형회복이 불가능하다면, 일반화된 치료 주파수나 개별적으로 조정된 치료 주파수에 의한 개입이 필요해진다. 바로 이 부분이 파동의학의 역할이다.

이 책은 여러 가지 파동의학의 접근 개념이 훌륭하게 개괄되어 있다. 특히 흥미로운 것은 거버 박사가 다양한 치료법들을 자신의 일반 모델로 관계를 형성해가는 방법이다. 이 책은 파동의학에 관한 유용한 개론으로, 파동의학의 습득에 흥미를 갖는 일반 독자나 의료전문가 모두가 이해할 수 있는 내용이다.

우리가 물질주의적 · 기계론적 · 뉴턴적 세계관에서 아인슈타인적 · 양자역학적 전체론으로 인식을 전환함에 따라 의학과 그것을 활용하는 사람 모두 변화할 것이다. 그래서 수천 년간 우리와 함께했던 통합적(holistic) 관점을 새롭게 포용하게 될 것이다. 치유사가 우주의 포괄적 관계를 생각하는 단순한 통합 건강관의 소유자가 아니라, 스스로 통합적으로 조화된 삶을 사는 본보기가 될 것이다. 인도 아유르베다 의사가 그러한 삶을 적극적으로 실천하고 있음을 내 눈으로 보아왔고, 도가의 치료사, 미국 원주민 주술사, 나아가 훈자의 치유사들이 똑같은 이야기를 하고 있다. 이 같은 깨달음의 삶은 서양문명에서도 2000여 년 전에 에세네파 사람들에 의해 실천되었는데, 그 중에는 세례 요한, 사도 요한, 그리고 예수란 치유사가 있었다. 이 전통적인 치유의 행위는 1400년대 아프리카 사람인 콘스탄틴에 의해 재현되었다. 그는 몬테카시노 수도원에서 에세네파 교재를 공부하고, 이탈리아 살레르노 의대에서 학생을 가르쳤다. 거버 박사가 생각하는 이상적인 치유사는 지금까지 끊임없이 나타났고, 현재도 조화롭고 통합적인 치유의 전통을 실천하는 치유사가 생존하고 있다. 아무리 의료체제가 정치적으로 권력을 장악하고 있어도 사랑과 건강에 대한 이들의 헌신은 막을 수 없다. 이 책은 이러한 치유사를 뒷받침하기 위한 것이다.

이들 치유사의 공통된 치유 방법은 조화와 사랑을 바탕으로 하고 있다. 이것을 이해하는 것이 중요하다. '통합주의(holism)'는 최신의 기발한 진단법이나 한두 가지 진보된 치유법으로 성립되는 것이 아니라, 치유에 관한 모든 측면을 포함하는 종합적 관점으로 성립된다. 이는 환자를 돌보기 위한 단편적인 대체요법의 모음이 아니라, 간편하고 전인적이며 다차원적인 에너지 요법인 것이다.

이 책은 새롭게 제기되고 있는 의학적 견해 일부를 소개하고 있는데, 여기에 대해 거버 박사는 다음과 같이 말한다. "존재(영혼)를 부정하거나 무시하는 현대 의학 체계는 아무리 오랜 세월이 흘러도 완성될 수 없다. 인간 존재의 가장 기본적인 질료, 즉 영적 차원을 떠나 있기 때문이다." 필자의 졸저 『영적 영양학과 무지개 식이요법 *Spiritual Nutrition and the Rainbow Diet*』에서도 구체적으로 다루었지만, 거버 박사는 다음과 같이 지적한다. "우리의 육체를 형성하고 있는 조직은 산소, 포도당, 영양소만으로 유지되는 것이 아니라 고차원 파동에너지의 공급을 받아 구성된다. 그 공급이 합쳐져야 생명의 여러 특성과 창조성이 발현되는 물질적 형태가 부여된다." 건강은 미세에너지계와 육체적인 힘 그리고 어머니 자연이 갖는 힘의 종합적인 균형이다. 따라서 많은 치유사가 느끼고 있겠지만, 우리가 여러 차원의 에너지를 흡수하여 조화가 이루어진 상태에서는 이 책에 언급되어 있듯이 비타민제의 대량 사용조차도 미세에너지체계 전체를 불균형 상태로 몰아가는 자극제로 작용할 가능성이 있다.

아무리 파동의학이 전 세계의 장래 건강에 혜택을 줄지라도, 궁극적인 건강은 파동의학이라거나 의사·치료사·성직자에 의지하는 것이 아니다. 인생의 모든 면에서 전체적이고 조화로운 방법으로 사랑하면서 사는 법을 아는 사람들에게 의지하는 것이다. 우리가 모든 생애에서 자기 자신, 창조적 활동, 가족, 사회, 그리고 지구 생태계의 모든 수준에서 사랑과 조화가 함께하는 삶을 살아가도록 배울수록 영속적인 균형의 회복, 치유, 그리고 우리 자신의 재생이 이루어질 것이다.

거버 박사가 익살스럽게 표현했듯이 독자는 책 읽기가 끝나면서 '주인의식의 보수·유지 설명서'를 함께 받게 될 것이다. 이 책의 최대 특징은 몇천 년 동안 치유사와 지식인들이 알아냈던 건강에 관한 고전적인 지식을 강력하게 지지하는 신과학의 이해를 제공하는 것이다. 이러한 내용은 독자가 원자 수준으로까지 세분화시켜 얻은 뉴턴 과학적 건강관에서, 전일적인 아인슈타인 양자역학의 세계관으로 품위 있게 전환할 수 있는 새로운 과학적 방법의 이해를 돕는다. 따라서 파동의학에 관심이 있고, 그 파동의학으로 들어가는 문 앞에 서서 망설이는 모든 이에게 이 책은 필독서이다.

우리 모두, 우리 존재 모든 수준에서 건강, 사랑, 조화의 지식을 얻을 수 있기를 바라면서.

1987년 10월
가브리엘 쿠센스(Gabriel Cousens), 의학박사

저자 서문

이 책은 여러 가지 치유의 작용 원리를 밝히기 위한 탐구서이다. 또 건강과 질병의 새로운 사고체계에 관한 종합 입문서이다. 새로운 사고체계란 인간을 상호작용하는 다차원적 에너지계라는 관점에서 검토한다. 이 책은 우리의 사고나 감정이 왜 생리학적 변화를 이끌어내는지, 나아가 생약이나 꽃, 물 등을 이용한 단순한 치료법이 얼마나 강력한 치유 효과를 유도하는지 깊은 수준에서 이해하기 위해 질병에 대한 현행 의학의 패러다임을 넘어서고자 한다.

성장 과정에 있는 파동의학 분야를 이해하기 위한 내 나름의 연구는, 내과 의사가 되기 위한 수련 과정과 의료 행위를 한 11년간의 대안적 치유 방법에 관한 개인적 조사에 뿌리를 두고 있다. 나는 과학과 형이상학 사이의 틈새를 메우기 위해 현행 의학 체계를 기초로 그 위에 쌓아 올리기를 시도하였다.

나는 의대생 시절부터 독소적 부작용을 갖는 강력한 약물투여나 위험을 동반하는 외과수술보다 단순하면서도 침습성이 적은 치료법이 있지 않을까 생각했다. 물론 약물이나 수술이 수천 가지 질환에 의학적 도움과 치유를 가져다주었을 뿐만 아니라, 수많은 전염병을 성공적으로 근절시키기도 했다. 그러나 유감스럽게도 현행 의료 수단으로는 통증 경감 조치밖에 기대할 수 없는 수많은 만성질환이 여전히 존재한다. 내과의로서 내 자신이 행하는 치료도 아직 그런 치료양식에 의존하고 있다. 가능하다면 외과적 치료나 약물 사용 없이 치료할 수 있기를 갈망하고 있지만, 현행 의학은 여전히 매우 중요하다. 그래서 오랜 기간 저침습, 저비용, 저부작용이면서 환자에게 치료 효과가 큰 진단법과 치료법을 찾아 헤맸다. 그런 목표가 하나의 배경이 되어 치유의 본질을 이해하기 위한 연구를 시작했다. 그리고 현행 의학적 지식을 확장해 인간의 질병을 더 깊게 이해하고 진단과 치료법을 개선할 수 있는 열쇠는 파동치유 체계가 갖고 있다고 결론지었다.

지금까지의 의료과학은 주로 질병 배후에 있는 작용 원리를 탐구했으며, 인간이 건강을 유지할 수 있는 조건을 밝히는 연구는 극히 최근에 시작되었다. 과학자들은 질병의 인과관계 배후의 미시적인 분자원리 모델에 초점을 맞추는 경향이 있어 곧잘 전체 모습을 간과한다. 또 현대 의학의 주류는 인간을 정밀한 생물 기계로 보는 뉴턴의 세계관에 초점을 맞추어 지극히 폐쇄적인 사고방식을 고집해 손해를 보고 있다. 파동의학의 바탕에는 인간이 살과 피, 단백질, 지방, 핵산 이상의 무엇이라는 독특한 관점이 있다. 분자 수준의 기질을 유지하고 조직화해 생명을 갖고 호흡하고 생각하는 개개인에게 활발한 생명력을 불어넣지 않는다면, 육체는 무질서한 화학물질 무더기에 지나지 않는다. 이 생명력은 모든 살아있는 창조물에 생명을 주는 영혼의 일부이다. 그것은 소위 '기계 속의 유령'으로, 20세기 과학자들이 아직 충분하게 파악하지 못한 미세에너지의 독특한 형태이다. 이 영적 수준은 확실히 인간의 본질을 나타내는 한 측면이지만, 의대에서 가르치지도 않고 그것을 이해하고 있는 의사도 거의 없다. 그러나 영적 요인은 건강, 질병, 인간적인 성장의 본질을 이해하고자 한다면 반드시 고려해야 할 인간 존재의 한 요소이다.

의사들이 대체 의료의 타당성을 받아들이는 데 어려움을 갖는 근본 이유 중 하나는 그들이 육체를 인간 존재의 유일한 차원이라고 보기 때문이다. 인간의 물질·세포 체계가 약품이나 외과 치료라는 엉성한 분자 수준의 치료로도 어느 정도 영향을 받는 이상, 동종요법에서 이용하는 극도로 희석한 물질의 치료 효과를 주류 의료체계 종사자들이 오해하고 불신하는 것은 그다지 놀랄 일도 아니다. 동종요법은 대부분 의학자가 아직 이해하지 못하는 에너지 수준에서 작용한다.

최근 들어서야 비로소 과학자들도 몸을 제어하는 분자생물 작용 원리에 마음이 영향을 미칠 수 있다는 사실을 인정하게 되었다. 의사들은 오랫동안 담낭이 담즙을 생산하는 것처럼 의식이 뇌가 생산하는 무엇이라고 생각해 왔다. 의식을 단순히 중추신경계의 활동에 의한 부산물로 생각할 수밖에 없었다. 신경생리학자들은 오랜 기간 자유의지와 의사결정의 중추가 뇌의 어느 부분에 있는지 찾아왔다. 그들은 지령을 내리는 과정에 관여하는 회백질 영역을 특정할 수 있을지 모른다. 하지만 뇌 속에서 올바른 의식의 위치를 찾기란 어렵기도 하고 오래 걸릴 것이다.

복잡한 생물 컴퓨터인 뇌는 신경계에 작동 방법과 어떤 활동을 해야 할지 가르치는 프로그래머를 아직 필요로 한다. 이 뇌와 몸이라는 생명체를 사용하는 의식의 본질이 인간의 '영(spirit)' 또는 '혼(soul)'이다. 우리가 영적 영역으로 간주하는 것은 우리가 뇌나 몸이라고 부르는 하드웨어 시스템에 직접 공급하는 고차원 에너지시스템의 일부이다. 소위 미세에너지 해부학이라고 하는 고차 에너지시스템은 현대 과학이 아직 인지하지 못하고 있다. 대체 의료체계는 세포의 생리와 행동 양식의 발현을 제어하고 있는, 고차의 체계에서 비정상 유형을 바로잡기 때문에 쉽게 효과를 보는 경우가 많다.

경락, 차크라 및 나디, 에테르체와 함께 다른 고차의 체계는 인간의 다차원적 구조의 일부를 이루고 있고, 전 세계에 걸쳐 고대로부터 치유 교육집단에 의해 설명되어 오던 것이다. 그러나 서양과학으로는 그 존재를 해부학적 분석으로 입증할 수 없었기 때문에 생리현상의 에테르적 구성 성분에 관한 설명은 오랫동안 무시되었다. 즉, 현미경 아래에서는 경락을 볼 수 없었다. 서양의 과학기술은 이제야 비로소 미세에너지계가 확실히 존재하고, 세포계의 생리현상에도 영향을 미친다고 확인하는 데까지는 발전했다.

나는 오랜 연구를 통해서 보다 확장된 미세에너지로서의 인간 해부구조를 실증하기 위한 과학적 증거를 모아 조각 맞추기 작업에 열중해 왔다. 오로지 기능의 다차원적 틀을 수용함으로써 과학자들은 진정한 인간 생리현상의 본질 및 질병과 건강의 원인을 이해하기 시작했다. 내가 수집한 증거는 다양한 학문 분야와 연구원들로부터 얻은 것으로, 대부분은 초심리학 및 통합의학 분야에서는 잘 알려진 것이다. 이렇듯 현존하는 연구 성과 위에 새로운 견해를 덧붙인 것이다.

주류 의료계의 종사자들에게는 많은 대체요법 연구가 낯설기만 하다. 예컨대 사이킥(psychic) 힐링처럼 치료 효과를 실증할 수 있는 것조차 과학적 증거가 없다고 강하게 주장한다. 의사 대부분이 의학전문지를 통해 대체요법 연구 성과를 읽을 수 없었던 원인 가운데 하나는 파동의학 연구와 관련된 '캐치-22'라는 원칙이 있었기 때문이다. 캐치-22란 권위 있는 의학전문지는 논쟁의 여지가 있는 종류의 논문은 다른 권위 있는 전문지의 참고문헌 없이 게재할 수 없다는 원칙이다. 논문 작성을 시작하더라도 논쟁의 여지가 있는 이 분야의 어떤 연구자도 공인된 의학전문지에 논문이 채택된 적이 없어 논문을 쓰더라도 인용할 가치가 있을 만큼 신뢰성 있는 참고문헌을 구할 수가 없었다. 이렇게 함으로써 의학전문지는 과학의 권위주의라는 상아탑 속에서 안전한 것이다.

이 책의 최대 목표는 인간의 미세에너지 구조에 영향을 미치는 체계에 대한 치유가 바로 현대 의학의 연장선상에 있다는 사실을 보여주는 데 있다. 물리학에서 뉴턴의 인식은 아인슈타인의 새로운 관점에 의해 확장되었다. 이 책은 내가 인간을 이해하기 위해 아인슈타인 의학의 원리가 상호침투하고 상호작용하는 에너지장이라는 관점에서, 뉴턴의 시계처럼 제한적으로 작동하는 우주라는 세계관을 어떻게 초월해 가는지를 보여줄 것이다.

내가 인간의 확장된 미세에너지 구조에 관한 증거로 수집한 연구 문헌은 여러 학문 분야에 걸친 다양한 연구자들의 공동연구 결과와 임상적 관찰 및 기초실험의 발견으로 얻어진 것이다. 그 가운데에는 다른 연구자에 의해 다른 실험실에서 추시된 것도 있지만 그렇지 않은 것도 있다. 하나하나의 연구결과만 놓고 본다면 내가 실증하고 싶어 하는 그 존재의 현상 및 에너지계의 증거로서는 다소 신뢰성이 떨어진다고 생각할 수도 있다. 그러나 색깔이 다른 작은 타일을 모아 큰 모자이크를 만들 듯이, 그것들을 집합적으로 보았을 때 더 큰 모습을 파악할 수 있을 것이다. 그 큰 모습이 인간을 '다차원적 에너지 존재'로 보는 확대된 시각이다. 양자역학과 고에너지 입자물리학의 실험 덕분에 아원자 수준에서는 모든 물질이 에너지라는 사실을 알게 되었다. 아인슈타인 의학이 취한 입장은 뉴턴의 인간-생물 기계론을 역동적으로 상호작용하는 에너지시스템으로서의 인간상으로 전환하는 것이다.

만약 인간이 에너지적 존재라면 에너지에 의해 영향을 받는 것은 당연하다. 일반 의학 세계에서도 에너지를 활용한 치료법의 개발을 향한 혁명적 발전은 시작되었다. 암 치료를 위한 방사선요법, 통증 치료를 위한 전기요법, 골절 치료를 촉진하기 위한 전자기적 요법은 의학계에서 새롭게 전개되는 관점에 바탕을 둔 첫걸음에 지나지 않는다. 파동의학에서도 측정 가능한 일정량의 에너지를 환자에게 투여할 수가 있다. 그러나 거기서 투여되는 에너지의 주파수는 기존의 검출기로 감지할 수 있는 범위를 훨씬 넘어선 것이다. 믿을 수 없을지 모르지만 이러한 고차 에너지의 존재는 유명한 아인슈타인의 방정식인 $E=mc^2$로 예측된다.

이 책의 목적은 지난 11년에 걸친 조사 결과에서 얻어낸 내 나름의 견해를 다른 이들에게 전달하는 것이다. 나는 새로운 치료과학을 확립하여 인간 질병을 치료하고 깊이 이해하기 위해, 이론적 기반이 필요한 이 분야에 새로운 이해의 실마리를 도입한 것이 아닐까 하는 자부심이 있다. 이 책이 지금까지와는 다른 방법으로, 전진적으로 인간의 건강과 질병을 생각하는 자극제가 될 것이다. 새롭게 일고 있는 과학적 시도에 참여하는 탐구자에게 안내서 역할을 해주리라 생각한다.

나의 간절한 바람은 일반 대중뿐만 아니라 다양한 치료 영역의 의료관계자도 열린 마음으로 이 책을 읽어주었으면 하는 것이다. 책 내용 가운데에는 상당히 과격한 것도 있을 수 있고, 독자가 결코 편하게 읽을 수 없는 부분도 있을 것이다. 부디 이 책을 넓은 마음으로 읽되 비판적 태도를 견지함으로써 스스로 옳다고 생각하는 정보나 지식을 수용해주었으면 좋겠다. 모든 문제의 해답을 이 한 권의 책에서 다 제시할 수는 없다. 물론 이 책이 제시하는 의학 모델은 과도기적인 만큼 새로운 실험 자료를 통해 확장되고 수정되어 재구성될 가능성이 있음도 밝혀 둔다.

이러한 검토에서 중요한 것은 실험 결과의 평가법이다. 또 각기 다른 다양한 분야를 통괄하는 치유연구시설의 설립도 필요하다. 이 책에서 세세하게 다루고 있는 각 모델의 요소를 그런 시설에서 연구할 수 있기를 바란다. 저자는 학문적인 환경 속에서 다양한 수준에서의 치유라는 현상을 연구하기 위해 메이오클리닉연구소 같은 시설이 만들어지기를 바란다. 그런 시설이 있으면 모든 연구 분야의 인재를 모을 수 있다. 즉 의사, 간호사, 전임 의학연구원, 나아가 침술사, 치유사, 생약요법가, 투시진단가, 엔지니어, 화학자, 물리학자 등의 학제적 연구팀이 있다면, 인간에게 작용하는 미세에너지 측정을 위한 실험 계획을 고안할 수 있고 미세에너지의 특성이 여러 다른 치료에 어떤 영향을 미치는지 관찰할 수도 있다. 시설 내에서는 뇌파 매핑이나

MRI, 전기 침을 비롯한 비주류 의학의 진단장치에 이르기까지 온갖 진단 장비를 갖추게 될 것이다. 치유의 기본적인 성질을 이해하는 데 이 책이나 다른 문헌에 소개되었던 치료법의 잠재적인 치료 효과를 모색하기 위한 폭넓고 다양한 치유 자원이 집중될 수 있다.

이 시설에는 다양한 경력의 전문분야 의사나 치유사가 실험 계획에 의견 제안뿐만 아니라, 다양한 치유기술을 교환하기 위해서도 모여들 것이다. 또 치유사 자신이 배우고 치유 받기 위해 찾는 장소가 될 것이다. 한정된 연구로도 많은 치료법의 효과가 나타났듯이, 새로운 발전을 위해 많은 가맹 병원에서 임상 치료 실험이 개시될 수 있다. 각 시설 간 연락을 손쉽게 하는 컴퓨터 네트워크로 모든 연구가 모이고 체계화될 것이다. 관련 병원에서 진행 중인 연구에 관한 조사 파일에 접근하기 위해 컴퓨터를 링크하면 된다. 이런 센터에서는 자체 연구 간행물을 출판할 수 있어, 인용 가능한 참고문헌으로 인식되어 치유 연구에 관한 캐치-22를 무시할 수 있을 것이다.

흥미롭게도 이 책에서 논의되는 많은 치유 양상은 기존의학과 수술 치료보다 비용이 적게 들고 독성이나 위험도 상당히 낮다. 즉, 의사들이 대체요법을 병행하기 시작하면 의료비를 상당히 삭감할 수 있을 것이다. 그렇다고 모든 약물치료, 외과적 치료의 포기를 주장하는 게 아니다. 대체 의료를 보완적으로 받아들임으로써 현재의 의료기술 효과가 훨씬 향상될 수 있음을 주장하고 싶은 것이다. 약물치료나 외과적 치료 이외의 선택지로 파동의학을 고려할 수 있는데, 반복적, 연속적으로 이용될 때 마침내 의료는 변화하기 시작할 것이다. 앞으로 동종요법 레미디나 플라워에센스가 여러 가지 만성질환에 효과가 있다는 사실이 인정되는 시기가 올 것이다. 하지만 그때에도 파열된 대동맥의 동맥류 치료는 우수한 혈관외과 의사에 의지할 것이다.

여기서 중요한 점은 통상적인 의료 치료가 불가능한 환자에게도 대체요법으로 치료가 이루어질 수 있다는 사실만이 아니다. 우리가 대체의학 연구를 시작해야 할 이유는 연구를 통해 우리 자신이 진화하고 있는 영적 존재라는 사실을 배워야 하기 때문이다. 따라서 비판 정신은 간직하되 열린 마음으로 이 책의 내용을 검토해, 독자 자신이 무한한 치유와 성장의 잠재능력을 갖춘 다차원적 존재라는 사실을 깊이 이해할 수 있기를 바란다.

1987년 7월
리처드 거버, 의학박사

| PREFACE TO THE THIRD EDITION |

제3판 서문

『파동의학: 우리를 치유하는 새로운 선택』 초판이 나온 지 12년이 지났다. 그 후로 초판에 소개된 많은 발상이 주류의학계에 반영되기 시작했다. 나는 더 많은 대중을 염두에 두고 초판에서 다루지 않았던 주제들을 더해 『21세기를 위한 파동의학 *Medicine for the 21st Century*』을 출판하게 되었다. 문고판으로는 파동의학 실용 지침서가 있다. 그러나 지금 여러분이 들고 있는 이 책은 파동의학 초판을 개정한 제3판이다.

　　최신 개정판인 이 책은 에테르에너지, 다시 말해 포지티브-네거티브 시공간 에너지의 틸러-아인슈타인 모델 뒤에 숨겨진 진짜 심오한 과학의 세계로 여러분을 안내할 것이다. 이 모델은 생명력 에너지를 '빛보다 빠른' 에너지의 한 종류로 보는데, 이는 동종요법, 치유접촉, 크리스털요법, 그리고 침술을 포함한 많은 파동 치료법의 기본 메커니즘이라고 할 수 있다. 몇몇 사람들은 빛보다 빠른 이 에너지 모델을 이해하는 데 어려움이 있을 수 있지만, 추측하건대 다차원 우주의 본질, 인간의 치유 잠재력, 그리고 파동의학을 전반적으로 이해하는 데 자전기에너지(magnetoelectrical energy)에 대해 논하는 것이 중요할 것이다. 나의 다른 저서들과는 다르게 이번 판은 창조의 심오한 역사에 대해 다룬다. 하지만 한 가지 짚고 넘어가야 할 점은 내가 제시한 치료 모델이 절대적인 것이 아니라 계속 진화하는 것이라는 점이다. 추가적인 실험들이 새로운 데이터들을 제공함에 따라 우리는 에너지의학에 존재하는 모든 모델에 대해 미세 조정을 해야 할 것이다. 나의 입장은 에너지 의학의 추가 연구를 지원하는 것으로, 그 효과와 관련해 각각의 치료법을 검증하는 것뿐 아니라 21세기에 전통의학과 대체의학의 융합에 따른 시너지 효과를 탐구하는 것이다.

이 책은 마치 교과서같이 각 장의 마지막을 요점 정리로 마무리했다. 나는 돌로레스 크리거(Delores Krieger) 박사가 요점을 정리해준 데 대해 깊은 감사를 표한다. 종종 '클리프노트'라고 부르는 요점 정리는 독자들에게 각각의 개념과 뒷장의 내용을 이해하는 데 필요한 기초를 제공하기 위해 추가했다. 매혹적이기는 하지만 가끔은 혼란스러운 에너지 치료 분야의 입문용 교과서로 이 책을 받아들이는 데 이 부분이 도움이 되리라고 생각한다. 내용을 가장 효과적으로 이해하기 위해서는 각 장을 순서대로 읽는 것이 좋다.

내가 이 책을 쓰게 된 계기는 무척 흥미롭다. 나는 70년대 중반, 의대생일 때부터 대체의학과 에너지 치료법의 다양한 측면에 관해 탐구를 지속했다. 항상 침술, 생약의학, 안수치료 등 그 당시에 '초자연적 치료'라고 불렸던 것들에 매료되어 있었고, 1976년 웨인주립의과대학에 입학했을 때 그 관심이 최고조에 달했다.

그때, 미국 전역에 복사본으로 조용하게 유통되던 『기적수업 A Course in Miracles』에 대해 들었다. 여담으로, 이 책이 출간된 날이 2월 14일 즉 밸런타인데이인데, 돌이켜보면 이 책이 밸런타인데이에 출간되었다는 상징적 의미는 영적인 깨달음과 사랑을 추구하는 수많은 사람에게 '마음의 선물'이라고 생각한다. 밸런타인데이의 중요성은 나에게도 개인적으로 반복되는 깊은 의미가 있음을 여러분도 알게 될 것이다.

『기적수업』은 텍스트북, 학생용 워크북, 교사용 지침서로 이루어져 있다. 이 과정은 두 가지 기본 전제를 통해 영성을 바라보는 새로운 방식을 제시한다. 첫 번째는 기적이란 자연스러운 것이고, 그것이 일어나지 않으면 무언가 '잘못되었다'는 것이다. 두 번째는 공포라는 개념에 관련된 것으로, 사랑이 공포를 몰아낸다는 것이다. 책에 실린 일련의 실천적 연습들은 세상을 다른 방식으로 볼 수 있도록 개인의 의식을 재교육하는 데에 도움이 된다.

　나는 의대 공부와 함께 이 과정에 몰두했고, 이 과정에 관심을 공유하는 전문직들의 연구회가 디트로이트 지역에 있다는 것도 알게 되었다. 이 연구회에는 종교와 영적인 배경이 제각각인 변호사, 간호사, 내과 의사, 사업가 등이 모였다. 그리고 오랫동안 매주 하룻밤을 함께했다. 모임에서는 과정과 관련된 개인의 경험담, 그 경험들이 어떻게 우리의 삶을 변화시켰는지를 공유했다. 이 과정은 필자에게 영적으로 가장 큰 재교육이었고, 세상을 완전히 다른 각도에서 보도록 가르쳐주었다. 또 과정의 단계가 높아질수록 내 안에서 어떤 영적인 능력이 깨어나는 것을 느꼈다.

　『기적수업』은 '높은 영적 근원'으로부터 심리학자 헬렌 슈크만을 통해 영적인 방법이나 텔레파시로 '구술되었다'고 한다. 또 그 과정에 포함된 내용들은 '작가'가 자라면서 따랐던 일련의 과정들과는 영적으로 매우 다른 관점에서 접근한다. 그런데도 이 '채널링된' 본문에 담긴 정보들은 너무나도 매혹적이었고 직감적으로 옳다고 느껴져, 그 지혜의 '근원'보다는 책의 내용이 담고 있는 가치와 통찰력에 더 주목하게 되었다. 이 과정의 결과로 변하게 된 내 의식이 파동의학 초판을 집필하게 했다고 믿는다.

　나는 의대생 때부터 내과 레지던트까지 7년 넘게 이 과정에 참여했고, 그로 인해 기존의 의학교육을 '대체의학 교육 프로그램'을 통해 보충할 수 있었다. '기적수업' 관련 정보를 처음 검색했을 때, 『기적수업』 편집자이자 내적 평화 재단 이사장인 주디스 스커치 윗슨(Judith Skutch-Whitson)이 디트로이트의 'PSI(Parapsychology Society International)' 회의에서 강의했다는 것을 알게 되었다. 나는 이 알려지지 않은 모임을 어렵게 찾아냈고, 얼마 지나지 않아 PSI의 재단 이사장으로부터 이사회에 가입하라는 제안을 받았다. PSI 회의의 주요 목적은 초능력, 텔레파시, 염력, 초심리학, 그리고 치료를 전공한 사람들이 한 달에 한 번씩 모이는 것이었다. PSI 이사회 임원이라는 직책 덕분에 나는 많은 연구자와 의료진을 PSI 회의에 초대할 수 있었다. 올가 워럴(Olga Worrall)이나 매튜 매닝(Mathew Manning) 같은 유명한 의료진들, 스탠리 크리프너(Stanley Krippner), 찰스 타트(Charles Tart), 더글러스 딘(Douglas Dean), 로렌스 르샨(Lawrence LeShan) 같은 초심리학 연구자 등을 손님으로 초대하곤 했다. 이사회는 매번 모임 전에 초청된 연사들과 만찬을 즐겼다.

나는 유명한 치유사들과 이야기를 나누면서 이들의 치료 능력이 많은 과학적 연구를 통해 잘 정리되었지만, 그중 일부 치유사만 치료 과정이 어떻게 작용하는지 제대로 이해하고 있음을 알게 되었다. 이들 대부분은 자신을 높은 존재의 창구로 여겼고, 고통과 맞서는 개인에게 도움을 줄 수 있다는데에 만족했다. 로버트 베커(Robert Becker) 박사 같은 일부 치유 연구자들은 치유의 특정 측면을 설명하고자 이론을 내놓았지만, 내가 경험하거나 읽어보았던 모든 치료 현상에 대해 충분히 설명하지 못했다. 치유 과정을 완벽하게 이해하고자 하는 나의 열망은 그런 현상의 존재를 증명함과 동시에 실제 치료가 어떻게 이루어지는지를 설명해주는 과학적 모델에 대해 탐색하게끔 했다.

나는 파동과 초자연적 현상에 관한 관심이 생기기 전까지만 해도 '좌뇌가 발달한' 분석적 사상가로, 주류의 과학적 모델에 맞지 않는 것은 대부분 배제했다. 그러나 믿을 만한 과학자들이 '변칙적인' 치료의 존재를 증명하려고 고군분투하고 있다는 사실을 깨달으면서 열린 자세를 갖게 되었다. 동시에 과학과 전문적인 치유에 변화가 생긴다면 현실과 형이상학의 틈새를 메우기 위해 과도기적인 과학적 모델이 필요하다고 생각했다.

내 생각을 깨우는 데 도움이 된 계기 중 하나는 1977년 토론토대학에서 개최한 '초심리학과 초자연의학(Parapsychology and Paranormal Medicine)'이라는 매혹적인 컨퍼런스였다. 이들 모임은 흔히 '비주류 과학'을 연구하는 과학자로 구성되었다.

　당시의 강연자는 내과 의사인 로버트 라히트만(Robert Leichtman)이었다. 그의 강연에는 그가 '야간학교'라고 명명한 현상에 대한 흥미로운 토론이 포함되어 있었다. 그가 정의한 야간학교는 우리가 아는 야간학교와는 달리 개인의 의식과 육체는 깊이 잠들었을 때 아스트랄계에서 이루어진다는 것이다. 그는 일상의 평범한 공부의 연장으로 아스트랄계에서 의학적 훈련을 받은 것이 훌륭한 '직관적 진단의'가 되는 데에 도움이 되었다고 한다. 또 환자의 병력을 조사하거나 환자를 검사하기 전에도 복합적인 의료 문제를 지닌 환자에 대해 정확하게 직관적 진단을 내릴 수 있음도 알게 되었다고 한다.

　라히트만은 자신의 야간학교 주장을 옹호하기 위해 아스트랄계의 교육에 대해 논한 샤피카 카라굴라(Shafica Karagulla)의 책을 언급했다. 카라굴라는 '잠자는 예언가'로 알려진 에드가 케이시 이야기를 담은 지나 세르미나라(Gina Cerminara)의 『윤회 *Many Mansions*』을 읽고 감명받았다고 한다. 이에 흥미를 느낀 카라굴라는 일반인과 재계의 초능력을 조사했는데, 많은 사적 논의를 통해 성공한 사업가들은 공통적으로 강한 사이킥 능력과 예지능력을 지니고 있음을 발견했다. 그리고 대기업의 CEO를 포함한 상당수의 사람이 라히트만이 설명한 '야간학교'와 비슷한 경험을 했다고 한다. 한 예로, 최근 어떤 사업가가 야간학교에서 그의 친구를 만났고, 그 일을 확인하기 위해 친구에게 전화를 걸어 자기가 본 이야기를 했다. 그러자 친구도 그날 밤 비슷한 꿈을 꾸었다고 했다. 카라굴라 박사는 연구하는 동안 '야간학교'에 대한 모든 기억을 회상해 준 수학 교수 비올라 페팃 닐(Viola Petit Neal)을 만났다. 닐은 영적 교사가 사용한 복합 사념체 교재와 아스트랄 수업의 주제에 대해 자세히 묘사했다. 카라굴라의 두 번째 책인 『커튼을 통해서 *Through the*

Curtain』는 실제로 닐이 영적 수업에서 기록한 과학 발전, 고차 심령 지각, 치유 및 에테르에너지의 본질에 대한 강의 노트를 포함하고 있다. 참고로 그 책의 인용문은 본서의 수정된 장에서 확인할 수 있다.

나는 『기적수업』과 『커튼을 통해서』에서 두 가지 중요한 개념을 깨닫게 되었다. 첫째, 인간은 육체로만 구성된 것이 아니라는 점이다. 우리는 다차원적이고 영적인 존재로 우리의 의식은 육체 사망 이후에도 더 높은 차원에서 계속된다. 둘째, 아직 육체적 화신임에도 개인들과의 의사소통을 추구하는 영적 존재라는 것이다. 의사소통의 본질은 이중적이다. 영적 존재들은 물리적 형태의 죽음 너머의 의식의 연속성을 우리에게 알리려고 한다. 특히 치유, 영혼의 성장, 개인적인 영적 진화 같은 다차원 우주를 이해하는 데에 도움이 되는 정보를 주고 싶어 한다.

나는 이미 배운 것뿐만 아니라, '기술적 채널링 정보들' 즉 '영혼'에서 비롯되었다고 알려진 질병의 다차원적 관점, 그리고 치유에 점점 더 관심을 갖게 되었다. 특히 실증적으로 검증이 가능한 '채널링된 출처'의 과학적 정보에 관심이 있었다. 채널링된 과학적, 기술적 정보를 연구 자료로 이용하는 일이 과거에 비해서 흔해졌다는 사실에 많은 사람이 놀랄 것이다. 예를 들어 대기업들은 미래의 경제 동향에 대해, 정부는 지진의 원인과 탐지 메커니즘을, 그리고 의학 연구진들은 거의 밝혀지지 않은 질병의 발병에 대해 알기 위해 채널링 정보를 이용해왔다. 윌리암 코츠(William Kautz) 박사가 운영하는 캘리포니아 샌프란시스코의 직관응용센터(The Center for Applied Intuition, Stanford Research Institute의 전신)는 다양한 분야의 채널링 정보를 모으기 위해 '숙련된 직관'을 이용하는 많은 기업과 개인을 위해 자문 역할을 해 왔다. 채널링을 통한 치료 연구와 관련해 가장 대단한 영매 중 한 명이었던 에드가 케이시는 그가 직접 만나지 않은 수많은 사람의 정확한 건강상태를 채널링해서 알아내는 능력으로 유명하다. 버지니아에 있는 A.R.E.(Association for Research and Enlightenment, 연구와 계몽을 위한 단체)는 케이시가 남긴 방대한 기록 유산인 채널링 리딩을 연구하고 있다. 애리조나 피닉스에 있는 A.R.E.클리닉은 지난 몇십 년 동안 케이시의 채널링 해석으로 얻은 치료법을 연구, 적용하고 있다. 나 역시 케이시의 해석을 굉장한 열의를 갖고 연구했고, 케이시가 에너지 의학의 치료법과 심지어 쿤달리니 현상이나 인체 차크라 체계에 대해 언급한 것에도 매료되었다.

내가 케이시의 해석을 검토할 즈음, 의대 3학년을 마치고 배운 것들을 실제 의료 현장에서 어떻게 적용할지 생각하기 시작했다. 1978년, A.R.E.클리닉에서 '통합의학(holistic medicine)'에 관한 의대생 교육 프로그램에 초대한다는 편지를 받고 매우 기뻤다. 내 삶의 다른 많은 운명적 사건들과 마찬가지로 이 편지의 도착과 관련된 약간의 공시성 현상이 있었다.

나는 동기들과 의대 4년생의 '원외 선택 강좌(away elective)'에 대해 논의하고 있었다. 4학년 의대생들이 방사선과, 외과, 정형외과 등 개설된 여러 강좌를 듣기 위해 멀리 떨어진 지역으로 이동한다는 것이 무척 낯설었다. 동기들 말로는 학교에 큰 바인더가 있는데, 이전 수료생들의 과별 평가가 적혀있다고 한다. 나는 그날 오후, 학교에 가서 선배들의 과별 평가를 보기 시작했다. 과의 종류만으로도 압도되었고, 어떤 과도 '잘 맞지 않는 것' 같았다. 나는 읽어 본 여러 과에 대해 심사숙고하면서 집으로 돌아왔다. 그런데 집에 도착해 우편함을 열자 A.R.E.클리닉에서 보낸 편지가 있었고, 대체의학을 연구해 실제 치료에 적용하는 일을 해보면 어떻겠냐고 제안해왔다. 충분히 4학년 원외 선택 강좌가 될 만했고, 도착 시기도 완벽해 너무 기뻤다. A.R.E.가 내 이름과 주소를 어떻게 알았는지도 궁금했다. 한 번도 A.R.E.의 메일 명단에 올린 적도 없었고 그러한 강좌 정보를 요청한 적도 없었기 때문이다.

나는 의대 4학년 내내 A.R.E.클리닉에서 '일차 보건의료 비교'라는 원외 선택 과목을 진행했다. 게다가 한 달간은 미국통합의학협회 초대 회장인 노먼 쉴리(Norman Shealy) 박사와 함께 일했다. 선택 강좌의 조건처럼 A.R.E클리닉과 쉴리 박사의 클리닉에서 배운 통합의학적 접근 방법과 기존 내과 진료의 접근 방법을 대조하는 논문을 쓰고 싶었다.

A.R.E.클리닉의 가장 독특한 특징은, 그들이 연구 프로그램의 일환으로 숙련된 심령술사와 채널러로부터 받은 '사이킥 리딩'을 제공한다는 점이다. 필자는 굉장한 흥미를 갖고 초능력자 앤 퍼이어(Anne Puryear)와 약속을 잡았다. 나중에 알게 된 사실이지만 사이킥 리딩으로 받은 정보들은 대부분 정확했다. 당시 나는 사이킥 데이터에 대해 열린 자세를 견지하려 했지만, 앤이 제공한 정보를 처음 접했을 때는 여전히 정보의 과학적 타당성을 찾고자 하는 회의적인 과학자였다.

앤은 투시력을 갖고 있어 오라뿐만 아니라 오라 장의 그림과 상징(상념체)를 보는 데도 능숙해서 '오라 읽기'로 시작했다. 나는 앤의 심령 지각을 검증하기 위해 나중에 아내(그녀 또한 투시력이 있다)에게도 의뢰했는데, 둘 다 같은 결과가 나왔다. 아내도 앤이 내 오라에서 본 것과 같은 색과 모습을 볼 수 있었다.

앤은 나의 첫 번째 오라 분석에서 매우 뚜렷한 금색을 보았다고 했다. 금색은 영적으로 '은총'을 상징하는 색으로, 그녀 말로는 금색이 많다는 것은 전생에 선업(善業)을 많이 쌓아 이번 생에는 하는 일들이 좀 더 쉬워진 것을 암시한다고 한다. 그녀가 썼던 말들을 그대로 옮기면 "은총을 입고 태어나 금색에 둘러싸여 있다"이다.

나중에 앤의 분석을 녹음한 테이프를 듣고 알게 된 것이지만, 어떤 흥미로운 공시성(共時性, 의미 있는 우연의 일치)이 그녀의 오라 분석 능력을 증명해

주었다. 나는 테이프를 들으면서 갑자기 어린 시절이 떠올랐다. 디트로이트의 그레이스(Grace) 병원에서 태어났으며, 집 왼쪽에 골드스타인(Goldstein) 씨 집이, 오른쪽에 골드버그(Goldberg) 씨 집이 있었단 사실을 깨달았다. 말 그대로 은총(Grace) 아래에서 태어나 금(Gold)에 둘러싸여 있었던 것(Goldstein과 Goldberg)이다.

앤의 분석 중에서 눈에 띄는 부분은 내 오라가 '밝은 금색의 책'이라는 것이다. 앤은 이 '책'을 그저 운명으로 보기보다는 내면의 지도를 따를 때 내가 이번 생에서 이룰 수 있는 큰 잠재력으로 보라고 했다. 1979년에는 주 관심사가 의대를 졸업해 내과의 레지던트에 합격하는 것이었기에 책 쓰는 일은 마음에서 멀어져 있었다. 그래서 앤의 분석을 통해 알게 된 작은 영적 데이터를 지극히 개인적이면서도 흥미로운 일로만 정리해두었다.

그 후 몇 년이 지났고, 디트로이트의 웨인 스테이트(Wayne State)에서 내과의 레지던트 3년 차가 끝나가고 있었다. 나는 자투리 시간에 전위 기록을 이용한 지문 채취를 통해 키를리안 사진으로 암을 발견할 수 있는지에 대한 실험을 진행하고 있었다. 그러던 어느 날 밤, 대체의학 교육 프로그램을 통해 배운 지난 6~7년간의 지식들을 곱씹다 일종의 '유레카'를 경험했다. 갑자기 모든 것이 이해되었다. 그동안 연구해온 에너지 치료의 모든 양상을 포괄적으로 한데 묶을 수 있는 책 한 권의 개요가 떠올랐다. 메모할 만한 것을 찾다가 개요가 머릿속에서 사라질까 봐 당시 근무하던 병원의 편지지 빈 부분에 급히 적었다.

그 개요는 실제로 첫 번째 장을 쓰기 1년 전부터 내 책상에 놓여있었다. 1984년이었고, 최초의 매킨토시 컴퓨터가 나온 지 얼마 되지 않았다. 나는 컴퓨터 한 대를 샀다. 워드 프로세서로 글을 쓰고 오탈자를 수정하는 일은 가장 중요한 일이었다. 첫 번째 장의 오탈자를 수정하기 시작할 때, 나름

개요를 충실히 지키면서 두 번째 장을 술술 써 내려갔다. 처음에는 조금 이상하게 느껴졌지만, 글을 쓰는 동안 제3의 눈 부위에 수정을 갖다 놓아야 한다는 강한 직감을 받았다. 놀랍게도 이러한 조치가 글 쓰는 속도를 높여주었다. 매일 일을 끝내고 집에 돌아와 글 쓰는 데 한두 시간을 할애했다. 아홉 달 동안 9개의 장을 집필했다. 그런데 그즈음 난관에 봉착해 1년 가까이 원고에 진척이 없었다. 그러던 중 내면의 목소리가 들렸다. 책을 마무리하려면 이집트에 다녀와야 한다고 했다. 당시에는 말도 안 되는 소리라고 생각했다. 하지만 나중에 알고 보니 내 친구이자 사이킥 채널러인 앤과 그녀의 남편 허브(Herb)가 6개월 전부터 이집트로 떠나는 '영적 탐구 여행'을 계획하고 있었다. 그들은 나에게 의사 자격으로 합류한다면 여행비를 반값에 해주겠다고 했다.

나는 그 이집트 투어에 참여했고, 여행은 너무나 매혹적이었다. 여행 도중 이상하고 흔치 않은 많은 일이 있었다. 그중에서도 가장 신기했던 것은 설사약 로모틸이나 항생제가 다 떨어졌을 때, 같이 여행 간 동료들에게 안수 치료를 해주었던 일이다.

이집트에서 돌아왔을 때는 원고를 마무리 지을 준비가 되어있었다. 그러나 완성된 원고를 어떻게 출판해야 하는지 아무것도 몰랐다. 우연한 '기회'에 바바라 핸드 클로(Barbara Hand Clow)의 박사 논문을 바탕으로 한 『켄타우로스의 눈 *Eye of the Centaur*』을 알게 되었다. 이 논문은 최면으로 과거의 생을 되돌아보는 조지 팩슨(Gregory Paxson)의 지도로 진행한 것이다. 내가 이 책을 집었을 때 클로의 영혼이 치료 사제의 몸에 머물렀다는 이집트에서의 전생을 묘사하는 부분이 펼쳐졌다. 클로가 묘사한 이집트 신관일 때의 기억과 내가 지금 하는 일들이 비슷해 소름이 돋았다. 또 직접 클로에게 최대한 빨리 연락해야 한다는 강한 직감을 받았다. 나는 추적 끝에 뉴멕시코 산

타페에 있는 그녀의 전화번호를 알아냈다. 며칠 뒤 그녀와 오랜 시간 통화를 했고, 그녀가 부업으로 파동의학 전문 점성술사로 활약하고 있음을 알았다. 바바라에게 필자의 점성술을 부탁하자, 몇 주 뒤 "제가 지금 당신의 차트에서 보고 있는 걸 바탕으로 대체의학에 관한 책을 쓸 수 있잖아요?"라고 얘기했다. 그 시점에서 바바라에게 그 주제로 최근에 원고를 탈고했다고 말했다. 나는 클로가 뉴멕시코에 있는 Bear & Company라는 작은 출판사에서 원고 편집 업무를 한다는 말을 들었을 때 더 놀랐다. 그녀는 일주일도 안 돼 내 책을 출판하겠다고 결정했다.

그때까지 기존 의학계에서의 반응이 어떨지 전혀 예상할 수가 없었기 때문에 파동의학에 내 이름을 걸고 출간하는 것이 꽤 불안했다. 그래서 필명이 어떻겠냐는 의견을 제시했지만, 책의 타당성에 무게를 실으려면 의학박사 타이틀이 도움이 된다며 본명 사용을 권했다.

『파동의학』 초판본이 인쇄되고 8개월쯤 뒤, 나는 우연히 원래 개요를 보게 되었다. 수정하지 않은 원고에서 내가 깊이 생각하지 않고 밀쳐둔 두 가지 흥미로운 공시성이 있다는 사실을 발견했다. 첫째, 내가 태어난 병원과 이름이 같은 그레이스 병원의 편지지로 작성했다는 것이다. 이건 앤의 오라 분석에서 나왔던 내 인생에 '은총'이 가득할 것이라는 의미의 또 다른 증거이다. 둘째, 개요 윗부분에 휘갈겨 쓴 날짜가 1983년 2월 14일 밸런타인데이였다. 앞서 언급했듯이 2월 14일은 필자에게 중요한 상징적 의미가 있는 『기적수업』이 출판된 날이다. 내 영적 여행이 일주하는 것 같았다.

그리고 얼마 후, 2월 14일과 관련된 또 다른 연관성을 찾았다. 바바라 클로의 생일도 밸런타인데이였다. 마지막 '우연'은 더욱 멋졌다. 아내가 침실에서 나와 내 옆에 앉아있으면서 책 원고가 어디 있는지 물었다. 왜 그러냐고 이유를 묻자 침대 옆과 쓰레기통 근처에서 밝은 금색 빛이 나온다고 했다. 시선을 그쪽으로 돌리자 침대 옆 바닥에 이 책의 완성 원고가 놓여있었고, 쓰레기통에는 수정되지 않은 원고들이 채워져 있었다. 그때 앤의 첫 오라 분석에서 나의 오라를 "밝은 금색의 책"으로 표현했던 말이 떠올랐다. 나머지는 말하지 않아도 알 것이다. 초판 이후로 이 책은 포르투갈어, 독일어, 러시아어, 이탈리아어, 일본어, 체코어, 스페인어로 번역되었다. 이 책이 영문판으로 11만 부 넘게 팔렸다는 사실만으로도 감사하다. 이 책이 치료, 바디워크, 대체의학, 심지어 최면을 통한 전생 체험의 많은 강의에서 교과서로 쓰이는 것 같다. 또 이 책이 어떻게 본인들의 건강과 삶에 영향을 끼쳤는지 추천사와 함께 내게 연락해준 모든 사람에게 깊은 감동을 받았다. 그중에서도 이 책을 읽고 의사가 되고 싶다고 말한 사람들에게 강한 인상을 받았다. 만약 한 사람이라도 더 의료계 종사자를 만들 수 있고, 그 사람이 다른 사람들의 삶에 긍정적인 영향을 준다면 나의 노력이 모두 보상받는 것이다.

『파동의학』의 독자들에게 이 책은 물질계에 있는 의사와 연구자들 그리고 더 높은 영적 차원에 존재하는 이들의 협업의 결과물이라고 할 수 있다. 이 협력은 어느 때보다도 지구에 필요한 풍부한 정보들을 전달할 수 있게 했다. 이 책의 많은 부분이 그동안 다양한 원천으로부터 전달된 '영적 메시지들'의 축적물이다. 작지만 가치 있는 메시지들은 기술적으로 채널되어 직감으로 '내게 말을 걸어온' 정보들이다. 하지만 이들의 메시지를 이해하기 위한 문맥뿐 아니라 내용 자체의 타당성 또한 제공해줄 약간의 과학적 정보들이 뒷받침되어야 한다.

우리는 이제 새천년에 들어서고 있다. 시사 주간지 「타임」에서 알베르트 아인슈타인을 '세기의 인물'로 선정했기 때문에 이번 천년은 아인슈타인 의학의 시대가 될 것이라고 믿는다. 물리학자들이 물체와 에너지의 관계에 관한 아인슈타인의 놀라운 발견을 따라잡는 데에 한 세기 가까이 걸렸다. 아마도 다음 세기는 우리 모두 바라마지않는 '미래 의학'에 대한 아인슈타인의 통찰력을 통합하면서 마침내 생물학자들이 따라잡지 않을까?

여러분의 자기발견 여행과 영적인 탐험에 항상 행운이 가득하길 빈다. 나의 이야기를 공유하는 것이 사람들의 내적 가치 함양과 그들의 치유와 영적 전개 뒤에 숨겨진 공시성에 더 많은 관심을 기울이는 계기가 되면 좋겠다.

2000년 8월 29일
리처드 거버, 의학박사

CHAPTER
01

| VIBRATIONAL MEDICINE |

홀로그램, 에너지, 파동의학

아인슈타인
생명관

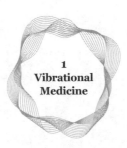

현행 의학적 치료는 실재에 관한 뉴턴의 고전물리학 모델에 바탕을 두고 있다. 이 모델의 근본 특징은 세계를 정교한 기계라고 간주하는 것이다. 의사들은 인체를 뇌신경계라는 궁극의 생물 컴퓨터에 제어되는 거대한 기계라고 생각한다. 인간은 진정 하느님의 영광으로 빛나는 기계에 불과한 것일까? 아니면 종종 '기계 속의 유령'으로 비유되듯이 상호 침투하는 일련의 생명 에너지장과 함께 역동적으로 상호작용하는 복잡한 생물학적 작동체계인 것일까? 이 책의 내용은 치유라는 현상을 물질도 에너지의 한 형태로 보는 새로운 현실관에 기초해 파악하려는 시도이다. 아인슈타인 패러다임에 입각한 이 새로운 치유이론을 '파동의학(vibrational medicine)'이라고 부른다.

아인슈타인 패러다임을 파동의학에 응용하면, 인간이 세포계인 육체와 상호작용하는 복잡한 에너지장의 네트워크로 보이기 시작한다. 파동의학은 병적 상태로 인해 균형을 벗어난 에너지계에 바람직한 영향을 미칠 수 있는 특수한 형태의 에너지를 치료에 활용한다. 파동의학 치유사는 원래 인간의 내재된 고차 기능 수준에서 균형을 잃은 에너지장을 바로잡음으로써 세포의 생리학적 질서 회복을 돕는다.

모든 물질이 에너지의 한 형태라는 사실을 인식한다면 인간을 역동적인 에너지계로 이해하기는 쉬워진다. 아인슈타인은 유명한 $E=mc^2$라는 방정식으로 물질과 에너지가 동일한 어떤 보편적 실체가 이원적으로 표현된 것이라는 사실을 증명했다. 이 보편적 실체란 우리 모두를 형성하고 있는 근원적 에너지 또는 파동이다. 그러므로 물질의 기본적인 파동 또는 에너지 수준을 조정하여 몸을 치유하고자 하는 파동의학이라는 방법도 고려할 수 있다. 다만 이러한 아인슈타인 관점은 물리학자들 사이에서는 점차 받아들여지는 추세이지만, 아직 의사의 인간관이나 질병관에는 이렇다 할 영향을 주지 못하고 있다.

현대 의학의 사상적 기반인 뉴턴 모델은 인간의 생리심리학적인 활동이 뇌와 몸이라는 구조적인 하드웨어에 의존해 이루어진다고 본다. 예컨대 심장은 산소와 영양이 풍부한 혈액을 뇌와 온몸의 장기에 보내기 위한 기계적인 펌프다. 의사는 심장의 기능에 대해 충분히 알고 있다고 생각했기 때문에 고장 난 심장을 대신하는 기계를 발명하려고 한다. 또 대부분 의사는 신장의 주요 기능이 자동 여과와 물질교환에 있다고 본다. 그래서 투석장치를 개발해 불순물과 유해물질의 여과라는 신장 기능을 기계로 대치해 버린다. 의료기술의 진보는 의사에게 다양한 예비 부품을 공급하고 장기와 혈관을 대체할 수 있게 했지만, 많은 질환을 어떻게 치료하고 또 예방할 것인가 하는 보다 중요한 문제에 대해서는 충분히 알지 못한다고 할 수 있다.

뉴턴 시대 이래 기계론적 물질계 비유는 현상의 행위를 설명할 때 아주 큰 효용성을 제공해 왔다. 뉴턴학파 사상가들은 이 우주를 규칙적이고 예측 가능한, 하지만 성스러운 기계로 여겼다. 그리고 창조자와 닮게 만든 인간 역시 규칙적이고 예측 가능한 것이라는 사상이 그 뒤를 이었다. 뉴턴 시대에는 인체 구조가 얽히고설킨 생물 기계라고 생각하는 것이 당연했다. 이런 기계론적 관점은 전폭적인 지지를 받아 당시 사상가 대부분은 전 우주를 거대한 시계장치로 간주했다. 세월이 흘러 과학사상이 크게 진보된 오늘에도 인체 내부의 활동에 대한 의사의 관점은 그때와 별반 다르지 않다. 지금도 의사들은 인체를 정교한 기계라 생각한다. 그들은 단지 그 시계장치의 구조를 분자 수준에서 다소 더 정교하게 연구하게 된 데 지나지 않는다.

　뉴턴의 기계적 사고에 바탕을 둔 첫 의학적 접근은 외과수술이다. 초기의 외과의들은 인체는 복잡한 상하수도 설비와 같다는 전제하에 수술했다. 현재의 외과의도 어떻게 병든 부분을 잘라 없애고 다시 적절하게 기능하도록 이어 붙일지 알고 있는 숙련된 '생물배관공'이라고 할 수 있다. 수술보다 나중에 발전된 약물치료도 약이라는 수단으로 마모된 몸을 '수리'한다는 점에서는 다르지 않다. 사고방식은 다소 달라도 인체를 복잡한 생체 기계로 보는 한, 결국 어느 쪽이든 뉴턴 모델인 것이다. 내과의는 수술칼을 사용하는 대신 표적이 되는 신체 조직에 약물이라는 '마법의 탄환(magic bullets)'을 발사한다. 약물은 의학적 필요에 따라 정상 세포를 보호 강화하거나 정상에서 벗어나 있는 세포를 사멸하기 위해 사용된다. 분자생물학이 진보한 덕분에 효과는 높이면서도 몸 전체에 미치는 독성은 적도록 특수한 요구에 맞추어 마법의 탄환이 개선되어왔다. 약물요법과 외과수술 모두 질병의 진단과 치료에 비약적인 진보를 가져왔지만, 인체는 각각의 장기, 화학물질, 효소, 세포막 수용체 등의 부품으로 얽히고설킨 복잡한 기계라는 고전 물리학적 인체관에 바탕을 둔다는 점에서는 변함이 없다.

　뉴턴 모델의 생명관은 사실 실체의 근사치일 뿐이다. 약물요법이나 외과수술이 완전하다고 할 수 없는 것은 둘 다 생물 기계에 생명을 불어넣고 활동의 원천이 되는 '생명력(vital force)'이라는 존재를 무시하고 있기 때문이다. 기계의 경우 전체 기능은 부품의 총화로 예측할 수 있다는 원칙이 성립된다. 그렇지만 인간은 기계와 달리 방대한 화합물의 총화 이상의 것이다. 모든 살아있는 생물은 미세에너지의 생명력에 의존해서 살아가는데, 이 생명력이 분자의 독특한 구조적 조직화를 통해 상승효과를 만들어낸다. 그 상승효과가 있어 살아있는 전체는 부분의 집합 이상이 될 수 있다. 생명력은 항상 생명체의 질서를 낳고, 세포 수준의 표현형을 끊임없이 갱신하고 있다. 죽음을 맞아 생명력이 몸을 떠나면, 생리작용은 점차 상실되어 마침내 전혀 유기적 관계가 없는 화학물질 덩어리가 된다. 이것이 생물과 무생물, 사람과 기계를 구별하는 원리의 하나이다.

뉴턴 기계론 옹호자들이 우위를 점하는 현대 의학에서는 생명력에 대해 언급하지 않지만, 이 활력의 원천이라고 할 수 있는 생명력은 일종의 에너지이다. 이러한 미세한 힘을 의사들이 다루지 않는 것은 그 힘의 실재나 기능을 설명할 타당한 과학적 모델이 없기 때문이다.

현재 과학이 생명력이라고 하는 것을 다룰 수 없게 된 이유가 있다. 아주 오래전에 일어난 동서양 사상 체계의 대립이 하나의 계기가 되었다. 동서 세계관의 차이는 수천 년 전에 생긴 종교와 과학 분열의 깊은 흔적이다. 과학자가 인체 구조를 뉴턴 모델로 설명하고자 하는 행위의 배경에는 인체 기능을 신의 영역에서 사람이 이해하고 조작할 수 있는 기계론적 영역으로 끌어내리려는 의도가 반영되어 있다. 인체에 대한 기계론적 이해는 인간을 살아있게 하고, 질병이나 죽음을 쫓아내는 불가사의한 힘을 종교적으로 해명하려는 태도로부터 더 멀어지게 했다.

오늘날의 의학관은 몇백 년 전 뉴턴 세계관을 토대로 확고하게 뿌리내렸다. 뉴턴 모델은 산업혁명 시대에는 이론과 실용 면에서 진보에 없어서는 안 되는 존재였다. 그러나 과학자가 여러 가지 전자기학적 실험을 하게 되자, 뉴턴 모델에도 많은 결함이 드러났다. 생명체에서 생명력의 역할도 뉴턴 모델로는 충분한 설명이 이루어지지 않는다. 소위 생기론(vitalism)이 한때는 의학의 주류를 차지했다. 하지만 유기적 생명을 기계론적 모델에 꿰맞추는 과학기술 맹신의 시대가 된 오늘날에는 한쪽 귀퉁이에 밀쳐져 있는 실정이다.

뉴턴 세계관은 자연을 관찰해서 얻은 물체의 운동 모델을 바탕으로 한다. 그는 자신의 관찰 결과에 수학을 적용해, 실제 보았던 사실을 표현하는 여러 가지 운동법칙을 끌어냈다. 이러한 초기 뉴턴 물리학의 법칙 덕분에 과학자는 역학계의 움직임을 예측할 수 있게 되었다. 당시 뉴턴 모델은 대단히 진보적이었다. 뉴턴은 계산법을 더욱 발전시켜 우주 탐색 도구를 남겼다. 그 결과, 새로운 과학적 발견으로 인류 복지에 공헌하는 수많은 발명이 가능하도록 길을 열어놓았다. 그러나 뉴턴 법칙은 근본적으로 지구 중력 아래에서 운동하는 물체의 법칙으로, 얼마 뒤에 대두된 전기나 자기의 움직임을 설명할 수는 없었다. 결과적으로 그 흥미로운 에너지 현상을 모순 없이 설명하기 위해서 새로운 우주 모델이 필요하게 되었다.

그래서 과학자들은 전통적으로 실재를 설명하는 뉴턴 모델에는 적합하지 않은 '힘'을 찾기 시작했다. 보수적, 전통적인 과학자는 인정하지 않았지만 여러 분야의 연구자가 생명체를 태어나게 한 힘의 중요성을 알아차리고 생명력이라는 에너지를 연구하고 있었다. 그러나 안타깝게도 오늘날까지 생물학자나 의사 대부분은 인체가 세포로 구성된 기계라는 뉴턴 모델에 따라 계속 연구하고 있다. 연구자 대부분은 살아있는 생명 에너지가 신체에 생기를 부여하는 역할을 인정하지 않는다. 의학은 분자 수준에서의 세포의 상호작용을 해명하는 데 초점을 맞춤으로써 높은 발전을 이루었다. 하지만 그 생리적 모델은 고집스럽게 물질의 움직임에 한정되고, 세포의 성장이나 발현에 영향을 주는 생명 에너지장의 기여를 배제한다. 그런데 오늘날 에너지로서의 물질이라는 혁명적 관점에서 인간 존재의 기능을 이해하려는 새로운 부류의 의사나 치유사가 두각을 드러내고 있다. 정신적, 영적으로 눈뜬 과학자들은 단순히 우리 자신을 이해할 뿐만 아니라 자연의 구조와 우주의 신비를 이해하기 위한 실마리로서 인체의 구조 자체를 배우려고 한다. 인간이 에너지적 존재라는 사실을 알아차릴 때 건강과 질병에 관한 새로운 이해를 시작할 수 있게 된다. 이 새로운 아인슈타인 관점은 미래 의사들에게 병인론의 아이디어를 제공할 뿐 아니라 보다 효과적인 치료법도 제공하게 될 것이다.

파동의학은 약물이나 수술이라는 기존의 방법 대신 치료 자체에 순수한 '에너지'를 사용하려고 한다. 이 이론적 관점은 분자의 집합체라고 생각되었던 육체가 사실은 에너지장을 엮어놓은 복잡한 네트워크라는 이해에 기초하고 있다. 즉 물질이나 세포구조로 나타내는 그 에너지 네트워크는 생명력과 몸을 조정하는 미세한 에너지계에 의해 조직되고 유지된다. 또 육체 내부의 세포구조뿐만 아니라 전기 생리적인 기능과 내분비 기능도 계층 구조를 갖는 각각의 미세에너지계에 의해 조절되고 있다. 무릇 건강상태의 변화 그 자체가 이러한 미세 수준으로부터 생긴다. 그 독특한 에너지계는 영양상태나 환경인자뿐만 아니라 감정이나 정신적, 영적 균형 정도에 따라 강하게 영향을 받는다. 거꾸로 이 미세에너지는 세포의 생장 패턴에 좋은 영향을 줄 수도 있고 나쁜 영향을 줄 수도 있다.

현대 의학은 비정상적인 세포계를 물리적으로 수리하거나 제거하면 모든 질병을 고칠 수 있다는 생각 때문에 잘못된 방향으로 빗나가게 되었다. 의사는 마치 최신 장비의 배관공이 막힌 관을 수리하듯이, 약물과 수술로 경화증을 일으킨 동맥처럼 기능이 잘못된 부품을 재개통하려고 한다. 의사는 화학약품으로 혈류량을 늘려 콜레스테롤이 침착된 부위를 뚫으려고 하고, 그것이 실패하면 풍선을 이용해 혈관 내강을 확장하거나 심지어 레이저로 혈류장애의 원인인 퇴적물을 부수려고 한다. 최근에는 막힌 낡은 동맥을 우회시키려고 별도의 혈관을 바느질하여 붙이는 방법도 일반화되었다. 그러나 이처럼 재발할 우려가 있는 병태를 치료할 때에는 응급 수리 같은 물리적 해결법이 아니라 세포의 장애가 나타나는 토대인 에너지장의 패턴화 현상 자체를 조정하는 것이 중요하다.

의사들은 별로 언급하고 싶어 하지 않지만, 인체의 생리학에는 아직 해명되지 않은 많은 영역이 있다. 영혼의 영역 및 육체와 영혼의 관계가 그것이다. 영적인 수준은 모든 생명의 에너지적 기반이다. 영적 에너지가 몸이라는 틀을 살리고 있기 때문이다. 육체와 영적이고 미세한 힘 사이의 눈에 보이지 않는 관계야말로 물질과 에너지의 내적 관계를 풀 수 있는 열쇠이다. 과학자들이 물질과 에너지의 진정한 관련성을 이해하기 시작할 때, 인간과 신의 관계에 대해서도 참된 이해에 한 걸음 더 다가갈 수 있을 것이다.

이 새로운 이해 차원으로 인류를 이끄는 것이 파동의학의 역할이다. 파동의학은 생명의 물질적 표현을 이끄는 에너지 패턴의 작용으로 질병을 치유하고 인간의 의식변혁을 일으킨다. 우리는 언젠가 의식 그 자체가 하나의 에너지이고, 그것이 육체의 세포 수준 변화에 불가결한 관련성을 갖고 있음을 알아차리게 될 것이다. 이렇듯 의식은 건강상태에 시시각각 변화를 주고 있다. 미래과학으로서의 파동의학에는 왜 늘 건강한 사람과 늘 질병을 달고 사는 사람이 있는지에 대한 해답의 실마리도 들어있다.

의사가 몸, 마음, 영성 사이의 심층적 상호관련성을 깊게 이해하고, 이 지구상에서 그들 특성이 드러나도록 이끄는 자연법칙을 체득할 때, 진정한 의미의 통합의학이 나타날 것이다. 동양의 사상가들이 태고부터 이해했듯이 말 그대로 우리 한 사람 한 사람이 대우주 속 소우주이다. 소우주에서 볼 수 있는 법칙은 종종 대우주의 움직임을 지배하는 법칙을 반영하고 있다. 자연계의 질서패턴은 여러 계층에 걸쳐 반복된다. 만약 소우주 차원의 물질에 나타나는 보편적인 법칙을 알게 되면 우주 전체를 더 쉽게 이해할 수 있다. 한 사람 한 사람이 자기 심신의 물질적, 에너지적 구조를 진정으로 이해할 때 우주의 본질과 신과 우리를 잇고 있는 창조력에 대해 더 잘 파악할 수 있다.

레이저광선의 경이로움: 새로운 실재 모델로서의 홀로그래피

아인슈타인 의학을 이해하려면 빛에 관한 지식, 특히 레이저광선에 관한 지식이 쓸모 있다. 레이저빔과 홀로그래피 등에 적용하는 레이저광선은 결맞은 빛(coherent light)으로 알려진 매우 특수한 광선이다. 이 광선은 대단히 규칙적인 파동으로, 하나하나의 모든 파가 군대의 행진처럼 정연하게 나아간다. 레이저광선은 과학, 의학, 산업 분야에서 응용 범위가 넓다. 레이저디스크, 광섬유 통신, 안과 수술 등은 잘 알려진 응용의 예이다. 홀로그래피란 물체에 레이저광선을 쏘아 영상을 만드는 기술로, 에너지 간섭패턴으로 만들어지는 특수한 삼차원 사진은 홀로그램이라고 한다. 또 홀로그램은 어떤 부분을 취해도 거기에 전체의 본질을 포함하고 있다는 자연의 독특한 원리를 보여준다. 홀로그램은 우리에게 인간의 다차원적인 성질을 이해시킴과 동

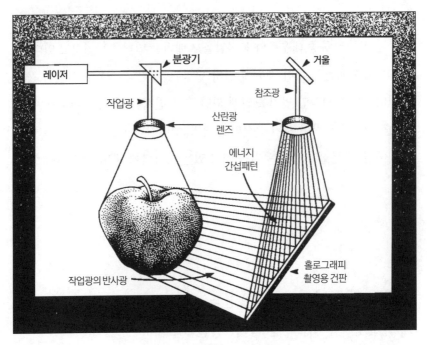

〈그림 1〉**홀로그램 만드는 법**

시에 우주의 에너지적 구조를 알기 위한 새로운 모델을 보여준다.

홀로그램은 하나의 광원에서 나온 레이저광선을 빔 스플리터(빔 분사기)로 두 개의 레이저광선으로 나누어 만들어진다. 두 광속(光束) 가운데 첫 광속이 참조광(reference beam)인데, 집속된 빛이 산란 렌즈를 통과함에 따라 연필처럼 가느다란 광선에서 등대의 빛처럼 폭넓은 광선으로 바뀐다. 이 광선은 반사경으로 방향을 조절해 미감광 건판에 다다른다.

다른 한 빛은 작업광(working beam)이라고 부르는데, 참조광과 마찬가지로 산란 렌즈를 통과한 후 참조광과 달리 일단 피사체를 비추고 피사체에서 반사되어 건판에 다다른다.

그 건판 위에 생기는 것이 홀로그래피와 우주에 대한 새로운 이해의 기초가 된다. 어떤 영향도 받지 않은 순수한 참조광이 피사체로부터 반사되어 온 작업광과 교차할 때 간섭패턴이 형성된다. 이 간섭패턴은 빛의 파가 다른 빛의 파와 상호작용할 때 만들어진다. 레이저에 의해 건판에 기록된 간섭패턴은 홀로그램이라고 부르는 현상을 일으킨다. 그것은 결맞지 않은 빛 (incoherent light)으로 촬영된 사진과는 완전히 다르다.

간섭패턴이라는 현상은 자연계에서 쉽게 찾아볼 수 있다. 조용한 수면에 돌 두 개를 동시에 던질 때 생기는 파문도 간섭패턴의 한 예이다. 두 돌 모두 각각의 중심으로부터 끝없이 퍼지는 동심원 모양의 파동을 만든다. 각 파동의 마루가 만나면 그곳에 상호작용으로 간섭패턴이 생긴다.

이 패턴은 원리적으로 홀로그래피 건판 위에 형성되는 레이저의 간섭패턴과 같다. 건판의 감광유제에 간섭패턴이 기록되어 홀로그램이 만들어진다. 이 한 장의 필름에서 특히 주목할 것은 그곳에 참조광과 같은 순수한

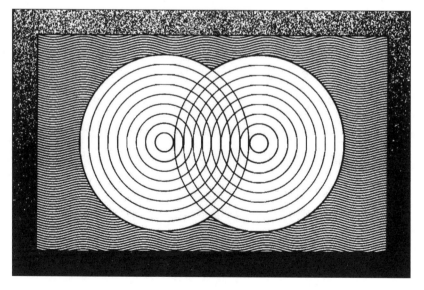

〈그림 2〉**간섭패턴**: 물 위에 던진 두 개의 돌에 의해서 생긴다.

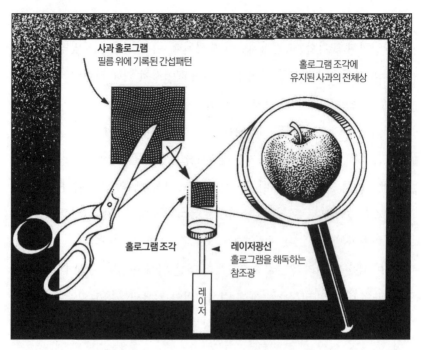

<그림 3> **홀로그래피의 원리**: 하나하나의 단편이 전체상을 포함하고 있다.

레이저 빛을 투과시키면 작업광에 의해 기록된 피사체의 삼차원 영상이 보인다는 점이다. 즉 홀로그램은 참조광이 있어서 필름 위에 기록된 간섭패턴과 같은 작업광이 재현될 수 있다. 피사체와 상호작용한 작업광은 변환된 파의 내부에 피사체와 상호작용을 한 기록을 내장하는 것이다.

홀로그램은 진정한 의미에서 삼차원이다. 홀로그램 주위를 돌면서 바라보거나 위아래로 바라보아도 그 영상은 마치 실물 그대로인 것 같다. 홀로그램의 또 한 가지 특징은 필름 일부분을 잘라서 레이저를 비추면 완전한 전체 입체 영상이 보인다는 점이다.

앞의 〈그림 1〉은 사과의 홀로그램을 만드는 방법에 대한 설명이다. 이 홀로그램에 백열등처럼 결맞은 빛을 쪼인다고 사과 모양을 볼 수 있는 것은 아니다. 레이저광선의 간섭으로 생긴 패턴이 어렴풋이 보일 뿐이다. 그러나 같은 홀로그램을 결맞은 빛 발생기 앞에 놓으면 원래의 간섭패턴을 만들었던 참조광이 재현되어 사과의 입체상이 나타난다. 그리고 이 사과의 홀로그램 필름 일부를 잘라서 레이저광선을 쪼이면 흐리지만 완전한 사과의 전체 모양이 떠오른다.

그 이유는 홀로그램이 에너지 간섭패턴이라는 사실에 있다. 그 패턴 속에는 모든 부분에 전체의 정보가 포함되어 있다. 즉 사과의 홀로그램 필름을 50조각으로 자르면 그 50조각 각각이 흐릿한 사과의 입체 모양을 만든다.

홀로그램 모델은 아인슈타인 의학을 이해하기 위한 좋은 예로, 우주를 이해하는 전혀 새로운 방법을 제공한다. 이 홀로그램 모델을 이용하면 단순한 연역법이나 논리만으로는 유도될 것 같지 않은 결론에 도달할 수도 있다.

사과를 촬영한 한 장의 홀로그램 필름을 50장으로 잘라도 각각의 조각으로부터 50장의 흐릿한 사과의 입체 모양을 만든다는 사실은, 뉴턴 우주 가설을 갖는 한 아무리 사색을 거듭해도 예측할 수 없다. 그렇다면 자연계의 현상을 이해하기 위해 홀로그램 이론을 어떻게 응용하면 좋을까? 그 이론을 가장 응용하기 쉬운 장이 인체 그 자체이다.

위에서와 같이 아래에서도: 자연계의 홀로그래피 원리

대단히 상징적인 수준에서 말한다면 '모든 조각이 전체를 내포한다'는 홀로그래피 원리는 모든 생물의 세포 조각에서 볼 수 있다. 세포생물학 세계의 과학적 발견은 인체의 어떤 세포 내에도 완전한 인체를 만들어낼 수 있는 DNA 청사진이 내포되어 있다는 사실을 입증해 왔다. 그것을 실현한 것이 살아있는 세포의 복제기술이다. 복제기술은 다양한 생명 형태의 복제를 위해 인용되고 있다. 예를 들면 수정란으로부터 DNA 물질을 제거하고 성숙한 개구리의 창자 세포 DNA 물질로 바꾼다. 각각의 체세포 내 명령은 모든 다른 세포 내에도 같은 일군의 정보가 포함되어 있어 유성생식이 아니라도 똑같은 개구리를 만들 수 있다. 말하자면 '기술적 동정녀 잉태'이다. 유전적 청사진이 갖는 잠재력은 수정란과 같은 적절한 보호 환경이 있으면 비로소 발현된다. 모든 세포가 온전한 인체를 복제하는 데 충분한 정보를 갖고 있다는 사실에는 모든 조각이 전체 정보를 갖고 있다는 홀로그래피 원리가 반영되어 있다.

홀로그래피 원리는 인체의 물리화학적 구조에 관여하는 생체에너지장의 이해에도 도움이 된다. 과학은 생체의 성장, 발달, 회복의 이해와 함께 크게 진보해 왔다. 그 이해 대부분은 세포핵 내의 유전암호 해독이라는 고도로 발달한 기술에 따른 것이다. 핵은 확실하게 세포 내 및 세포 사이의 복잡한 과정과 상호작용을 조절하는 중추이다. DNA를 포함하고 있는 세포핵 내의 염색체를 비교함으로써 우리는 세포의 복제, 성장, 그리고 원시적 태생기 세포에서 신체 내의 특정 기능을 갖는 특수한 세포로 분화하는 과정을 보다 상세하게 이해할 수 있게 되었다. 그러나 인간의 DNA에 대한 지식은 분화된 태아 세포가 어떻게 특화된 기능을 수행하는 데 적합한 공간상의 장소에 도달하는지를 설명하기에는 아직 부족하다.

인간의 성장과 발달 과정을 수정란 단계부터 더듬어 보자. 수정의 순간 정자는 난자와 일체가 되고, 그것이 성장의 전 과정을 시작하는 자극이 된다. 정자와 난자가 합해지면 부계로부터 절반, 모계로부터 절반의 염색체를 갖는 하나의 세포가 만들어진다. 그 유전물질이 새롭게 태어나는 사람의 최종적인 발현을 위한 모든 정보를 가져온다. 단일한 그 세포는 자기복제 과정을 시작하고, 곧 부정형의 미분화 세포가 빽빽하게 채워진 작은 공 모양이 된다. 그러한 부정형 세포는 모두 신경세포, 골세포, 근육세포, 결합조직세포의 형태를 취해 하나의 완전한 인체로 공동 작업하기 위해 어떻게든 적절한 장소까지 이동해 가야 한다.

생물학적 전문지식의 이해를 돕기 위한 수단으로 인간의 세포 발달을 어린이야구단에 비유해서 생각해 보자. 아직 미분화된, 즉 아이들을 모아서 야구단이라는 하나의 응집력 있는 기능적 집합체로 키우려면 어떻게 해야 좋을까? 그 아이들은 글자는 읽을 수 있지만, 이해력에 한계가 있다고 치자. 그러한 아이들에게 야구 하는 방법을 가르치려면 우선 주장을 뽑고, 주장은 각 선수에게 적당한 역할을 배정한다. 주장은 『야구 하는 법』이라는 제목의 소책자를 선수 전원에게 전달한다. 아이들의 이해력은 한계가 있으므로 그 책자에는 자신이 맡게 될 수비와 관련이 없는 쪽은 검은 종이로 가려져 있다. 일루수는 '일루수가 되려면'의 항목을 제외한 나머지 부분에 검은 종이를 씌운 소책자를 넘겨주는 것이다. 다른 선수들도 마찬가지이다.

이 비유는 발생 초기 단계의 인간 발달을 유추하기 위한 것이다. 어린이야구단처럼 인간 발달도 일단의 미분화된 성분, 즉 세포군으로부터 출발한다. 『야구 하는 법』이란 소책자가 장래 야구선수 후보 전원에게 배급되듯이 모든 세포가 '인간을 만들고 유지하는 방법'이라는 문서를 공급받는 것이다. 그 문서에는 각각의 세포핵 내의 DNA가 모여서 만든 유전암호가 기록되어 있다. 세포는 전사라고 부르는 프로세스를 갖고 있어 유전암호를 해독한다. 전사 작업 중 DNA로부터의 정보는 다양한 단백질 구조를 꾸밀 때 이용되는

'중계' RNA 분자에 전사되거나 복사된다. DNA는 야구 소책자에서 검게 가려진 쪽과 같은 역할을 하는 히스톤(histone) 및 비히스톤 단백이라는 특수한 단백질로 덮여 있다. 이 독특한 단백질은 각각의 세포 기능에 직접 관련이 없는 부분의 코드 해독을 선택적으로 차단한다. 예컨대 발달 도상의 근세포는 DNA 매뉴얼의 '근세포가 되는 방법' 이외의 모든 내용은 효과를 상실하게 하는 덮개를 갖고 있다. 이 공정이 현재 세포의 분화라고 알려진 것이다. 그것은 미분화한(미숙한) 선수가 '할 일' 즉 포지션을 할당받는 것과 같다. 그렇게 해서 세포(또는 선수)는 대단히 특수화된 기능을 갖는다.

현재의 분자생물학과 DNA 지식은 인간의 태아 세포가 발달 과정에서 어떻게 분화되는지 충분히 설명할 수 있는 수준이다. DNA에는 각 세포에 지시하여 특정 작업을 수행하게 하고, 단백질 합성을 위해 필요한 모든 정보가 포함되어 있다. 그러나 DNA만으로 설명할 수 없는 것이 새롭게 분화된 세포가 발달 중인 태아의 몸속에서 어떻게 적당한 장소로 이동해 가는가 하는 점이다. 그 구조가 어떻게 기능하고 있는지 이해하려면 다시 야구단의 비유로 돌아가야 한다.

우리가 어린이야구단 선수의 이야기에서 벗어난 사이에 그들은 일사불란하게 조직된 경기에 필요한 각자의 역할에 대한 설명을 읽기 위해 집으로 돌아갔다. 이제 그들은 야구 규칙과 각자의 위치에 대해 터득했지만, 시합하기 전에 하나 잊고 있는 것이 있다. 그것은 구장과 내야 표시이다. 야구를 하려면 우선 선수가 구장이라는 '장'에 배치되지 않으면 안 된다. 장이란 용어는 비유적으로 발달 도상의 인체를 상징하는 것 이상의 의미를 내포하고 있어, 여기에서는 상당히 주의 깊게 선택해 사용하고 있다. 세포의 공간적 조직화는 완성된 인체가 어떤 모습인지를 보여주는 복잡한 삼차원 지도에 의해 질서정연하게 잡혀 있을 가능성이 크다. 그 지도 또는 틀이 육체에 수반해서 존재하는 생체에너지장이다. 이 장(field) 즉 '에테르체'는 홀로그램 에너지 틀로 발달도상에 일어날 수 있는 조직 손상을 회복하기 위한 안내지도로서만이 아니라 태아의 공간적 조직화에 관한 기호화 정보를 보존한 틀로 작용하고 있다. 대다수 주류 과학자에게는 알려지지 않았으나 이러한 홀로그램 '에너지체'라는 가설을 지지하는 과학적인 증거는 산더미처럼 쌓여 있다.

과학적 증거:
에테르체의 탐구

홀로그램 에너지체 존재를 지지하는 최초의 증거는 1940년대에 활약한 예일대학의 신경해부학자 해롤드 S. 버(Harold S. Burr)의 연구이다.[1] 버는 살아있는 동식물 주위에 존재하는 에너지장의 형태를 연구하고 있었다. 그 연구 가운데 도롱뇽의 몸을 둘러싼 전기장의 형태 연구가 있다. 그는 도롱뇽 주위에 다 자란 동물과 거의 같은 형태의 전기장이 존재한다는 사실을 발견했다. 게다가 그 전기장이 척수를 관통하는 한 가닥의 '전기 축'을 포함하고 있다는 사실도 발견했다.

그 전기 축이 도롱뇽 발달의 어느 단계에서 처음 생기는지 자세하게 알고 싶었던 버는 도롱뇽의 발생 초기부터 전기장의 형태 변화를 기록하기 시작했다. 그리고 그 전기장이 이미 수정 전에 생긴다는 사실을 알아냈다. 이 발견은 그 당시의 생물학과 유전학의 정통 이론과는 모순되는 것이었다.

버는 성숙한 도롱뇽의 신경계를 따라 생기는 전기 축이 미수정란에 생긴 축과 같다고 생각했다. 그는 이 가설을 뒷받침하기 위해 표식법을 사용한 실험을 하였다. 도롱뇽과 같은 대형 양서류는 아주 큰 알을 낳기 때문에 미수정란의 전기 축에 표시한 것을 현미경으로 직접 관찰할 수 있었다. 버는 마이크로피펫을 가지고 지워지지 않는 잉크를 알의 전기 축에 해당하는 부분에 소량 주입했다. 알이 수정되어 성장함에 따라 잉크는 끊임없이 뇌와 척수로 흘러 들어간다는 사실을 알게 되었다.

버는 묘목 주위의 전기장으로도 실험을 했다. 그 결과 새싹 주위에 있는 전기장은 원래의 씨 모양이 아니라 이미 성장한 나무의 형태를 보여주었다. 버의 실험 결과는 발달도상의 생물은 미리 준비된 성장틀(growth template)에 따라서 성장하고, 그 틀은 그 생물 자신이 만든 전자장으로부터 생긴다는 사

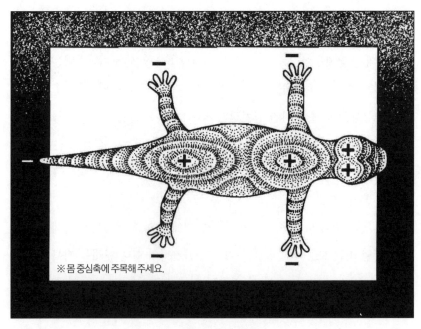

〈그림 4〉**도롱뇽의 표면 전위**

실을 보여준다.

　현대의 과학적 연구는 버의 생체에너지적 성장설에 신뢰를 두기 시작했다. 생체에너지장의 홀로그램 성질을 지지하는 증거도 고전압 사진의 영역에서 점차 늘어나고 있다. 키를리안 사진은 고주파, 고전압, 저전류의 전자장 하에서 생물을 촬영하는 기술이다. 이 기술은 주로 러시아 연구자 세미온 키를리안(Semyon Kirlian)[2]에 의해 개발된 터라 그의 이름을 따라 키를리안 사진이라고 부르게 되었다. 키를리안의 연구는 1940년대 초기부터 시작되었는데, 이는 버가 생물 주위의 전자장을 연구하던 시기와 같다.

　두 과학자 모두 생체의 에너지장 변화를 측정할 수 있는 기술을 개발했다. 버의 연구 방법은 기존의 전압계를 갖고 마이크로볼트 단위의 수치를 밝히는 것이었다. 키를리안도 똑같이 생체의 전기장을 연구했는데, 그의 고전압 사진 기술은 버의 전기적 계측을 시각적 전기코로나로 변화시킨 것이다. 버와 키를리안 모두 암과 같은 질병은 생체의 전기장에 큰 변화를 가져온다는 사실을 알아냈다. 이 같은 사실을 버는 피부 표면 전위를 전압계로 측정함으로써, 키를리안은 질병에 따라 생기는 에너지장의 변화를 확인하기 위해 코로나방전 영상을 기록함으로써 발견했다. 키를리안이 고전압 사진으로 동식물의 몸을 연구하는 방법을 최초로 개발한 이래, 필자를 포함해 수많은 연구자가 전자기적 기록 방법의 진단적 의의를 인정하게 되었다.

　가장 초기 형태의 고전압 사진은 코로나방전이라는 현상의 관찰에 기초를 두었다. 접지한 물체를 고주파 전자장 안에 두면 그 물체와 전자장을 발생하는 장치 내의 전극 사이에 불꽃방전이 일어난다. '코로나방전'이라는 용어는 둥근 물체 주위에 생긴 방전의 패턴에서 따왔다. 방전 패턴은 물체 외연을 따라 생기는데, 일식 때에 볼 수 있는 코로나처럼 보여 붙여진 이름이다. 물체와 전극 사이에 끼운 필름을 감광시키면 불꽃방전의 변화는 감광

유제에 기록된다. 그 코로나는 물체에서 방출된 무수한 전자가 그 물체 밑에 놓여있는 필름을 향해 흐른 흔적이다. 필름의 종류나 전자장 발생 장치의 에너지 특성에 따라 여러 가지 아름다운 색채와 스파크 패턴이 관찰되는데 그것을 '키를리안 오라'라고 부른다.

온도, 습도, 미세 환경, 압력 등 물리적으로 방전에 미치는 생물물리학적 요인은 수없이 존재한다.[3] 사진에 영향을 줄 수 있는 요인이 많이 존재하는데도, 많은 연구자가 사람 손가락 끝 주위의 코로나 사진에서 생물학적 정보를 얻는 데 성공했다. 손가락 끝의 코로나방전 패턴이 피험자 몸에 예컨대 암[4], 낭포성 섬유종[5] 등의 질환이 있음을 보여주는 진단 정보를 제공한다.

식물 잎 주위에 생기는 방전 패턴 사진은 손가락 사진보다 더 흥미롭다. 전자사진술로 기록하는 아주 독특한 현상, 흔히 '환엽 효과(Phantom Leaf Effect)'라고도 부르는 이 현상은 우리가 논의하고 있는 생체에너지 틀과 주로 관계된다고 생각한다. 이 효과는 잎 위쪽 3분의 1을 잘라버렸을 때 관찰되었다. 남은 잎을 전기진단 사진으로 촬영하자 절단되어 나타나지 않아야 할 잎 부분이 손상되지 않은 모양으로 나타났다. 절단된 부분이 물리적으로 파괴되었는데도 사진에는 전체상이 찍힌 것이다.

회의적인 과학자들은 환엽에 대한 다양한 물리적 설명을 시도해왔다. 비판적 입장의 과학자는 필름에 부착한 잎의 습기 때문이라고 설명하려고 했다. 그러나 캘리포니아 주립대학의 키스 와그너(Keith Wagner)가 그 회의적 의견을 반박했다.[6] 와그너는 환영이 나타나는 부분에 투명수지판을 끼워 넣고 촬영해도 역시 환엽이 찍힌다는 사실을 보여주었다. 습기가 투과할 리 없는 플라스틱 장애물을 통해서도 유령 같은 잎의 환영이 모습을 드러냈다.[7]

환엽이 주는 단서:
홀로그램으로서의 에테르체

환엽 효과는 환영이 관찰되는 공간 내에서 자르고 남은 잎의 코로나방전으로 생긴 전자가 무언가 조직화된 에너지장과 상호작용한다는 것을 의미한다. 이 상호작용은 질서 있는 방전 패턴으로 기록되고, 그 방전 패턴에는 잎의 상실된 부분이 차지하는 공간의 통합성과 조직성이 유지되고 있다. 알란 데트릭(Allen Detrick)[8]은 계속된 환엽 실험을 통해 절단된 잎 부분에 생기는 환영을 앞뒤 양쪽에서 촬영하는 데 성공했다. 이것은 손끝이 잘린 손의 앞뒤 사진을 찍는 것과 같다고 할 수 있다. 고전압 사진의 한쪽은 지문의 환영을 보여주고, 다른 쪽은 손톱의 환영을 보여준다. 생물학적 에너지장이 갖는 이러한 삼차원적 공간 또는 조직적 특성은 본질적으로 홀로그램적이다.

이런 생각을 뒷받침하는 훨씬 더 설득력 있는 증거는 최근 전기 기록 기술의 발전에서 나왔다. 루마니아의 두미트레스쿠(I. Dumitrescu)는 전기 기록에 바탕을 둔 스캔법을 이용해 환엽 효과에 새로운 발상을 추가했다. 두미트레스쿠는 잎 중앙에 둥근 구멍을 뚫고 독자적으로 개발한 기기로 사진을 찍어보았다. 새롭게 관찰된 사실은 둥근 구멍 속에 구멍이 뚫린 작은 잎의 모양이 나타난 것이다.[9] 잘려 없어진 잎의 구멍 안에 더 작은 잎의 상이 나타난다는 두미트레스쿠 현상은 앞에서 이야기한 사과의 홀로그램과 아주 흡사하다. 사과의 홀로그램 조각에 레이저를 쏘면 완전한 형태의 작은 사과의 상이 얻어진다. 그것은 두미트레스쿠의 실험에서 관찰된 현상 그 자체가 아닐까? 잎 가운데 또 잎이 나타난다. 두미트레스쿠의 실험 결과는 모든 생체를 둘러싼 에너지장이 홀로그램 특성이 있음을 확인한 것이다.

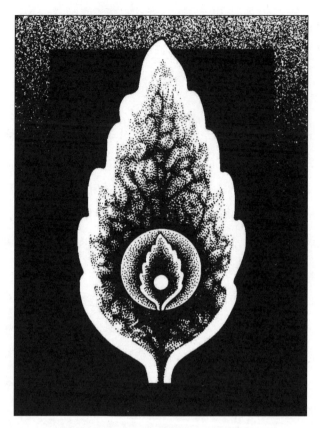

〈그림 5〉 **환엽 현상:** 두미트레스쿠 박사의 사진에 기초해서

　많은 형이상학 문헌에서는 생체를 둘러싸고 있는 그 에너지장을 '에테르체'라고 부른다. 에테르체는 인간 모습의 최종적인 표현 형태를 결정하는 눈에 보이지 않는 여러 몸 가운데 하나라고 한다. 십중팔구 에테르체는 홀로그램과 같은 에너지 간섭패턴의 하나임이 틀림없다.

　홀로그램 모델은 앞으로도 더 넓게 응용될 것이다. 어쩌면 이 우주 자체가 거대한 우주 홀로그램일지도 모른다. 즉 우주는 엄청나게 거대한 에너지의 간섭패턴일지 모른다. 그 홀로그램 성질에 의해 우주의 모든 단편은 전체의 정보를 간직하고 있을 뿐만 아니라 전체의 정보에 기여하고 있는 것이다. 우주 홀로그램은 시간의 흐름 속에서 얼어붙은 정지 사진이라기보다 순간순간 역동적으로 변화하고 있는 홀로그램 비디오테이프일 것이다. 그러한 홀로그램 우주관을 지지하는 이론적 근거에 대해 알아보자.

입자물리학계의 뉴스:
동결된 빛인 물체와 그 의학적 함의

연금술 등의 밀교 가르침에는 '위에서처럼 아래에서도'라는 지혜가 있다. 그 구절이 의미하는 바를 한쪽에서 보면 '미시적인 차원에서 보이는 것은 거시적인 차원에서도 볼 수 있다'는 의미로 해석되지만, 좀 더 깊이 풀이하면 우리가 우리 자신(아래)을 더 완전히 이해하게 될 때, 우리 주변의 우주(위)를 더 잘 이해하게 될 수도 있다는 것이다.

　예컨대 단일 세포의 관점에서 이 세계를 탐색해 보자. 세포핵 내의 DNA에는 세포 활동의 구조적, 물질적 표현이 암호화되어 있다. 그러나 DNA는 단지 정보를 담고 있는 매뉴얼에 지나지 않으며, 세포라는 체제 속에 그 지령을 실행하는 담당자가 존재해야 한다. 세포라는 시나리오의 연기자는 효소, 즉 단백질 몸을 갖고 매일 많은 생화학적인 일을 하는 존재이다. 효소는 화학물질의 특정 반응 촉매가 되어 분자를 조립하거나 새로운 구조물을 만들어내고, 전기화학 반응의 불꽃으로 세포 엔진을 구동시켜 전 시스템의 효율적인 활동을 유지하는 역할을 맡고 있다. 효소를 만드는 단백질 자체는 줄에 꿰인 구슬처럼 정렬한 아미노산의 집합체로 이루어져 있다. 아미노산 표면의 다양한 양전하와 음전하에 의해 인력과 척력이 작용하여 목걸이처럼 열을 이룬 아미노산은 '자기조립(self-assemble)'으로 기능적인 입체구조를 만들게 된다. 그 구조의 중심 부분은 거대분자의 활성 부위 또는 작용 부위라고 부르는데, 화학반응의 촉매 관련 부위이다. DNA 분자에는 여러 가지로 '색칠된' 아미노산의 연쇄 배열이 각 단백질의 종류에 따라 유전적 구조의 기억으로 암호화되어 있다.

그런데 우리는 그 같은 분자가 더 작은 원자라는 입자의 집합이라는 사실을 알고 있다. 서양의 과학기술이 '원자란 무엇일까?'라는 물음에 답할 수 있게 된 것은 19세기가 되고 나서이다. 원자가 다시 전자, 중성자, 양성자로 더 쪼갤 수 있다는 사실은 이미 상식이 되었다. 모든 물질은 전자와 같은 소립자의 무한하게 다른 조합으로 구성되어 있다. 그렇다면 전자란 도대체 무엇이란 말인가?

이 의문은 거의 1세기에 걸쳐 활발하게 논의되었다. 이 기본적인 의문에 대한 답은 원자 구조 자체를 이해하는 데 매우 중요하다. 그것은 물리학과 '상보성(complementarity)'이라는 독특한 개념을 발전적으로 이해하는 전환점이 될 것이다. 상보성이란 이 세계가 흑과 백으로만 되어있는 것은 아니고 다양한 농도의 회색으로 되어있다는 생각이다. 이 상보성이라는 생각은 일견 서로 다른 것, 또는 정반대의 둘이 한 물체에 동시에 존재한다는, 더구나 평화적으로 공존한다는 사실을 허용한 것이다. 상보성원리가 가장 효과적으로 응용된 것이 전자 성질의 기술이었는데, 동시에 그로 인해 더 큰 혼란이 야기되기도 했다.

20세기 초, 과학자들은 실험을 통해 전자가 작은 당구대 안에서 충돌하는 당구공처럼 행동한다는 사실을 알았다. 전자는 충돌할 때 당구대 안에서 충돌하는 당구공처럼 서로 튕긴다. 이것은 뉴턴 물리학의 기계론적 사고로도 예측 가능한 결과이다. 그러나 혼란은 다른 실험에서 빛이 파동처럼 행동하는 특성이 나타났을 때 시작되었다. 전자의 기묘한 파동적 행동을 보여준 이 유명한 실험은 '이중 슬릿 실험'이라고 한다. 이 실험에서는 단 하나의 전자가 마치 두 개의 슬릿을 동시에 빠져나가는 듯한 현상이 나타났다. 그런 기묘한 재주는 당구공에서는 찾아볼 수 없는 것이다. 그러나 또 다른 실험에 의하면 두 전자선을 서로 부딪치도록 발사하면 전자는 작은 당구공처럼 서로 튕긴다. 그러나 전자가 입자가 아니라 파동이라면 두 슬릿을 동시에 통과할 수 있다. 그렇다면 파동과 입자의 양쪽 성질을 가지고 있는 듯이 보이는 전자란 도대체 무엇일까? 전자는 입자와 파동이라는 두 성질을 동시에 보인다. 에너지와 물질이라는 두 가지 서로 배타적인 특성이 전자 속에 공존하는 것이다. 이것이야말로 참으로 상보성원리의 진수이다. 전자는 순수한 에너지도 아니고 순수한 물질도 아니다. 양쪽의 요소를 함께 가지고 있다. 전자를 파동의 다발로 간주함으로써 이 모순을 해결하려는 물리학자도 있다.

전자와 같은 소립자에서 보이는 파동과 입자의 이중성은 에너지와 물질의 관련성을 반영하고 있다. 이 관련성은 유명한 $E=mc^2$로 잘 알려진 알베르트 아인슈타인에 의해서 밝혀지게 되었다. 물질과 에너지는 서로 전환 가능한 것이다. 이것은 물질이 에너지로 전환 가능할 뿐 아니라 에너지 역시 물질로 변환 가능하다는 사실을 의미하고 있다. 실험실에서 인위적으로 그 위업을 달성한 과학자는 아직 없지만, 그 현상은 실험용 핵반응 시설의 안개상자 안에서 관찰되고 사진으로 포착되었다.

우주선(cosmic ray), 즉 고에너지를 가진 광자는 무거운 원자핵 주위를 통과할 때 자연스럽게 입자와 반입자 쌍으로 나뉘고 필름 위에 그 흔적을 남긴다. 이것은 말 그대로 에너지가 물질로 변환하고 있다는 증거이다(그림 6). 그 반대로 물질과 반물질이 충돌하면 엄청난 에너지를 방출하면서 소멸한다.

빛과 물질의 상호 변환성은 실로 기묘한 현상으로, 사과가 오렌지로 바뀌었다가 다시 사과로 돌아가는 것과 같다. 그렇지만 우리가 목격하고 있는 것은 정말로 전혀 다른 두 존재의 변환인 것일까? 어떤 종류의 근원적, 보편적인 실질의 '상태 변화'의 목격에 지나지 않을 가능성은 없는 것일까? 마치 고체인 얼음이 승화되어 수증기가 되고 액체로 응축된 수증기가 얼어서 물로 되돌아오듯이 말이다. 이 해석은 전자처럼 입자이자 파동인 이중성 개념에 새로운 '빛'을 던져준다.

고에너지의 광자가 두 입자로 나뉘는 예를 다시 음미해 보자. 에너지가

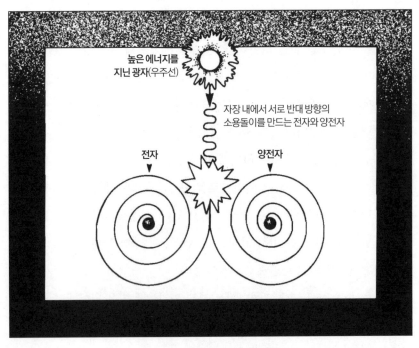

〈그림 6〉 **에너지로부터의 물질 생성**

물질로 변환하는 순간 광자(빛이나 전자에너지의 양자)는 입자가 되려고 감속을 시작한다. 그 과정에서 광자는 어느 정도(가령 질량과 같은) 고체의 성질을 획득하는데 아직 파동적인 특성도 남아 있다. 그 파동적인 특성은 예컨대 전자현미경처럼 전자선이 광선으로 다루어질 수 있는 어떤 특정한 종류의 실험들 이외에는 숨겨져 있어 드러나지 않는다. 쉽게 말하면 빛의 다발이 감속해서 얼어붙어 버리는 것이다. 그 얼어붙은 빛의 아주 작은 입자는 미세한 에너지의 간섭패턴이라고도 할 수 있고, 극소공간을 채우는 미시적 에너지장이라고도 할 수 있다. 이러한 소립자 물리학의 세계로 헤집고 들어갈 때 우리는 고체라는 거시적인 환영이 녹아 없어져 가는 모습을 목격하게 된다. 더 덧붙인다면 원자는 거의 텅 빈 공간으로 되어 있음을 인식하지 않으면 안 된다. 아무것도 없는 그 공간을 메우고 있는 것은 바로 동결된 빛의 다발인 것이다. 미세 우주의 수준에서 생각한다면 모든 물질은 동결된 빛인 것이다.

물질은 매우 복잡하고 엄청나게 잘 짜인 에너지의 장이다. 그 짜임새는 물리학이 풀려고 했던 다양한 '자연의 법칙'에 의해서 지배되고 있다. 그 이론모델의 설명에는 적절하게도 '장 속의 장'이라는 용어가 사용되어 왔다. 그 생각을 생체에 응용하면 육체의 세포질에서는 에테르체라는 구조를 결정하는 생체에너지장과 상호 침투하는 복잡한 에너지 간섭패턴을 볼 수 있을 것이다. 특수한 에너지 '장'으로서의 물질이라는 이해는 사상의 혁명이자 이 책의 중심 주제이고 앞으로 논의할 이 책의 토대가 된다. 이는 기존의 뉴턴 의학적 접근에서 물질에 대한 보다 깊은 이해로 인간의 질병에 대응하는 치유의 아인슈타인 패러다임이라고 저자가 이름 붙인 관점으로의 출발점이기도 하다. 파동의학은 아인슈타인의 치유 패러다임에 바탕을 둔 체계적 접근이다. 파동의학이란 육체의 배후에 존재하면서 그 기능적 표현에 기여하고 있는 근원적 미세에너지장에 직접 작용을 가하려는 시도이다. 뉴턴 모델의 약물동태학적 접근이 주로 효소나 리셉터 같은 분자의 상호작용을 다루는 데 반해, 의사들은 이 새로운 에너지 모델을 통해 훨씬 근원적 미세에너지 수준의 치유체계를 인식할 수 있게 될 것이다.

아래에서와 같이 위에서도: 우주 홀로그램으로서의 우주

일련의 복잡하고 통합된 에너지장으로서의 물질로 돌아가면, 물질이란 에너지 간섭패턴의 한 종류라고 할 수 있다. 이 같은 입장에서 에테르체는 육체의 성장과 발달을 이끄는 '홀로그램 에너지 틀'이라는 가설을 검토해 보자. 많은 사람이 에테르체가 소위 에테르질로 만들어진 몸이라고 생각한다. 이 경우의 에테르질이란 보다 높은 주파수를 가진 물질이다. 즉 입자가 아주 높은 주파수로 진동하고 있어 에테르질은 인간에게 일반 물질과는 다르게 지각된다. 물질이 빛과 같은 특성을 갖는다면 물질도 주파수적 특성을 가질 개연성이 있음을 기억하기 바란다. '물질적 우주'의 물질은 단지 특정한 밀도, 또는 훨씬 낮은 주파수를 갖음을 가리키는 데 지나지 않는다.

에테르질은 동양의 밀교 문헌에는 '미세질(subtle matter)'로 표현되어 있는데, 이는 물질보다도 밀도가 낮고 주파수가 높다는 것을 의미한다. 에테르체는 환엽처럼 육체에 대응한 미세한 성분으로 이루어진 몸(body)이다. 우리들의 에테르체는 홀로그램 성질을 갖는 에너지 간섭패턴이다. 그리고 물질적인 우주의 배후에는 훨씬 높은 주파수를 갖는 홀로그램 대응 우주가 존재하는 것 같다. 한 개인의 에테르체 에너지 간섭패턴이 하나의 홀로그램으로 작동한다면, 전 우주의 에너지 간섭패턴은 하나의 거대한 우주 홀로그램을 표현하는 것일까? 모든 조각에는 전체가 포함된다는 홀로그램 원리에 따라 우리를 둘러싼 비어있는 듯한 공간 내에 모든 정보가 저장되어 있다고 생각할 수 있다. 무한한 정보가 우주의 구조 가운데 내장되어 있다는 사실은 데이비드 봄(David Bohm)과 같은 노벨상 이론물리학자의 흥미를 끌지 않을 수 없을 것이다.[10] 봄은 홀로그램 우주가 갖는 '내재된 질서'에 대해 설득력 있는 논의를 전개하였다. 그러한 우주에는 아주 높은 차원의 질서와 정보가 물질·에너지와 공간이 짠 직물 속에 홀로그램으로 짜여 있을 것이다.

우주 홀로그램이 정말로 존재한다면 우주 어느 조각을 집어도 그곳에는 우주 전체의 성립에 관한 정보가 포함되어 있어야 한다. 정지된 홀로그램과는 달리 우주 홀로그램은 마이크로초마다 변화하고 있는 역동적인 체계이다. 홀로그램 에너지 간섭패턴의 극히 작은 조각 안에서 발생했던 사건도 순식간에 전체 구조에 영향을 미치기 때문에 홀로그램 우주의 모든 부분이 서로 엄청나게 결합성이 강한 관계를 갖는다고 할 수 있다.

만약 신을 '거기에 있는 모든 것'이라고 생각한다면 신은 홀로그램 우주의 상호결합성을 통해 모든 창조물과 연결된다. 그렇다면 우리의 궁극적 물음은 우리 자신의 내부와 주위의 공간에 내장된 우주에 관한 정보에 어떻게 다가갈 것인가이다. 우주 홀로그램을 어떻게 하면 해독할 수 있을까? 우리는 자신의 육체에 의해 우주 안의 작은 공간이나마 점유하고 있어, 어떤 의미에서는 '천년 세월의 바위 한 조각'의 소유자이다. 우리는 현재 방송되고 있는 그 홀로그램 정보에 주파수를 맞출 수 있을까? 우리는 그 방송을 들을 수 있는 적당한 수신기를 손에 넣을 수 있을까?

이런 유형의 홀로그램 추론은 캘리포니아주 팰로앨토에 있는 스탠퍼드연구소의 원격투시 설명에서 잘 이용되었다.[11] 원격투시(remote viewing)라는 용어는 초과학 연구를 선도하고 있는 레이저 물리학자 러셀 타그(Russell Targ)와 양자 물리학자인 해롤드 푸토프(Harold Puthoff)가 지었다. 원격투시의 피험자는 방에 격리된 채 무작위로 선택된 어딘가 먼 장소의 특징을 말하도록 지시받는다. 피험자가 묘사하도록 지시된 그 장소에는 그 시각에 다른 실험자가 기다리고 있다. 실험에서는 많은 피험자가 지시된 장소의 모습을 제법 상세하게 알아맞혔다. 그중 잉고 스완(Ingo Swan) 같은 '거물 피험자'는 기존의 지리 지도에도 실려 있지 않은 장소까지 인식할 수 있을 뿐만 아니라, 실험이 진행되고 있는 바로 그 시간, 그 장소의 날씨를 정확하게 알아맞힐 수 있었다. 잉고 스완은 뉴욕에서 활동하는 예술가인데, 원격투시에 의한 금성, 화성, 수성의 자료수집 연구에도 참여했다. 또 한 사람의 유능한 피험자인 해롤드 셔먼(Harold Sherman)은 금성과 수성의 정확한 관찰 자료를 제공할 수 있었는데, 훗날 NASA가 인공위성으로 그 자료를 확인했다. '사이킥 우주 탐사'로 얻어진 행성 자료는 기존 천문학에 기초한 예측에 반하는 것도 있었다. 그러나 몇 년 뒤 얻어진 인공위성의 원격 측정에 의한 자료는 스완이나 셔먼이 정신적 힘으로 관찰한 결과를 입증하고 있다.

이 같은 원격투시 능력자들이 자신들의 우주 홀로그램 조각에 다가가 그 내용을 해독하는 게 가능할까? 홀로그램의 어느 조각이건 전체를 포함한다는 사실을 기억하기 바란다. 우주 홀로그램은 역동적인 에너지 간섭패턴이기 때문에 시시각각 계속 변화하고 있다. 이는 스완이 프랑스와 소련의 비밀 기상관측소가 있었던 인도양의 작은 섬을 어떻게 찾아내고, 그 시각의 기상 상황까지도 조망할 수 있었는지 그 이유를 설명해 줄 것이다.

우주 홀로그램은 서로 다른 많은 주파수의 에너지 간섭패턴이 중복되어 만들어진다고 생각한다. 각 주파수 특유의 홀로그램 패턴에는 그 주파수 영역 정보가 포함해 있는 것 같다. 예컨대 에테르질과 짝을 이루는 물질 영역의 주파수 간섭패턴으로 만들어진 우주 홀로그램의 하위 패턴이 존재할지도 모른다. 홀로그램에 접근할 수 있다면 스완이 원격투시로 목성이나 수성에서 얻었던 것과 같은 행성의 물리적 구조나 표면의 자잘한 정보를 얻게 될지도 모른다. 또 우주 홀로그램의 에테르적 주파수 대역에 접속하면 물질계 차원을 넘어 에테르계나 그보다 높은 수준의 성질이 밝혀질지도 모른다.

많은 주파수의 홀로그램이 겹쳐진 우주 홀로그램 하나하나는 우주의 조금씩 다른 성질의 정보를 갖고 있을지 모른다. 광학망원경으로 관찰한 우주 모습과 X선 망원경으로 관찰한 것을 비교해 보자. X선 스펙트럼으로 관찰된 별의 이미지에 비하면 광학망원경으로 찍은 같은 별의 사진은 흐릿해 그다지 흥미롭게 보이지 않을 수 있다. 우주의 같은 영역도 다른 기기로 관찰하면 천문학자의 눈에는 전혀 다른 모습으로 비친다. 데이터가 다른 것은 관찰기기의 주파수 대역이 다르기 때문이다. 그렇다면 개인에게 할당된 우주 홀로그램 한 조각을 해독함으로써 여러 사람이 많은 수준의 특이적인 주파수 정보에 접속할 가능성도 고려할 수 있다. 해독된 정보의 성질은 관찰자의 기량이나 인지 메커니즘의 감도와 함께 수신한 주파수 대역에 따라서 변한다.

스탠퍼드에서 피험자가 되었던 사람은 주부든 국방성 고위 관리든 어느 정도 원격투시가 가능했다는 사실은 누구나 잠재적으로 우주 홀로그램에 내장된 정보의 수준까지 다가갈 수 있음을 시사한다. 원격투시는 내적 우주의 탐색이 외적 우주의 새로운 발견을 이끌 수 있음을 보여주는 특이한 예의 하나다. 원격투시를 비롯한 사이킥한 능력은 인간의 새로운 잠재능력 레퍼토리의 일부일 뿐이고, 과학자는 이제 겨우 그것을 알기 시작한 단계에 지나지 않는다. 원격투시 때에 나타나는 고차원적 의식 상태는 홀로그램 우주를 이해하고 해독하는 작업에 빼놓을 수 없는 역할을 할 수 있다.

　우리는 홀로그램 모델에 따라 단일 세포에서 전 우주적 규모에 이르기까지 광대한 수준에서의 정보 구조를 이해할 수 있다. 그것은 물질의 숨겨진 성질을 미시와 거시 양쪽에서 바라보는 독특한 방법을 제공한다. 미시 차원에서 생물 세포는 '모든 부분에 전체가 포함된다'는 조직화의 원리를 보여준다. 비슷한 정보저장 패턴은 통상적인 홀로그램에서도 나타난다. 생물 전체의 성장은 더 높은 조직 수준에서는 눈에 보이지 않는 에테르 틀(template)에 의해 유도되고 있음을 볼 수 있다. 그 틀도 삼차원이라는 점에서는 홀로그램과 유사하다. 환엽의 고전압 사진은 그 에너지장의 패턴 속에서는 어느 조각이든 전체의 정보를 갖고 있다는 사실을 증명한다.

　물리적 우주의 구성단위가 에너지 간섭패턴이라면 우주가 홀로그램 특성을 보이는 것은 당연한 일이다. 만약 에테르체와 마찬가지로 소립자나 유기체 수준에서 간섭패턴으로 홀로그램이 생긴다면, 홀로그램 원리는 전 우주의 거시적 수준에서의 상호작용을 관장하고 있다고 생각할 수도 있다. 이같이 홀로그램의 원리는 인체의 구조와 인체 내부의 정보 내용을 조직화하고, 또 우주 전체에 퍼진 질서패턴을 반영한다고 생각할 수 있다. 우주는 미시 및 거시 수준에서 조직화 패턴을 반복하면서 상승해 가는 계층 구조를 하고 있다. 예컨대 전자가 원자핵 주위를 도는 모습은 태양계를 닮았다. 홀로그램 구조라는 질서패턴 역시 우주 수준에서 똑같다고 생각한다. 이것이 '위에서처럼 아래에서도'라는 문구 해석의 하나이다.

　우주의 미시 및 거시 수준에 홀로그램 정보가 내장되어 있다면, 그곳에서 의미 있는 자료를 끄집어낼 수 있을까? 원격투시 연구는 인간 의식이 다층적 홀로그램에 내장된 정보를 해독할 잠재력이 있음을 시사한다. 원격투시가 잘되었을 때 달성되는, 일관성 있고 집중된 의식은 현재의 홀로그램 해독에 이용될 수 있는 결맞음은 참조광과 닮은 성질을 갖고 있다.

백열전구의 보통 빛은 결맞지 않은 빛이다. 결맞지 않은 빛은 불규칙하게 작동하고, 광파는 무질서하게 모든 방향으로 나아간다. 평균적인 인간의 사고도 그렇게 불규칙하고 결맞지 않은 사고라고 생각할 수 있지 않을까? 반대로 레이저광이나 결맞은 빛은 고도로 짜여 있어서 모든 광파가 군대 행진처럼 질서정연하다. 만약 백열전구로부터 발생한 에너지가 결맞게 된다면 결과적으로 레이저처럼 철판을 자르고 구멍을 낼 것이다.

이런 예를 확대하면 결맞음 사고 활동(뇌파의 결맞은 상태가 증대하는 것)에 적용해볼 수 있다. 결맞은 빛은 고도의 집중력과 질서를 갖추었을 뿐만 아니라 홀로그램도 해독할 수 있다. 결맞은 뇌파 활동은 염력이나 원격투시 같은 사이킥한 능력과 관계가 있음을 보여주는 증거도 있다. 초월명상가에 관한 과학적 연구는 그 의식의 결맞음 가설을 뒷받침하고 있다. 장기간의 명상으로 초능력을 발휘할 수 있는 수행자의 뇌파는 그 능력을 발휘하는 동안 뇌파의 결맞음이 증가한다는 사실이 알려져 있다. 그 외에도 사이킥한 능력을 발휘하고 있을 때 대뇌 양 반구의 동기화가 증가함에 따라 뇌파가 델타(delta)/세타(theta) 영역(초당 1~8Hz)으로 확실하게 이행하는 사실을 발견한 연구자도 있다.[13][14]

여기에서 중요한 원칙은 결맞은 의식이 일상적인 뇌파의 의식을 뛰어넘는 특성을 가질 가능성이 있다는 점이다. 결맞지 않은 불규칙한 사고에서 결맞은 의식으로 이행한다는 것은 일반 백열등에서 레이저 에너지로 변환하는 것만큼이나 비약적인 이행이다. 그 고도로 집중된 의식 상태를 달성함으로써 우리는 의식 아래 잠들어있는 능력에 접속할 수 있는 것이 아닐까? 명상을 비롯한 정신 수행법에는 복잡한 신경계라는 물질적이고 미세에너지적 하드웨어를 보다 고차원적인 정보에 접속시킬 수 있도록 조건을 만들거나 프로그램하는 작용이 있을 것이다. 인간은 이러한 기법으로 라디오의 주파수 다이얼을 돌리듯이 뇌·마음이라는 수신기를 에너지 입력의 특정한 주파수 대역에 선택적으로 맞출 수 있는 것은 아닐까?

그러한 특수한 의식 상태에 이르면 인간은 물질·에너지장과 공간 자체의 구조 속에 여러 층으로 겹쳐 있는 정보의 계층적인 각 수준에 접속할 수 있게 될 것이다. 인간의 의식 확장이야말로 홀로그램 우주와 다차원적인 인간 자신을 탐구하기 위한 가장 중요한 통로가 될지도 모른다.

스탠퍼드연구소에서 했던 원격투시와 같은 연구는 모든 사람이 간직하고 있지만 숨겨진 채 밝혀지지 않았던 잠재력을 향하고 있다. 인간의 의식이 이러한 독특한 잠재력을 발달시키는 단계까지 진화하면 파동의학의 원리나 홀로그램 같은 우주의 수수께끼가 널리 이해되고 수용되기 시작할 것이다.

CHAPTER 1 요약:
새로운 시대의 새로운 에너지 원리

에너지와 파동을 한층 더 깊이 이해하고 그것들이 분자 구조나 유기체의 균형과 어떻게 상호작용하는지 탐구하는 의학의 한 분야를 '파동의학'이라고 부른다. 파동의학은 진정한 의미에서 아인슈타인 의학이라고 할 수 있다. 에너지와 물질이 하나이고 같은 것이라는 사실을 이해하기 위한 핵심적 안목을 제공하는 것이 아인슈타인의 방정식이기 때문이다. 현대 의학의 모델은 아직도 뉴턴 물리학적 성격을 띠고 있다. 약물동태학 치료는 분자생물학적 · 기계론적 접근을 기초로 하기 때문이다. 뉴턴 기계론에 뿌리를 둔 의학 분야 중에서도 외과적 수술은 특히 거친 접근법이다. 치유의 작업은 물리학을 비롯한 인접 학문 분야의 새로운 과학적 안목을 토대로 계속 새로워져야 한다.

의학은 질병을 진단하고 치유할 수 있는 보이지 않는 에너지의 숨겨진 세계를 이제 막 발견했으며, 연구자들이 의식에 숨겨진 잠재력에 대한 안목을 갖기 시작했다. 과학자가 눈뜬 불가시(不可視) 세계 중에서도 탐색을 시작하는 첫 대상이 에테르계의 에너지이다. 연구자들은 에테르체가 성장 발달뿐만 아니라 기능장애나 죽음을 이끄는 강력한 성장 틀이 될 수도 있음을 알게 될 것이다. 이처럼 탁월한 연구자들의 통찰을 통해 많은 질병 원인이 에테르체 수준에 기초하고 있음을 이해하기 시작할 것이다.

우리 자신의 다차원적 성질에 대한 이해와 미세에너지적 치유법을 응용함으로써 의학은 약품과 외과수술에 의존하지 않고 보다 덜 침습적이고 자연스러운 치유체계를 지향하게 된다. 게다가 이같이 높은 주파수의 에너지계와 우리 자신의 관계가 인식되어 과학자들이 인간의 영적 측면을 깨닫고 생명력의 발현 법칙을 알게 될 때 종교와 과학이 융합하는 길이 열릴 것이다. 의학에서 '전일주의(holism)'를 중시하는 경향에 따라 인간이라는 존재가 건강하기 위해서는 몸, 마음, 영성의 통합이 필요하다는 점을 이해하는 의사가 늘어날 것이다.

에너지가 물질로 결정될 때의 패턴은 다차원 우주에서 에테르계 수준이나 더 높은 수준에 이미 존재하고 있는 미세한 표현형에서 오는 것이다. 에테르계의 에너지와 물질은 자연계의 다양한 형태를 통해 생명력의 발현을 유도하는 중요한 역할을 맡고 있다. 이런 사실에 대한 인식은 의학에서 다음번의 대발견을 견인하는 창조의 불씨가 된다. 즉 에테르체가 우리의 건강과 질병에 얼마나 관여하고 있는가 하는 문제에 대한 발견이다. 그리고 이 중요한 에테르에너지·물질의 통찰력은 과학자들이 인류와 창조주의 관계를 인식하는 데에도 관계될 것이다.

홀로그램 모델과 물질의 에너지 기반은 뉴턴의 삶의 방식에 따라 사는 사람들에게 새로운 양식을 줄 것이다. 많은 사람이 받아들이기 힘들겠지만 진화도상에 있는 과학이란 늘 그랬다.[15] 우주 홀로그램으로부터의 정보 해독 방법 연구는 어떻든 과학자의 의식 상태에 따라 결과가 변할 수 있는 새로운 과학적 기법을 탄생시킬 것이다. 마침내 '상태 특정적 과학'이라고 부르는 특수한 방법론과 연구 분야가 탄생할 것이다.[16] 이것은 미래 과학자가 각자의 분야에서 학문적 기초를 학습하는 한편, 언제라도 변성의식 상태에 들어가기 위해 훈련을 쌓을 필요가 있다는 사실을 의미한다. 잉고 스완이 그랬듯이, 만약 우주 물리학자가 우주 홀로그램을 해독할 수 있게 되고 내적인 행성 탐색이 가능해진다면, 우주에 대한 이해가 얼마나 넓어질지 생각해 보기 바란다.

미래에는 의식 상태 그 자체가 과학탐구를 위한 중요한 도구로 인식될 것이다. 파동의학의 새로운 영역은 인체의 에너지적 구조를 밝히기 위한 특별한 정신훈련을 필요로 한다. 의학이 그 방향으로 발전하면 진단능력이 비약적으로 향상되고, 현재 사용되는 방법보다도 훨씬 조기진단이 가능해질 것이다. 미세에너지장을 감지하는 능력은 고전압 사진 기술에 의해 대폭 향상되고 있다. 그러나 먼 미래에는 우리에게 갖추어진 지각능력이 그러한 기술을 능가하게 될 것이다. 그렇게 할 수 있는 열쇠는 우리의 초감각적 지각능력을 체득하는 방법의 발견이다. 인간의 숨겨진 잠재력을 완전하게 이용할 수 있게 될 때, 우리는 다차원 우주의 미세에너지 요소에 더 가까이 갈 수 있을 것이다.

이 책은 인체의 미세에너지 구조를 이해하기 위한 기본 모델을 제시하려는 시도로 쓰였다. 그 때문에 고대 치유체계와 미래의 에너지적 진단 치료법의 이해를 도울 수 있는 합리적 기반을 제공하고 있다. 이 새로운 사고방식의 배후에 존재하는 중심 개념의 하나는 인간이 다차원적 존재라는 인식이다. 인간은 뼈와 살, 세포와 단백질 이상의 존재이다. 우리는 다양한 주파수와 형태로 된 에너지와 빛으로 채워진 우주의 역동적 균형 속에 존재하고 있다. 이미 밝혔듯이 우리는 실제로 동결된 빛이라는 우주 재료로 구성되었다. 신비주의자들은 시대를 관통해서 우리 자신이 빛이라고 언급해 왔다. 이제야 비로소 과학은 그러한 언급 뒤에 숨어있는 기본 전제를 평가하기 시작했다.

이 장에서는 독자가 이 책의 나머지 부분을 이해할 수 있는 에너지에 대한 기초 지식을 제시하고 있다. 뒤에 이어지는 장들은 앞에 나온 장을 바탕으로 해서 전개된다. 어떤 의미에서 이 책은 에너지의학의 교과서이기도 하고, 그 발달의 역사 해설서이기도 하다. 이 파동의학의 연속강의는 플라워에센스요법, 보석요법, 동종요법 등의 수단이 왜 효과가 있는지, 또 그것들이 얼마나 미세에너지의 구조 이해를 바탕으로 하고 있는지에 대한 풀이이다. 플라워에센스나 보석요법, 동종요법 등을 이용하는 사람은 많다. 그러나 그것이 왜 효과적인지 아는 사람은 극소수이다.

제4장까지는 다차원적인 인간 존재를 이해하는 데 필요한 기초를 다지기 위한 시도다. 이 장들은 우리가 물질임과 동시에 미세에너지 존재라는 논의를 지지하는 입장에서 새로운 관점으로 실험과 발견을 종합하고 있다. 대부분 정보는 사실상 인간을 통합적으로 다룰 것을 주장하고 있는 의사나 의료전문가조차 알지 못한다. 미세에너지 성분의 구조에는 폭넓은 수준이 있어서 많은 대체요법이 질병 치료에 효과를 거두는 것은 생명력이 흐르는 미

세에너지 경로에 작용했기 때문이다.

　제5장에서 제11장까지는 고대에서 현대에 걸친 미세에너지에 의한 진단, 치료체계를 검토한다. 여기에는 침 치료(5장), 라디오닉스(6장), 보석 치유법(9장)이 포함된다. 이들의 대체적인 의료방법은 에테르체와 같은 여러 미세에너지의 성분에 영향을 미치는 능력을 통해서 효과가 나타난다.

　우리의 육체는 생명력의 흐름을 결정하는 에테르를 비롯한 미세에너지 간섭패턴과 밀접한 관계가 있다. 그것들이 생명력의 흐름을 결정하고 있기 때문이다. 고차 파동에너지와 육체를 이루는 물질의 관계를 알게 되면 육체 내부에서 생명력의 흐름을 제어하는 패턴을 더 잘 이해할 수 있게 된다. 파동의학적 접근방식은 인체의 미세한 에너지 경로에 긍정적 영향을 줄 수 있어 언젠가는 그 효과가 증명될 것이다. 그 경로에는 침구에서 말하는 경락, 요가에서 말하는 차크라, 그리고 에테르체 등이 포함된다. 아직 제대로 알려지지 않은 이 에너지체계가 건강할 때나 병들었을 때의 신체적 발로에 기여한다. 이 체계가 생리학적인 균형 유지에서 맡는 역할을 제대로 이해할 때, 비로소 우리는 '완전한 상태(wholeness)'와 '병적인 상태(dis-ease)'의 관계를 실감하게 될 것이다.

　마지막 두 장은 의학이 새로운 시대에 걸어야 할 방향에 대해 추론을 곁들여 정리했다. 그것은 미래 진료의 내용을 소개하는 안내서도 될 수 있다. 새로운 시대를 맞이하여 아인슈타인 물리학을 내면적으로 이해함으로써 의학은 오늘날의 뉴턴 모델의 한계를 넘어선 진단, 치유기법의 발전과 응용이 가능해질 것이다.

1 약물요법이나 수술을 포함한 대부분의 현대 의학 치료법은 인체가 복잡한 기계라는 뉴턴 관점에 바탕을 두고 있다.

2 파동의학의 아인슈타인 관점에 의하면 인간은 복잡하게 제어된 에너지장과 육체 · 세포계가 서로 역동적으로 작용해서 형성된 다차원적 조직체로 이해한다. 파동의학은 세포나 장기를 약물이나 수술로 조작하지 않고 미세에너지장을 조정함으로써 질병을 치유하려고 한다.

3 홀로그램은 모든 부분에 전체의 정보가 포함된다는 것이다. 이 원리는 인체의 어느 세포 속에나 완전한 인간 존재를 만들 수 있는 DNA 문서가 보존되어 있다는 사실을 반영하고 있다.

4 에테르체는 홀로그램 에너지장, 즉 육체의 성장, 발달, 회복을 위한 정보를 갖는 틀이다. DNA 속 유전자는 개개의 세포 발달을 지배하는 분자 조직을 향해 지령을 내리고, 에테르체는 유전적 공정의 공간적 배치도를 제공한다.

5 아원자 입자의 양자 수준에서는 모든 물질은 문자 그대로 동결
되어 입자화된 에너지장(동결된 빛)이다. 물질의 복잡한 집합체,
예컨대 분자는 실제로 특화된 에너지장이다.

6 빛이 특정 주파수를 갖는 것처럼 물질도 주파수 특성을 갖는다.
물질의 주파수가 높을수록 밀도가 낮거나 미세해진다. 에테르체
는 물리적인 물질보다 주파수가 높아 미세질이라고 부른다.

7 우주 자체가 홀로그램과 같은 성질을 갖는 방대한 에너지 간섭
패턴일 수 있다. 우주 홀로그램의 작은 조각을 해독할 수 있게
되면 매트릭스 속에 저장된 전 우주에 관한 정보를 풀어낼 수 있을 것
이다. 사이킥한 조율을 통한 선택적 의식 집중으로 그 우주 홀로그램을
해독할 가능성이 있다.

8 인체의 생리·세포로 들어오는 생명력의 움직임은 에테르체 내
의 미세 패턴이나 인간의 에너지계에 입력되는 높은 주파수에
의해 유도된다. 동종요법, 플라워에센스, 크리스털요법과 같은 다양한
파동의학 치유법은 이러한 미세 패턴에 영향을 끼쳐 인체의 기능을 향
상시키고 질병을 치유할 수 있다.

CHAPTER
02

| VIBRATIONAL MEDICINE |

뉴턴 의학 vs 아인슈타인 의학

의술과 의학의
역사적 전망

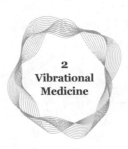

병원의학의 최첨단 치료법은 합성 약물치료이다. 질병에 대한 개입방법은 뉴턴역학, 분자생물학, 약물과 체내 수용체의 상호작용, 약물동태학 지식에 바탕을 두고 정교하게 접근한다. 근래에는 약제가 시험관에서 인공적으로 만들어지고 정확하게 계산되어 환자에게 투여된다. 의사들은 효과를 평가하기 위해 약물 투여량과 환자 몸의 반응 관계를 세세하게 관찰한다. 약리학의 과학적 진보로 일찍이 보편적으로 쓰이던 자연 의약품과 생약 처방은 낡은 것이 되어버렸다.

합성 약물치료의 뉴턴 모델은 의사들에게 몸속 약물 동태를 정확하게 예상해 자연 처방에서 나타나는 부작용을 배제할 수 있게 했다. 그러나 대가는 만만치 않았다. 생약에서 합성 약물 치료법으로 바뀌는 과정에서 '에너지 치료'라는 중요한 요소가 배제되었다. 아마도 지금이 질병 조절 시스템에 물질=에너지라는 아인슈타인 개념을 채택할 시기일 것이다. 아인슈타인 관점은 오늘날 합성약품의 원조 격인 자연 식물의 치유 특성을 재검토할 새로운 논거를 제시할 수 있다. 왜 현대 의학이 뉴턴 모델 수준에 집중해 왔는지 알기 위해 약물치료의 초기 역사와 진화 과정을 살펴보자.

생약의학:
약물요법의 시초

현대 의사들은 생약의학을 다소 원시적 치료법이라고 느끼는 경향이 있다. 과학을 신봉하는 의사들 대부분은 생약을 사용하는 의사에 대해 전통 치유사나 주술사 이미지를 갖는다. 부족사회의 '밀림의학(jungle medicine)'은 전통 치유사가 특정한 질병에 대한 처방으로 그 지역에서 나는 다양한 식물의 초근목피를 처방한다. 이는 현대에도 아프리카 등의 여러 부족에서 볼 수 있는 치유기술이고, 유럽이나 아시아에서도 수 세기 동안 이루어졌던 의학의 원초적 모습이다.

생약의학을 기술한 가장 오래된 문헌으로 『신농본초경(神農本草經)』이 있다. 이 책은 고대 본초학자가 정리한 것으로, 그 기원은 BC 2,800년경으로 거슬러 올라간다. 책에는 다양한 질병 치유에 쓰이는 366종의 약초가 정리되어 있다. 서양의 오래된 본초 의학 교과서 가운데 가장 유명한 것은 『약물에 대하여 De Materia Medica(About Medical Trees라고도 함)』일 것이다. 이 책은 AD 1세기 페다니우스 디오스코리데스(Pedanius Dioscorides)라는 소아시아 군의가 쓴 것이다.[1] 디오스코리데스는 당시 약초에 관한 모든 의학 정보를 이 책에 담으려고 했다. 특정 약초의 항목마다 의학적 특성에 관한 상세한 해설, 식물 그림, 식물 가공방법, 처방량, 예상되는 독성 등이 상세하게 기재되어 있다.

역사적으로 본다면 본초의학은 확실히 현대 약물 치료법의 뿌리이다. 약초는 다양하고 활성화된 화학물질을 함유하고 있고, 그 화학물질은 투여량에 따라 특정 생리적 효과를 보인다. 오늘날 이용되고 있는 약물 대부분은 전통 치유사나 의사가 질병 치료에 사용하던 잘 알려진 생약에서 유래하고 있다. 약리학의 과학적 연구는 흔히 사용하던 본초의 유익한 치유 효과를 많은 부분 입증했다. 아스피린이 본초의학에서 유래한다는 사실을 알고 있는 사람은 그리 많지 않다. 그러나 현대 의사가 아스피린의 다양한 분자 구조를 이해하기 시작한 것은 최근의 일이다.

오늘날 사용하고 있는 약물 가운데 옛날 본초의학에 뿌리를 둔 대표적인 것은 폭스글로브(foxglove) 잎의 일차 활성 약제인 디기탈리스를 들 수 있다. 1700년대 후기의 본초 의사는 심장병으로 몸속 액체가 이상 정체된 사람에게 폭스글러브가 효과적이라는 사실을 알고 있었다. 훗날 20세기에 들어와 심장 기능조절에 효과적인 폭스글러브의 활성 성분이 디기탈리스임을 발견했다. 현대적 연구 기술로 심부전이 생겼을 때 디기탈리스가 심장을 돕는 원리를 세포학적, 분자생물학적으로 이해하게 되었다. 또 과학기술과 유기화학의 급속한 진보로 디기탈리스(또는 그 합성물인 디곡신digoxin)는 시험관이나 비커 속에서 만들어지게 되었다. 현대 의사들은 식물에서 추출하던 디기탈리스를 배제하고, 오히려 순수한 합성 약제를 선호하게 되었다. 심부전 치료제인 합성 디곡신을 이용하면 환자의 체중이나 나이에 맞춘 정확한 투약양을 결정하기가 쉽기 때문이다. 독성은 적으면서 가장 높은 치료 효과를 내는 약물 농도를 쉽게 관찰할 수 있다. 말하자면 약물요법은 본초의학을 보다 단순화한 것이다. 이미 알려진 약초에서 활성 물질을 분리해 약초 자체가 식물 활성 요소의 종합판인 알약이나 물약으로 대치되었다.

　　그러나 새로운 약물요법에 대한 비판이 없는 것은 아니다. 본초의학에서 사용되던 자연 식물에는 다 추출하기 곤란할 정도의 다양한 물질이 함유되어 있고, 때로는 생리적으로 치료 효과가 있는 모든 화학물질을 구분하고 분리할 수 없다는 지적이 있다. 단일 활성 성분으로 이루어진 정제 알약을 먹더라도 환자는 원래 약초로부터 얻을 수 있었던 부가적이고 상승적인 치료 효과를 기대할 수 없다. 약초에 함유된 나머지 성분도 그 환자의 질병 치료에 부가적으로 도움을 줄 수도 있기 때문이다. 그러나 유감스럽게도 특정 질환에 대해 자연 약초를 사용할 때와 같은 약초의 합성 약물을 사용할 때, 치료 효과가 얼마나 다른지 비교한 연구는 거의 찾아볼 수 없다.

　　합성 약물요법의 지지자는 수확한 약초마다 각각의 유효성분 농도의 폭이 넓다는 생약의 결점을 지적한다. 정확하게 계량된 약물이라면 나이, 체중, 체표면적 등의 다양한 변수에 바탕을 두고 과학적으로 계산하고 관리하는 것이 훨씬 간단하다. 양을 정확하게 계산하고 독성을 최저로 억제할 수 있으며 약리 효과의 강도를 예측할 수 있다는 이점도 있다. 만약 투약량에 관한 약물 효과만을 연구한다면, 양쪽 모두 나름대로 타당한 논리를 갖고 있을 것이다. 그래서 본초의학의 한 계통인 동종요법(homeopathy)을 검토함으로써 합성 화학약품보다 원래 약초 쪽이 효과적이라는 또 다른 이유를 제시할 수 있다.

동종요법의학:
생약의학을 넘어서는 혁신적 발걸음

동종요법의학의 발견과 진보는 독일의 뛰어난 의사 사무엘 하네만(Samuel Hahnemann, 1755~1843) 덕분이다.[2] 그는 당시 서양의학의 치료법에 대한 환멸과 불만 때문에 '닮은 것이 닮은 것을 치료한다'는 독특한 원리에 근거한 획기적 치료법을 개발하게 되었다. 이 원리는 초기 그리스 의학 문헌 가운데에서 찾아볼 수 있고, 하네만 당시의 독일 민간요법에도 존재했다. 이 새로운 치료법은 기나(cinchona) 껍질이 말라리아에 효과가 있다는 사실을 발견한 것이 계기가 되었다.

하네만이 진료에 적용할 당시 기나피는 이미 말라리아의 특효약으로 사용되고 있었다. 말라리아의 대표 증상의 하나로 간헐열이 있다. 하네만은 여러 날 동안 본인이 직접 기나피의 투약량을 바꿔가며 실험을 계속했다. 그런데 특이하게도 말라리아 간헐열의 모든 증상이 일어났다. 다시 말해서 말라리아 치료제가 건강한 사람에게 말라리아 증상을 일으킨 것이다. 그는 그 발견을 계기로 닮은 것이 닮은 것을 치료한다는 원리에 들어맞는 실례를 찾아 당시의 의학 문헌을 뒤지기 시작했다. 나중에 그는 그 개념을 '유사의 법칙'으로 정리했다.

하네만은 기나피가 말라리아를 낫도록 작용하는 것은 기나피가 몸속에서 인위적으로 말라리아와 비슷한 증상을 발생시켜서 그것이 몸의 방어기구를 자극하여 활성화한다고 설명했다. 이 같은 몸의 방어기구를 활성화하는 원리를 히포크라테스학파는 'Vis Medicatrix Naturae'라고 불렀다. 번역하자면 '자연치유력'이라고 할 수 있다. 하네만은 기나피를 이용한 치료가 유사의 법칙(어떤 질병을 그 질병과 비슷한 증상을 일으킬 수 있는 약을 사용하여 치료하는 것)에 의한 것이라면, 건강한 사람에게 생기는 증상을 알아내기만 하면 다른 약제도 같은 방식으로 이용할 수 있지 않을까 생각했다.

그는 기나피의 '프루빙(proving)' 즉, '증'을 밝혀내는 연구를 시작했다. 건강한 사람이 기나피를 복용하면 종종 간헐열이 나타난다. 그래서 기나피에 의해 생기는 간헐열과 그 밖의 증상을 합한 것이 이 기나피라는 약물의 증이다. 동종요법에서 곧잘 쓰이는 이러한 증상의 조합을 '약상(drug picture)'이라고 부르기도 한다. 약상은 이상적인 사람이 어떤 약을 마실 때 일어날 수 있는 모든 증상을 묘사한 것으로, 신체적·감정적·정신적 장애를 포함한 전체적 증상 복합체를 말한다. 약상은 약제를 복용한 다수의 사람에게 가장 빈번하게 인지되는 증상을 종합한 결과이다. 그런데 주류 의학(주로 이종요법에 의존한 현대 의학)의 일반 의사가 이 약상을 보고 치료를 위한 자료가 아닌 부작용 일람표로 생각하는 것은 희극에 가깝다. 하네만은 유사의 법칙에서 환자 증상의 복합체를 특정 치료의 약상과 조화시키면 질병을 고칠 수 있다는 결론을 이끌어냈다. 그는 다양한 질병을 다루기 위해 수많은 약상을 기록하기 시작했다. 새로운 치료체계를 다른 질병에도 확장해 적용할 수 있다는 희망으로, 다른 치료 물질에 대해서도 신뢰할 만한 증을 밝혀내기 시작했다.

하네만은 라이프치히대학 교수 시절, 건강한 학생 그룹(영원한 실험 대상)에 소량의 특정 식물 추출물을 비롯한 여러 물질을 투여하고 그 반응을 기록하도록 했다. 학생들에게 자신들이 느낀 신체적·감정적·정신적 반응을 상세하게 기록하게 하고, 같은 물질을 투여받은 많은 사람에게 가장 흔히 나타나는 증상을 그 약물의 증으로 정했다. 그 증(각 약물에 대한 우수한 반응)에 바탕을 두고 새로운 '약물학(Meteria Medica)'이 발전하기 시작하였다. 그리하여 특정 식물을 치료에 사용하기 위한 많은 지시(indications)가 그 약물이 건강한 사람에게 일으키는 증상을 바탕으로 결정되었다.

닮은 것이 닮은 것을 낫게 한다는 이 새로운 원리에 따라 건강한 사람에게 말라리아 증상을 일으키는 기나피가 말라리아에 이상적인 약이었다. 동종요법 레미디는 환자의 '종합적인 증상 복합체'를 건강한 사람에게 재현하는 그 강도에 따라서 선택된다. 이것은 모든 증상을 누적 재생산하는 약물들을 함께 복용하는 것과는 다르다. 나중에 다루겠지만 이것이 동종요법의학과 현대의 이종요법의학의 차이점 가운데 하나이다.

동종요법 의사들이 정리한 증상 복합체의 재미있는 특징 가운데 하나는 신체적 증상보다도 정신적, 감정적 증상에 중점을 두었다는 점이다. 현대 의사는 정반대로 정신적, 감정적 증상보다도 신체적 증상을 더 중요하게 생각하는 경향이 있다. 이런 관점에서 본다면 동종요법의학은 적절한 치료를 찾기 위해 마음과 몸 양쪽 변화에 주의를 기울이는 최초의 통합의학(holistic medicine) 가운데 하나라고 할 수도 있다.

하네만은 '유사의 법칙'을 바탕으로 자신의 경험을 살려 환자를 치료하기 시작했다. 그는 어떤 질병이든 건강한 사람에게 투여했을 때와 같은 증상을 일으키는 물질을 환자에게 준다는 원칙하에 치료제를 선택했다. 환자들은 종종 치료 초기에 증상이 조금 악화하는 경험(소위 명현반응, healing crisis)을 하였으며, 그 뒤에 병이 완전히 해소되었다. 하네만은 이러한 관찰을 통해, 투여한 약물로 이미 존재하는 것과 비슷한 질병 상태를 발생시킴으로써 몸의 방어체계를 자극해 치료가 시작된다고 확신하게 되었다.

하네만은 닮은 것이 닮은 것을 낫게 한다는 원리를 이용해 많은 질병을 치료하는 위대한 업적을 이루었다. 그는 의학 연구 도중에 놀라운 사실도 알게 됐다. 약물을 희석해서 환자에게 투여할 때 희석하면 할수록 그 효과가 증강된다는 것이다. 즉, 반복해서 희석하자 약물이 더 강력해졌다는 것이다.

하네만은 이 기법을 '강화법(potentiation)'이라고 불렀다. 여러 번 희석한 동종요법 내용물로 젖당의 알약을 도포하고, 그 도포된 알약을 복용하도록 했다. 그때의 동종요법 레미디는 너무 많이 희석되어 투여된 약 대부분은 원래 약의 분자를 거의 갖고 있지 않을 정도였다. 농도가 낮을수록 효력이 늘어난다는 하네만의 관찰 결과는 일반적으로 받아들여지는 약물동태학의 용량의존원리에 반하고 있다.

측정 가능한 생리작용을 발현하는 데 필요한 물질의 양을 포함하지 않는데도 효과가 있다는 것은 일견 있을 수 없는 현상이다. 그렇다 보니 동종요법 의사가 논리적으로는 효능이 없어 보이는 초 희석제밖에 투여하지 않는 사실을 비꼬아, 많은 주류 이종요법 의사들이 실수로 터무니없이 약을 적게 써서 환자가 치료되지 않는 사실을 비웃을 때 '동종요법 처방'이라고 부른다. 일반 의사가 무한하게 희석된 약의 효과를 믿지 않는 것은 동종요법의 원리가 그들이 신뢰해 마지않는 기존의 약물치료와 약물동태학의 원리에 반하기 때문이다. 하네만의 관찰 결과는 현대 의학의 기본인 뉴턴의 작용 반작용 법칙에 맞지 않는다. 약물동태학으로는 측정 가능한 동시에 재현 가능한 생리학적 효과를 내기 위해서는 어느 정도 필요량의 처방이 필요하다고 되어 있다. 일반 의사는 처방제가 세포막의 수용체에 대해 치료 효과를 보이려면 적당한 혈중농도가 필요하다는 생각이 몸에 배어 있다.

그러나 측정되지 않을 정도의 저농도 약물이 육체에 효과를 미칠 가능성도 부정할 수 없다. 동종요법 의사는 극미량의 물질이 인간 미세에너지 체계와 상호작용하고 있고, 물질적 세포구조에 절대적으로 관련되어 있다고 믿는다. 현시점에서는 동종요법 의사들도 그것이 어떻게 이루어지는지 잘 이해하지 못하지만, 동종요법의학의 작용 기제를 뒷받침하는 근거가 하나 있다. 우선 그다지 관계가 없을 것 같은 다른 연구 주제에 대해 언급해 두는 것이 좋을 듯싶다. 이 주제는 동종요법의학의 에너지 원리의 성립 배경과 기초를 제공해 줄 것이다. 동종요법의학의 배후에 있는 에너지 작용원리를 이해함으로써 미세에너지의학 및 파동의학이 어떻게 효과를 보이는지 쉽게 이해할 수 있을 것이다. 독자들은 의외라고 생각할지도 모르지만, 우리가 가장 먼저 탐색할 필요가 있는 것이 우리 행성에서 가장 풍부한 물질인 평범한 물의 미세에너지적 특성이다.

물의 경이로움: 물이 가능하게 하는 것

물은 아주 특별한 물질이다. 물은 지구라는 행성 표면의 3분의 2를 덮고 있고, 인체는 99%에 가까운 물 분자로 구성되어 있다. 물의 기본적 특성은 잘 알려져 있지만, 그 미세에너지 특성에 대해서는 최근까지 거의 알려진 것이 없다. 이 특성들에 관한 기초 증거 대부분은 1960년대 실시된 안수요법 연구에서 나왔다. 그 시기에 이루어진 모든 치유 연구 가운데 가장 뜻있고 획기적인 작업은 캐나다 몬트리올 맥길대학교의 버나드 그래드(Bernard Grad) 박사에 의해 이루어졌다.[3]

　　그는 치유사가 환자에게 실제 에너지 효과를 발휘하는지, 즉 환자의 신뢰와 카리스마 이상의 무언가가 발휘되고 있는지에 대해 흥미를 갖고 있었다. 그는 생체가 갖는 실제 미세에너지 효과를 감정의 생리작용(소위 위약효과)과 분리해 생각하고 싶어 했다. 이 현상을 연구하기 위해 우선 신뢰가 미치는 작용을 제외할 목적으로 사람 대신 식물이나 동물을 이용한 일련의 실험을 고안했다. 그중에서도 가장 중요한 것이 보리 종자 실험이다. 그래드 박사는 병든 씨앗을 만들기 위해 보리 씨를 식염수에 담갔다. 식염수에는 성장을 늦추는 작용이 있다는 점에 착안한 실험이었다. 그는 실험에 앞서 치유사에게 씨를 싹틔울 때 쓸 식염수가 든 밀폐된 플라스크 한쪽에 손을 대고 기도를 하라고 했다. 이어서 보리 씨를 보통 식염수와 안수받은 식염수에 각각 나누어 담도록 했다. 용기에는 1, 2라고 쓰여 있을 뿐 그 식염수의 내용은 그래드 박사만 알고 있었다.

처음에 씨는 어느 식염수로 처리했는가에 따라 둘로 나누었다. 식염수 처리가 끝나면 씨를 발아기로 옮겨 보온하면서 발아와 성장의 조짐에 대해 관찰했다. 종자 발아율이 계산되고 두 그룹이 통계적으로 비교되었다. 그 결과, 정상적인 식염수 그룹보다 안수받은 식염수로 처리된 씨의 발아율이 유의미하게 높다는 사실을 발견했다. 발아에 이어 싹에서도 똑같은 비교가 이루어졌다. 약 2주 뒤에 싹의 높이, 싹의 크기와 무게, 엽록체 함유량을 통계적으로 비교했다. 그래드 박사는 높이와 엽록체의 양에서 안수받은 물로 키운 싹이 더 낫다는 사실을 발견했다. 이 실험은 같은 실험실에서 여러 번 반복했는데 늘 비슷하게 긍정적 결과가 나왔다. 그의 연구가 출판되고 난 뒤, 미국 내 다른 실험실에서도 다른 치유사의 협력을 얻어 그래드 박사의 실험 결과를 재현하는 데 성공했다.

실험에 성공한 그래드 박사는 같은 방법으로 씨의 성장률에 미치는 미세에너지의 효과를 실험했다. 그 가운데 특히 흥미로운 것은 자석으로 처리한 물로 식물 성장을 촉진하는 실험의 성공이었다. 의심 많은 과학자들은 그래드가 고용한 치유사가 자석으로 사기를 쳤을 것이라고 했지만, 감도가 높은 자력계를 가지고도 치유사의 손 주위에서 그 같은 자장을 검출할 수 없었다. 그 후 1980년대 초, 존 짐머만(John Zimmerman) 박사는 초감도 자력 측정기인 초전도 양자 간섭계(SQUID)를 이용해, 치유하는 동안 치유사 손 주위에 미약하기는 하지만 분명하게 자장이 증대된다는 연구결과를 내놓았다.[4] 치료 도중에 치유사 손에서 복사되고 있는 신호는 배경잡음보다 몇백 배 강하지만, 그래드 박사가 실험에서 사용한 자석에서 생기는 자장에 비하면 아주 미약한 것이다(이 견해는 제8장에서 치유에너지에 대해 논의할 때 매우 중요하다).

그래드 박사는 여기서 그치지 않았다. 직접 고안해낸 변형된 실험에서 우울증 환자에게 물이 든 플라스크 용기를 쥐도록 했다. 앞의 보리 종자 실험과 마찬가지로 그 물에 보리 씨를 담그도록 했다. 억압된 정신 상태에 있는 환자의 에너지를 받은 물은 흥미롭게도 치유사가 처리한 물과 반대로 작용했다. 즉 그 물은 씨의 발아를 억제했다.

그래드 박사는 치유사의 안수를 받은 물이 성장촉진에 어떻게 작용하는지 탐구하기 위해, 화학적 분석을 통해 에너지를 받은 물이 무언가 측정 가능한 물리적 변화를 일으켰는지 조사했다. 치유 처리를 받은 물은 적외선 스펙트럼분석에서 커다란 변화를 보였다. 이 실험의 물 분자 결합 각도가 정상과 달리 약간 변화되어 있음을 알아냈다. 치유사가 처리한 물의 분자 구조가 미묘하게 변했기 때문에 물 분자 사이의 수소결합 역시 다소 감소했다. 또 실험은 치유사가 처리한 물의 표면장력도 떨어졌음을 확인했는데, 이것은 에너지를 받은 물 분자 사이의 수소 결합력이 약해진 결과이다. 재미있는 것은 자석으로 처리한 물에서도 표면장력이 약해졌을 뿐 아니라 식물 성장을 촉진하는 긍정적 작용도 보였다.[5] 더글러스 딘(Douglas Dean)과 에드워드 브레엄(Edward Brame)[6]의 연구들, 더 최근의 스테판 슈워츠(Stephan Schwartz)와 에드워드 브레엄 등[7]에 의한 연구에서도 치유사가 처리한 물에서 적외선 스펙트럼분석과 결합각의 변동을 통한 그래드 박사의 발견에 대한 실험을 재현해냈다.

여기에서 이 화제를 거론하는 것은 사이킥 힐링에 관심이 있어서가 아니라 물의 미세에너지적 특성을 시사하는 그래드 박사의 발견이 중요하기 때문이다. 이 사실은 치유를 주제로 하는 대부분 연구자가 간과해 온 결정적인 부분이다. 물은 다양한 유형의 미세에너지로 '하전'되고 '저장'될 수 있는 것처럼 보일 것이다. 치유사와 우울증 환자를 이용한 그래드 박사의 실험에서 증명되었듯이, 저장되는 미세에너지에는 유익한 것과 해로운 것이 있다. 처리된 물에는 어떤 물질이 첨가되거나 검출되지 않았지만, 식물 생리와 성장에 측정 가능한 변화를 유도할 수 있었다. 실험에 이용되는 플라스크에는 마개가 있어 에너지 주입 과정에 치유사의 손이 물에 직접 닿지는 않는다. 치유사의 손은 플라스크를 사이에 두고 물과 떨어져 있다.

물의 미세에너지 특성을 주제로 한 실험들은 기존의 약물요법과 미지의 동종요법 작용원리를 검토하는 것과 관련이 있다. 현대의 약물동태학의 이론에 따르면 치료 가능한 혈중농도를 실현하기 위해서는 충분한 양의 약물을 환자에게 처방하는 것이 중요하다. 약물 대부분은 소위 용량의존 효과를 야기한다. 처방량이 많으면 많을수록 생리작용은 강해진다. 거꾸로 동종요법은 약물을 희석하면 할수록 강력해진다. 동종요법에서 사용하는 약품은 바탕의 물질 분자가 하나도 남아 있지 않은 정도로 희석되고 있음에도 강력한 치유 효과를 보인다. 이 원리는 기대되는 효과를 달성하려면 적절한 양의 분자가 필요하다는 관점에서 보면 매우 역설적이다.

여기에서는 아직 동종요법 치료로 신체적 질환이 가벼워진 증례를 제시하지 않았지만, 많은 의사가 그 같은 치료 경험을 보고하고 있다.[8] 동종요법이 확실하게 효과가 있다면 현행 뉴턴역학의 인과관계 분석이 적용되는 약리학으로는 설명할 수 없는 증거에 직면한 것이다. 눈으로 볼 수 있고 반복 가능한 결과가 뉴턴 이론으로 설명되지 않는다면, 뉴턴 이론 자체가 부적절하고 불완전한 이론임을 뜻한다. 치유사가 처리한 물 이야기로 돌아가 보면, 동종요법과 마찬가지로 약제의 물질 분자가 하나도 들어있지 않은 약품이 치료 효과를 나타낸다는 증례에 맞닥뜨리게 된다. 결과적으로 치료 효과가 있는 동종요법 약이나 치유사가 처리한 용액에 약제 분자 이외의 무엇이 있다는 것은 사실일까? 아인슈타인 모델 또는 미세에너지 모델을 이용한다면 희석한 약품이 갖는 치료 효과의 이유를 어느 정도 설명할 수 있다.

동종요법을 활용한
치유의 미세에너지 모델

동종요법이 어떻게 작용하는지를 이해하려면 동종요법의 이론과 실제의 양면을 분석할 필요가 있다. 그리고 현재 설명되고 있는 질병이나 건강 모델의 재평가도 필요할 것이다. 우선 동종요법 약의 조합에 대한 검토가 가장 좋은 출발점이라고 생각한다.

레미디의 조합은 우선 주된 식물(또는 다른 물질)을 알코올에 담그는 데서 시작된다. 다음으로 그 팅크 한 방울을 옮겨 10배 또는 100배의 물을 더한다(1대 10의 비율로 희석한 경우 'X'포텐시, 1대 100으로 희석한 경우 'C'포텐시라고 한다. 이것은 순식간에 더 맑아질 것이다). 그 후 물과 삼출액이 담긴 용기를 강하게 흔드는데 이 과정을 진탕(succussion)이라고 한다.

이 용액 한 방울이 옮겨지고 다시 10 또는 100배의 물이 더해진다(여기

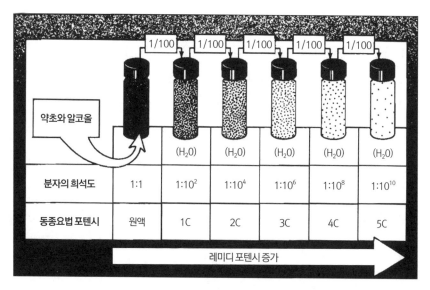

	1/100	1/100	1/100	1/100	1/100
약초와 알코올	(H₂O)	(H₂O)	(H₂O)	(H₂O)	(H₂O)
분자의 희석도	1:1	$1:10^2$	$1:10^4$	$1:10^6$	$1:10^8$	$1:10^{10}$
동종요법 포텐시	원액	1C	2C	3C	4C	5C

레미디 포텐시 증가

〈그림 7〉 **동종요법 레미디의 제조**

에서는 앞에서 실시한 농도 배율을 다시 이용한다). 그 용액을 다시 진탕하는 희석 과정
은 같은 희석 비율로 몇 번이고 반복된다. 이 기법을 '강화법(potentization)'이
라고 한다. 이같이 부르는 배경에는 반복해서 희석된 동종요법 레미디는 훨
씬 더 강력해진다는 사고방식이 있다. 이상과 같이 조합된 동종요법 레미디
는 '강화되었다(potentized)'고 한다.[9]

　1:10의 비율을 사용해서 10배로 희석한 용액은 10X라고 부른다. 똑같
이 그 약제를 10배로 다시 희석된 용액은 10C라고 부른다(10X 강도의 용액에 함
유된 실제 분자 농도는 10^{-10}, 즉 1000만분의 1이다. 10C라는 것은 실제로는 10^{-20}이다). 최종적
으로 얻어진 용액은 환자를 위해서 젖당의 알약에 도포시켜 병에 넣는다.

　만약 1대 100의 희석법을 사용한다면, 12회 희석한 뒤에는 10^{-24}의 농
도에 도달하게 된다. 1몰(화학물질의 분자량을 그램 단위로 나타낸 것) 속에 함유된 원
자 수는 대략 6×10^{23}개로, 이는 12회째 희석(12C 포텐시)이 종료된 시점에는

처음에 존재했던 물질의 원자가 하나도 존재하지 않게 되었음을 뜻한다. 대부분 동종요법 레미디는 앞에 언급한 강화법으로 10회에서 수천 회(동종요법의 언어로는 10X 또는 10C~1M까지) 희석된다. 동종요법 치료사는 희석되면 희석될수록 약이 강력해진다는 사실을 알았다. 다시 말하면 100X 포텐시의 약제는 10X의 약제보다 강력하다고 생각한다. 동종요법의 포텐시가 강해짐에 따라 바탕의 물질 분자가 용액 속에 하나도 보이지 않게 된다는 사실은 실로 기묘한 일이다. 이 점이 약물치료만 효과가 있다고 생각하는 사람에게 어떻게 원자 하나 없는 약제가 인체에 뛰어난 생리작용을 하는지 이해하기 힘든 부분이다.

앞서 언급한 물의 미세에너지 특성을 기반으로 동종요법 레미디 조합 과정을 검토해 보자. 어떤 파장의 미세에너지를 얻은 물이 생체에 관찰 가능한 변화를 미칠 수 있다는 사실은 이미 알고 있다. 그래드 박사는 치유사가 처리한 물 연구에서 그 사실을 확실하게 보여주었다. 강화법의 과정에서 희석을 반복함에 따라 약물의 물질적 분자 성분은 점차 사라진다. 앞의 계산으로 보아 치료의 유효성분은 사실 물질적인 것이 아니다. 동종요법 레미디는 미세에너지 약으로, 그 속에는 조합된 약의 에너지로서의 주파수나 '파동 신호'가 들어있다.

그러면 그 '파동 치료 레미디'는 환자에게 어떻게 작용하는 것일까? 그것을 알려면 에너지 관점에서 무엇이 질병을 만드는지 재검토해야 한다. 하네만은 동종요법 레미디가 효과를 나타내는 것은 자연적인 방어체계를 활성화시키기 위해 몸속에서 인위적인 질병(치료하고자 하는 질병과 비슷한)을 일으키도록 작용하기 때문이라고 설명했다. 예방접종은 바로 이 가설에 바탕을 둔 치료법으로, 특정 질병에 대한 면역을 활성화하기 위해 세균이나 바이러스의 조각을 주사하는 치료법이다. 동종요법 레미디는 예방접종처럼 세포의 응답을 유발하는 것은 아니지만, 질병의 파동적 상태를 인위적으로 만들어냄으로써 작용한다. 이러한 유형의 에너지의학 치료를 이해하려면 제1장에서 다루었듯이 인체의 에너지 구조에 바탕을 두고 건강과 질병의 개념을 살펴볼 필요가 있다.

독자도 기억하고 있듯이 육체는 에테르체라고 하는 홀로그램 에너지 틀과 관계가 있다. 이 에너지체에는 생물의 형태나 기능 정보가 암호화된 구조 자료를 포함하고 있다. 에테르 틀은 더 높은 차원에서 세포의 성장 방향을 지시하는 성장 패턴인 것이다. 뒤에 더 자세하게 다루겠지만 에테르체[10]의 변화가 육체 질환이 발생하기 이전부터 일어나고 있다는 일련의 연구 보고가 있다.[10]

에테르 틀 구조에 이상이 생기면 마침내 육체의 세포 수준에서 파괴적인 변화가 시작된다. 그 때문에 육체 질환이 발생할 때는 세포 수준의 변화가 시작되기에 앞서 에테르 수준에서 변화가 일어나는 것이다. 감염증이나 암에 대한 저항력이 약해지는 것도 에테르체 또는 그보다 높은 수준의 미세 에너지 저하가 원인 가운데 하나일지 모른다.

이러한 가정하에, 진정한 예방적 의학은 육체 질병으로 구체화하기 전에 에테르체의 기능장애 변화를 분석하는 데 기초해야 할 것이다. 이 방침은 의사가 정확하게 에테르체의 변화를 관찰할 수 있는 진단기가 개발될 때 비로소 의학계가 받아들일 것이다. 키를리안 사진이나 파생 장비들이 미래 진단기의 잠재력을 갖고 있다. 육체의 질병이 에테르 수준에서 시작한다면, 치료 역시 그 단계에서 시작해야 하지 않을까? 에테르체를 바로잡음으로써 육체의 질병을 치료할 수 있는 것이 아닐까?

육체는 물질로 이루어져 있어 입자와 파동 양쪽 모두의 특성을 갖는다. 물질이 빛의 성질도 갖고 있다면 육체나 에테르체에도 독특한 주파수 특성이 간직되어 있을 것이다. 간단히 말해 건강한 사람의 몸이 어느 특정 주파수 또는 파동에너지와 공명하고 있다고 가정하자. 예컨대 퍼블릭 씨의 파장이 300Hz라고 하자. 퍼블릭 씨가 병에 걸렸을 때 그의 에너지 항상성 작용기구가 에테르계를 가능한 한 정상으로 되돌리려 한다는 가정은 논리적이다.

만약 퍼블릭 씨가 일정 수의 세균에 감염되었다면 열이 나거나 오한이 생길 것이다. 의사들은 발열과 같은 증상의 유용성이나 유해성에 대해 오랫동안 혼란된 견해를 갖고 있었다. 한때 발열은 독소 배출에 더없이 좋다고 생각한 적도 있다. 개중에는 의도적으로 발열을 일으키려고 환자에게 말라리아병원충을 주사한 잘못된 의사도 있다. 그러다 마침내 발열은 몸에 나쁘다고 여겨 아스피린 같은 약을 열 내리는 데 사용하기에 이르렀다.

순수하게 세포와 육체적 관점에서 보면 발열은 세균감염을 일으키고 있는 환자에게는 유리한 면도 있어 보인다. 면역학적 방어체계인 백혈구는 체온이 높으면 보다 효율적으로 세균을 탐식 파괴한다고 알려져 있다. 백혈구가 발열을 유발하는 발열 물질을 방출한다는 사실도 알려져 있다.

여기에서 발열을 거론하는 것은 그 같은 증상이 생체를 항상성 균형과 건강상태로 되돌리기 위한 적응전략으로 몸에서 만들어질 수 있기 때문이다. 에너지의학의 관점은 퍼블릭 씨와 같은 인물이 감기에 걸렸을 때, 평소 맞추어져 있는 주파수(300Hz)와 다른 주파수에 공명하고 있다고 생각할 수 있다. 퍼블릭 씨가 감기 증상에서 벗어나려고 할 때 475Hz의 주파수로 '진동'하고 있다고 가정하자. 만약 퍼블릭 씨가 475Hz 주파수에서 더 많은 에너지를 발생시킬 수 있다면, 더 빨리 감기에서 벗어나 건강상태로 되돌아갈 수 있을지 모른다.

하네만은 동종요법 레미디가 치료에 효과적인 것은 고치고자 하는 질병의 증상과 같은 증상이 레미디에 의해 인위적으로 만들어지기 때문이라고 생각했다. 그는 경험적으로 고치고자 하는 질병의 증상과 레미디에 의해 건강한 사람에게 생기는 증을 일치시키려고 노력했다. 여기에서 건강한 사람이 동종요법 레미디를 마셨을 때, 특정 증상을 보이는 것은 몸의 에너지장이 레미디를 만들기 위해 준비한 식물이 갖는 주파수와 공명하기 때문이라고 생각할 수는 없는 것일까? 이 가설에 따르면 어떤 종류의 식물이든 특정한 에너지적 성질을 갖고 있다는 것이다. 이 에너지 특징은 복잡한 여러 주파수가 중복되어 생긴다. 식물의 다른 부분 예컨대 나무의 껍질은 뿌리, 잎, 꽃과는 에너지 성질도 다를 것이다. 그리하여 레미디 제조용 식물을 동종요법 레미디로 조합하면 식물의 물리적 약성은 사라지고 두드러진 미세에너지 성질만 물에 흡수되어 남는다.

하네만이 실제로 했던 것은 경험을 통해서 식물에서 추출한 주파수와 질병의 주파수를 일치시키는 일이었다고 생각한다. 그는 환자의 신체적, 감정적 증상을 레미디를 통해 이미 알고 있는 증상과 대조해 보는 것으로 이 일을 했다. 혈구 수 산출법이나 다원적 진단법이 없었던 하네만 당시의 의사에게 유일한 진찰 수단은 환자의 신체적 소견의 관찰이었다. 하네만이 정확하게 알지는 못했지만, 환자의 종합적 증상 패턴과 특정 치료제에 의해 발생하는 복합적인 증상을 일치시킨다는 것은 오늘날 '에너지주파수 매칭'이라고 하는 독창적인 방법이었다. 하네만은 유사의 법칙을 이용해 환자에게 필요한 주파수 영역의 미세에너지 투여량을 결정할 수 있었다. 동종요법에서는 다른 다양한 증상이 보여도 여러 가지 약을 섞지 않고, 환자의 증상에 가장 가까운 증상 복합체를 보이는 약을 처방했을 때 최고의 치료 효과를 발휘한다. 환자의 증상과 약제의 증상 복합체를 비교함으로써 우연히 질병을 중화할 주파수 매칭이 이루어질 수 있었던 것이다.

동종요법의 에너지 이론은 인간이 어느 정도 원자 내의 전자와 비슷하다는 것을 시사한다. 전자는 궤도(orbit)라고 부르는 에너지의 껍질 또는 공간 영역을 갖는다. 어느 궤도나 원자의 종류나 원자량에 따른 특정한 주파수와 에너지 특성을 갖는다. 만약 전자를 여기(勵起)시켜 높은 에너지를 갖는 다른 궤도로 이동시키려면 전자에 특정 주파수 에너지를 주어야 한다. 소정의 정확한 에너지 양자만이 전자를 더 높은 에너지 궤도로 도약시킬 수 있다. 이 사실은 공명원리로도 알려져 있는데, 공명원리에 의하면 조정된 진동자는 좁은 대역의 에너지만을 받아들일 수 있다. 적절한 주파수 에너지만 공명이라는 과정을 통해 전자를 여기시켜 더 높은 에너지 준위의 궤도로 이동시킨다. 인간의 에너지 구성 성분도 '건강 궤도'와 '질환 궤도'라고 부를 만한 서로 다른 양식의 파동적 특성이 나타난다는 점에서는 전자와 비슷하다. 자신의 에너지계가 질환 궤도에 속해 있는 사람은 적절한 주파수의 미세에너지만 받아들여 이동함으로써 건강 궤도로 되돌아가 몸이 안정된다. 동종요법 레미디는 일종의 공명유도 형태를 통해 환자가 필요로 하는 일정량의 미세에너지를 전달할 수 있다. 그러한 에테르적 에너지 주입을 통해 몸을 질병 주파수 모드에서 건강 궤도로 이동시키는 것이다.

적절한 동종요법 레미디가 처방되었을 때 일시적으로 증상이 나빠지는 것은 그 레미디로 환자의 주파수가 높아진 탓일지도 모른다(이러한 호전 반응은 질병의 완전한 해소 전에 흔히 일어난다). 환자에게는 주파수 특이적인 미세에너지가 주어져 건강상태로 돌아가기 위해 필요한 모드의 에너지와 공명한다. 호전 반응으로 보이는 과장된 증상을 일으키는 것은 레미디로 강화된 치유 모드의 주파수가 아닐까 싶다. 동종요법은 질병의 독성을 배출하기 위해 자연의 폭넓은 주파수 영역의 약제를 이용한다. 이 방법은 인간 에너지체계에 질서와 균형을 가져다준다. 동종요법의 주파수 특이적 관점에서 본다면 '이 자연

안에는 모든 질병을 치유하는 치료법이 존재한다'는 것이다.

이 장을 시작하면서 동종요법의학과 이종요법의학의 대립에 대해 언급했는데 그에 관련된 흥미로운 일화가 있다. 이종요법과 동종요법이라는 말을 최초로 만든 이가 실은 하네만이다.[11] 그리스어로 그 질병과 닮은 것을 의미하는 동종요법은 지금까지 본 것처럼 유사의 법칙에 바탕을 두는 의학이다. 이 치료는 건강한 사람에게 그 질병과 '같은' 증상을 일으키는 약제를 마시게 하는 것이다. 이종요법이란 다름을 뜻하는 그리스어 allos에서 왔는데, '그 증상과 다른 치료법'이라는 뜻으로 동종요법 이론적 원리에 따르지 않는 약제를 사용한다. 이종요법의 실제 의미는 동종요법 이외의 치료체계라는 뜻이지만, 오늘날에는 약물 중심의 '통상의학'과 동의어로 사용하고 있다.

감기 치료를 예로 들어 이종요법과 동종요법 치료의 차이를 살펴보자. 감기는 곧잘 발열, 기침, 콧물을 동반하므로 이종요법 의사는 아스피린과 같은 해열제, 액티피드 같은 울혈 제거제, 코데인 함유 시럽과 같은 진해제를 처방한다. 물론 현대 의학의 치료제는 많은 개별 약제를 하나로 혼합한 복합제다. 반면에 동종요법 의사는 한 종류의 물질만 처방한다. 감기에 대한 최적 레미디는 알륨 세파(Allium cepa, 적양파의 라틴어)이다. 알륨 세파의 증에 의하면 건강한 사람에게 마른기침, 눈물의 분비 항진, 재채기, 콧물 같은 감기 관련 증상이 보인다. 그러나 이미 감기 증상이 나타난 환자에게 알륨 세파를 처방하면 거의 즉각적으로 기분이 전환되고 증상이 사라지는 것을 경험한다.

다제병행식 접근, 또는 '다중 약물투여'의 현대 이종요법의학과 간결한 단방 치료에 의한 동종요법의 차이는 누구에게나 뚜렷하다. 동종요법은 환자의 몸 전체 상태에 딱 맞는 단 하나의 약제 맞추기를 목표로 한다. 다만 그 '몸 전체 상태'에는 육체적 증상뿐만 아니라 감정적, 심리적 증상도 포함된다. 이런 사실로 인해 질병과 치료의 파동적 일치가 일어나기 쉬워진다. 동종요법은 육체와 정신 양쪽의 장애를 다루므로, 의학 최초의 진정한 통합적 접근이라고 할 수 있다. 이 일반 감기 치료의 예는 세포 수준에서 작용하는 다제병행 요법과 미세에너지 수준에 작용하는 단일 파동적 약제라는 철학적 차이를 강조하고 있다.

육체와 에테르체의 관점에서 동종요법 레미디의 선행 효과와 근본 효과가 어떤 수준에서 작용하는지는 잘 알려지지 않았다. 어떤 정보에 의하면 동종요법 레미디는 몸의 분자구조에 직접 에너지 효과를 미치는 것 같다. 그점에서 동종요법은 '물질적'이라고도 할 수 있다. 동종요법 치료가 에테르체 및 육체에 주는 효과를 비교하려면 언젠가 키를리안 사진을 비롯한 여타 전자기사진술이 유용하다는 게 이해될 것이다.

동종요법 치료는 약초치료의 응용이라는 점에서 대안이 되는 진화의 길을 보여준다. 약리학자가 약초로부터 단일 활성 분자 물질을 선택하고 분리하려고 한 데 비해, 동종요법 의사는 약초 전체의 파동의학적 특성을 다루려고 한다. 동종요법 레미디를 조합하는 과정은 약초에서 미세에너지 성질을 유리시켜 물에 충전하고 다시 투여량 개별화를 위해 젖당의 정제로 옮긴다. 이처럼 동종요법 레미디는 에테르화된 의학이라는 점에서 일반 약리학적 작용물질과 다르다. 물을 중간 에너지 저장매체로 사용함으로써 물질적 식물의 거친 분자 수준의 성질이 미세에너지와 에테르 성질로부터 분리된다. 동종요법 약제가 희석됨에 따라서 강력해지는 이유는 그 점 때문이다. 동종요법 약제로서 강력해질수록 분자의 함유량은 적어지고 약제는 점점 에테르적 성질을 늘려 간다.

본초의학의 급진적 분파로 보이는 또 하나의 파동의학적 접근은 플라워에센스 조제를 바탕으로 하는 방법이다. 동종요법 약제처럼 플라워에센스의 조합은 물이 갖는 미세에너지의 저장 특성에 의존하고 있다. 플라워에 센스도 햇빛의 미세한 특성을 이용해 꽃의 파동적 성질을 물이라는 매체에 각인한다. 플라워에센스는 동종요법 레미디와는 조금 다른 작용을 하는데, 지금까지 언급했던 것보다 훨씬 높은 수준에서 에너지 효과를 갖는다(플라워 에센스요법과 그 효과에 대해서는 제7장 앞머리에서 다룬다). 플라워에센스요법 치료사 는 동종요법 의사의 판단기준인 유사의 법칙에 따르지 않고 다른 법칙에 따 라 처방한다. 플라워에센스는 대단히 높은 에너지 수준에서 작용하는 것 같 다. 같은 식물이라도 잎으로 만들어진 동종요법 레미디와 비교할 때 상당히 다른 치료 효과를 보인다. 이 같은 사실에서 같은 식물이라도 부위가 달라지 면 다른 에너지 성질을 가질 수 있다는 가설을 확인시켜준다.

동종요법이나 플라워에센스요법을 논하면서 놓치지 말아야 할 점은 자 연의 다양성 가운데 아직 충분히 이해되지 않은 수많은 치유 매개물이 숨어 있을 가능성이다. 현재의 약물치료는 뉴턴 역학적인 분자 상호작용 논리에 바탕을 두고 있어 본초의학의 한 분파로 현대과학이 쉽게 받아들일 수 있었 다. 동종요법의 에너지 메커니즘 평가가 어려운 것은 그 효과가 미세에너지 에 의한 것이기 때문이다. 현재의 의학 기술로는 미세에너지에 의한 치료 효 과를 측정하는 게 상당히 어렵다. 동종요법의학의 치료 효과를 이해하려면 Dis-ease(편치 않음)와 건강에 대한 미세에너지의 개념을 받아들이지 않으면 안 된다는 점도 있다. 기존 의학은 오로지 객관적인 검사 결과와 기존 병태 생리학 모델만 받아들인다. 그 때문에 현대 의학 의사에게 극미량 약제가 어 떻게 치료 효과를 내는지를 이해시키기는 것이 정말로 힘들다.

유기물이든 무기물이든 물질 대부분은 희석과 진탕을 통한 '강화법'을 이용하면 동종요법 레미디가 될 수 있다. 물은 미세에너지를 흡수하는 성질 을 갖고 있어 파동적 특성을 이끌어낼 수 있고, 젖당 정제의 표면에 그 용액을 도포하여 내복용으로 이용할 수 있다. 동종요법 의사가 평소 사용하는 많은 레미디는 실제로 무기물질에서 뽑아낸 것이다. 각 치료제가 동종요법 치료를 위해 강화된 형태에서도 바탕 물질의 파동적 성질을 유지하고 있다. 의사는 '유사법칙'을 이용해 환자의 질병과 같은 증상을 일으키는 처방제를 환자의 호소와 매칭시킨다. 이러한 조작으로 동종요법 의사는 경험적으로 환자와 치료 사이에 가장 적합한 파동의학적 조화를 얻을 수 있다. 동종요법에서는 딱 맞는 약제만 치료 효과를 보인다. 적절한 주파수의 미세에너지를 줌으로써 몸의 에너지계는 적절한 파동 양식으로 공명하기 시작한다. 그렇게 해서 몸이 활성화되면 질병에 의한 독소의 배출이 촉진된다.

> 플라워에센스가 아주 고농축의 생명력을 함유하는 데 비해, 동종요법 레미디는 흔히 밀도가 높은 무기물을 원료로 한다. 동종요법 레미디는 신체의 질환을 복제한 파동으로 그 불균형을 몸 밖으로 밀어내는 작용을 한다. 동종요법은 미세체에 집중적으로 작용하지만, 여전히 분자구조의 파동 수준에도 영향을 준다. 동종요법은 기존 의학과 파동의학의 연결고리라고 할 수 있다.[12]

중요한 사실은 대체 의료를 이해하기 위한 모델도 진화하고 있다는 점이다. 이러한 치유체계의 기능을 이해하는 영적 과학자는 미세에너지체의 해부학적 구조의 이해를 바탕으로 대체요법의 작용 메커니즘을 이해한다. 에테르체는 미세에너지계가 갖는 수많은 수준의 하나일 뿐이다. 이들 미세성분은 육체와 강하게 묶여있어 높은 에너지 수준에 작용하는 치료는 결과적으로 몸의 세포구조에 흘러들어 영향을 미치게 된다.
의학의 뉴턴 모델은 여기에서 설명하는 다른 에너지계에 대해 설명할 수도 없고, 그 존재조차 믿지 않는다. 대체 의료는 논리적인 과학 감각에 맞지 않기 때문에 고차 에너지 현상을 구체화하기 위해 구시대 유물 같은 이해 모델을 확장하기보다는 그 효과를 부정하는 편이 훨씬 쉽다. 그러나 아인슈타인의 에너지장으로서의 물질이라는 모델은 이들 미세에너지 체계가 실재함을 관찰하고 이해할 수 있는 틀을 제공한다. 안수요법 같은 현상이나 동종요법의학이 과학적으로 재현 가능한 관찰 결과를 제시하고 있어, 부정적인 과학자도 외면할 수만은 없게 되었다. 이들 증거는 기존의 과학을 맹신하는 비평가들이 주장해 온 것처럼 모두 속임수나 망상이 아니라는 것이다.

모든 비과학적 치료법의 효과를 위약효과라고만 덮어씌울 수 없게 되었다. 의사들은 위약효과를 과소평가하지만, 신념에 기초한 마음이 감춘 치유력의 존재를 보여주고 있다. 그러나 그래드 박사의 연구는 치료사와 환자 사이에서 실제로 일어나고 있는 미세에너지적 현상의 효과에서 신념의 효과를 분리할 수 있음을 보여주고 있다. 그다지 잘 알려지지 않았지만 그래드의 안수 치료 연구는 학계에서 인정을 받았고, CIBA 재단으로부터 표창도 받았다. 흥미로운 점은 CIBA 재단이 세계적으로 유명한 제약회사에 의해 설립되었다는 것이다.

그래드 박사처럼 높은 의식을 갖는 과학자가 미세에너지계의 측정이나 평가 과정을 시작할 수 있을 정도로 기술이 진보된 것은 불과 지난 몇십 년 사이의 일이다. 하지만 아직 갈 길이 멀다. 파동의학 치료사 주위에 감도는 의혹의 눈초리를 걷어내려면 더 많은 노력이 필요하다. 이 책의 다음 과업은 독자들이 다차원적 존재로서의 인간에 대한 깊은 이해를 통해 동종요법을 비롯한 '이상한' 치유체계를 이해하기 위한 사고의 틀을 받아들이고 인정할 수 있도록 준비하는 것이다.

1 약물동태학적 접근은 인체의 육체적 · 세포 체계에 영향을 미치기 위해 약물의 투여량을 계측하여 이용한다. 약물동태학 모델은 세포막에서의 투여량 의존성 약물-수용체 결합으로 정형화되듯이 분자 수준의 뉴턴 역학적 상호작용에 바탕을 두고 있다.

2 동종요법적 접근은 미세에너지장의 상호작용을 통해 생리적 변화를 유도하는 미량의 약물을 이용한다.

3 동종요법 치료에서 약물의 에너지 특징은 우선 물과 같은 용매로 옮겨지고, 다시 중성의 젖당 정제로 옮겨진다. 치료 목적으로 이용되는 것은 그 약물의 분자 특성이 아니고 파동적 특성이다.

4 동종요법에서는 약물의 분자 농도를 희석할수록 그 효력은 증강된다. 이는 약물 농도가 높을수록 효력이 증강된다는 일반 의학의 약물동태학 모델과 대비된다.

5 동종요법에서는 '유사법칙'에 바탕을 두고 건강한 사람이 사용
했을 때에 환자와 같은 증상을 재현하는 약제를 치료에 이용한
다. 환자의 복합 증상을 이미 밝혀진 약제의 '약상(drug picture)'과 비교
해서 선택함으로써 환자와 약물의 파동의학적 일치를 얻을 수 있다.

6 동종요법에서는 필요한 주파수의 미세에너지를 환자에게 공급
해 몸의 균형을 회복시킬 수 있는 약물을 선택한다. 약물 주파수
가 환자의 질병 상태와 맞으면 공명에 의한 에너지 이동이 일어나 환
자의 생체 에너지계가 필요로 하는 에너지를 효과적으로 일치시켜 독
성을 제거하고 새로운 건강의 균형 상태로 이행한다.

CHAPTER

03

| VIBRATIONAL MEDICINE |

초기 에너지의학

파동의학의
탄생

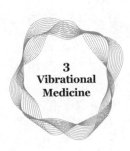

몇몇 기존 의학 분야에서는 이미 뉴턴의 약물동태학적 접근에서 아인슈타인의 순수 에너지 치료로의 이행이 진행되고 있다. 일반적인 약물 및 외과적 치료에서 전자기적 치료로 세대교체가 진행 중이라는 사실은 의학업계의 의식혁명이 시작되고 있음을 뜻한다. 우리 앞에 다가오고 있는 새로운 시대에 치유사와 의사들은 인간 유기체가 상호작용하는 연속적 다차원 에너지장이라는 사실을 이해하기 시작했다.

생명체가 에너지라는 관점은 인간의 건강과 질병에 대한 보다 높은 차원의 의학적 이해와 발전을 위한 혁명적 자극을 제공할 것이다. 또 새로운 조기진단법도 보급될 것이다. 앞으로는 현재와 같은 약물치료나 외과적 치료보다 인체에 독성을 덜 주고 효과적임이 증명된 에너지 치료체계가 분야별로 개발될 것이다. 의사들은 느리기는 하지만 신중하게 뉴턴의 기계적 모델에서 전자기적 인식으로 인간에 대한 의학적 이해를 바꿔왔다. 의학자들의 사고가 뉴턴 관점의 이해에서 아인슈타인 관점으로 전환하고 있음을 파악하려면 의학에서 전자기 응용의 역사적 발전을 추적할 필요가 있다.

X선의 발견과 발달:
에너지를 이용한 초기 진단과 치료

현대 의학의 인체 내부 관찰을 선구적으로 뒷받침한 것이 X선 진단기이다. 이것을 이용해 처음으로 인체 내부의 확실한 영상을 얻게 되었다. X선 진단의 발달과 함께 전자기에 관한 생물물리학도 발달하게 되었다. 전자장에 관한 초기 실험 결과를 알게 되면서 세포 내부의 물리화학적 반응의 연구를 벗어나 방사선이 이용될 수 있는 생체 반응으로 관심 영역을 옮긴 연구자도 있었다. X선이 진단에 도입되면서 의학에서 전자장 이용은 아주 일반적인 일이 되었다. X선은 우리들의 시각을 새로운 주파수 영역으로 확장해 일상적 감각의 한계를 넘는 세계로까지 감수성을 높여주었다.

그러나 인체 구조를 들여다볼 수 있다는 이면에 방사선의 파괴적인 부작용도 존재한다. 역설적으로 라듐을 처음으로 세상에 소개한 퀴리 부인은 방사선 피폭으로 죽었다. 그런데도 X선이 갖는 치료 효과 때문에 암과 같은 질병의 강력한 치료법 가운데 하나로 이용되고 있다. 방사선 치료학과 그 한 분야인 방사선 종양학은 이렇게 시작되었다. 방사선 치료학은 전자방사선이 살아있는 세포에 얼마나 상해를 주는지 연구한다. 이 치료법은 세포가 얼마나 상해를 받는지 알아보는 것이 매우 중요하다. 악성종양을 치료하기 위해 일정한 조사(照射)를 시행한 의사는 암세포에 대한 효과뿐만 아니라 그 주위 정상 세포의 방사선에 대한 내구력도 파악해야 한다.

에너지를 이상세포에만 특이적으로 조사하는 방법 연구는 방사선 치료가로 하여금 에너지를 전달하는 더 새로운 기기를 찾아내도록 했다. 단순한 코발트 조사기에서 선형가속기까지 인체에 치료 에너지를 전달하는 새로운 방법들이 개발되고 있다. 그러나 X선은 의학적 접근 가운데 에너지를 이용할 수 있는 한 예에 지나지 않는다. 전기치료에 관한 탐구는 에너지라는 관점에서 인간에 대한 이해와 치료 모델을 발전시킬 수 있다.

전기치료:
통증 치료에서 골절 치료까지

의학에서 전기를 사용하는 것이 결코 새로운 것은 아니다. 전기는 옛날부터 치료에 이용되었다. 옛 의학서적에는 전기뱀장어와 같은 어류를 이용한 치료법이 일반적인 치료법으로 실려 있다. 치료법 가운데에는 전기뱀장어를 직접 환자의 몸에 접촉하는 방법도 있었다. 다소 거칠기는 하지만 이처럼 확실히 전기를 인체로 보내는 방법은 여러 상황에서 효과가 있었다. 전기가 지금처럼 다루기 쉬워져서 치료 방법으로 응용하기 시작한 것은 20세기 들어서이다.

최근에 각광받는 전기치료의 한 응용 사례는 동통 완화이다. 초기에는 위스콘신대학 신경외과 의사인 노먼 쉴리(Norman Shealy)[1]가 개발한 척추자극 장치가 있다. 이 장치는 감당하기 힘든 심각한 동통을 호소하는 환자의 척수

속에 이식해서 사용한다. 이것을 뉴턴(외과적) 치료와 아인슈타인(에너지적) 치료 양쪽을 조합한 것으로 생각하는 사람도 있을지 모른다. 척추는 척수가 내재한 긴 신경섬유 다발로, 몸에서 뇌로 통증 등의 지각정보를 보낸다.

이러한 척추 전기자극이 유효하다는 사실을 배경으로 일반적으로 받아들여지는 가설 중 하나가 침 마취에도 이용되는 이론이다. 소위 관문조절이론(Gate Control Theory)으로 멜잭(R. Melzack)과 윌(P. Wall)[2]이 제기했다. 이 이론에서는 통증 충격이 척수로 입력되기 전에 먼저 상위 수준의 말초신경을 침으로 자극하면 통증을 전하는 관문이 닫히게 된다고 설명하고 있다. 통증의 충격은 이 관문을 통과해 통증과 지각의 정보를 상위에 있는 뇌로 전달하므로 관문이 닫혀 있으면 통증 충격이 중추신경으로 전해지지 않는다. 척추자극장치는 통증의 입력부보다 위쪽의 척수에 장착했을 때, 전기적으로 관문을 닫고 통증이 위쪽으로 더 올라가지 않도록 저지한다고 한다.

척수 전기자극요법은 TNS 장치, 즉 경피신경자극장치(Transcutaneous Nerve Stimulator)라고 부르는 치료 장치의 발명으로 한 걸음 더 발전하였다. 이는 관문조절이론과 같은 원리로, 척수를 경유하여 뇌로 신호를 보내고 있는 피하 말초신경에 미약한 전위 변화를 일으켜서 자극한다. TNS 장치는 척수 내에 이식된 장치를 통해 관문 기구와 상호작용하기보다는 불쾌한 통증의 충격 통로 상에서 척수로 들어가는 피하 말초신경을 막아 통증의 관문을 닫을 수 있다. 체표에서 외부 전기전류를 흘림으로써 신경 외과적 수술보다 안전하고 단순하게 통증을 조절할 수 있게 되었다. TNS 장치는 통증 제거에 있어 기존의 약물치료나 외과적 수술을 뛰어넘는 순수한 에너지 치료법이다.

TNS에 의한 통증 조절 연구에서 재미있는 사실이 발견되었다. 피부에 약한 전류를 흘릴 때 특정 피부 영역에 전극을 대면 진통 효과가 더 크다는 보고가 있었다. 그런데 그 특정 영역이 옛날부터 침구사가 마취나 진통을 위해 침을 놓던 자리라는 것이다. 그 후 침 마취 효과는 적어도 부분적으로는 천연 진통물질로 알려진 엔도르핀이 신경계 내에서 분비되기 때문이 아닌가 생각하게 되었다.[3]

내인성 진통제인 엔도르핀은 뇌 자체가 분비하는 아편 같은 진통물질이다. 1970년대 중엽에 발견된 이 화학물질군이 강력한 진통작용을 갖는 이유는 이들이 뇌 내의 특수한 '아편제' 또는 엔도르핀 수용체와 결합하기 때문이다. 많은 아편 수용체가 뇌 내를 달리는 통증의 전달로를 따라 발견되었다. 내인성 엔도르핀이 분비되든 외인성 마약이 투여되든 아편 수용체가 활성화되어 통증 신호가 중추신경계에 전달되는 것을 저지하여 진통 효과가 생긴다. 반대로 날록손 같은 진통제의 길항제를 이용하면 엔도르핀이 수용체와 결합하지 않아 진통 효과가 없어진다. 실험에 의하면 날록손과 같은 엔도르핀 저해물질의 영향하에서는 피부의 경혈을 침이나 저주파로 자극해도 진통 효과가 줄어든다는 게 확인되었다. 이러한 사실은 침 치료에 의한 진통 효과와 경혈의 전기자극이 신경계 내의 엔도르핀 방출과 관련 있음을 보여준다. 그러나 엔도르핀으로 모든 게 설명되는 것은 아니다. 예컨대 진통 효과를 얻기 위해 고주파 전기자극을 경혈에 흘렸을 때, 날록손에 의한 저해작용의 영향은 상대적으로 적지만 다른 신경전달물질인 세로토닌 길항제를 투여하면 저해작용이 커진다.

척수 관문 기구의 발견이나 엔도르핀, 세로토닌과 같은 신경전달물질 조작은 전기치료의 진통 효과를 얻기 위한 조각 맞추기의 새로운 요소로 추가되었다. 이 같은 전기적 접근은 몸이 갖는 치유와 진통의 메커니즘을 활성화하려는 의도가 있다. 설명의 타당성과 관계없이 TNS 기기에 의한 전기적 조절로 치유나 고통 제거를 위해 이용할 수 있는 전자기에너지의 주파수 폭이 더 넓어지게 되었다.

전기치료의 가장 혁명적인 응용은 조직재생 기능의 활성화일 것이다. 뉴욕의 정형외과 의사 로버트 베커(Robert O. Becker)의 시대를 앞선 연구는 신경계 내의 전류가 생체의 조직회복과 재생 기구에 얼마나 영향을 미치는지 밝혀냈다. 이 연구의 가장 일반화된 응용법의 하나로 외부에서 가해지는 전자장에 의해 골절 치료 속도를 빠르게 하는 게 있다.

베커의 독창적인 연구는 손상전류로 알려진 현상을 다루는 것이었다. 이러한 손상전류의 예는 실험동물의 절단된 사지 끝에서 측정되는 전기전위이다. 베커는 실험동물의 사지를 절단한 뒤 치유와 회복 과정에서 전위 변화가 측정된다는 것을 알아냈다. 또 조직 재생이라는 복잡한 과정을 연구하는 가운데 도롱뇽과 개구리는 회복기구가 다르다는 점도 발견했다. 둘은 진화 계통상의 거리 때문인지 도롱뇽은 절단시킨 다리 전체를 재생할 수 있었는데 반해 개구리는 그렇지 않았다. 개구리는 진화 도중에 양서류 계통수 어디인가에서 그 능력을 잃어버린 듯하다. 베커는 재생할 수 있는 도롱뇽 절단면에서 측정되는 손상전류와 재생되지 않는 개구리 다리의 절단면 전위가 약간 다르다는 사실에 강한 흥미를 느꼈다.

베커는 도롱뇽과 개구리의 앞다리 절단 후, 상처 치유가 일어났던 부위의 전위를 측정하였다. 개구리는 처음에 플러스 전위가 측정되었는데 치유와 함께 감소하다가 완치되자 완전히 사라졌다. 그러나 도롱뇽은 개구리와 비슷하게 처음에는 플러스 전위가 측정되었지만, 극이 마이너스 전위로 바뀌었다. 이 마이너스의 손상 전위는 재생과정과 함께 줄어들다가 새로운 다리가 성장하자 완전히 사라졌다.

이 두 전류의 확실한 차이는 사지가 재성장되는 도롱뇽은 전위가 플러스에서 마이너스로 변한다는 사실뿐이다. 베커는 절단된 개구리 다리에 인위적으로 마이너스 전위를 주면 어떤 영향을 미칠지 의문이 생겼다. 그러고 그 실험한 결과는 놀랍게도 개구리에게 새로운 다리가 생겨났다.

팔다리나 장기를 재성장시키려고 전기자극을 주는 방법은 혁명적이었다. 현시점에서 전기자극이 주로 세포의 회복기구에 작용하는 것인지, 아니면 에테르체의 홀로그램적 잠재력을 발현시키는 것인지는 명확하지 않다. 베커는 키를리안 사진으로 잘린 다리 부위를 촬영해 환엽 효과의 동물실험 버전을 재현하려고 했지만 유감스럽게도 성공하지 못했다. 그 원인에 대해서는 나중에 키를리안 사진의 숨겨진 의미에 대하여 논의할 때 언급하기로 하자.

베커의 연구업적에는 치유 피드백의 일부일 수 있는 신경계 내에서 새로운 정보전달계를 발견했다는 것도 포함된다. 이 체계는 온몸의 신경섬유를 둘러싸는 글리아세포(Glia cell)와 슈반세포(Schwann cell)의 정보전달 네트워크인 것 같다. 슈반세포는 말초신경 대부분을 싸는 절연 피복을 형성한다. 슈반세포는 랑비에결절로 알려진 규칙적인 간격으로 구분되어 있어, 그것에 따라 활동전위가 전달된다(활동전위는 신경섬유나 축삭에 따라 정보를 전달하기 위한 신경 자극의 발생을 나타낸다). 글리아와 슈반세포는 원래 가까운 신경세포에 영양을 공급하기 위한 세포라고 생각했다. 그러나 베커의 연구결과 두 유형의 세포가 정보의 전달자임을 시사한다. 베커의 연구는 글리아와 슈반세포에 의한 정보전달은 일반 신경전달에서 전통적으로 관찰되듯이 급속하게 변화하는 디지털 맥동 신호라기보다 느린 아날로그적 변화를 보여준다. [4,5]

베커의 중요한 발견과 앤드류 바젯(Andrew Bassett)[6]의 최근 연구결과로 골절 치료를 촉진하기 위한 전자기기가 널리 응용되었다. 초기의 동물실험에서는 골절된 말의 다리에 전극을 외과적으로 이식하였다. 이 뼈 전극은 특수한 전원에 접속시켜 골절 영역에 미약한 펄스 전류를 흘렸다. 치료가 어렵다고 생각했던 골절도 놀랍게 치유되었고, 마침내 그 방법이 인체에도 응용

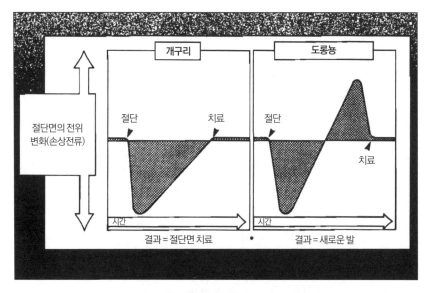

〈그림8〉 **실험 절단에서의 손상 전류의 변화**

되었다. 특히 뼛조각이 붙지 않아서 절단할 수밖에 없었던 사례에 유효했다. 척추자극장치의 경우에서처럼 전극의 외과적 이식이 필요 없다는 것이 증명되었다. 골절 부위를 가로지르는 미세전자장의 외부적 적용(실질적으로 석고붕대 위에 설치한)에서 만족스러운 치유 효과를 얻을 수 있었다. 환자는 X선으로 완치가 확인될 때까지 특수한 전극이 장착된 깁스를 풀지 않고 몇 주 또는 몇 개월 동안 지낸다.

　일련의 조직재생 연구를 통해 얻은 성과로 치유와 회복 과정의 '에너지적' 세포 작용원리가 주목받게 되었다. 베커는 생체전기라는 새로운 분야를 개척했다. 그는 세포의 작용원리를 전자공학과 인공 두뇌학의 관점에서 검토했다. 그리고 단세포 수준에서는 미정질(微晶質, microcrystalline)과 다른 세포의 부차적 성분이 마치 반도체 회로처럼 세포 내의 전류를 조절한다는 사실을 발견했다. 세포막과 같은 세포기관은 축전지로 기능한다고 볼 수 있다. 전자전달계와 함께 미토콘드리아를 포함한 다른 내적 구조는 작은 축전지나 전력원으로 볼 수 있다. 세포 속이나 세포 사이에서 전자의 개폐나 전달 체계가 있을지도 모른다는 암시이다.

현재의 생물학적 조건하에서 발생 초기부터의 생체 내 성장은 살아 있는 피에조전기 매트릭스(piezoelectric matrix)역할을 하는 단세포의 반도체적 성질에 따라서 진행된다. 원시적인 기질조직(글리아세포나 위성세포, 슈반세포)은 주로 전기에 의해 활동하는 인체 내 신경세포를 지지하고 있다. 이 사실은 특히 기계적인 스트레스와 골절에 대한 뼈 성장반응에 확실하게 나타나고, 또 골절시 뼈의 성장반응은 전기를 이용한 제어 체계의 존재를 보여준다. 자기에 의한 연골재생 촉진, 미약한 직류전류로 팔다리의 재생력을 유지하거나 전기장에 의한 뼈의 성장촉진, 전류에 의한 포유류의 이식 종양세포 성장 저지는 모두 전기의학의 일부이다. 전기의학은 적절한 전자장을 이용해서 세포의 전기생리학적 에너지를 끌어내기 위한 과학이다.[7]

세포의 복제 조절도 어쩌면 생체전기 개폐 기구에 의한 것일지 모른다. 암은 이상세포의 대량 생산으로 세포의 복제기구가 망가진 아주 좋은 예이다. 마운트 시나이 의대에서 실험 쥐에게 이식한 종양세포(흑색종 melanoma B-16 세포)에 부가한 전기 효과의 연구에서는 전류가 기존 화학요법의 암세포 살상 효과를 강화할 수도 있음을 보여주고 있다. 특수 전류치료와 화학요법을 함께 받은 흑색종 실험 쥐가 화학요법 한 가지로만 치료받은 실험 쥐보다 두 배 오래 살았다.[8] 비타민C를 발견한 알베르트 센트죄르지(ALbert Szent-

Giorgyi)는 암을 이해하기 위한 생체전자 모델을 연구했다. 센트죄르지는 복제과정이 자연스럽게 이루어지고 있다면, 암의 문제점은 자기복제 자체에는 없다고 생각했다. 암세포 문제는 복제과정을 끌 수 없는 전류의 개폐 기구에 있을 것이다. 위의 흑색종 실험 쥐의 실험은 암 치료의 에너지적 접근에서 전류와 전자장이 이들 비정상 전류 개폐 기구를 조작할 수도 있음을 보여준다.

암의 전기치료를 연구하는 또 다른 과학자는 비요른 노르덴슈테름 (Bjorn Nordenstrom)으로, 그는 스톡홀름 카롤린스카연구소 방사선 진단부 부장이었다. 몇십 년 동안 노르덴슈테름은 암 치료를 위해 특수하게 응용된 전류를 연구해 왔다. 한정된 수의 환자지만 노르덴슈테름은 폐로 전이된 여러 유형의 암에서 완전히 벗어나게 하는 데 성공했다.[9,10] 노르덴슈테름은 X선 가이드 하에서의 폐생검(lung biopsy)의 세계적 선구자 가운데 한 명이기도 하다. 그는 고립성 폐종양 내로 백금전극을 심기 위해 같은 X선 기술을 이용했다. 다양한 시간 간격으로 백금전극에 10볼트의 전류를 흘렸다. 노르덴슈테름은 이 전기치료를 이용해 다른 방법으로는 치료 불가능이라고 판단된 다양한 증례에서 종양의 퇴축과 완전 회복을 이끌어냈다.

노르덴슈테름은 전기치료가 왜 종양 파괴에 좋은 결과를 낳는지 설명하기 위해 몇 가지의 작용원리를 가정했다. 우선 백혈구가 음전하를 띠고 있음을 발견했다. 그래서 종양과 싸우는 림프구는 전이암 병소 중심에 놓인 백금전극에 걸리는 양전하에 의해 암 부위로 끌리는 것이 아닐까 생각했다. 두 번째 음전극은 종양 부근의 정상조직에 설치한다. 그곳에서 생긴 전기장은 조직을 이온화하여 암세포에 해로운 산성 물질을 집적시킨다. 이것은 자동차 축전지의 전극에 산이 축적되는 것과 같은 원리이다. 산성도가 높아지면 그 부위 적혈구가 파괴되어 헤모글로빈이 변성을 일으킨다. 그러면 암세포는 산소를 충분히 공급받을 수 없게 된다. 또 노르덴슈테름은 포지티브 전기장은 수분을 종양 밖으로 운반해 종양을 쪼그라뜨리고 주위 세포를 부풀린다고 가정했다. 그리고 부은 조직은 그 국소 혈관을 압박해서 종양으로 흐르는 혈류를 막는다.

노르덴슈테름은 '생체전기회로'가 아직 발견되지 않은 신체 순환계의 하나라고 생각했다. 이 자연 전기회로는 외상이나 감염, 종양과 정상 장기활동에 의해서도 활성화된다. 전류는 동맥과 정맥을 따라서, 또 혈관 벽을 가로질러 흐르고 백혈구와 대사산물을 세포 내외로 끌어내거나 돌려준다. 노르덴슈테름은 베커 등의 연구원들도 관심 가졌던 현상인 손상전류를 상세하게 관찰해서 자신의 이론을 세웠다. 그는 다른 생체에너지 연구자와 마찬가지로 생체전기 회로망의 장애가 암이나 다른 질병과 관련되어 있을지 모른다는 생각에 동의한다.

이 생체전기 모델과 같은 질환을 이해하기 위한 새로운 모델은 세포 수준에서의 근본적이고 원인 요법적이며, 세포 수준에서 중재함으로써 질병의 과정을 뒤집는 독특한 방법을 제공해줄지 모른다. 이는 얼핏 약물 · 수용체 상호작용에 바탕을 둔 이종의학과 유사해 보이지만, 생체전기 모델은 세포 수준에서 질병을 치료하는 순수한 에너지 치료법을 제공해준다. 골절 치료, 암세포 죽이기, 조직재생에 적용했듯이 전자장이 원래 세포에 내재된 생체전기적인 방어나 수복 기구를 유도할 수 있을까? 적어도 물리적 조직 차원에서는 가능할 것 같다.

흥미로운 사실은 치료에 이용되는 에너지주파수가 성공적 치유의 중요한 요소라는 점이다. 연구자들은 골절 치료에 있어 뼈에 쏘이는 전자장의 펄스 주파수가 결정적 요인임을 알게 되었다. 아주 작은 주파수 변화로도 뼈세포에서 칼슘 기질을 새롭게 침착시키기도 하고 뼈를 흡수 제거하기도 한다.

이같이 전달되는 주파수의 사소한 변화로 뼛조각이 강화되기도 하고 무너질 수도 있다.

진통이나 종양 축소, 골절 치료를 촉진하기 위해 전자장의 이용뿐만 아니라 순수한 자장만을 이용한 치료법도 있다. 1987년 폴란드의 의학 연구자가 류머티즘을 비롯한 퇴행성관절염을 치료하기 위해 고주파 자장이 이용될 수 있음을 발표했다.[11] 폴란드 블로시초바의 스니아데츠키 병원에서 실시한 연구는 자기장 치료(magnetic field therapy)가 관절염의 물리요법으로 효과적인 새 치료법임을 확인했다. 대부분 사례에서 자기장 치료로 관절통을 경감시키고 부종을 줄이고 관절의 운동성을 개선할 수 있었다.

2년 넘게 류머티즘 의사와 재활의학 전문가가 폴란드에서 만든 고주파 자장발생 장치 Terapuls-GS200을 이용해 만성 관절류머티즘(RA)과 퇴행성 관절질환(DJD) 환자 189명을 치료했다. 관절의 크기, 관절을 덮는 지방의 두께, 그리고 환자의 경과에 따라 조사량을 달리했다. 환자는 10~15일 동안 20~25분의 치료를 하루 1~2번 실시하도록 했다. 그 결과 RA 73%와 DJD 67%가 크게 좋아졌지만, 적외선 온열요법만 했던 환자는 44.6%만 좋아졌다. 유럽의 다른 지역과 인도, 미국에서도 여러 양식의 자기장요법이 다양한 질병에 효과가 있다고 보고한 연구자가 있다. 다음 장에서 보게 되겠지만 자기장의 치료 효과는 새로운 에너지 치료와 특별한 관계가 있다.

통증이나 질병은 전자의학과 자기장 치료로 지금까지와는 다른 처치를 받기 시작했고, 그 때문에 세포 수준에서의 치유 원리에 대해서도 새롭게 고찰하게 되었다. 질병 치료의 흐름이 전형적인 약물이나 수술의 기초가 되는 이종요법 모델에서 점차 에너지의학적 방법으로 전환되고 있다. 앞에서 언급했듯이 질병 치료를 위한 전자기에너지 응용은 에너지 치료의 가능성을 의학적으로 입증하려는 과학자들의 마음을 열기 시작한 것 같다. 현재 알려진 에너지라도 그 광범위한 스펙트럼에 대한 이해가 확대됨에 따라 소위 의학의 '주변부'로 취급받던 많은 의학 분야가 각각 미세하게 다른 에너지의학의 원리를 적용하는 대상이라는 사실을 알게 될 것이다. 그러나 여기에서 사용되는 에너지란 생명력 그 자체인 미세에너지와 그 개개 에너지가 모여서 이루어진 한 옥타브의 '음계'이자 '배음'이다.

이러한 미세 생명에너지의 존재와 응용을 과학자들에게 확신시킬 수 있으려면 연구와 진단을 위해 미세에너지의 시각화라는 문제가 있다. 키를리안 사진은 그러한 방향의 진단 가능성은 갖고 있을지 모르지만, 현재의 개발 정도로는 주류 의학에서 폭넓게 받아들이기 어려울 것 같다. 그러나 기존 의학 범위 내에서 앞서 말한 궁극적인 목표를 향한 진단기기들이 새롭게 개발되고 있다. 그 목표가 어떻게 달성될지 이해하기 위해 이 장의 앞부분으로 돌아가 X선의 발견과 응용에 대해 자세히 이해할 필요가 있다.

다시 X선으로: CAT 스캐너의 개발

엑스선(X-ray)을 이용해 조직 내의 뼈를 시각화하는 초기 방법은 단순한 엑스선 관(X-ray tubes)을 몸 위에 두고 몸 아래에 형광판이나 사진 건판을 두어 촬영하는 방법이었다. 그 후 기기의 발달과 엑스선 발생기의 미세한 조절로 엑스선 조사량 조절에 대한 조작성은 비약적으로 개선되었다. 또 초기에는 그다지 강하지 않던 형광 스크린도 전자영상 증폭 장치로 충분히 밝아졌다.

그 결과 운동의 실시간 관찰에 형광 카메라를 사용하게 되었다. 그러나 거의 투명한 연부조직을 배경으로 한 뼈의 형상은 혈관이나 소화관 같은 연부조직을 강조하기 위해 특별한 조영제를 사용할 때 외에는 똑같아 보였다.

아마도 영상진단의 가장 혁명적인 발전은 컴퓨터 기술과 엑스선 자료의 결합으로 이루어졌을 것이다. CAT 스캐너는 '컴퓨터 엑스선 체축 단층촬영'을 줄인 말로, 검사대상에 엑스선의 가느다란 빔을 쏴 검사를 한다. 빔은 검체 주위를 360도 회전해서 모든 각도에서 단편적인 사진을 찍는다. 스캐너 안의 컴퓨터는 각각의 사진을 광학적으로 해석하고 처리한 다음, 각각의 사진을 종합해 영상을 재구성하면 인체의 횡단면 전체상이 만들어진다. 더 진보된 CT(전산화단층촬영술) 스캐너는 스캔한 범위의 인체에 대해 연속된 단면상을 만들어낼 수 있다. 이런 식으로 만들어진 상은 엑스레이 사진으로는 볼 수 없었던 연부조직도 찍을 수 있다. CT 스캐너는 신경학 분야에서 혁명적인 진단능력을 발휘하고 있다. 이전까지는 간접적으로 뇌를 시각화하는 방법밖에 없어 검사를 목적으로 한 두개골 절개수술이 필요했다. CT 스캐너는 뇌와 신체 내부조직을 볼 수 있어 여러 종양이나 구조기관의 이상을 신속하고 쉽게 발견할 수 있게 되었다.

엑스선 CT 스캐너가 개발된 이래, 급속하게 진보하고 있는 수학과 컴퓨터에 의한 기술은 CT 스캐너 자체보다도 더 중요하게 생각된다. 현재는 다른 스캐너 장치의 분석 자료를 재편성해서 머리를 비롯한 신체 부위의 입체상을 만들 수도 있다.

엑스선 CT 스캐너는 뼈와 연부조직의 구조만 마법같이 보여줄 수 있었던 반면, 최신 스캐너는 세포의 생리적, 세포적 기능을 입증할 수 있다. 이런 기술 개발 가운데 최초로 뇌세포의 기능탐구에 참여한 것이 PET 스캐너이다. PET란 양전자방출단층촬영법(Positron Emission Tomography)의 줄임말이다.

PET 스캐너는 원래 별개인 두 분야 즉 핵의학과 전산 단층촬영 기술이 합체해서 태어났다. 핵의학에서는 반감기가 짧고 특정 인체 장기에 집중되는 성질을 갖는 방사성 물질을 피험자에게 정맥주사 한다. 그런 다음 피험자는 문제가 되는 장기에 집적된 표지 물질에서 방출되는 방사선 입자를 측정하기 위해 검출기 옆에 눕는다. 검출기는 장기의 윤곽이나 형상을 이차원적 평면으로 크기, 위치, 국소적 집적 결함 등을 보여준다.

PET 스캐너는 먼저 뇌 기능 연구에 이용되었다. 방사성 원소로 표지화된 포도당(뇌의 주요한 연료)을 피험자에게 정맥주사 하면 뇌로 들어간다. 이 방사성 표지 포도당은 PET 스캐너에서 양전자의 방출원이 된다. 일련의 형광 검출기가 피험자 머리 주위에 설치된다. CT에서도 이용된 수학적 컴퓨터 프로그램을 응용해서 PET 스캐너는 뇌세포가 적극적으로 흡수하는 방사성 포도당에서 방출되는 양전자를 바탕으로 뇌의 횡단면을 재현할 수 있다. 뇌의 특정 영역이 얼마나 활동적이냐에 따라 포도당이라는 연료량이 많이 이용될 수도 있고 더 적게 이용될 수도 있다. PET 스캐너가 표시하는 사진은 CT 스캐너와 닮긴 했지만, 뇌의 다른 부분의 세포 활동성에 바탕을 둔 영상이다. 과학자는 최근 PET 스캔을 사용함으로써 정상적인 사람과 조현병이나 조울증 같은 정신병 환자의 뇌 사이에서 뇌의 국소적인 활동성 차이를 연구할 수 있게 되었다. 어떤 경우에는 PET 스캔 결과 이전에는 무효라고 판정되었던 약물치료의 임상적 개선이 인정된 예도 있다. 과학자들은 문장을 '읽고' 이야기나 음악을 '듣는' 등의 작업이나 잘 쓰는 팔이 왼쪽인가 오른쪽인가에 관련된 뇌의 영역이 어떻게 다른지 연구하고 있다. CT 스캐너는 뇌 조직의 구조적 결함을 발견하는 데 편리하지만, PET 스캐너는 인간 의식 자체의 역동적이고 기능적인 성질을 조사할 수 있게 했다.

PET 스캐너의 중대한 가치가 초기 연구결과로 나타났지만, 방사성 포도당 하나를 만들려고 해도 선형 가속 장치의 필요 등 비용면에서 한계를 드러내 정신의학 연구를 위한 필수 진단장치로 보급하기는 어렵다고 생각한다. 그러나 어떤 종류의 약물이나 치료법의 효과를 확인하는 순수한 연구는 이 장치로 이루어지고 있다.

PET에 의한 최초 연구가 이루어진 이래 새로운 방사성 물질도 개발되었다. 예컨대 현재는 도파민 수용체에 결합하는 표지 물질이 있다. 의학사상 처음으로 도파민 수용체와 같은 세포 성분이 실제로 활동하고 있는 뇌에서 시각화된 것이다. 이 도파민 수용체는 분열증이나 파킨슨병 같은 운동장애 관련 세포 성분이다. 이전의 세포 성분 연구는 특정 질병으로 죽은 사람의 사체에서 채취해 특수 처리한 뇌 조직을 현미경으로 분석해야 했다. PET 스캔은 우리가 뇌를 이해하는 데 놀랄 만한 새로운 정보를 제공한다. 그러나 인체에 대해 더 독특한 통찰을 가져다주는 새로운 장치도 나타나고 있다.

CAT 스캐너를 넘어서: MRI가 본 인체

앞에서 본 대로 사람 몸의 단층촬영은 엑스선 CT 스캐너로 가능해졌다. 그러나 최근 병원 방사선과에는 더 새로운 장치가 자리를 잡고 있다. MRI 스캐너 즉 자기공명영상이라고 부르는 장치이다. CT 스캐너보다 훨씬 비싸 미국 FDA의 인가가 난 지도 얼마 되지 않았다. 의학잡지에 MRI의 진단 잠재력에 대한 예비적 연구가 실렸을 때 의학계에서는 엄청난 흥분과 호기심이 소용

돌이쳤다. 흥분의 원인은 MRI 스캐너가 만들어낼 수 있는 신체 화면의 특성 때문이다. 우선 순수한 신체진단 관점에서 MRI는 기존 CT 스캔으로 사전에 검색할 수 없었던 종양도 찾아낼 수 있다.

MRI는 지금까지 다루어온 장치들과 달리 엑스선이나 방사성 물질을 사용하지 않는다. 자기공명영상은 강력한 자장에 대한 신체 조직의 반응을 CT와 마찬가지로 컴퓨터 프로그램을 이용해 영상화하는 장치이다. 흥미로운 사실은 현재의 MRI 영상은 인체 조직 내 물의 분포와 구조적 특성을 반영하고 있다는 점이다. 어떻게 MRI가 그 같은 재주를 부릴 수 있는지는 다소 설명이 필요하다. MRI는 핵자기 공명이라는 현상을 이용해 영상을 만든다. 이것은 1960년대 이후 유기화학자 사이에서 알려져 있던 분석기술이다. 1970년대 이전만 하더라도 의학의 영상장치로는 응용되지 않았다.

살아 있는 조직을 시각화하기 위해 MRI는 물 분자를 구성하는 수소 원자의 원자핵 또는 양성자의 자기적 특성을 이용한다. 양성자는 회전하는 작은 지구처럼 움직인다. 양성자는 회전축이 있어서 지구처럼 N극과 S극을 만든다. MRI가 만드는 강한 자장에 들어가면 제각각이던 N극과 S극의 무질서한 분포가 변화한다. 모든 양성자는 밖에서 걸린 자장 방향으로 축을 정렬한다. 두 번째 자극으로 라디오나 무선에 사용되는 것 같은 주파수(고주파) 빔을 쏜다. 이 빔은 양성자 고유의 주파수에 동조되어 있어 소리굽쇠와 같은 공명 현상이 일어난다. 빔의 스위치가 들어가면 자기적으로 정렬된 양성자는 축을 중심으로 천천히 도는데 빔이 꺼져도 종종 회전을 계속한다. 라디오 주파수가 갑자기 꺼지면 이번에는 라디오 주파수 빔으로 자극된 양성자에서 흡수된 전파에너지가 조금씩 방출된다. 그 에너지는 환자를 둘러싼 MRI 스캐너 속에 있는 검출기에 흡수된다. 다수의 검출기에 흡수되어 측정된 자료는 CT 프로그램처럼 수학적으로 해석되고 재구성되어 영상으로 나타난다.

MRI는 인체를 잘라내듯이 횡단면 영상을 만들 수 있고, 그 이전의 어떤 검사기와 비교할 수 없을 정도의 정밀한 영상을 생성한다. 살아 있는 사람을 얇은 MRI 단층사진으로 드러내는 정보의 질은 인체 해부에서 얻을 수 있는 장기 절단면을 보는 것에 거의 접근하고 있다. MRI를 이용하면 외과 의사나 병리 의사만 볼 수 있던 살아 있는 인체 내의 장기 구조를 비침습적으로 얻어낼 수 있다.

현재 MRI는 복사원으로 자극된 양성자를 이용한다. 그것들은 몸을 구성하는 물(양성자의 최대 공급처)에 의존하고 있다. 인체를 구성하는 약 70%의 분자는 물로 만들어져 있다. 또 물은 세포의 대사기구 내에서 진행되는 화학반응에 따라서 생성되기도 한다.

자기공명영상의 기본 원리는 현재 관찰하고 있는 수소 원자에 특정한 공명주파수를 갖는 에너지를 보내서 자극하는 데 있다. 그 에너지는 라디오나 무선에 사용되는 주파수대의 전자파에 해당한다. 그 주파수가 특정 공명주파수일 경우 그 에너지만 원자에 흡수된다. 다시 말해 우리는 원자의 전자궤도 모델이나 에너지각(energy shells)과 유사한 상황을 보고 있다. 낮은 궤도에서 높은 궤도로 전자를 이동시킬 경우, 결국 특정 주파수 특성의 에너지만 받아들여진다. 전자가 높은 궤도에서 낮은 궤도로 내려간다면 전자를 낮은 궤도에서 높은 궤도로 옮기는 데 필요한 주파수와 같은 주파수의 광자가 방출된다. 이때의 공명주파수란 전자를 이동시키는 데 필요한 에너지 특성이다. 이 경우 MRI는 양성자에게만 공명을 일으키는 주파수 에너지의 전자파를 줌으로써 전자가 아니라 수소 원자를 자극한다.

이 공명 특성의 원리 때문에 연구가들이 MRI 전자공학의 창을 나트륨이나 인을 포함한 다른 원자 연구에 적용하려고 한다. 인은 ATP(아데노신 삼인산)의 구성 성분이다. ATP는 세포를 움직이기 위한 에너지 화폐라고 할 수 있다. 인은 근육에 특이적으로 보이는 CPK(크레아틴 키나제)라는 효소성분이다. MRI 연구자가 기대하는 것은 인 원자와 공명하는 에너지원을 이용해 세포 수준의 화학에너지 교환을 시각화할 수 있지 않을까 하는 것이다. 게다가 의사들은 직접 근육 생체 검사를 하지 않고도 근이영양증 등의 근육 이상을 진단할 수 있게 될지도 모른다. 자기공명체계는 비침습적으로 세포의 대사를 측정하는 방법일 수도 있기 때문이다.

MRI는 물의 세포 분포와 구조적 특질을 보기 위해 자장을 이용하기 때문에 MRI의 진단 가능성에 대한 고찰은 우리에게 흥미 있는 일이다. 현재는 물의 특수한 에너지 특성에 대해 어느 정도 알고 있으므로 MRI를 이용해 인체 내 미세에너지 변화를 관찰할 수 있을지도 모른다. 앞에서 언급한 버나드 그래드의 사이킥 힐링 연구에서 치유사는 물 분자의 에너지 특성을 변화시켜 불리한 환경에 놓인 식물에 대한 성장촉진 효과를 거둘 수 있었다. 만약 물 분자의 특성이 치유사가 만들어내는 에테르장에 의해 변한다면, 치유사가 인체에 미치는 미세한 자기효과와 생체 조직 내의 물에 내재한 구조를 연구하는 데 MRI를 이용할 수 있을 것이다. 사이킥 힐러가 이끌어내는 에너지 변화에 대해서는 제8장에서 더 다룰 것이다.

MRI는 인체에 대한 더 새로운 진단 정보를 가져다줄 것이다. MRI로 들여다볼 수 있는 또 다른 창은 이미 열려 있다. 그것은 세포의 기능 구조를 더 상세한 영상으로 얻게 한다. 그러나 우리는 물질로서의 분자를 영상화하는 수준, 즉 세련된 뉴턴적 분석을 시행하는 일에서 아직 빠져나오지 못하고 있다. 그 방법으로 얻을 수 있는 정보는 중요하고 유용하지만, 인간이라는 기본 구조를 순수하게 미세에너지 관점에서 보기에는 아직 건너야 할 다리가 남아 있다. 키를리안 사진에서 얻어지는 안목과 함께 MRI에서 배운 원리가 어울려 인간의 미세에너지 구조의 영상진단에 비약이 일어날지도 모른다.

EMR 스캐닝과 고전압 사진을 넘어서: 에테르계로 들어가는 입구

영상진단기 다음의 커다란 비약은 앞서 언급한 모든 체계에서 핵심 원리를 연장해 응용하는 데서 태어난다. 앞서 언급했듯이 단층사진의 역사에서 최대의 비약은 CT의 수학적 프로그램이었다. 컴퓨터 덕분에 어마어마한 자료를 순식간에 처리할 수 있게 되었다. 컴퓨터는 방대한 정보를 인간의 눈이나 뇌로 해석할 수 있는 도형이나 문자 정보로 재구성한다. 의미 있는 패턴의 인식에서는 아직 인간의 지력이 가장 중요한 역할을 한다. 최종 진단은 컴퓨터가 아니라 의사가 내리고 컴퓨터는 오로지 정밀한 영상을 만들어낼 뿐이다. 그러나 엄청난 양의 수학적 계산에 쓰일 시간을 압축해 유용한 영상을 만들어내는 영상진단기기의 발전을 가치 있는 것으로 만든 것은 컴퓨터의 힘이다.

　　머지않아 과학자는 CT나 MRI 개발자들이 쌓아 올린 기반을 각 방면으로 응용하게 될 것이다. 아마도 곧 컴퓨터화된 전자영상체계가 만들어져 의사가 에테르체의 상세한 연구를 하게 될 것이다. 생물학적 공명현상은 사람의 눈으로는 보이지 않는 광활한 생명 현상의 세계로 들어가는 문을 여는 열쇠가 될 것이다. 자기공명영상장치 개발자에게 가장 중요한 원리가 공명현상이다. MRI 장치는 특정한 공명주파수의 에너지를 방출한다. 이 에너지가 선택적으로 세포 성분을 활성화하여 에너지를 방출한다. 그 에너지를 이용해서 세포의 구조를 영상화한다. 이렇게 빛을 발하는 각각의 분자, 세포 또는 몸의 구성요소를 에너지 과정으로 연구함으로써 인간을 말 그대로 투명한 존재로 바꿀 수 있다. 오직 한 분자 시스템만을 자극할 수 있는 능력은 과학자들이 연구하고 싶어 하는 반응만을 선택할 수 있게 한다. 이미 언급했듯이 인 원자의 공명에너지 자극으로 근육 이상을 연구하는 신경학자에게는 대단히 흥미로운 사실을 증명할 수 있을지도 모른다. 마찬가지로 수소의 공명 영상(그리고 조직의 구조와 조직 내 물의 분포에 대한 공명 영상)은 정상조직과 악성 암 성장을 비교 연구하는 종양학자에게는 더 가치가 있을 것이다.

MRI는 공명원리의 혁명적인 응용수단이지만 의사는 아직 인간 세포구조의 물리적, 생화학적 성분 연구에만 한정하고 있다. MRI는 기본적으로는 인체의 분자 구조 분포와 생화학적 기능을 연구하기 위한 도구이다. 지금 요구되는 것은 이미 발생한 질병에 수반되는 생화학적 이상을 찾아내는 것뿐만 아니라 질병을 일으킨 원인 탐색이 에너지 차원에서 가능해지는 영상체계이다. 현존하는 영상진단기에 이어 필연적으로 개발될 후속 기종을 활용해 이미 고통을 일으킨 질병에 대한 진단뿐만 아니라 건강과 질병이라는 진정한 전조를 밝힐 수 있게 될 것이다. 진정한 예방의학은 영상진단기의 개발로 인간이 피와 살, 세포막이나 수용체 이상의 어떤 것이라는 사실을 의사가 인식하게 될 때 이루어질 것이다.

키를리안 사진에는 인간의 몸과 마음에 질서나 무질서를 초래하는 본적 없는 '생명에너지' 패턴을 보여줌으로써, 새로운 시대 과학자들이 마침내 질병의 전조를 검출할 수 있는 감질나는 단서가 들어있다. 현재 수준의 키를리안 고전압 사진에 의한 지문으로 암이나 낭포성섬유증 등의 징후가 암시되고 있다. 그러나 키를리안 지문으로는 질병의 전조로 일어나는 에너지의 변화를 의사에게 확신시킬 만한 정확성을 동반하지는 못한다. 키를리안 진단기술에 바탕을 둔 기기에 요구되는 것은 지문뿐만 아니라 전신의 영상촬영체계를 만드는 일이다. 이 방면의 선구자로는 러시아나 루마니아 과학자가 선두를 달리고 있다. 인간의 미세한 생체에너지장의 변화를 시각화하려는 탐구자에게 주어진 열쇠는 공명현상이다. 의사들은 MRI 스캐너를 이용해 질병 상태에 있는 신체의 장기를 영상화하기 위해 에너지 공명 원리를 이용하고 있다. MRI와 CT, 키를리안 장치 기술이 결합한다면 현재의 공명 기술을 뛰어넘어 인간의 에너지 구조를 향한 더 깊은 고찰을 할 수 있게 될지도 모른다.

키를리안 장치가 에테르나 기타 미세에너지계를 영상화하는 데 얼마나 중요한지 이해하기 위해서 고전압 사진 기술을 좀 더 상세히 검토할 필요가 있다. 우리가 미세에너지장에 대한 논의의 목적을 확실히 하기 위해서는 키를리안 장치가 보여주는 가장 중요한 현상인 환엽 효과를 포착하는 능력에 주목해야 한다. 이는 키를리안 고전압 사진을 통해 볼 수 있는 현상으로, 생명계의 홀로그램 에너지장의 요소를 재현하여 보여준다. 키를리안 사진이 보여주는 잎의 결손 부위는 구조적으로 원래의 물질적 잎과 같다. 이 환영은 식물의 유전적 퍼텐셜(potential)에 따라 생명력의 발현을 보조하는 잎의 에테르체(성장패턴을 만드는 틀 또는 파동적 안내자)의 일부다. 우리는 키를리안 사진이 어떻게 에테르체의 환영을 드러낼 수 있는지 스스로 의문을 가질 필요가 있다. 그것은 말 그대로 '보이지 않는' 것을 '보는' 기술이다. 다음으로 키를리안 사진이 어떻게 이러한 현상을 포착할 수 있었는지 그 원리를 해석하는 작업이 뒤따라야 한다.

키를리안 사진이 필름 위에 영상을 맺을 수 있는 기본 원리는 코로나방전 현상이다. 키를리안 사진을 연구한 과학자들 대부분은 이 사실에 동의한다. 고전압 사진 장치는 단순해서 빛이 차폐된 상자 안에 고주파 전원의 전극을 필름 밑에 연결해두는 것이다. 전극에 고주파 전류를 흘리면 필름은 전기장에 둘러싸인다. 필름 표면은 높은 전위로 하전된다. 손가락이나 접지된 물체가 필름 위에 놓일 때 필름 위의 고전위 전자가 저전위(지면 또는 지구, 궁극의 전자 저장소)로 흐를 통로를 제공한다.

에너지는 항상 전위가 높은 곳에서 낮은 곳으로 흐른다. 필름에서 접지된 물체로 튀는 전자 급류가 만드는 전자 궤적은 완전한 어둠 속에서 아름다운 코로나방전으로 사진필름에 포착된다. 이 기술로 만들어진 영상을 키를리안 사진이라고 한다. 물체 주위에 생기는 전자 흐름의 패턴은 필름 위에 찍힌 색채와 함께 피사체의 진단에 관한 여러 정보를 담고 있다.

여러 연구자가 키를리안 사진에서 생리적으로 의미 있는 정보를 얻고자 시도했으나 성공률은 제각각이었다. 연구자에 따라 성공률이 다른 이유는 키를리안 사진이 왜 생물학적으로 중요한 정보를 얻을 수 있는가를 이해하는 열쇠도 된다. 많은 비전문 연구가는 전기불꽃 방전(즉 키를리안 사진)을 일

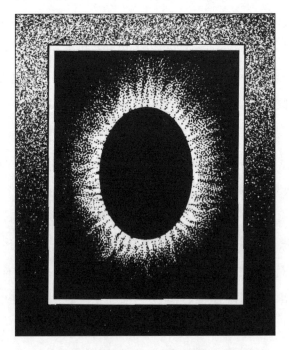

〈그림 9〉 **키를리안 지문의 전형적인 코로나방전**

으키는 전자장치가 다른 키를리안 연구자들이 보고한 에너지 현상을 재현할 수 있어야 한다고 가정해 왔다. 그러나 그런 생각은 지나치게 순진해서 이 복잡한 분야에서 커다란 혼란과 잘못된 결론을 이끌어왔다. 예컨대 암의 존재와 관련된 키를리안 지문의 영상을 기록하는 장치가 있다. 많은 연구자가 그 효과를 재현하고자 했으나 성과는 한결같지 않았다. 들쑥날쑥한 결과를 본 연구자들은 키를리안 사진은 습도를 재는 일 이외에는 쓸모가 없는 장치라고 평가절하했다. 매력적이기는 해도 그다지 의미가 없는 키를리안 지문밖에 찍을 수 없는 장치라고 단정한 것이다. 그러나 집념이 강한 연구자의 다른 키를리안 사진 장치로 질병 정보를 알아낼 수 있는 영상에 놀라기도 했다. 그러면 왜 어떤 장치는 암의 진단이 가능하고 다른 장치는 안 될까?

키를리안 사진의 성공률이 들쑥날쑥한 것은 전원의 주파수 특성에 있다. 같은 키를리안 장치로 찍은 지문에도 피사체와 기기 사이의 공명 정도가 각기 다르다. 고주파 전원이 정밀한 불꽃방전을 일으켜도 자연의 생물학적 주파수에 공명을 일으키는 주파수를 발진하는 장치만 중요한 진단 정보를 지닌 영상을 만들어낼 수 있다. 그 상황은 MRI 영상에서 구조의 시각화를 위해 필요한 에너지의 공명현상과 닮았다. 그러나 이러한 세포 고유 주파수의 정량화는 그 존재 자체를 몰랐기 때문에 지금까지 제대로 연구된 적이 없었다. 따라서 그러한 주파수와 일치한 키를리안 사진을 성공적으로 찍을 수 있었던 것은 대부분 시행착오 덕분이었다.

키를리안 사진 연구가 대부분은 자신들이 사용한 전원과 연구 대상 피사체 사이의 생체 공명의 필요성을 의식하지 못했다. 많은 연구가가 불꽃방전을 일으키는 다른 주파수 장치도 같은 진단능력을 지닌 키를리안 장치로 묶어 취급하기 때문에 이 복잡한 주제를 지나치게 단순화했다. 즉 키를리안 연구가들이 각기 다른 주파수가 나오는 다른 장치에서 얻어진 진단 결과를 그대로 비교하는 경향 때문에 같은 소견의 반복성을 얻기 어려웠다. 다시 말하자면 이 영역에서의 표준화 작업이 절대적으로 부족했던 것이다. 결론적으로 전원의 주파수 특성 차이가 질병 검사나 환엽의 포착과 같은 고전압 효과를 재현하려는 연구자들 사이에서 왜 그렇게 다양한 차이를 보이는지 설명해줄 수 있을지 모른다.

　　연구하려는 생체 현상과 공명하는 주파수를 만들어내는 키를리안 장치라면 질병의 암시를 성공적으로 영상화할 수 있을 것이다. MRI 영상기술이 성공한 것도 이 같은 원리이다. 이 경우 인체 내의 수소 원자와 공명하는 라디오 주파수를 발신하는 MRI 장치만 생물학적 의미가 있다. 마찬가지로 수소 원자가 아니고 나트륨 원자와 공명하는 라디오 주파수를 송출하는 장치가 빚어내는 상은 여전히 의미 있지만 다른 수준의 생물 세포 정보를 보여주는 것이다. 스캔 장치에서 방출되는 주파수가 공명주파수의 범위 안에 있는 한, 과학자는 다른 주파수 에너지를 갖고 탐색함으로써 특정한 생화학적 현상을 관찰하기 위한 선택적 '창'을 만들 수 있다. MRI의 주파수가 인체의 전체 세포 성분과 공명하지 않은 범위에 있다면 아무도 생물학적으로 뜻있는 영상을 얻을 수 없다. 같은 공명 원리가 키를리안 진단장치에도 비슷하게 적용된다. MRI처럼 키를리안 장치도 특정 생물 에너지학적 현상을 가장 잘 관찰할 수 있는 많은 공명주파수를 갖고 있을 수 있다.

　　환엽 효과를 영상화하려는 시도에서 우리는 다소 다른 생물학적 공명 원리를 이용했다. 키를리안 사진 기술자는 잎을 구성하고 있는 물질적인 원자에 공명하는 주파수 대신에 잎의 에테르 틀을 구성하는 에테르 원자를 공명을 통해 자극하도록 했다. 에테르 구조는 물리적 물질보다 높은 주파수 영역에 속하지만, 에테르장은 전자와 같은 물리적 물질의 소립자 활동에 영향을 미칠 수 있다. 키를리안 사진에서 근본적인 영상화 현상은 코로나방전,

즉 접지된 물체 주위에 생기는 전자의 흐름 때문이다. 피사체 주위에 생기는 전자 흐름의 패턴을 변화시킴에 따라 키를리안 사진은 잎의 에테르체와 관련된 가냘픈 윤곽을 찍는 데 에테르장에 자극받은 전자를 이용한다.

멋지게 촬영된 환엽 영상을 보면 전자는 투명인간의 표면에 달라붙은 스프레이 페인트 입자와 유사한 방식으로 공명 자극받은 에테르장에서 나오는 역선(力線)에 의해 편향된다. 환엽은 에테르 틀의 공간적 모습을 나타내는 자극받은 전자의 그림이다. 그 현상을 일관되게 재현하려면 공명을 통해 에테르체를 여기시키는 특정 주파수 에너지를 방사할 수 있는 동력원이 필요하다. 키를리안 사진에 이용된 에너지는 에테르체와 같은 주파수는 아니지만, 이들 파동에너지의 낮은 옥타브에 속한다. 이것이 키를리안 사진과 같은 EMR(전자기 공명) 영상장치와 MRI의 근본적 차이 가운데 하나이다.

에테르 수준의 미세에너지는 단지 물리적 물질의 주파수보다 높은 옥타브의 에너지에 지나지 않는다. 예컨대 피아노 건반으로 옥타브 차이를 비교해 보자. 피아노 왼쪽 끝에 있는 첫 조의 건반은 아주 낮은 음을 구성하는 음계의 소리를 낸다. 옆으로 계속 가면 건반은 물리적 영역과 에테르 영역이라는 두 주파수 영역을 아우른다. 더 오른쪽으로 가면 아주 높은 음을 내는 건반도 있다. 이는 아스트랄질이나 멘탈질에 비유된다. 우리 몸을 구성하는 더 높은 주파수와 미세에너지에 대해서도 마찬가지이다. 미세에너지 해부구조는 하나가 되어 기능하는 그 같은 여러 에너지체로 되어 있다. 여러 에너지체는 다차원적 관현악을 구성하는 높고 낮은 주파수 에너지의 관현악 편성으로, 하나하나의 개성을 지닌 인간을 표현하고 있다. 에테르체보다 높은 주파수의 에너지체에 대해서는 다음 장에서 자세하게 다룬다.

이 세계에는 모든 창조물을 꿰뚫는 조화와 리듬이 존재한다. 이런 생각은 전자기학의 기본이기도 하지만 일반 수학의 기본이기도 하다. 주파수나 진폭 등을 측정할 수 있는 에너지나 정해진 파동이나 리듬에는 옥타브가 있다. 그리고 단순한 요소에서 거의 무한한 변화를 만들 수 있다. …… 매우 희박한 것에서 농밀한 것까지 …… 또 순수한 에너지뿐만 아니라 농밀한 물질의 형태까지 …… 창조의 에너지에는 여러 옥타브가 있어 물질적 옥타브 가운데 존재하는 모든 '것'에는 그것에 대응한 미세한 '쌍'이 있다.

비교적 닫혀 있는 계에 외적 에너지를 주면 특정 옥타브의 에너지만을 선택적으로 활성화할 수 있다. …… 그것이 공명의 기본 원리이다. 특정 진동을 선택적으로 적용하면 에너지의 미세한 주파수 영역의 하나에 공명을 일으킬 수 있다. 그리고 그 공명현상이 더 낮은 음정을 자극하고 다시 더 낮은 음정을 자극하여 높은 음정 −통상 인간의 눈에는 보이지 않는−의 미세에너지가 자극되는 것을 볼 수 있다. 비록 에너지 수준이 오직 한 단계 낮아질 뿐이지만 말이다. 위 현상이 키를리안 사진에서 일어난다. 어떤 종류의 에너지가 에테르계 에너지의 한 양상에 작용해서 …… 그 에너지가 에테르 에너지를 자극해서 사진이 촬영될 수 있다.[12]

피아노 비유로 한 번 더 다른 에너지 음계 사이에서 발생하는 공명현상이라는 과정을 이해해보자. 누군가가 한 건반을 두드리면 속에 있는 피아노 선이 특정 주파수로 진동한다. 피아노 선이 진동하는 순간 음파 에너지는 다른 옥타브에 속하지만, 같은 음조에 상응하는 진동을 일으키게 한다. 다시 말하면 낮은 미를 치면 높은 미도 공명으로 인해 자극된다는 것이다.

이런 종류의 공명현상이 환엽 효과를 보이는 키를리안 사진에서 일어나는 기본적인 과정이다. 전기에너지는 물리적 물질의 음정 가운데에서 진동하고 있지만, 이는 동시에 더 높은 에테르계의 옥타브에서도 공명하는 음계를 치는 결과가 된다. MRI도 공명이라는 과정을 거치기는 하지만, 자극 대상이 육체의 원자라는 것이 키를리안 사진과 다를 뿐이다. 키를리안 사진은 에테르체의 원자를 공명 자극해 고전압으로 만들어진 전기장과 상호작용하여 영상화한다는 점에서 한발 더 나아간 것이다. 똑같은 공명현상의 기본 원리를 이용해 에테르계보다 위에 있는 물질·에너지의 음정을 영상화할 수 있을지도 모른다.

키를리안 기술은 현재 개발 단계에 있지만, 때때로 필름에서 이러한 에테르 에너지를 포착할 수 있다. 현재 이해 수준에서의 키를리안 사진의 문제는 최종 이미지와 상호작용할 수 있는 물리적 요인이 너무 많아 에테르 효과로부터 물리적인 요소를 분리하기 어렵다는 것이다. 키를리안 지문을 포함해 어떤 키를리안 사진도 다양한 물리적 또는 비물리적 인자(예컨대 에테르)를 간단하게 가려내는 방법은 없다. 현재 가장 확실한 방법은 환영을 보기 위해 잎의 한 부분을 잘라내듯이 물질체를 제거함으로써 물질적 효과를 없애는 것이다. 물질적 간섭은 가끔 암의 발견처럼 의미 있는 결과를 가져다주기도 하지만 예측할 수 없다는 단점이 있다. 그러한 물질적 간섭을 회피하는 다른 방법도 있지만, 이를 이해하기 위해서는 우선 키를리안 기술의 응용을 조사할 필요가 있다.

해리 올드필드(Harry Oldfield)는 영국 키를리안 연구가로 암 검출에 관한 키를리안 지문 연구로 성과를 올렸다. 그는 키를리안 장치를 연구하는 동안 필름 아래에 놓인 전극으로 보내는 전자기 펄스가 손가락을 사진 건판 위에 놓는 피험자 몸에도 전달된다는 사실을 알아냈다. 키를리안 사진의 전원에서 피험자 피부로 전달된 에너지의 주파수 패턴은 피험자 몸에서 몇 인치 떨어진 거리에서 전자기 검출로 라디오나 초음파 주파수 영역으로 포착할 수 있었다. '키를리안 총'으로 알려진 이 검출기의 탐침은 개량되어 오실로스코프와 연결해서 환자의 몸 주위에서 포착되는 에너지를 보여주는 데 사용되었다. 올드필드는 키를리안 장치의 전원을 단계적으로 전압을 떨어뜨릴 수 있게 개량해 손목용 전극으로 환자 몸에 직접 연결했다. 그리고 키를리안 총을 환자의 몸 몇 인치 위에서 움직여 환자가 키를리안 장치 전원에 이어졌을 때 발생하는 에너지 방사를 스캔했다. 탐침이 정상조직 위에서 움직일 때마다 오실로스코프 위에 나타나는 신호 주파수와 극성은 완벽하게 키를리안 발생기에서 나오는 신호와 동조했다.

올드필드는 탐침이 종양이 있는 신체 부위 바로 위를 통과할 때 신호의 주파수나 극성이 크게 일그러지는 현상을 발견했다. 그는 이 현상의 반복성을 충분히 확인한 후, 런던 채링크로스 병원에서 암 환자들을 상대로 한 예비연구를 통해 이 장치의 진단가치를 평가했다. 그 결과 키를리안 총은 인체 내 악성종양의 존재와 위치를 특정하는 데 매우 탁월했다. 올드필드는 여기서 그치지 않았다. 인체 주위에서 몇 가지 탐침을 다른 각도에서 이용함으로써 수학적으로 삼각측량을 통해 종양 조직의 깊이와 정확한 3차원 위치를 산출할 수 있음도 알아냈다.

올드필드의 발견은 중요하다. 그는 몸에서 떨어진 곳에서 원격 진단 측정값을 얻기 위해 키를리안 주파수 전원을 이용하는 방법을 알아냈다. 그 결과는 습도나 기압의 영향을 받지 않았다. 올드필드가 암 검출 연구에서 성공한 것은 원래 세포가 갖는 몇 주파수와 그가 이용하는 장치의 전원 주파수가 공명했기 때문이다. 아마도 이 주파수 요소야말로 키를리안 연구의 성패를 가르는 주요한 차이일 수 있다. 그런데 성공적인 키를리안 장치의 발견은 종종 우연히 얻어져서 연구자 자신도 왜 성공했는지 충분히 이해하지 못하는 경우가 많다.

올드필드의 연구는 키를리안 기술을 단순한 지문 촬영에 그치지 않고, 질병의 검출에 활용할 수 있는 수준까지 개발할 수 있도록 촉진한다. 올드필드 연구로 제안되는 응용 범위는 넓은데, 가장 확실한 분야가 암 진단이다. 우리는 이 발견을 통해 한 단계 더 나가야 한다. 올드필드가 인체 주위의 다변수적 측정을 통해 종양의 깊이와 부위를 수학적으로 산출하고, 이런 유형의 검출기를 CT의 수학적 컴퓨터 프로그램 기술과 결합한다면 무엇이 이루어질 수 있을지 생각해 보자.

올드필드 연구의 원리는 MRI와 닮은 점이 있다. 올드필드는 특정 주파수의 전기에너지 특성을 이용해 몸의 조직을 흥분시키고, 이차적으로 라디오 전파나 초음파 영역의 신호를 방출시킨다. 이처럼 몸을 자극한 뒤에 생기는 에너지 신호는 정상조직과 종양 조직 사이의 차이가 매우 크다. 올드필드는 손에 휴대하는 검출기(키를리안 총)와 오실로스코프를 이용해 환자의 복사에너지를 분석했다. 몸 주위의 여러 각도에서 다변수적으로 측정함으로써 신체 내 종양의 대략적 위치를 산출할 수 있었다. 컴퓨터시스템에 키를리안 기술을 응용하면 많은 형태의 진단이 개별적으로 가능해질 뿐만 아니라, 다른 각도에서 방출되는 신호의 왜곡을 순식간에 계산할 수 있게 된다. CT형의 검사기기에 개발된 소프트웨어를 부착하면 몸의 단층 영상을 만들 수 있고, 정보를 한 장의 영상에 시각적으로 표현할 수 있다. MRI 장치와 CT는 영상 생성을 위해서 같은 원리를 적용한다.

MRI 스캐너가 공명주파수 선택으로 나트륨이나 수소를 영상화하는 것처럼 EMR(전자 공명)을 이용한 스캐너가 다른 분자 조성을 선택적으로 영상화할 수 있다. 그러면 NMR(핵자기 공명)에서처럼 물리적인 분자 구조를 영상화하는 대신 EMR을 이용해 에테르 분자의 구조를 영상화할 수도 있지 않을까? 환엽 실험 자료를 근거로, 키를리안 전원의 종류에 따라서는 전자 공명 효과를 일으켜 에테르질을 자극할 수 있고, 이로 인해 에테르 영상도 찍을 수 있을 것이다. 이러한 키를리안 장치의 전기 주파수가 에테르 주파수 가운데 낮은 쪽과 배음 형태로 공명할 것이다. 만약 올드필드 실험에서 사용한 것과 같은 유형의 EMR 스캐너가 방사한 유사한 주파수를 이용하면 에테르체의 단층사진도 만들 수 있을지 모른다.

CT 자료 처리에서 보듯이 단층 영상뿐만 아니라 내장이나 골격의 입체 영상도 얻을 수 있다. 이러한 새로운 컴퓨터 기술을 EMR과 결합함으로써 에테르체의 삼차원 입체 영상을 만들 수 있을 것이다. 에테르체의 입체영상은 전체적인 연구뿐만 아니라 세부적인 연구에도 검토되어 질병 관련 변화와 그렇지 않은 것의 차이가 관찰될 것이다.

에테르체는 홀로그램과 같은 에너지 틀로 육체의 성장과 발달을 이끌어간다. 미세에너지 구조에서 건강 패턴이 깨지면 세포 성장에 이상을 일으킬 수도 있다. 에테르체에 대해 알려진 바에 따르면 육체에 질병이 드러나기 몇 주일 또는 몇 개월 전에 에테르장에 징후가 나타난다. 진정한 예방의학의 잠재력은 육체에 증상이 드러나기 전에 에테르 수준에서 질병을 감지할 수 있는 검사기에 있다. 동양의학에서 말하는 질병의 전조 상태를 표현하는 에테르 영상을 연구함으로써 생체 내 기능부전으로 향한 움직임을 사전에 감지해 다양한 미세에너지 요법을 이용할 수 있다. 질병이 물질적으로 드러나기 전에 바로잡음으로써 비싸고 물질적이며 공격적인 치료법을 사전에 차단할 수 있다. 동종요법과 같은 대체요법의 미세에너지 동향은 이상적인 신체 에너지 검사기로 에테르체를 직접 관찰함으로써 평가할 수 있다. 의사는 환자의 에테르체를 조사해 비타민이나 영양제, 빛과 색, 그리고 다른 많은 파동 양상에 대한 에너지 효과를 연구할 수 있다. 파동의학적 치료법도 과학적 효과를 평가받으려면 이와 같은 기술을 필요로 한다. 더 나아가 기존 약물요법이 육체나 에테르체에 끼치는 장기적 영향에 관한 연구에도 도움이 될지 모른다.

EMR 스캐너를 만들 수 있는 잠재력은 이미 존재한다. 그러나 이를 위해서는 에테르체 에너지의 검출기 개발을 위한 지식을 가지고 있는 연구자들이 공동으로 작업할 필요가 있다. EMR은 인류의 확대된 미세에너지 구조의 한 부분인 에테르 에너지 영역으로 들어가는 최초의 관문이 될 것이다. 미세에너지가 연구를 위해 더 쉽고 반복적으로 시각화할 수 있게 되어 '미세에너지 과학'도 체제 내 과학의 세계에 발을 들여놓기 시작할 것이다. 우리는 의학을 확대해서 단순한 뉴턴 사고를 넘어 미래의 진단과 치료 세계로 나아갈 것이다. 이것을 우리에게 약속하는 것이 파동의학의 과제일 것이다.

| KEY POINT TO REMEMBER |
요점 정리

1 기존 의학은 질병 치료에 에너지 사용을 탐색하기 시작했다. 암 치료를 위한 방사선요법, 진통이나 종양 축소를 위한 전기치료, 골절 치료를 촉진하기 위한 전자기 이용, 관절염 통증이나 염증을 억제하기 위한 자기장 치료 등이다.

2 육체는 어떤 종류의 자가치유 작용을 하는 전기적 피드백 고리를 갖고 있다. 손상전류가 그것으로, 이 전류는 몸이 망가진 뒤에 세포 회복이나 재조직화를 촉진하는 작용이 있다. 세포 내 및 세포 사이에는 정상적인 성장이나 세포 복제에 참여하는 반도체 유형의 전자 체계가 존재할지도 모른다.

3 과학은 빠르게 새로운 영상화 기술을 개발하고 있어 CT, PET, MRI처럼 의사가 뇌나 몸의 구조나 기능을 들여다볼 수 있는 새로운 창을 제공한다.

4 몇 가지 키를리안 사진 장치가 환엽 효과로 알려진 현상을 반복적으로 보여주었다. 환엽 효과는 아마도 생체의 에테르체 사진으로 가장 좋은 자료일 것이다.

5 키를리안과 MRI 장치 모두 중요한 세포나 생체에너지 현상을 시각화할 수 있다. 그 시각화는 연구 대상인 신체의 세포와 에너지 성분에 공명하는 주파수를 만들어냄으로써 가능해진다.

6 언젠가 CT 스캐너처럼 전신의 이미지를 생성할 수 있는 에테르체 사진을 만들 수 있는 날이 올 것이다. 그렇게 되면 횡단면의 절편 사진을 조합해서 에테르체의 입체상을 생성할 수 있게 컴퓨터로 처리할 수 있다. 이 시스템의 기본은 공명주파수를 갖는 에너지에 의해 에테르체를 자극할 수 있는 주파수원이다. 이런 에테르체 검출기에 의해 육체에 심각한 세포 변화를 가져오기 전에 에테르체의 장애를 발견할 수 있게 된다.

| VIBRATIONAL MEDICINE |

물질의 주파수대와 미세에너지계

인간의
다차원적 해부학

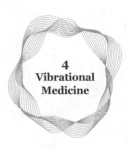

4
Vibrational
Medicine

뉴턴 의학과 아인슈타인 의학의 주된 차이 가운데 하나는 인체를 보는 관점이다. 뉴턴의 기계론자들은 비록 분자생물학적 접근이 정교하긴 하지만, 인체를 신경과 근육, 살과 뼈라는 구조물을 움직이는 일련의 복잡한 화학반응계로 간주한다. 신체를 세포구조에 이르기까지 정밀한 시계장치와 같은 최상의 메커니즘으로 간주한다. 우리는 제1장에서 소립자 수준에서는 물질이 물리적 특성을 잃어간다는 사실을 보여주는 상당한 증거에 대해 검토했다. 물질의 단단한 성질은 우리의 감각이 만드는 환상일 뿐이다. 새로운 물리학의 시각에서 물질이란 동결된 빛의 점들로 구성된 존재이다. 물질의 파동 · 입자 이중성이라는 특성은 지금까지 누구도 생각할 수 없었던 새로운 인체의 구조 특성을 보여준다. 인체의 새로운 모델은 그러한 특성에 기초해서 형성될 것이다.

이 장에서 탐색하려는 주제는 우리의 신체 시스템과 고차 에너지계 사이의 연속성에 관한 것이다. 이들 미세에너지계는 인간 존재의 기능 전체에서 불가결한 역할을 하고 있다. 신체 시스템은 역동적 균형을 이루고 있는 여러 계 가운데 하나일 따름이지 폐쇄계와는 거리가 멀다. 기존 사고방식에서 보면 이 모든 계는 동떨어진 것으로 보일 수도 있지만, 바로 같은 공간에 물리적으로 겹쳐져 있다. 고차 에너지계란 미세체(subtle body)라고 부르는 것을 말한다. 실제로 육체와는 다른 주파수 특성을 갖는 물질로 구성되어 있다.

제2장에서 논한 대로 물질도 동결된 빛의 일종인 이상, 특정한 주파수 특성을 갖고 있을 것이다. 육체와 에테르체는 주파수 차이에 지나지 않는다. 주파수가 다른 다양한 에너지는 같은 공간 안에 공존할 수 있고, 서로 파괴적으로 작용하지 않는다는 것은 물리학에서 이미 알려진 사실이다. 우리가 일하고 생활하는 인공 전자기 수프라고 할 수 있는 일상 공간 속에서도 이같은 원리를 쉽게 관찰할 수 있다. 예컨대 집이나 몸을 투과하는 라디오와 텔레비전 전파가 늘 우리 몸에 쏟아지고 있다. 그 전자에너지는 눈이나 귀로 보거나 들을 수 없는데, 우리 신체 감각기관이 느낄 수 있는 주파수 영역을 넘어서 에너지 역치가 존재하기 때문이다. 그러나 그 지각할 수 없는 에너지도 텔레비전 스위치를 켜면 우리의 지각 범위 내에 있는 빛과 소리로 바뀐다. 텔레비전을 켤 때 한 채널의 방송이 다른 채널의 방송과 섞이지 않는 이유는 각 방송의 전파에너지가 조금씩 다른 주파수를 갖고 있어 같은 공간 안에서 서로 간섭하지 않고 존재할 수 있기 때문이다. 공간 안에 그런 에너지가 존재한다는 사실을 확인할 수 있는 것은 우리 지각을 연장할 수 있는 텔레비전이 존재하기 때문이다.

서로 다른 주파수가 비파괴적으로 같은 공간을 차지한다는 에너지에 관한 원리는 이론상으로 다른 주파수를 갖는 물질에도 적용할 수 있다. 소위 물질과 에테르질도 고유 주파수가 달라 텔레비전이나 라디오 전파처럼 간섭 없이 같은 공간 안에 존재할 수 있다. 에테르체의 에너지 틀, 즉 홀로그램 에너지장의 틀은 인체의 물질적 구조 위에 겹쳐져 있다. 키를리안 사진기로 잘린 나뭇잎을 찍어도 잎의 전체 모양이 잎의 물질적 부분이 차지하고 있던 공간에 출현하는 것은 그 때문이다. 주파수가 다른 물질에 대한 원리는 에테르체보다 더 높은 주파수를 갖는 에너지 기질에도 적용된다. 이 장에서는 보다 높은 주파수를 갖는 에너지체의 성질과 원리 그리고 그 에너지체와 육체의 상호 연속성을 그리려고 한다. 이것들은 유기적으로 연계되어 있어 우리의 에너지적 구조 대부분을 형성한다.

육체-에테르체 경계면: 파동의학 발전의 차세대 발견

제1장에서 다루었듯이 육체와 관련해 홀로그램 에너지 틀(template)이 존재함을 보여주는 증거는 상당히 많다. 이 틀로 기능하는 에테르체는 육체에 겹쳐 존재하는 바로 그 몸이다. 에테르 에너지의 틀이나 설계도에는 세포의 성장을 유도하여 물질적 신체구조를 만들기 위한 정보가 담겨있다. 이 설계도는 태아가 자궁 내에서 어떻게 발육되는지를 보여주는 3차원적 정보와 태어난 뒤 장기의 상처나 질병에 걸렸을 때 성장과 회복에 필요한 구조적 정보를 담고 있다. 도롱뇽 다리를 절단한 뒤 정확하게 재생하려면 도롱뇽 다리의 틀이 필요하다. 그 에너지 구조는 지난 수십 년 동안 연구된 분자생물학의 세포 유전기구 개념과 서로 모순되지 않는다. 에너지의 관점에서 보면 육체는

세포의 성장을 이끌어간다는 점에서 에테르체에 강하게 의존하기 때문에 에테르체 없이는 존재할 수 없다. 따라서 에테르장에 왜곡이 생기면 곧바로 몸에서도 질병이 생길 가능성이 있다. 많은 질병의 발생은 우선 에테르체 수준에서 시작되고 이어서 몸의 장기에 병리학적 변화가 일어난다.

앞에서 말했듯이 에테르체도 실제로 물질의 일종이다. 그 구성요소는 에테르질이나 미세질(subtle matter)이라고 부르는 에너지 기질로, 고차 에너지체를 형성하기 위한 물질이다. 미세질이라는 용어는 일반적으로 육체에 대응하는 눈에 보이지 않는 고차 에너지적 실재를 표현할 때에 사용된다. 에테르체와 더 고차의 에너지체 사이에 차이가 있다면 그것은 주파수 특성의 차이일 뿐이다. 다만, 과학기술의 수준이 아직 눈에 보이지 않는 에너지를 맨눈으로 인지할 수 있도록 해줄 정도는 아니어서 고차의 에너지체를 인지하는 단계에는 이르지 못하고 있다. 라디오파나 X선 등을 이용해 우리 감각을 확장하는 기술이 개발된 이래, 일찍이 관찰할 수 없던 우주 영역도 천문학적 관찰 대상이 된다는 점은 주목할 만하다. 미세에너지 역시 보이지 않는 것을 보이는 것으로 표현하기 위한 비슷한 노력이 필요하다.

육체와 에테르체는 완전히 분리된 게 아니라 상호작용한다. 둘 사이에는 에너지 정보를 한 계에서 다른 계로 옮길 수 있는 에너지교환 특수 통로가 있다. 서양과학에서는 이런 통로에 관해 최근까지 알려진 바도 없고 논의된 바도 없지만, 동양 문헌에는 많은 기록이 있다.

침구학의 기반을 이루는 경락계는 최근에야 겨우 서양 의학적 분석이 가해진 계의 하나이다. 고대 동양의학 이론에서는 인체 깊은 곳의 조직 내를 달리는 경락이라는 눈에 보이지 않는 체계가 존재하고, 인체 표면에는 경락을 따라 존재하는 경혈이라는 특이점이 존재한다고 생각한다. 동양인들이 흔히 말하는 기(氣)란 성장촉진 작용을 하는 특수 에너지로, 경락을 따라 흐른다고 한다. 그리고 어떤 장기계의 기능장애가 발생하면 그 장기로 향하는 에너지 흐름이 막히거나 변조된다고 생각한다.

최근에는 서양에서도 통증 치료를 위한 침술 관련 문헌이 많아졌다. 그러나 서양 의사 대부분은 침술이 여러 형태의 통증 완화나 외과수술 마취에 이용된다고 인식할 따름이다. 침술에 대한 이런 한정된 인식 때문에 관문조절설(Gate control theory)처럼 침술의 진통 효과를 설명하기 위해 사용되는 이론은 신경 자극이라든지 중추신경계 내의 엔도르핀 방출과 같은 생리학에 바탕을 둔 환원주의 모델에 지나치게 의존한다. 대부분 서양 의사는 해부학과 생리학 모델에 집착하기 때문에 기가 경락을 통해 흐른다는 개념을 일축해 버렸다. 이러한 개념적 몰이해의 뿌리는 서양의학 문헌에 나타나는 경락의 존재에 대한 해부학적 증거 부족에 기인한다.

1960년대 북한의 김봉한 교수가 지도하는 연구단은 경락의 해부학적 성질에 관한 일련의 동물실험을 했다.[1,2] 실험은 토끼와 다른 동물을 대상으로 했는데, 토끼 혈점에 P^{32}(인의 방사성 동위원소)를 주입하고 주위의 조직으로 퍼지는 모양을 관찰했다. 김 교수는 미세자동방사선촬영(microautoradiograhpy)을 이용해 P^{32}가 가느다란 도관(지름 0.5~1.5μ)을 따라 흘러간다는 사실을 알아냈는데, 이 도관은 전통적인 경락의 경로와 같았다. 그에 비해 경락이나 경혈에서 약간 떨어진 주위 조직에서는 P^{32} 농도가 무시할 수 있을 정도로 낮았다. P^{32}를 부근 정맥에 천천히 주사하는 동안에는 P^{32}가 경락 내에서 검출되지 않았다. 이 연구 결과, 경락은 혈관과는 달리 독립된 계일 가능성이 시사되었다.

그 뒤 1985년 프랑스의 피에르 드 베륑(Pierre de Vernejoul) 등 여러 연구자가 김 교수의 발견을 입증했다.[3] 그 실험들은 방사성 테크네튬 99m(^{99m}Tc)을 환자의 경혈에 주입하고 감마 카메라 영상으로 방사성 동위원소의 상태를 관찰하였다. 드 베릴 박사는 주사한 방사성 테크네튬 99m이 4분~6분에 전통적인 경락을 따라서 30㎝나 떨어진 장소까지 이동한다는 사실을 발견했다. 테크네튬 99m을 정맥이나 림프관에 주입한 대조군을 포함해 테크네튬 99m을 피부 여기저기에 무작위로 주사한 경우에는 같은 결과를 얻을 수 없었다. 이는 경락이 하나의 독자적인 별개의 형태학적 경로라는 사실을 시사한다.

김 박사의 토끼 도관계에 대한 조직학적 연구에 의하면, 이러한 관형 경락계가 표재미소관계(表在微小管系)와 심재미소관계(深在微小管系)로 나뉘어 있음을 보여주었다. 심재계는 다시 몇 가지 하부계로 나뉜다. 제1심재경락계는 내관계라고 부른다. 이들 미소관계는 혈관이나 림프관 내부에 자유롭게 떠 있고 그 입구와 출구는 혈관을 관통하고 있다. 이들 내관 내 액체는 혈액이나 림프액의 흐름과 같은 방향으로 흐르고 있음이 발견되었으나, 특별한 경우에는 반대 방향으로 흐를 수도 있다. 그 내관계 내의 액체가 수송 혈관의 흐름과 역방향으로 흐르는 경우와 함께, 내관의 주행이 혈관 벽을 관통해서 나가거나 들어온다는 것은 미소관계의 기원이 혈관이나 림프관과 다르다는 것을 보여주고 있다. 어쩌면 혈관보다 기원이 오래되었을 수도 있다. 바꿔 말하면 경락은 태아 발생기에 동맥이나 정맥, 림프관보다 앞서 형성될 수도 있다. 경락은 그 뒤 새롭게 형성되는 혈액·림프순환 네트워크의 성장과 발달 단계 때 공간적 위치 결정의 안내자로 기능할지도 모른다. 혈관이 경락 주위에서 발달하고 있어 결과적으로 경락이 혈관을 들어가거나 나오는 모습을 남긴 것으로 보인다.

심재경락계의 제2미소관계는 그 특징상 내측 외관계라고 부른다. 이들 미소관은 내장의 표면을 따라 발견되며, 혈관계, 림프계, 신경계와 완전히 독립된 네트워크를 형성하고 있다. 세 번째는 외관계라고 부르는데 혈관이나 림프관 벽의 표면을 주행하고 있다. 이들 미소관은 피부 내부에서도 발견되며 표재미소관계라고 부른다. 이 표재계가 전통 침술사에게 가장 익숙한 경락계일 듯하다. 네 번째의 체계는 신경관계인데 중추신경계와 말초신경계에 분포되어 있다.

모든 미소관이 결과적으로 표재계에서 심재계에 이르기까지 서로 이어져 있고, 각 계의 연속성이 보장된다는 사실도 알았다. 다양한 관계가 각 말단 미소관을 통해 연결되어 있다. 그 연결방식은 조직의 모세혈관 상에서의 동맥·정맥의 연결과 같다. 정말 흥미롭게도 김 교수는 말단 미소관이 세포핵에까지 도달한다는 사실을 발견했다. 또 경락에서 조금 떨어져 위치한 특수한 '미소체'가 경락을 따라 산재한다는 사실도 밝혀냈다. 표재미소관계에 따라 존재하는 미소체는 고전적인 경혈과 경락의 위치에 대응하고 경혈 아래쪽에 존재한다고 한다.

이들 미소관에서 추출된 액체에는 혈액에서 흔히 발견되는 농도와 사뭇 다른 고농도의 DNA, RNA, 아미노산, 히알루론산, 16종의 핵산, 아드레날린, 코르티코스테로이드, 에스트로겐 등의 호르몬 물질을 함유하고 있다. 경락 속 액체에서 검출된 아드레날린 농도는 혈중농도의 두 배였다. 경혈에서는 혈중농도의 10배가 넘는 아드레날린이 검출되었다. 미소관 내 호르몬이나 아드레날린의 존재는 경락계와 내분비계가 어떤 관계를 맺고 있음을 확실하게 시사하고 있다. 김 박사는 또 심재계의 말단 미소관이 세포의 유전정보 중추인 핵의 내부까지 이르고 있음을 발견했다. 경락액에 코르티코스테로이드, 에스트로겐 같은 핵산이나 호르몬도 있다는 사실로 경락과 내분비계에 의한 인체 기능조절 사이에는 상호관계가 있다고 생각할 수 있다.

김 박사는 수많은 실험으로 경락 흐름이 심재계를 통해 특정 장기에 연속적으로 흘러 들어가는 것의 중요성을 확인했다. 그는 개구리의 간으로 가는 경락을 절단해서 간의 조직 변화를 살펴보았다. 경락을 자른 직후 간세포는 커지고 내부의 세포질이 탁해졌다. 연이어 사흘 동안 간 전체 혈관의 변성이 진행되었다. 이런 결과는 반복적으로 실험해도 같았다. 김 교수는 신경 주위의 경락을 절단했을 때의 신경 반사 변화도 연구했다. 결과는 경락 절단 30초 안에 반사 시간이 5배로 느려지고, 그 변화는 거의 일정하게 48시간 이상 지속했다. 이 연구들은 '경락이 오장육부 각각에 해당하는 자양을 공급한다'는 전통침술 이론을 확인시켜주고 있다.

김 박사는 이 같은 방대한 실험 데이터에 기초해 경락이 서로 이어져 있을 뿐만 아니라 조직 내에 존재하는 모든 세포핵을 상호 연결하고 있다고 결론 내렸다. 그는 발생 과정에서 이 핵·세포 간 연결이 형성되는 시점을 밝히기 위해 여러 종류의 생물을 대상으로 경락이 어떤 시점에서 형성되는지를 연구하기 시작했다. 해럴드 버 박사의 연구를 연상시키는 발생학적 연구에서 김 박사는 닭의 태아에서는 수정 뒤 15시간 이내에 경락계가 형성된다는 사실을 알아냈다. 이 시점에서는 가장 기본적인 기관조차 형성되지 않으므로 김 박사의 발견은 매우 흥미로운 것이다. 경락계의 3차원적 위치 형성 완료가 기관 형성보다도 빠른 시기에 이루어진다면 침구에서 경락계의 작용이 체내 장기를 형성할 때의 세포 유주나 내장의 3차원적 위치 형성에 영향을 미칠 가능성도 생각해 볼 수 있다. 경락이 개개 세포에 있어서 유전 정보의 중추를 연결하고 있다면 세포의 복제나 분화(특수화)에도 중요한 역할을 맡고 있을지 모른다.

김 박사의 연구를 해럴드 버 박사의 대응되는 연구와 종합해 보자. 버 박사가 도롱뇽의 배아 부위에 발생한 전기장을 시각화하는 실험을 했던 사실을 기억할 것이다.[4] 버 박사는 자신의 연구를 통해 도롱뇽의 미수정란에서 성숙한 도롱뇽의 뇌와 중추신경계에 상응하는 전기장이 발생하고 있음을 발견했다. 미수정란에 그러한 전기장이나 파동적 가이드가 생긴다는 사실은 태아의 몸이 새롭게 형성되는 과정에서 급속하게 분열하고 유주하는 세포들에게 3차원적 방향설정을 위한 몇 가지 유형의 에너지장이 체내에서 공동으로 작업하고 있다는 사실을 보여준다. 또 버는 식물 싹을 실험하면서 새싹을 둘러싼 전기장의 윤곽이 이미 성장한 식물의 형태를 갖춘다는 것을 알았다. 환엽 현상을 포착할 수 있는 키를리안 사진에 대한 지식을 앞의 연구결과와 연결하면 태아에서 성체로 성장해가는 3차원 공간의 질서는 에테르체로 알려진 홀로그램 에너지 틀에 의해 유도되고 있는 것 같다는 결론에 이른다.

김 박사는 경락계의 형성이 발생 과정에서 기관의 발달과 정착에 선행한다는 사실을 발견했다. 또 경락과 세포핵이 연결되어 있다는 사실도 발견했다. 그 결과 어떤 유형의 정보가 경락을 통해 세포의 DNA라고 하는 세포의 컨트롤 센터로 흘러 들어가 태아의 발달에 필요한 추가 수정작업이 이루어진다고 추측된다. 세포나 기관이 태아 체내에서 최종 위치를 찾아내기 이전부터 경락이 이미 3차원적으로 조직화해 있어 경락계는 신체 세포 성장을 위한 일종의 중간적인 도로지도 또는 정보안내 체계에 상응한다는 사실을 보여준다. 버나 김 박사에 의한 발생학적 연구결과를 종합하면 경락계는 에테르체와 육체 사이의 중개 역할을 맡는 듯하다. 경락계는 성장 도중의 육체와 에테르체 사이에 최초로 형성된 물리적 연결이라고 가정할 수 있다. 에테르체 에너지 구조의 조직화는 육체의 성장을 선행하고 유도한다. 에테르체의 변화는 그것이 몸을 건강하게 하거나 질병을 일으키거나 세포의 물질적 변화를 일으킨다. 그 가설은 투시 진단에 관한 샤피카 카라굴라 박사(Dr. Shafica Karagulla)의 연구를 비롯한 다른 많은 연구자의 자료와 모순되지 않는다.[5] 이들 연구에 의하면 어떤 사람의 육체에 질병이 나타나기 전에 그 사람의 에테르체는 이미 기능부전 상태에 있다.

경락계는 육체-에테르체 경계면(Physical-Etheric Interface)이라고 부를 수 있을지도 모른다. 생체에너지 정보와 기라는 생명에너지는 특수한 경락계를 통해 에테르체에서 육체의 세포 수준까지 도달한다고 생각할 수 있다. 어느 초심리학적인 자료를 인용해 보자.

> 신경계, 순환기계, 경락계는 직접 연결되어 있다. 그 이유 가운데 하나는 육체를 만들고 있는 신경계와 순환기계를 만들기 위해 발생 단계 초기에 경락이 이용되고 있기 때문이다. 결과적으로 이들 계 가운데 어느 하나에 영향을 주는 인자는 다른 두 계에도 직접 영향을 주게 된다. 경락은 육체에 생명에너지를 공급하기 위해서 신경계와 순환기계 사이의 연락 통로를 이용하고 있고, 그 통로는 분자 수준에까지 이르고 있다. 경락계는 육체에서 에테르 성분으로 통하는 경계면 또는 출입구인 것이다.[6]

경락계는 호르몬이나 핵산을 세포핵에 운반하기 위한 미소관으로 된 단순한 물리적 체계는 아니고, 어떤 유형의 미세에너지(기)를 외부 환경에서 체내 장기로 전달하는 특수한 유형의 전해질액 시스템이기도 하다.

체표 경락계의 경혈을 통해 어떤 유형의 에너지를 주고받는다는 가설은 체표의 경락상 또는 그 주위의 피부 전기저항을 측정한 결과로 뒷받침되고 있다. 수많은 연구자의 정량적 측정으로 경혈 부위의 전기저항은 다른 부위의 20분의 1로 줄어든다는 사실이 밝혀졌다.[7] 에너지가 저항이 가장 적은 곳으로 흐르는 경향이 있음은 잘 알려져 있다. 물은 인체 대부분을 차지하고 있는데 전류만이 아니고 미세에너지의 양도체이기도 하다. 키를리안 사진 연구에서도 경락이 확실한 전기적 특성을 갖는다는 게 확인되었다. 더 중요한 것은 고전압 사진에 의한 신체 스캔을 통해 발견한 사실이다. 질환이 신체 수준에서 출현하기 몇 시간, 며칠 또는 몇 주일 전부터 경혈 주위의 휘도가 변한다는 사실이다.[8]

에테르체가 육체의 병적 변화에 선행해 변화할 것이라는 가설은 일부 연구자들에게 받아들여지고 있다. 이는 질병이 신체 장기로 기를 공급하는 경락 내 에너지 균형이 무너지기 때문에 발생한다는 한의학 이론을 뒷받침한다. 경락 변화는 이미 에테르 수준에서 발생한 기능장애를 반영한다. 이들 변화가 경락계를 통해 물질 수준으로 스며들어 간다. 경락의 변화가 물질적 장기의 변화에 선행한다는 원리의 한 예는 김 교수의 간 경락 연구에서 볼 수 있다. 김 교수가 간으로 가는 경락의 흐름을 방해하자 실제로 간세포의 변성이 사흘 뒤에 나타났다.

따라서 경락계의 통합성과 에너지 균형은 장기의 건강 유지에 매우 중요하다. 경락계는 경혈에 침을 놓아 질병을 치료하는 방법뿐만 아니라 질병의 조기 발견에 대한 열쇠도 쥐고 있다. 키를리안 사진이나 다양한 침술 관련 전기기기는 경락계의 미세에너지 변화를 기록할 수 있어 미래의 진단기로도 큰 잠재력을 갖는다. 그러한 장치는 결과적으로 질병에 걸린 몸의 미세에너지 균형의 흐트러짐을 기존의 어떤 진단기보다 빨리 측정할 수 있는 수단을 제공할 수 있을지 모른다.

침술 경락계에 대해서는 별도의 장에서 더 자세히 논의할 것이다. 그러나 우리의 육체와 고차 에너지계를 잇는 연결고리가 경락계만이 아니라는 사실을 기억해야 한다.

차크라와 나디:
인도의 미세에너지 해부학

고대 인도 요가의 다양한 문헌에는 우리의 미세체들 내에 존재하는 특수한 에너지 중추가 기록되어 있다. 이들 에너지계를 설명하고 그 존재를 뒷받침할 만한 현대 과학의 증거가 있는지 검토해 보자. 차크라라고 부르는 이 에너지 중추는 산스크리트어로 바퀴를 뜻하는데, 미세에너지가 소용돌이쳐 움직이는 모습이 마차바퀴를 닮았다는 데에서 유래했다.[9] 차크라는 고차 에너지를 받아들여 체내에서 이용 가능한 형태로 변환하는 작업과 관련이 있다. 최근에는 서양의 과학자도 지금까지 인지되지 않던 체내 구조물의 이해와 평가에 주목하기 시작했다. 과거에는 차크라나 경락은 비과학적이고 원시적인 동양 사상가의 이상한 개념으로 치부되어 서양 과학자에게 거의 무시되었다. 그러나 미세에너지 존재와 기능을 측정하는 기술이 진보됨에 따라 결과적으로 경락과 함께 차크라도 알려지게 되었다.

생리학 관점에서 차크라는 특수한 미세에너지 통로를 통해 육체의 세포 내로 유입되는 고차 에너지의 흐름 속에 존재한다고 생각한다. 어떤 단계에서 차크라는 에너지 변환기로서 한 형태의 주파수 에너지를 더 낮은 수준으로 전달하는 기관이라고 생각된다. 그 변환된 에너지는 다시 호르몬 변화를 비롯한 다양한 생리학적 변화, 최종적으로는 세포의 변화로 전환된다.

육체에 관계되는 주된 차크라는 적어도 일곱 가지가 있다고 한다. 해부학적으로 주 차크라는 각각 중요한 신경총이나 내분비샘과 연관되어 있다. 주 차크라는 등뼈의 아래에서 머리로 올라가는 수직선상에 위치한다. 가장 아래의 뿌리 차크라가 꼬리뼈 근처에 있다. 두 번째는 천골 차크라(비장 차크라, 성선 차크라로도 불린다)로, 배꼽 바로 아래 비장 근처에 위치한다. 이들은 실제로는 두 가지 서로 다른 차크라이지만 학파에 따라서 다른 이름으로 소개되고 있다. 세 번째 태양신경총 차크라는 상복부 한가운데 즉 흉골 검상돌기

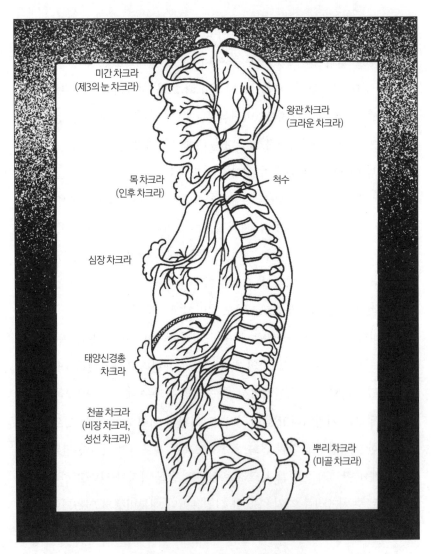

미간 차크라
(제3의 눈 차크라)

왕관 차크라
(크라운 차크라)

목 차크라
(인후 차크라)

척수

심장 차크라

태양신경총
차크라

천골 차크라
(비장 차크라,
성선 차크라)

뿌리 차크라
(미골 차크라)

〈그림 10〉 **일곱 개의 차크라와 자율신경절**

아래에 존재한다. 네 번째 심장 차크라는 흉골 중앙부 주변 심장과 흉선 바로 위에 있다. 다섯 번째 목 차크라는 후골 근처 목에 있고 갑상샘과 후두를 덮듯이 위치한다. 여섯 번째 미간 차크라는 요가 문헌에 아즈나 차크라로 알려져 있는데 미간 위, 눈썹 사이에 위치한다. 일곱 번째 왕관 차크라는 정수리에 위치한다.

어떤 비전 문헌에는 주 차크라가 12개라고 한다. 그 경우는 앞서 언급한 7가지 차크라에 덧붙여 손바닥에 2개, 발바닥에 2개 그리고 중뇌와 협동하고 있는 연수에 1개가 존재한다고 한다. 그 외에도 무릎, 발목, 팔꿈치라는 주요 관절에 관련해서 존재하는 많은 소 차크라가 있어서 인체 내에는 360개 이상의 차크라가 있다고도 한다.[10]

7가지 주 차크라는 모두 특정 유형의 심령 지각기능과 관련이 있다고 한다. 즉 차크라는 심령 지각에 관한 미세에너지 기관의 한 유형이라고 여겨진다. 예컨대 아즈나 차크라는 미간 차크라 또는 '제3의 눈 차크라'라고 부르는데, 투시 능력과 깊은 관련이 있다.

앞에서 언급했듯이 주 차크라는 각각이 개개의 신경총 및 내분비샘과 관계를 맺고 있다. 여기에 소개하는 〈그림 11〉은 서양과 동양 양쪽 계통에 기초해서 만들어진 것이다. 때로 하위 차크라의 내분비샘과의 관계에서 동서양의 연구가 다르다. 그 이유는 실제로 두 종류의 차크라계가 존재하기 때문이다. 이 두 차크라계가 혼합되어 새로운 차크라계가 만들어지기도 했다. 동양인은 미골(꼬리뼈)과 생식샘이 각각 제1과 제2 차크라, 갑상샘이 제4 차크라에 해당한다고 생각한다. 서양인은 제1, 제2 차크라는 생식샘과 비장에 대응하고, 제4 차크라는 심장과 관계가 있다고 생각한다. 또 제1 차크라를 생식샘에, 제2 차크라는 생식샘의 호르몬 생산 라이디히 세포나 부신과 연관 짓는 문헌도 있다.[11] 〈그림 11〉은 제1, 제2 차크라의 내분비 관련에 대한

차크라	신경총	장기계	내분비샘
뿌리(미골)	천골·미골 신경총	생식기계	생식샘
천골(비장·생식샘)	천골신경총	비뇨생식계	라이디히세포
태양신경총	태양신경총	소화기계	부신
심장	심장신경총	순환기계	흉선
목(인후)	흉추신경절, 연수	호흡기계	갑상샘
미간(제3의 눈)	시상하부, 뇌하수체	자율신경계	뇌하수체
정수리	대뇌피질, 솔방울샘	중추신경계, 중추 컨트롤	솔방울샘

〈그림 11〉 **차크라의 신경생리학 및 내분비 관계**

상대 비교일 뿐이다.

　　차크라에는 고차 에너지를 변환하고 육체 내의 내분비샘에 의한 호르몬 생산을 촉진하는 작용도 있다. 비전 문헌에 의하면 차크라는 에테르체 내에서 몇 개의 중추로 작용한다고 한다. 그들은 훨씬 높은 주파수 체인 아스트랄체(astral body)에 대응하는 에너지 중추다. 주요한 차크라는 에테르체 수준에 기원을 두고 있다. 차크라는 나디라고 부르는 미세에너지관을 통해 서로 이어지고 또 물질적 세포구조에까지 이어진다.

　　나디(nadi)는 미세에너지 물질에 의한 가느다란 관으로 이루어져 있다. 나디는 실제로 미소관이라는 물질적 대응물을 갖는 경락과는 다르다. 나디는 유동하는(유체 같은) 확장된 에너지 네트워크를 형성하여 수많은 신체의 신경과 병행하고 있다. 동양의 요가 문헌에서 차크라는 꽃으로, 나디는 꽃받침과 가는 뿌리로 비유되는 경우가 많다. 각 차크라에서 나온 생명력과 에너지는 나디를 통해 육체에 공급된다.

　　많은 문헌에 의하면 인간의 미세체 구조 안에는 7만 2000가닥에 이르는 나디가 존재한다고 한다. 이들 독특한 통로는 육체의 신경계와 얽혀 있다.[12] 신경계와 더불어 복잡한 상호관계 때문에 나디는 뇌, 척수, 말초신경계의 포괄적 네트워크 내에서 신경전달의 특성과 질에 영향을 주고 있다. 그러므로 차크라나 나디 수준에서 기능장애가 생기면 신경계에도 병리적 변화가 생길 수 있다. 그 기능장애는 물질적 신경계에 흐르는 미세에너지의 절대량을 고려한다면 양적일 수 있지만, 차크라-나디와 신경계 사이의 협조라는 조건에서 보면 질적인 것 이상이기도 하다. 주요 차크라, 내분비샘, 신경총은 인체가 최적 상태로 기능하는 데 필요한 특별한 배치를 하고 있다.

또 차크라와 내분비샘 사이의 호르몬 연계는 미세에너지계의 불균형 때문에 온몸 세포가 받는 비정상적 변화의 복잡성을 보여준다. 어떤 차크라에서 미세에너지 흐름이 줄어들면 주요한 내분비샘 기능 저하를 일으킬 수 있다. 예컨대 목 차크라 에너지 흐름이 줄면 갑상샘 기능 저하를 일으킬 수 있다.

이렇게 차크라-나디계라는 인체에 가장 기본적인 측면을 소개했는데, 여기에서 우리는 미세에너지 네트워크의 존재를 실증하는 확실한 증거의 존재 여부를 묻지 않을 수 없다. 일본의 모토야마 히로시(本山博) 박사[13]는 인체의 차크라계 존재를 확인할 수 있는 실험 결과를 소개했다. 이미 말했듯이 차크라는 에너지 변환기로 기능한다고 여겨진다. 그리고 차크라를 흐르는 에너지 흐름은 두 방향이다. 하나는 미세에너지 환경에서 육체로 향하거나 그 역방향이고, 또 하나는 몸 안에서 밖으로 발산되는 방향과 밖에서 받아들이는 방향이다. 후자의 가능성은 활성화된 차크라 특유의 성질로 여겨진다. 차크라를 통해 에너지를 활성화하고 전달하는 능력은 고도의 의식 발달이나 집중을 반영한다.

모토야마 박사는 영적으로 각성된 피험자가 차크라 에너지를 마음대로 활성화하고 방향 지을 수 있다면 이들 차크라에서 나오는 어떤 유형의 생체

에너지 · 생체 전자기장을 외부에서 측정할 수 있다고 추론하였다.

차크라를 통해 전달된 근원적 에너지가 아무리 미세한 성질의 것이라고 해도 이차적인 공진으로 생긴 정전기장과 같은 낮은 옥타브 현상은 측정할 수 있지 않을까? 고차 에테르 현상이라 할 수 있는 환엽 효과가 어떻게 키를리안 사진에서 낮은 옥타브 현상인 전자를 이용해 영상화될 수 있는지도 같은 가설로 설명될 수 있다. 정전기장은 고차 에테르 에너지에 의해 생긴 이차적인 효과에 지나지 않는데, 기존 전기적인 기록장치로 간단하게 측정된다.

모토야마 박사는 납을 덧대 실외의 전자교란을 차폐시킨 특수한 방을 준비했다. 방에 있는 피험자의 차크라 해당 부위에는 이동 가능한 구리 전극이 배치되어 있다. 그 전극을 통해 피험자의 체표와 조금 떨어진 곳에서 인체의 생체 전기장을 측정했다. 모토야마 박사는 오랫동안 수많은 피험자의 차크라로부터 많은 전기 기록을 축적했다. 피험자 대부분은 오랜 명상가이거나 심령현상 경력자였다. 명상 경험이 많은 피험자의 차크라 위에 전극을 배치하면 집중된 의식의 차크라 위 전기장의 세기와 주파수는 대조군 사람들 차크라에서 기록된 에너지보다 훨씬 높았다. 이를 근거로 어떤 사람은 차크라를 통해 의식적으로 에너지를 방출할 수 있을 거라는 가설을 모토야마 스스로 입증한 것이다. 그들이 의식을 집중하고 있을 때는 차크라에서 강력한 전기장의 교란이 검출되었다. 모토야마 연구실에서는 몇 년간에 걸친 반복 실험으로 이 현상의 재현성이 확인되었다. 명상 중인 사람의 생리학적 변화를 연구한 이차크 벤토프(Itzhak Bentov)도 비슷한 장비를 이용해 차크라로부터 정전기장 에너지복사에 관한 모토야마 박사의 견해를 확인했다.[14]

UCLA 발레리 헌트(Valerie Hunt) 박사[15]는 차크라와 인체 에너지장에 대한 흥미 있는 연구에 좀 더 단순한 측정기기를 이용했다. 헌트는 차크라에 상응하는 피부 영역의 생체 전기장 에너지 변화를 연구하기 위해 원래 근전위를 측정하는 EMG용 전극을 이용했다. 여러 전극이 원격 측정장치에 연결되고 측정 자료는 기록실로 전송되어 기록실에서 다양한 유형의 생리 도표 체계들이 신체 측정 부위의 에너지 출렁거림을 기록했다. 헌트 박사는 규칙적이고 높은 주파수를 갖고 사인커브를 그리면서 변화하는 새로운 진동을 발견했다. 뇌파 주파수의 정상치는 0~100Hz다. 대부분 파형은 0~30Hz에서 출현한다. 근육 주파수는 대개 225Hz까지 상승하고 심장 주파수는 250Hz까지 상승할 수 있다. 그런데 차크라에서는 늘 100~1600Hz 주파수 대역에 머물렀는데, 이 값은 지금까지 인체에서 방사된 주파수 값을 훨씬 뛰어넘는 것이다.

박사의 이 연구는 사실은 롤핑(Rolfing)이라고 알려진 물리적 조정기술의 치료 에너지 효과를 유도하기 위해 실시되었다. 헌트 박사는 전기적 기록과 관련해 로잘린 브루이어(Rosalyn Bruyer)의 재능을 빌렸는데, 그녀는 훈련된 원격투시 능력자로 인체 오라 장의 변화를 판독할 수 있었다. 피험자 차크라를 전자적으로 판독하는 동안 브루이어에게 피험자의 미세에너지장을 관찰하도록 주문했다. 그녀가 오라를 관찰하는 동안 피험자 몸의 근전도 전극에서 데이터가 어떤 전기적 변화를 보이는지 알 수 없도록 했다.

연구 결과는 헌트 박사가 예상하지 못한 것이었다. 브루이어의 오라 관찰은 피험자 에너지장의 변화를 색 변화로 관찰하는 것이었는데, 뜻밖에도 근전도기로 기록된 변화와 밀접한 관련이 있음을 알게 되었다. 헌트는 거듭되는 실험으로 각 색깔의 오라가 피험자의 차크라에 상응하는 부위의 피부에서 기록되는 파형에 대응한다는 사실을 발견했다. 파형은 관련된 오라 색에 따라 명명되었다. 브루이어가 피험자 오라를 빨강이라고 표현한 때 기록계는 언제나 동일한 파형을 나타내고 있었고, 다른 색에 대해서도 마찬가지였다. 가장 흥미로운 사실은 오라 장이 오렌지색과 같은 중간색으로 보일 때 기록 장비에는 다른 차크라에서 각각 노랑과 빨강 파형이 동시에 검출된다는 사실이다. 이때 노랑, 빨강 두 원색은 함께 섞여서 오렌지색이 된다. 백색과 같은 색이 오라로 보일 때 주파수는 1,000Hz를 넘었다. 헌트는 이 높은 주파수 수준은 실제로 몇천, 몇만 헤르츠의 영역에 속한 본래 주파수 신호에 대응한 저주파가 아닐까 하는 가설을 세웠다. 즉 차크라 본래의 미세에너지에 상응한 저주파에 해당하는 것이 아닐까 하는 것이다.[16]

모토야마 박사나 헌트 박사의 실험에서 얻어진 자료는 차크라계의 존재를 증명하고 있는 듯하다. 각 실험에서 차크라에서 나와 측정되는 복사에너지는 원래 고주파 미세에너지에 상응한 저주파로 구성되어 있다. 이들 모든 에너지는 소위 전자파 스펙트럼의 음계에 지나지 않는다. 미세에너지는 지금까지의 서양 과학자들이 공식적으로 언급하지 않았던 광범위한 주파수 대역을 차지하는 것으로 나타났다.

중요한 것은 경락계나 차크라-나디계와 같은 복잡한 계가 몇 종류 존재하고, 이들이 육체와 함께 에테르체를 통합한다는 점이다. 이들 계에 관한 상세한 내용은 인도나 극동에서 오랜 세월 동안 치료법 및 명상에 관한 문헌에 언급되었던 것이지만, 과학적으로 지지하는 결정적 증거가 부족하다는 이유로 줄곧 서양 의사나 연구자로부터 무시를 당했다. 다음은 초심리학 문헌에서 인용한 것이다.

> 중추(차크라)에서 방출되고 있는 힘은 육체로 말하자면 신경계에 해당하는 매우 복잡한 에테르체의 네트워크에 작용하고 있다. 이들 네트워크에 상응하는 것을 힌두사상에서는 나디라고 하는데, 복잡하고 넓은 범위에 걸친 유동 에너지 네트워크를 구성한다. 이 네트워크는 내적이고 비물질적이며 육체의 신경 주행과 병행한다. 신경계란 실은 에너지

의 내적 패턴이 드러난 것이다. 그러나 영어나 다른 유럽 언어에는 고대어인 나디에 해당하는 단어가 존재하지 않는다. 서양에서는 아직 이 주관적 체계의 존재를 인식하지 못하고 있다. 손으로 만져지는 물질적 환경에 반응해 구축된 체계로서의 신경계라는 물질적 개념만 있기 때문이다. 현대과학에서는 내적으로 민감한 반응계에서 생긴 농밀한 물질적 현현으로서의 신경이라는 개념조차 제대로 인식되지 못하고 완전히 정의되어 있지도 않다. 육체 신경의 배후를 흐르는 에너지 실들로 된 이 미세에너지 물질이 인지될 때 우리는 건강과 질병의 모든 문제를 향한 연구방법이 진전될 것이다. 그리고 모든 문제의 원인을 좀 더 쉽게 이해할 수 있을 것이다.[17]

이제 기술은 충분한 수준에 도달해 지금까지 언급한 미세에너지를 육체 부위와 연결해 이루어진 평가 확인 및 설명 단계에까지 이르렀다. 밀교 문헌에 기록되어 있는 미세에너지계에 관한 고대 체계가 확인되면 에테르체를 넘어서까지 확장된 인체의 미세에너지 해부학적 영역에 대한 논의가 이루어질 것이다.

아스트랄체: 감정의 자리와 유체이탈의 작용 원리

지금까지 우리는 육체와 근본 차원에서 에너지를 공급하고 안정화하고, 세포의 성장과 회복을 관장하는 첫 번째 수준의 계에 대해 언급했을 뿐이다. 우리는 의학에서 아인슈타인이나 에너지학의 접근을 통해 얻을 수 있는 탐구와 이해의 새로운 분야에 대해 논의해온 것이다. 육체-에테르체 경계면이라고 표현된 것이 이해되고 수용되면 새롭게 확장된 생리학적 체계를 발견할 수 있을지 모른다. 인간 구조의 새로운 부분을 인식함으로써 의학은 질병 치유에 미세에너지를 이용한 독특하고 효과적인 치료법을 이해하고 응용할 수 있게 된다. 우리는 육체-에테르 경계면을 형성하는 경락계와 함께 원래 에테르체 수준에 기원을 둔 다른 계도 살펴보았다. 건강과 질병에서 차크라-나디계는 생리현상과 내분비의 적절한 균형을 유지하는 경락계 못지않게 중요하다.

종합적으로 표현하면 에테르체는 육체의 모든 측면을 받쳐 주고 에너지화하는 에너지의 한 형태이다. 에테르체가 육체와 어떻게 상호작용하고, 어떻게 질병에 영향을 미치는지 완전하게 이해하게 되면 새로운 시대의 의사들에게 아주 유익한 정보가 될 것이다. 그들은 질병을 치유하기 위한 새롭고 더 효과적인 접근법을 만들려는 의도에서 정통의학의 도그마를 넘어서고자 할 것이다. 또 건강을 지탱하는 진정한 원인이 무엇인지를 배우는 것은 의학계 자체에도 이익이 된다. 이 같은 새로운 정보의 점진적 수용이 결과적으로는 예방의학의 에너지의학적 접근의 토대를 이루게 될 것이다.

우리는 서양 과학자 대부분의 마음속에서 애매한 부분으로 무시되어온 넓은 영역에 대한 논의를 시작해야 한다. 특정 수준의 미세에너지 구조가 잘 수용되지 않은 이유는 주로 서양과 동양의 신념체계 사이의 갈등과 몇천 년을 거슬러 올라가는 종교와 과학의 괴리에 기인한다고 생각한다. 인간의 미세에너지 구조 연구는 우리를 비전(祕傳) 문헌에서 언급하는 소위 아스트랄체에 대해 논의하도록 이끈다. 아스트랄체란 아스트랄질(astral matter)로 구성되어 있는데, 아스트랄질이란 에테르질보다도 주파수가 높은 미세 물질이다.

피아노 건반의 비유로 돌아가서 생각하면, 악보의 옥타브는 전자기에너지(electromagnetic energy)의 옥타브와 비슷하다고 할 수 있다. 왼쪽 가장 낮은 건반은 소위 물질 · 육체 주파수 영역에 비유된다. 그 오른쪽 일련의 건반은 에테르 영역의 에너지 음계를 만들고 있다. 에테르 주파수를 넘어 더 오른쪽에는 아스트랄질과 에너지 영역에 해당하는 더 높은 음계가 존재한다. 이 비유는 일곱 음계 모두로 확장할 수 있지만, 잠깐 멈추고 아스트랄체와 아스트랄질 영역에 대해서 간단히 검토해보자.

소위 비전 문헌에는 아스트랄체(또는 감정체)에 대한 방대한 지식이 기록되어 있다. 이 부분의 미세에너지 수준의 인체 구조에 대한 지식은 초기 이집트왕조 시대부터 알려져 있었고 가르치기도 했던 것 같다. 아스트랄체는 다차원적인 인간상 전체의 일부분을 구성하고 있고, 에테르체와 마찬가지로 물리적 프레임(physical frame)과 겹쳐져 있다. 이들 옥타브는 인간 존재 안에서 구분되지만 분리된 것은 아니다. 감정체는 인간의 지각 범위를 뛰어넘

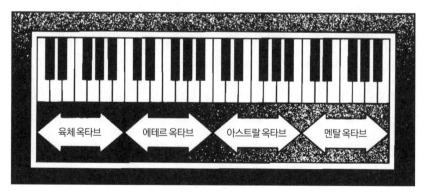

〈그림 12〉 피아노 건반에 비유한 인간의 주파수 스펙트럼

는 주파수 대역의 에너지 물질로 구성되어 있지만, 뛰어난 투시 능력자는 관찰할 수 있다. 나중에 알게 되겠지만 훈련된 투시 능력자는 아스트랄체의 아즈나 차크라 즉 제3의 눈 차크라를 사용하는데, 이때 이 차크라는 그 특유의 주파수 영역의 에너지를 교환해 전달해야 할 아스트랄질의 파장에 동조한다. 우리는 확장된 감각기관으로서의 차크라 기능에 대해 언급한 바 있다. 아스트랄체는 물질이나 에테르체 주파수를 뛰어넘는 주파수 대역에 속하기 때문에 육체나 에테르체와 같은 공간을 공유할 수 있다. 이 사실은 비침습적 공존의 원리라고도 할 수 있는 물질의 원리가 존재한다는 사실을 보여준다. 이는 주파수가 다른 물질은 동시에 같은 공간을 파괴하지 않고 공유할 수 있다는 사실을 보여주는 원리이다.

아스트랄체가 통상 물질적 구조와 겹쳐 존재한다는 사실은 지금까지도 가끔 주목받아왔다. 만약 그것이 인간의 육체와 겹치지 않는 경우 무슨 일이 일어날까? 그 질문에 대한 답은 쉽지 않지만 불가능한 것은 아니다. 그러나 이 어려운 물음에 답하기에 앞서 좀 더 아스트랄체의 생리적 기능에 대해 알아야 한다.

비전 문헌에 의하면 아스트랄체에도 에테르체와 마찬가지로 7개의 주 차크라가 있다. 이들은 아스트랄 수준에서의 차크라이다. 그들도 에테르체의 차크라처럼 에너지 변환기로 기능하고, 확장된 미세에너지계의 불가결한 부분으로 존재한다. 아스트랄체의 각 중추는 아스트랄 에너지를 전달, 수신해서 이 에너지를 에테르 차크라 수준으로 변환시켜 이송한다. 그러면 에테르 차크라에서는 그 에너지가 나디를 통해 신경계나 내분비 기능의 정보로 번역된다. 아스트랄체는 감정의 표출과 관련이 있고, 아스트랄 차크라는 그 미세에너지적 연관을 통해 사람의 감정적 변화로 건강을 해치거나 증진시킬 수 있다.

비전 문헌에서는 내분비샘 및 호르몬 기능의 영향은 세포 활동 수준에서 발현되고, 호르몬은 감정 표현에 불가결한 요소임을 인식하고 있다. 건강에 미치는 아스트랄 수준의 영향은 현대 의학의 범위에서도 관찰할 수 있다. 예컨대 의사들은 오랫동안 갑상샘항진증에 의해 활동성이 높은 사람, 반대로 부신 기능 저하에 의해 무기력증인 사람이 있다는 점을 알고 있었다. 내분비학자는 특정한 감정 표현은 특정 유형의 내분비 기능장애와 관련이 있다고 인정한다. 그러나 내분비학자 대부분이 간과하고 있는 것은 주요 내분비샘의 호르몬 작용이 그에 대응하는 차크라의 에너지 공급 영향에 의존하고 있다는 사실이다.

아스트랄체는 감정체라고 부르듯이 인간 감정의 자리라고도 여겨진다. 우리 감정은 현대과학에서 다루고 있는 것 이상으로 미세에너지에 기원을 두고 있다고 알려졌다. 지난 몇십 년간 의학은 억압된 감정과 신체 질환의 관계를 밝혀왔다. 감정체는 우리들의 감정적 본질과 밀접하게 관련되어 있어 마음과 몸과 아스트랄체 사이에 알려지지 않은 강력한 상관관계가 있다고 추정된다. 감정의 불균형은 뇌 활동의 신경화학적 장애임과 동시에 아스트랄체 및 아스트랄 차크라의 에너지 흐름의 비정상적 패턴에서 유래하는 것일지도 모른다.

> 기본적으로는 각 중추(차크라)와 내분비샘이(……) 사람의 건강상태나 심리상태의 좋고 나쁨을 결정하고 있다. 내분비 활성의 우선적 영향은 정신적인 것이다. (……) 인간은 물질적 수준에 있지만 내분비계 활성도에 따라 변화하는 감정적, 정신적 존재이고, 또 그 활성도에 수반하여 물질화되는 존재이다. 인간의 내분비계는 곧잘 마음과 감정의 심리상태에 의해서 결정되기 때문이다.[18]

아스트랄체는 욕망체라는 또 다른 이름도 있다. 비전 문헌에는 아스트랄체를 감각적 욕망, 갈망, 분위기, 느낌, 식욕, 공포의 자리라고 표현하고 있다. 뜻밖에도 오늘날 우리에게 영향을 주고 있는 두드러진 아스트랄 에너지의 하나가 공포이다. 개인이 갈망이나 공포로부터 영향을 받는 정도가 물질적 수준에서 어떤 사람의 퍼스낼리티(personality) 범위와 특질을 지배한다.[19] 서양의 의사나 과학자 대부분은 인간의 감정 표현은 대뇌변연계의 특징적인 신경 활동의 소산이라고 생각해 왔지만,[20] 사실 대뇌변연계는 그보다 높은 수준에서 신경계에 입력되고 있는 에너지에 대한 보조적인 시스템에 지나지 않는다. 뉴턴 기계론자는 물질로서의 뇌를 복잡한 신경화학적 생체컴퓨터로 간주해 왔고, 뇌를 세련된 자동제어장치 같은 것으로 간주한다. 그러나 살아 있는 뇌는 영혼의 물질계에서의 활동을 표현하기 위한 중개자이다. 질병으로 신경계가 장애를 입을 때, 외부 세계를 합리적으로 이해할 수 없게 되고 마침내 당사자의 퍼스낼리티가 탈것에 갇혀 버리는 상태가 될 수도 있다(폐쇄 증후군). 예컨대 인지장애는 없지만 중증 국소성 운동마비가 있는 뇌내출혈 환자의 경우, 주위의 누군가를 인식해도 대화를 나눌 수 없다.

생체컴퓨터인 뇌는 광범위한 수준의 입력을 받고 있다. 그러나 현재 서양 과학자는 신경계로 들어오는 물질 수준의 입력밖에 인식하지 못한다. 아스트랄 에너지는 물질적인 뇌신경계에 영향을 주고 있지만, 그것은 에테르체의 미세에너지적 접촉, 나아가 에테르체의 육체에 대한 접속을 통해 물질적인 뇌와 뇌 신경계에 영향을 주고 있다. 육체를 받쳐주면서 에너지를 공급하는 에테르체와 달리, 아스트랄체는 육체와 이어져 있지만 독립된 의식의 자리로서도 기능하고 있다. 자유롭게 움직일 수 있는 개인의 의식은 육체가 활발하지 않거나 잠자는 동안 아스트랄체를 통해 외계와 상호작용할 수 있다. 얼핏 이상해 보일 수 있지만, 이 아스트랄체의 기능은 최근 들어 과학자도 인정하게 된 '임사체험(Near Death Experience)' 현상을 설명하는 데 중요한 의미를 갖는다.[21]

일시적으로 의학적 사망 진단을 받은 사람의 체험은 레이먼드 무디(Raymond Moody) 박사[22]와 케네스 링(Kenneth Ring) 박사[23]의 몇몇 저서들의 주요 주제이다. 의학적 사망이라고 일시적으로 분류되었던 몇백 명의 체험자는 인터뷰에서 비슷한 내용을 진술하고 있다. 임사체험에서 가장 보편적 체험은 육체에서 빠져나와 위에서 아래를 내려다보았다는 느낌이다. 체험자는 생환 뒤에 구급 의료진에 의한 소생 조치 과정을 의료진의 복장부터 대화의 내용, 투여된 약물에 이르기까지 정확하게 묘사하는 경우가 많다. 현대 의사들은 이런 현상을 이론적으로 설명할 수 없어, 이 선명한 환각을 뇌의 허혈(뇌의 산소 부족)에 수반하는 생화학적 작용으로 설명하려고 한다. 하지만 많은 체험자가 병실을 떠다니면서 자신의 육체를 내려다보는 한편, 위로 끌려 올라가 터널 끝의 빛을 향했다고 술회하고 있다.

임사체험은 OOBE 즉, 유체이탈(Out-Of-Body-Experience)로 알려진 상태의 대표적인 현상이다. 임사체험이 일어나고 있는 동안, 당사자는 몸 밖에 있어 당사자에게 일어나고 있는 사실을 정확하게 표현한 것이다. 그런데 그 체험자가 체외에 있었다면, 그 사람은 어떤 시각을 통해서 장면을 보고 있는 것일까? 이 물음에 대한 답은 그들이 아스트랄체의 눈을 통해 세상을 본다는 것이다.

유체이탈은 아스트랄 투사라고도 불린다. 이는 아스트랄 영역의 탈것에 실려 육체 바깥으로 투사된 상태를 말한다. 살아 있는 동안 아스트랄체와 육체는 은색의 끈으로도 비유되는 일종의 탯줄 같은 것으로 이어져 있다. 그리고 육체가 죽는 순간 혼의 줄은 끊어지고, 감정체는 썩어가는 육체와 에테르체를 남기고 떠나간다. 비전 문헌에서는 잠자는 동안에는 누구라도 육체에서 떨어져나와 공중여행을 하고, 아스트랄 영역의 구성요소나 거주자들과 상호작용 한다고 기술되어 있다. 물론 자는 동안 무슨 일이 일어났는지 기억하는 사람은 거의 없어 아스트랄 투사가 일어났다 해도 증명하기가 쉽지 않다. 사람들 대부분은 이러한 경험을 꿈으로 간주하는 경향이 있다. 따라서 당사자의 아스트랄 투사를 기억하는 경우는 주로 격렬한 사고나 임사체험처럼 의식이 육체에서 트라우마적 형태로 벗어났을 때이다. 이런 상황에서 보면 육체에서 감정체가 이탈하는 것은 의식을 정신적 외상으로부터 보호하기 위한 일종의 원시적 에너지 반사의 발로인 듯하다. 그러나 유체이탈을 반복적으로 자가유도할 수 있고, 아스트랄체의 자기 자신을 육체에서 멀리 떨어진 장소로 이동할 수 있는 특수한 사람이 있다. 의식이 회복된 뒤에 이들은 독특한 혜안과 감정체 여행에 관한 값진 정보를 가지고 돌아오기도 한다.[24,25]

과거에서 현재에 이르기까지 아스트랄체의 실재와 아스트랄체를 형성하고 있는 영역에서 아스트랄체의 체험을 확인하려는 많은 연구 시도가 이어져 왔다. 일찍이 노스캐롤라이나주 더럼에 있는 심령연구재단 의사 로버트 모리스(Robert Morris)는 실험을 통해 육체와 멀리 떨어진 지점에서 아스트랄체의 존재를 입증하는 물리적 증거를 수집하려고 했다.[26] 모리스는 키스 하라리(Keith Haray)라는 심리학과 대학원생과 공동으로 연구를 진행했는데, 그는 육체에서 벗어난 그의 의식을 아스트랄체에 숙련되게 투사할 수 있다고 주장했다.

모리스는 이 연구에서 하라리의 아스트랄체 또는 '제2의 신체'라고 부르는 것의 존재를 측정하기 위해 기발한 방법을 고안했다. 맨 처음 시도는 살아 있는 검출기로 하라리의 애완 고양이를 이용했다. 그 결과 평소에는 시끄럽고 부산하던 새끼고양이가 하라리의 감정체가 방에 있는 동안에는 안정되고 조용해진다는 것을 밝혔다. 새끼고양이의 행동을 정량화하기 위해

1~24까지 번호를 매긴 30cm 정도의 격자를 그린 특수한 방을 준비했다. 일정 시간에 걸쳐 고양이가 통과하던 격자의 수가 움직임의 측정에 이용되었다. 고양이의 행동은 하라리가 자신의 의식을 그 특수한 작은 방 안에 투사했을 때와 아무것도 하지 않은 때로 나누어 촬영되었다. 유체이탈이 일어나지 않은 동안 새끼고양이는 매우 활발하고 빈번하게 울음소리를 냈다. 고양이는 많은 격자를 가로질렀고 방 밖으로 나가려고 시도했다. 거꾸로 하라리의 '제2의 신체'가 방에 있으려고 의도할 때는 새끼 고양이는 아주 조용하고 얌전했다. 이 효과는 네 번의 실험 모두 똑같았다.

이 결과는 보잘것없는 것처럼 보이지만 새끼 고양이가 보이지 않는 하라리의 아스트랄체 존재를 식별하고 있음을 시사한다. 살아 있는 검출기를 이용한 뱀 실험 역시 하라리가 유체이탈을 시도하고 있는 동안 비슷한 행동 결과를 나타냈다. 다만 유감스럽게도 동물들은 급속하게 실험환경에 적응하는 경향이 있어 실험의 뒷부분은 아스트랄 투사의 척도로는 신뢰성이 떨어졌다.

뉴욕에 있는 미국심령연구협회의 칼리스 오시스(Karlis Osis) 박사가 유체이탈 재능이 있는 심리학자 알렉스 태너스(Alex Tanous)의 협조를 얻어 실시한 접근법도 흥미롭다. 유체이탈과는 다른 과정인 원격투시에 의해 원격지의 정보를 얻는 것도 이론상 가능한데, 오시스는 보는 방향에 따라 다른 모양이 보이는 특수한 표적을 만들었다. 이것은 측면의 엿보는 구멍에서 들여다보면 특정한 그림밖에 보이지 않는 상자 속에 여러 가지 그림이 들어 있는 것이다. 만약 상자 위나 내부에서 보면 엿보기 구멍으로 보았던 것과는 다른 기하학적 무늬가 보이는 구조로 되어 있었다. 추가 측정으로 오시스는 아스트랄체가 존재하고 있을 때, 상자 속에서 측정 가능한 에너지적 변화가 있는지를 확인하기 위해서 전기적 감지계를 상자 속에 설치했다. 태너스는 시종

일관 유체이탈을 시도한 동안에 자신이 본 모습을 정확히 보고했다. 성공적으로 투영이 이루어지는 동안 응력 감지계에서는 커다란 에너지 출력 변화가 검출되어 아스트랄체의 존재와 관련된 어떤 유형의 에너지 교란이 일어났음을 암시한다.

또 스탠퍼드연구소에서는 물리학자 러셀 타그(Russell Targ)와 해롤드 푸토프(Harold Putoff)[27]가 초전도체로 차폐된 자장계를 가지고 더 정교한 방법으로 비슷한 긍정적 결과를 보고했다. 쿼크 검출기로도 유명한 이 양호한 차폐장치는 실제로 스탠퍼드대학 물리과에서 실시되는 물리학 실험의 일부이다.

잉고 스완은 타그와 푸토프의 유체이탈 연구의 유능한 피험자의 한 사람으로, 자신의 의식을 동조시켜서 차폐된 자장계 내부에 투사하도록 요구받았다. 자장계 자체는 물리학 건물 지하에 알루미늄, 동, 뮤 합금 층에다 심지어 초전도체로 차폐되어 있어 물리적으로 접근할 수는 없었다. 실험 개시 전에 미리 감쇄되고 있는 자장이 자장계 내에 설치되었다. 이것으로 안정된 진동을 계속하는 사인곡선 같은 휘선으로 등록된 배경교정 신호를 얻을 수 있었다. 잉고 스완 자신이 몸 밖으로 나가서 자장계를 들여다보고 있다는 사실을 자각한 시간기록계의 사인곡선 주파수는 30초 동안 약 두 배가 되었다. 스완이 자장계에 의식을 집중하였을 때 자장 내에 몇 가지 다른 변동도 기록되었다. 나아가 스완은 유체이탈 중의 관찰을 바탕으로 자장계 내부 층의 정확한 묘사를 제공할 수 있었다. 스탠퍼드연구소 물리학과 학자 대부분이 비록 그들이 대조된 실험으로 고려하지는 않았지만, 매우 의미 있는 관찰이었다고 느꼈다.

이 실험 결과들을 종합해 보면 아스트랄 투사 현상은 실재한다고 믿을 수 있다. 또 실험에 의한 증거는 아스트랄체가 민감한 전기 장치로 측정할 수 있는 낮은 주파수 에너지에 대한 전자기적 변동을 일으킬 수 있다고 생각된다. 아직 아스트랄체를 사진에 담는 연구는 없지만, 앞서 언급한 EMR 스캐너 같은 미래 영상기술의 발달로 머지않아 실현되지 않을까 생각한다.

에테르체 촬영기술 원리가 에테르 에너지와 공명으로 에너지 주파수 조절과 관련되어 있다면 똑같은 촬영기술을 아스트랄체를 찍기 위해 응용할 수 있을지도 모른다. 어쩌면 에테르체 스캐너와 아스트랄체 스캐너의 차이는 아스트랄체를 활성화하기 위한 공명주파수가 다르다는 점뿐일 것이다. 만약 아스트랄체가 에테르체처럼 실재한다면 이들 상위 차원 현상의 존재와 거동을 설명할 수 있는 과학적 모델이 있을까?

주파수 영역의 과학적 모델: 포지티브-네거티브 시공간의 틸러-아인슈타인 모델

만일 아스트랄체가 에테르체처럼 실재한다면 이들 고차 현상의 존재를 설명할 과학적 모델이 있을까? 서양 과학자는 에테르체나 아스트랄체의 존재를 설명할 수 있는 수학적 모델이 현재 전자기 이론에는 없다고 생각할지 모르지만, 이 문제를 면밀하게 따져본 일부 연구자들이 있다. 그 연구자 중 한 사람이 스탠퍼드대학의 재료과학연구소 소장이었던 윌리엄 틸러 교수이다. 지난 십여 년 동안 틸러 박사는 과학의 틀을 망가뜨리지 않으면서 현재의 과학이론을 적용해 어떤 종류의 미세에너지 현상을 설명하였다.

저자가 이 모델을 틸러-아인슈타인 모델로 부르는 것은 그 관점이 아인슈타인의 질량과 에너지 관련 방정식에 기초를 두었기 때문이다. 세상에서 가장 유명한 방정식은 $E=mc^2$이지만 이것이 완전한 모습은 아니다. 이 방정식은 정식으로는 아인슈타인-로렌츠 변환으로 알려진 비례상수에 의해 변형되어 있다. 그 변형된 상수는 측정의 변수(즉 시간의 왜곡이나 물체의 길이, 폭, 질량)가 표현된 계의 속도에 따라 어떻게 변화하는지를 묘사하는 상대성 요소이다.

아인슈타인방정식의 고전적 해석은 입자에 축적된 에너지는 그 물체의 질량에 광속의 제곱을 곱한 것이다. 이것은 작은 물질 입자 속에 믿을 수 없을 만큼 큰 에너지가 축적되었음을 뜻한다. 미국의 핵물리학자들이 그 뛰어난 방정식에 숨겨진 혁명적 지식을 어떻게 이용할 것인지를 처음으로 이해하기 시작했다. 그 잠재력을 방출시키기 위한 그들의 첫 성공적 시도는 제2차 세계대전 말 폭발시킨 원자폭탄으로 결과를 맺었다. 숟가락 하나 정도의 우라늄에 축적된 잠재력은 히로시마와 나가사키 두 도시를 파괴하기에 충분한 양이었다.

아인슈타인방정식을 더 복합적으로 해석하는 방법도 시간을 두고 전개되었고, 과학자가 우주의 다차원적 성질을 이해할 수 있게 만들었다. 아인슈타인방정식은 물질과 에너지가 상호 변환될 수 있게 연결되어 있음을 뜻한다. 아원자 입자는 응축되고 특화된 에너지의 한 형태로, 동결된 작은 에너지장이다. 원자폭탄은 물질이 어떻게 에너지로 바뀔 수 있는지를 보여주는 하나의 예일 뿐이다. 아인슈타인-로렌츠 변환으로 수정된 앞의 확대된 방정식을 보면 물질의 광대한 차원이나 미세한 차원에 눈을 돌린다는 의미를 알수 있다. 만약 입자를 점점 가속한 결과 광속에 도달하면 입자의 운동에너지는 물체의 속도를 v로 하는 방정식 $E=\frac{1}{2}mv^2$로 나타나듯이 지수 함수적으로 증대한다. 이것을 시각적으로 표현하면 〈그림 14〉의 그래프처럼 된다.

이 그래프는 광속에 가까운 속도에서 물질과 에너지의 지수함수 관계를 표현하고 있다. 이 관계를 해석하려는 사람들 대부분이 입자를 광속 이상으로 가속할 수는 없다고 생각하는 것 같다. 오른쪽 위 곡선은 광속(c)에 가까워지지만 교차하지 않고 무한대로 이어진다. 예컨대 고에너지 입자물리학 연구자는 아원자 입자가 점점 빨라져 광속에 가까워지려면 엄청난 양의 에너지가 필요하다는 것을 알고 있다. 이 이상한 현상의 원인은 입자의 상대적 질량이 광속에 가까워지면 지수 함수적으로 증대하기 때문에 광속으로 가속하려면 엄청난 에너지가 필요해진다는 것이다. 물론 이것은 물체의 물리적 입자를 가속하는 데 필요한 에너지이다.

지금까지는 거의 모든 물리학자가 물체를 광속 이상으로 가속할 수 없다는 그럴싸한 한계를 받아들였다. 이 억측은 부분적으로는 광속보다 큰 수를 아인슈타인-로렌츠 변환에 대입하게 되면 허수인 -1의 제곱근이 된다는 것과 관련이 있다. 대부분 물리학자는 허수의 존재를 믿지 않기 때문에 광속이 물체의 운동속도의 한계라고 가정하였다.

찰스 무세스(Charles Muses)[28] 같은 선구적인 수학자는 -1의 제곱근이 초실수(hypernumbers, 超實數)라고 부르는 수의 범주에 들어간다고 생각했다. 그는 이 책에서 말하는 살아있는 시스템의 미세에너지적 상호작용 같은 고차원의 변화를 기술하기 위해 초실수가 필요하다고 확신했다. 무세스는 한눈에 간파할 수는 없더라도, 전자기학이나 양자역학 방정식의 해법을 찾기 위해서는 -1의 제곱근 같은 허수도 필요하다는 점을 지적했다. 아마도 보수 과학자들이 상상의 영역이라고 오랫동안 생각하던 고차원 현상을 기술하는 데 소위 허수가 중요한 역할을 한다는 사실은 타당할 것이다.

만약 고차원 현상을 기술하는 데 -1의 제곱근을 포함한 풀이가 유효하

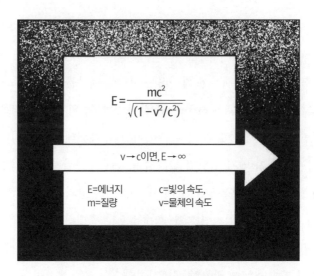

〈그림 13〉 **아인슈타인-로렌츠 변환**

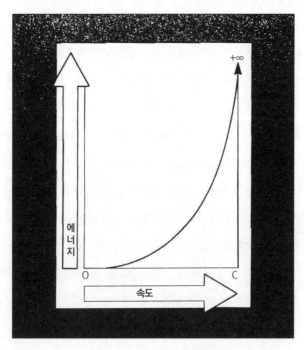

〈그림 14〉 **속도와 에너지의 관계**

다고 가정하면, 우리는 변형된 아인슈타인방정식에서 유래하는 모든 예상되는 힘을 이해할 수 있게 된다. 〈그림 15〉는 이론적인 정지 상태에서 광속이나 그 이상으로 폭넓게 변화하는 입자의 에너지를 나타낸 것이다(이 그래프가 어떻게 작성된 것인지에 대한 더 복잡하고 긴 수학적 설명은 부록에 실려 있다).

〈그림 15〉와 〈그림 14〉는 매우 중요한 한 가지 차이점을 제외하고는 유사한 형태를 취한다. 게다가 물체의 속도가 광속에 근접함에 따라 그래프상에서 광속을 나타내는 축(C)의 반대쪽에 또 하나의 반전 이미지 곡선이 있음을 알 수 있다. 틸러 박사는 광속의 왼쪽에 위치하는 영역을 포지티브(陽) 시공간이라고 불렀다. 이것은 물질 시공간의 우주로 알려져 있다. 이 모델에서 암시하듯이 포지티브 시공간 물질은 오로지 광속 이하의 속도에서만 존재할 수 있다. 광속보다 빠르게 이동하는 c 오른쪽에 있는 반전 곡선은 네거티브(陰) 시공간을 나타내고 있다. 이 네거티브 시공간, 그리고 초광속으로 운동하는 입자의 세계는 현대 물리학자들에게는 익숙하지 않은 세계이다. 그런데 많은 물리학자가 이론적으로 초광속으로밖에 존재할 수 없는 타키온이라는 입자의 존재를 제안하고 있다.[29]

초광속으로 운동하는 입자의 특성은 정말로 흥미롭다. 포지티브 시공간 물질이 전기력과 전자기복사(electromagnetic radiation)와 관계가 있고, 네거티브 시공간 물질은 틸러 박사가 자전기복사(magnetoelectric radiation)라고 부르는 자기의 힘과 관계가 있다. 예컨대 물질의 원자를 구성하는 입자는 전기적으로 포지티브나 네거티브로 하전하거나 중립 상태에 있다. 전자기학 이론은 N극이든 S극이든 어느 한쪽만 갖는 단극(monopole)이 자연계에 존재할 것이라 짐작하고 있다. 그러나 아직 그것을 포착하는 데 성공했거나 재현성을 갖고 검출하는 데 성공하지 못했다. 그 입자가 속한 영역이 틸러가 말하는 네거티브 시공간과 같은 타키온 영역이라면 우리들의 현재 측정기는 제

역할을 할 수 없을지도 모른다.

그 외에도 네거티브 시공간 물질에는 재미있는 성질이 있는데, 이는 우리가 논의하고 있는 미세에너지 성질과 관련이 있다. 초광속에서는 아인슈타인-로렌츠 변환의 모든 해법이 네거티브 수가 되어버리기 때문에 네거티브 시공간 입자는 네거티브 질량을 갖게 된다. 더 나아가 네거티브 시공간 물질은 네거티브 엔트로피 성질을 보여줄 것이다. 엔트로피란 어떤 계가 무질서한 상태로 향하는 경향성을 뜻하는 말이다. 엔트로피가 클수록 무질서가 늘어간다. 일반적으로 물질 우주에 속하는 대부분 계는 포지티브 엔트로피가 증대하는 방향으로 향하므로 시간이 흐를수록 무질서가 늘어나서 물체는 흩어져간다. 물질 우주에 존재하는 것 가운데 엔트로피 법칙에 반하는 가장 두드러진 것은 생명체이다.

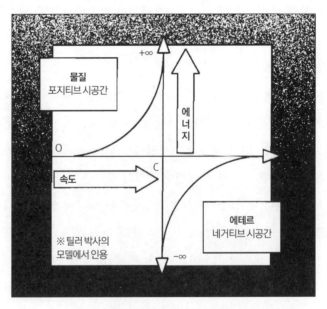

〈그림 15〉 **포지티브-네거티브 시공간 모델**

생물학적 시스템은 무기물질을 받아들여 단백질, DNA, 콜라겐 등과 같은 복잡한 거대 분자구조를 조직한다. 생체는 네거티브 엔트로피 특성 또는 조직의 무질서를 줄이는 경향성을 띤다. 그것들은 덜 조직화된 원소로 분해된 물질을 받아들여 더 조직화된 상태의 계를 구축한다. 생물은 원료와 에너지를 받아들여 그것들을 복잡한 구조학 또는 생리학적 부분으로 자기 조직화한다. 그래서 생명력은 네거티브 엔트로피와 같은 특성이 있는 것 같다고 말하는 사람이 있다(육체가 죽어서 생명력이 물질적 형태를 떠날 때 생명력이 자리하지 않은 남은 '껍질'은 포지티브 엔트로피 양식에 따라 흙 속 미생물을 통해 그 구성 성분으로 돌아간다). 자기 조직화하는 홀로그램 에너지 틀인 에테르체 역시 네거티브 엔트로피의 성질을 갖는 것 같다. 에테르체는 물질이 공간적으로 질서를 만드는 설계를 육체의 세포계에 제공한다. 미세에너지가 보여주는 네거티브 엔트로피 성질과 에테르체 틀은 적어도 틸러가 제기하는 네거티브 시공간에 속하는 물질의 필요조건 중 하나를 충족시키는 것으로 보인다.

나아가 네거티브 시공간 물질은 주로 자성(磁性)을 띤다. 앞에서 소개한 그래드 박사의 안수요법 효과에 관한 실험에서, 치유사에 의해 처리된 물이 식물의 성장률을 높인 것처럼 자기(磁氣)로 처리한 물에 의해서도 상승한다는 것을 발견했다. 그밖에도 자기로 처리된 물과 치유사가 처리한 물의 공통점은 더 있다. 실험화학자인 로버트 밀러(Robert Miller)는 보통 증류수에 용해한 황산동을 석출하면 청록색 단사정계가 형성된다는 점을 이용했다. 황산동 용액이 치유사의 손이나 강력한 자장 에너지에 노출되면 청록색의 구조물이 아니라 늘 결이 거친 터키석 같은 하늘색 결정이 형성되었다.[30] 이는 수소결합의 성질이 변해 그에 따른 화학적 조성에 상당한 변화가 일어났기 때문일 것이다.

저스타 스미스(Justa Smith) 박사[31]의 연구에서는 치유사가 효소 활성을 고강도 자장의 효과와 비슷한 형태로 가속할 수 있음을 보여준다. 스미스 박사는 치유사의 손[32]에서 방출된 에너지가 트립신이라는 효소에 미치는 효과를 측정했다.

스미스 박사는 치유사에게 가상의 환자, 즉 손에 쥔 효소를 넣은 시험관에 에너지를 보내듯 집중하라고 지시한다. 실험상의 대조군으로 보통 사람에게도 시험관을 쥐게 했는데, 그 목적은 손의 온기에 의한 활성화 효과를 모의실험하기 위한 것이었다. 스미스 박사는 표준적인 스펙트럼분석 방법을 이용해 치유사의 에너지 작용을 받은 시험관과 대조군 시험관에서 각각 소량의 효소를 채취해 그들이 활성화되는 변화를 몇 번이고 측정했다. 그 이전의 연구에서는 이미 강력한 자장이 효소 반응을 촉진할 수 있다는 사실이 밝혀졌다. 실험 결과, 대조군과 달리 치유사 에너지만 효소의 반응속도를 선형적으로 촉진한다는 사실을 여러 번 확인했다. 효소의 종류를 바꾸어서 실험하기도 했다. 어떤 효소는 치유사가 활성을 저하시켰고, 3분의 1에서는 변화가 없었다. 활성이 저하된 효소(NAD-ase)를 세포의 대사라는 관점에서 보면 이 효소에서 활성도의 감소는 더 많은 에너지가 세포 내에 축적되어 있음을 뜻한다. 치유사의 영향을 받은 효소의 활성은 늘 유기체의 전반적인 건강과 균형 잡힌 신진대사 활동을 하는 쪽으로 향하는 듯했다.

스미스 박사는 실험에 다른 시도를 했다. 트립신 효소를 자외선에 노출해 단백질을 변성해 분자 고리 구조가 끊어지도록 함으로써 효소 활성을 손상시켰다. 강력한 자장이 효소 활성을 재구축한다는 것은 이전부터 알려져 있었다. 치유사가 손상된 효소를 손으로 쥔 경우에도 효소는 구조적 통합성을 다시 취득하여 활성화되었다. 활성화된 뒤에도 치유사가 그 효소가 들어있는 시험관을 손에 쥐고 있던 시간의 길이에 비례해 활성은 몇 번이고 선형적으로 계속 상승했다. 이처럼 치유사의 손에서 생기는 에너지장은 자장과 비슷하게 자외선으로 손상된 효소를 회복시킬 수 있었다. 치유사의 에너지 장은 자장과의 유사성뿐만 아니라 앞의 효소처럼 잘못된 분자를 재정렬할 수 있는 네거티브 엔트로피 성질도 갖는다는 점에서 틸러 박사가 주장하는 네거티브 시공간 물질, 즉 자전기에너지의 틀에 적합하다고 말할 수 있다.

지금까지 언급한 실험 결과에 따르면 치유사의 에너지 성질은 자기적인 것으로 나타난다. 하지만 치유사의 에너지장은 이전의 자장과는 아주 다른 특성을 보여준다. 치유사의 손과 자석은 식물 성장을 빠르게 하고, 황산동 수용액 속에서 파란 결정을 석출시킨다. 양쪽 모두 효소의 반응속도를 증가시킬 수 있다. 그러나 흥미롭게도 초기 연구에서는 치유사의 손 주위에서 어떤 자장도 검출되지 않았다. 콜로라도대학교 의과대학 짐머만(John Zimmermann) 박사의 최근 연구에서는 치유에너지의 자기적 성질을 제시하는 증거가 추가되었다. 그는 SQUID(초전도 양자간섭장치)라고 부르는 초고감도 자장 검출기를 이용해 치유사의 손에서 방출된 자장의 강도에 상당한 상승이 있다는 사실을 증명했다. 치유사의 손에서 방출되는 자기 신호의 증가는 배경잡음의 몇백 배에 달했다. 그러나 이런 정도의 약한 자장 강도는 실험실에서 효소 효과를 만들어내는 데 사용된 자장 강도에 비하면 아주 작은 값이었다. 스미스 박사의 효소실험에서는 1만 3,000가우스 자장이 사용되었는데, 이는 지구자장의 2만 6,000배에 달하는 강한 것이다. 누군가가 실험 결과를 속이기 위해 손에 자석을 갖지 않는 한, 치유사 손 주위에 그만큼 강력한 자장을 발생시킬 수는 없다.

또 치유사 에너지에 의한 효소 반응속도의 변화는 효소의 종류에 따라 제각각이었으나, 자기장은 비특이적 활동 증가만 일으킬 수 있었다. 각 효소 활성의 변화 방향은 거울처럼 항상 자연의 세포 지성을 반사하는 듯했다. 게다가 치유사는 변성을 일으킨 효소를 강력한 자장에 놓았을 때처럼 회복시킬 수도 있다. 여기에서 의미하는 바는 치유사가 갖는 미세한 생명에너지는 원래 자장의 성질을 갖고 있다는 점이다. 이는 18세기 프란츠 안톤 메스머 (Franz Anton Mesmer) 시대로 돌아가 생각하면 의외로 매혹적인 발견이다. 그의 실험은 '자기치유'라고 했다. 물론 그 시대에 현대와 같은 자장이 검출된 것은 아니다(현대에도 짐머만 박사의 SQUID 실험 결과가 유일한 사례이다). 치유사가 갖는 에너지는 이전의 자기장과는 질적으로 다를 뿐만 아니라, 아주 미약한데도 강력한 생물학적이고 화학적인 효과를 일으킨다는 점에서 양적으로도 다르다. 이 미세에너지의 비정상적인 자기적 성질은 틸러가 말하는 네거티브 시공간 물질로서의 조건을 충족시키고 있다.

틸러 박사는 네거티브 시공간은 에테르 영역에 속한다는 가설을 제기하였다. 그 가설은 에테르 세계와 물질세계를 엮어주는 에너지 결합 연결자로 델트론(deltron)이라는 제3의 기질을 가정하고 있다. 틸러가 델트론이라는 중개자를 떠올린 것은 포지티브 시공간과 네거티브 시공간 사이에서는 주파수의 중첩 부분이 없어 에테르체와 물질 에너지 사이에 공명주파수 양태가 존재하지 않는다고 봤기 때문이다(환엽 효과를 사진으로 찍을 수 있듯이 공명 하모니 작용으로 높이가 다른 음계의 에너지 사이에서도 상호작용이 성립된다는 사실이 알려져 있으므로 실제로는 그의 생각이 꼭 맞지 않을 수도 있다). 중요한 것은 이 물질 우주의 사건이나 물질과 에테르질의 상호작용에 대해, 또 에테르 기질의 세계를 연구하기 위한 수학적 발판이 될 물질과 에너지의 관계에 대한 새로운 이론 모델을 손에 넣었다는 점이다. 포지티브와 네거티브의 시공간 그림에서 가장 재미있는 사실은 이 모델이 아인슈타인의 상대성이론 방정식으로 예상되었다는 점이다. 저자는 아스트랄체의 미세한 세계 역시 네거티브 시공간 속에 존재하고, 빛보다도 빠른 속도로 진동하며 에테르질과 같은 종류의 자기적인 성질을 갖는다고 제안한다. 틸러 박사는 또 다른 최근 연구에서 감정 에너지는 광속의 10^{10}~10^{20}의 속도로 운동하는 것이 아닐까 추측하고 있다.

틸러-아인슈타인 모델은 에테르체나 아스트랄체의 행동을 해석하기 위한 중요하고 재미있는 특성을 갖는다. 아스트랄 영역에 있는 독특한 성질의 하나는 아스트랄적 즉 감정적으로 충전된 '사고'는 그 자체가 생명을 가질 수 있다는 것이다. 아스트랄 에너지 수준에서는 어떤 사고가 의식이든 무의식이든 독립된 에너지장 즉 상념체(thought form)[33]로 존재할 수가 있고, 그것은 독특한 형태, 색, 성질을 가지고 있을지도 모른다. 어떤 사고 특히 강한 감정으로 충전된 사고는 그 발생원이 되는 인물로부터 분리된 독자적 정체성을 가질 수 있다. 사고는 실제로 미세에너지 기질로 하전이 되고, 그 발생자의 에너지장 속에 무의식적으로 존재할 수 있다. 이들 상념체는 흔히 고차 에너지 현상에 민감한 투시력을 가진 사람의 눈에 보일 수도 있다. 의식이 우리 미세에너지 구조의 에너지장에 영향을 줄 수 있다는 것은 의학과 심리학에서 중요한 의미가 있다.

미세질, 특히 아스트랄체는 강한 자기적 성질을 띤다. 이 수준에서의 운동은 농밀한 물질 수준에 비해 상대적으로 유동적이다. 모습은 있되 수은처럼 무정형이다. 이들은 맥동하는 경향이 있고, 운동은 동시에 한 방향 이상으로 발생할 수 있다. 즉, 이는 존재의 다른 차원으로 그 자체의 용어로 이해해야 한다.

그런데 철 금속이 아닌데도 철처럼 자성을 갖는다는 것은 앞으로 심리학이나 의학 연구자들이 확인해야 할 대목이다. 여기에서 비철 물질이란 사람의 사고나 감각을 형성하고 있는 내용도 포함한다. 물론 여기에서 말하는 자력은 쇳가루를 끌어당기는 것은 아니지만, 거의 확실하게 자성의 일종이다. 이 자성이란 자신과 조화를 이루는 다른 기질을 끌어당기고, 조화를 이룰 수 없는 것은 멀리하는 성질이다. 실험자들은 감정이 물질적이지는 않더라도 지극히 자기적인 것으로 다루면서 동시에 의식의 한 측면으로 파악하게 될 것이다. 상당수의 정서적 질병 치료가 어려운 근본적인 이유 가운데 하나는 일종의 아스트랄체가 우리의 느낌이나 또 다른 아스트랄체에 '접착제'처럼 들러붙어 질병을 일으키는 감정이 자기적으로 반응하는 경향이 있기 때문이다. 이러한 자기적 작용이 '나쁜' 아스트랄체를 제거하기 어렵게 만든다.

의학은 생약이나 동종요법 같은 비제도권 치료법 일부를 정말 심각하게 관찰해야 할 단계에 와 있다. 의사들은 생명의 숨겨진 측면, 소위 물질의 불가시 영역, 물질의 미세에너지 수준과 단계에 대해 배울 필요가 있다. 몇몇 채소나 광천수, 꽃의 향유나 동종요법 치료가 질병 치료에 강력한 효과가 있다는 사실은 과학적으로 입증할 만한 자료가 풍부하다.

어떤 유형의 미세질이나 에테르질은 육체에 특정한 질병을 일으키는 것 같다. 생약이나 동종요법 치료로 투여되는 적절한 종류의 자기는 '나쁜 것'을 없애 버리거나 분산시켜 치유에 이르게 한다 …… 자기에 관한 모든 것이 과학적으로 밝혀져 몸과 마음 건강에 잘 적용되기를 기대한다.[34]

이 주장은 에테르체나 아스트랄체 모두 아주 높은 차원의 것이고, 또 비물질의 자기적 특성이 있음을 암시한다. 만약 에테르체나 아스트랄체가 자기를 갖는 미립자로 구성되었다면, 선과 같은 길을 따라 미세입자의 규칙적 흐름이 자기류를 만들어 낼 것이다(틸러도 그런 에너지 흐름 현상을 '자전기류'라고 부르고 있다). 전기에서 알 수 있듯이 전류는 자장을 동반한다. 거꾸로 자기류도 전기장을 만들어낼 수 있다. 예컨대 차크라를 흐르는 감정과 에테르 에너지가 원초적으로 자기적이어서 관련된 전기장 효과를 일으킬 수 있다. 이런 사실은 차크라 측정기를 사용해 차크라 위의 정전기장을 발견한 모토야마 박사의 실험을 통해 설명할 수 있다. 또 UCLA의 헌트 박사가 검출했듯이 차크라 수준에서 피부로부터 기록된 변동전류도 그럴 것이다. 이들 다른 에너지 감지기구로 측정된 전기장은 모토야마나 헌트 박사가 직관하듯이 본질적인 미세에너지 현상은 아니고 이차적인 현상이었다.

이처럼 동종요법 등의 다양한 미세에너지 요법은 비정상적인 에테르체나 아스트랄체의 에너지 패턴을 중화하는 데 필요한 일정한 자전기에너지, 다시 말해서 미세자기에너지를 환자에게 공급함으로써 작용하는지도 모른다. 예를 들면 배치 박사의 플라워요법은 영국이나 미국에서 여러 정서 장애 환자에게 오래전부터 사용해 왔다. 동종요법이나 꽃향유요법 같은 미세에너지의학의 파동적 처치는 많은 환자의 정서적 스트레스와 불편을 줄이는 데 매우 효과적일 수 있다. 그러나 이런 치료법의 에너지 효과는 네거티브 시공간이라는 틀 안에서, 말하자면 에테르체나 아스트랄체 수준에서 발생하고 있어 그 즉각적인 생리적 효과를 기존 의학의 검사법으로 직접 측정하기는 어렵다.

포지티브와 네거티브 시공간 모델은 이미 현대물리학이 이러한 미세에너지 현상을 이해할 수 있는 수학적 도구를 갖고 있다는 사실을 보여주고자 할 때 유용하다. 이 같은 다차원 에너지 지식으로 아인슈타인 의학을 이해하게 되면 우리 자신과 미래의 치유기법에 대한 관점과 발상이 근본적으로 바뀔 것이다.

멘탈체, 코잘체, 그리고 더 높은 수준의 영적 신체

지금까지 우리는 그 존재를 뒷받침하는 몇 가지 과학 실험 결과로 에테르체와 아스트랄체라는 미세에너지 기질에 관해 서술하였다. 게다가 아인슈타인의 상대성이론 방정식에 바탕을 두고 이러한 미세에너지 현상을 기존 물리학 틀 속으로 편입시킬 계기가 될 만한 모델에 주목했다. 그러나 아스트랄체보다 더 높은 주파수 세계로 들어가면 아직 그런 현상을 탐색할 만한 도구가 발명되지 않아 유감스럽게도 과학적 측정의 세계를 뒤로 미뤄둘 수밖에 없다. 그래서 손에 닿지 않는 아득히 먼 세계에 관한 정보를 손에 넣기 위해서는 앞서 언급한 것처럼 투시력이 뛰어난 사람이나 비전 문헌에 의지하게 된다. 하드 사이언스의 세계와는 달리 이들 문헌에서는 이런 현상에 대한 논의가 다반사로 이루어진다.

아스트랄체의 주파수를 넘어 존재하는 첫 번째 미세에너지체는 멘탈체(mental body)로 알려져 있다. 멘탈체는 아스트랄체와 비슷하게 육체보다 높은 주파수 기질이다. 에너지 피아노 잣대로 본다면 아스트랄체 옥타브 바로 오른쪽을 차지한다.

아스트랄체가 종종 인간의 정서적 측면을 표현하는 탈것이듯, 멘탈체는 자기표현이나 구체적 지력을 발현하는 탈것이다. 아스트랄체처럼 멘탈체도 그에 대응하는 차크라들을 수반하는데, 이 차크라는 결국 육체로 이어진다. 멘탈체 차크라는 낮은 주파수의 미세에너지체처럼 주요 내분비샘이나 신경계 중추에 관여하고 있다. 또 아스트랄체나 에테르체를 둘러싸고 있다. 정신 영역의 에너지가 물질 영역에 영향을 주기 위해서는 일종의 캐스케이드 효과(아래층으로의 단계적 전달)가 일어나야 한다. 멘탈 에너지는 우선 바로 아래층의 아스트랄체 기질에 작용하는데, 아스트랄체 기질은 멘탈체에서 보내온 특정한 에너지 자극에 반응하기 쉽다. 다음으로 아스트랄체의 에너지 변화가 에테르체쪽에 전송되고 마침내 에테르체 경계면을 통해서 육체로 전달된다.

상념체로 알려진 미세기질의 형태가 있음은 이미 논의하였다. 아스트랄체 수준에서 이들 사고는 정서적 사고의 형태를 취하지만, 멘탈체 수준에서는 상념체가 순수하게 개인의 정신적, 지적 사고를 나타내고 있는 것 같다. 예컨대 사람의 오라를 멘탈체 수준까지 익숙하게 관찰하는 투시가는 지적으로 고심해온 어떤 사람의 상념, 개념, 발명 등의 이미지가 거품처럼 떠도는 것이 보일 것이다. 멘탈체가 정상적으로 기능하고 있다면 인간은 명확한 사고를 하게 되고, 그 정신에너지의 추진력과 활력을 바람직한 방향으로 집중시킬 수 있을 것이다. 멘탈체는 아스트랄체에 에너지를 공급하고 그 에너지는 다시 아래층의 에테르체와 육체로 전달되기 때문에 사람들을 멘탈체 수준에서 치료한다면, 아스트랄체나 에테르체 수준에서 치료하는 것보다 치료 효과가 뛰어나고 오래 지속될 것이다.

건반의 더 오른쪽 옥타브에 속하는 미세에너지 물질 영역에는 코잘체(causal body)가 있다. 많은 점에서 우리가 고차 자아라고 부르는 존재에 가장 가까운 것이 이 코잘체이다. 코잘체는 멘탈체보다 더 높은 주파수를 갖는 에너지 기질로 되어 있다. 멘탈체가 구체적인 사고나 관념을 만들어서 뇌로 전송하는 데 관계하는 반면, 코잘체는 추상적 관념이나 개념이 물질 수준으로 발현되는 데에 관계하고 있다.

멘탈체가 문제의 세부 사항을 파악하는 데 반해 코잘체 의식은 문제의 본질을 순식간에 파악할 수 있다. 코잘체보다 낮은 주파수를 갖는 멘탈체는 감각에서 얻어진 심적 이미지의 구체적인 분석에 구애받는 경향이 있다. 코잘체는 물질의 본질과 함께 겉모습인 환영의 배후에 잠복한 진정한 원인을 다룬다. 코잘체의 수준은 진정한 실재의 세계를 반영하고 있다. 우리는 이 수준에서 감정, 관념, 개념을 다루지 않고 문제의 본질이나 그 근저에 흐르는 특성을 다루게 된다. 에테르체, 아스트랄체, 멘탈체와 달리 코잘체는 개인에 대한 에너지체의 틀을 넘어서고 있다. 따라서 코잘체를 다룰 때는 육체를 통해서 자기표현하고 있는 특정인의 퍼스낼리티를 개별적으로 한정해 다루지 않는다. 마치 멘탈체 에너지가 아스트랄체에 작용한 다음, 아스트랄체에서 에테르체로 단계적으로 내려가듯이 코잘체도 초기 입력을 멘탈체에 주고 다시 에너지 등급을 순차적으로 끌어내린다. 그래서 코잘체 수준에서의 치료 효과는 정신이나 더 아래층 에너지체 수준의 통합이나 퍼스낼리티 통합보다 더 강력한 치료법이 된다.

코잘체 너머에는 더 높은 주파수를 갖는 미세에너지체가 존재해 인체의 에너지계에 영향을 미치고 있으리라고 생각된다. 그것들은 지금까지 묘사했던 계보다 더 높은 수준의 영적 에너지와 인간의 본질적인 존재와 관계되어 있다. 그러나 이들 기능에 대한 자세한 검토는 이 책 범위를 넘어선다. 여기에서는 코잘체보다 높은 주파수 특성을 갖는 미세에너지 효과의 또 다른 수준이 있고, 그것들은 물질세계 수준의 체류자에서 물질적인 퍼스낼리티 표현에 영향을 줄 수 있을 것이라는 점만 언급해 두자.

확장된 미세에너지 구조의 주파수 모델: 다차원적 인간상에 대한 이해 틀

상위 에너지체의 기능에 대해서는 아주 간단히 다루었지만, 이 시점에서 어떻게 미세에너지계가 하나의 인간으로 통합되는지를 보여주는 작업 모델을 검토하는 것은 매우 생산적일 것 같다. 미세에너지계 연구의 선구자 가운데 한 명인 틸러 박사의 이론 모델을 빌려 다시 설명해보자. 〈그림 16〉은 인간 에너지의 스펙트럼 전체상을 보여준다.

그림에서 각 미세체가 종 모양의 에너지 분포곡선을 나타낸다. 틸러 박사의 모델에서는 마음(M)의 다른 차원(M1/M2) 사이의 경계는 멘탈체 가운데 본능적인(낮은) 부분과 지적인(높은) 부분의 경계를 가리키며, 반면에 영적 마음(여기에서는 M3)은 코잘체를 의미한다. 이것을 넘는 에너지 수준은 간단히 표현하기 위해 영체(Spirit)로 표현하고 있다. 각각의 종 모양 곡선은 각 개인의 미세에너지체를 형성하고 있는 실질 주파수 에너지 분포를 표현하고 있다.

육체(P)의 가장 두드러진 주파수는 곡선의 정점 바로 밑의 주파수이다 (곡선의 정확한 모양은 아직 가설 단계이며, 특히 각 에너지의 특정한 각도가 그렇다). 육체를 만드는 물질의 주파수는 두드러지게 한 종류의 주파수로 이루어져 있으나, 이보다 조금 높거나 낮은 주파수대도 이 에너지 구성에 기여한다. 육체처럼 아스트랄체 수준에서도 주파수의 고저가 있다. 이 개념은 집단으로서 인류의 진화 흐름이라는 관점에서 본다면 아스트랄체 영역과도 관련되어 있다.

육체(P)를 나타내는 곡선의 바로 오른쪽에 에테르체를 구성하는 주파수 분포곡선(E)이 있다. 더 오른쪽에 계속되는 각각의 곡선은 물질 영역의 주파수 빈도와 비슷한 의미가 있는데, 각 미세체의 가장 강한 에너지 주파수는 역시 정점 바로 아래의 주파수이다.

육체와 에테르체는 얽혀 있고 상호의존적이기 때문에, 틸러 박사가 말하는 인간의 잠정적 리얼리티(temporal reality)를 형성한다. 육체는 에테르체의 에너지 공급과 공간적 유도를 받지 않는 한 존재할 수 없다. 육체가 죽음을 맞이하면 에테르체도 따라서 죽음을 맞아 분해되어 우주의 자유에너지로 돌아간다. 이 두 에너지체는 포지티브 시공간에 있는 물질적 수준에서 융합되어 인간의 최종적 발현 모습을 만들어낸다. 우리가 더 높은 에너지의 결합

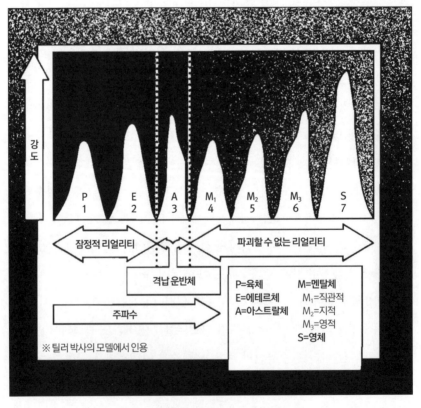

〈그림 16〉 **인간 미세체에 관한 주파수 모델**

으로 영향을 받을 때 이 육체-에테르체 경계면을 매개로 하고 있다.

흔히 의식은 물질로서의 뇌가 갖는 인지능력의 한계 때문에 고정된 시공간 속에 갇혀 있어서 잠정적 리얼리티(temporal reality)라고 부른다. 잠정적 리얼리티란 지구 시간 기준으로, 우리의 물질적 관점에 묶여 있다. 에테르체보다 높은 주파수의 미세에너지체는 비물질적, 비공간적, 비시간적 존재라고 할 수 있다. 이런 높은 에너지체에서 육체와 의식을 향해 계속 에너지가 흐르는 것은 차크라계와 쌍을 이룬 육체-에테르체 경계면을 매개로 하는 독특한 연결고리가 존재하기 때문이다. 미세에너지체들은 우리의 활동적인 의식을 위해 다양한 격납 운반체(containment vehicle)로도 기능한다.

유체이탈은 의식이 신경세포(뉴런)로 배선된 하드웨어인 물질 뇌에 기초한 현실에 따라 생기는 고정된 시간 틀에서 벗어나 아스트랄체라고 하는 탈것으로 이행하는 현상이다. 많은 사람이 수면은 꿈을 꾸는 시간이라고 믿지만, 사실 우리 의식은 매일 밤 아스트랄체로 옮겨가 아스트랄체 수준에서 얻은 경험을 학습하고 있다. 이때 육체는 독특한 진화를 거쳐 발달한 자율신경계라는 일종의 정교한 자동조종장치 덕분에 의식의 지휘 없이도 잘 기능할 수 있다.

만약 아스트랄체 수준의 의식 상태로 각성해 있다면 실재는 물질세계에 익숙해진 경우와는 상당히 다르게 경험된다. 예컨대 물질적 영역과 아스트랄체 영역에서 시간의 흐름에 대한 경험은 사뭇 다르다. 틸러 박사에 따르면, 포지티브 - 네거티브 시공간 모델에서 네거티브 시공간으로 규정할 수 있는 영역은 네거티브 시간 흐름을 갖는다고 판단된다(물리학자들은 타키온 입자는 시간과 반대로 흐른다고 상상한다). 네거티브 시공간이 네거티브 엔트로피를 나타내듯이 네거티브 시간 흐름도 같으리라고 추측된다. 실제로 감정 영역은 우리가 익숙하게 경험하는 기존 물질 수준의 시공간에서 벗어난 관점(예컨대 비공간, 비시간)에 존재한다. 시간의 흐름이 역방향인지, 아니면 시간의 흐름이 약간 다른지는 현 단계에서 시공 모델을 생각하는 데 그다지 큰 장애가 되지 않을 것이다.

특정한 물질의 구조적인 주파수 특성뿐만 아니라 시간에 대해서도 파동·주파수 관계가 존재한다. 주파수라는 말은 이 두 가지 맥락에서 조금 다른 뜻을 갖는다. 영원한 지금(또는 공간적 현재)이라고 표현할 수 있는 시간 개념 안에는 과거, 현재, 미래가 동시에 존재하는데, 각각은 다른 파동의 시간 프레임 속에 존재하고 있다. 따라서 의식의 주파수 초점을 변화시키면 현재 이외의 시간 프레임으로 벗어나는 것이 불가능하지만은 않을 것이다. 실제로 주파수 초점을 변화시킴에 따라서 누구나 의식 수준을 물질적 관점에서 모든 에너지 표현 매체의 한 부분인 아스트랄체, 멘탈체, 코잘체, 나아가 더 높은 에너지 수준으로 이동시킬 수 있다.

만약 우주 홀로그램이라는 것이 존재한다면 그것은 '우주의 숨은 카메라'로 촬영한 우주 비디오테이프에 기록되어 있는 자기 패턴에 비유할 수 있을 것이다. 과거, 현재, 미래의 비디오테이프는 이미 촬영되어 있고, 그것은 우주의 자기테이프에 특정한 에너지 차원으로 기록되어 있다고 할 수 있다. 이러한 홀로그램 비디오테이프 가설에서는 모든 개인이 어떤 부분에도 전체가 포함되는 우주 영화의 전용 복사본을 갖게 된다. 이는 앞에서 다루었던 우주 홀로그램 개념을 확장한 것이다. 한 가지 다른 점은 사진을 역동적으로 변화하고 있는 비디오테이프로 확장했다는 것이다. 의식의 기본적인 하드웨어는 의식이라는 고성능 작용원리를 바르게 사용할 수 있는 사람이라면 누구나 테이프를 감상하기 위한 전용 비디오장치를 갖추고 있다. 이 비유대로라면 우주가 앞으로 어떻게 변화해 갈지 미리 녹화된 테이프가 있다는 뜻이 되는데, 이는 운명이 미리 결정되어 있어 바뀔 수 없다는 뜻은 아니다.

가능 우주, 자유 선택 의지의 원리나 다각적으로 관찰된 홀로그램에 관한 또 다른 원리도 존재하기 때문이다.

의식이 현재라고 간주하는 것은 뇌의 우주 비디오 레코더 자기테이프 헤드를 통과하는 테이프의 한 부분일 뿐이다. 물질로서의 뇌의 신경학적 배선은 비교적 고정되어 있어 뇌는 테이프레코더 헤드의 관점에서 인식할 수밖에 없다. 비유컨대 과거나 미래를 튜닝하는 능력이란 이미 비디오테이프에 보존된 홀로그램 간섭 패턴 속으로 심적 에너지를 이용해서 들어가는 능력이라고 할 수 있다. 몇몇 비전 문헌에서는 아카식 레코드(Akashic Records)라고 해서 그런 기록들을 언급하고 있다. 비디오테이프에는 보존되어 있지만 현재의 테이프 레코더 헤드에 맞지 않는 부분에 접근하는 방법은, 자기의식의 주파수를 변화시켜 다른 시공간 속에 동기화시키는 힘이 필요한 것과 비슷할 것이다(현시점에서 상세한 부분까지 다 이해하긴 힘들다). 우주의 다른 관점에서 관찰하는 능력은 아스트랄체, 멘탈체, 코잘체 같은 미세에너지 탈것의 각 표현형에 기초해야 하는 별도의 지각시스템이 있다는 사실의 반영일 것이다.

앞에서 말했듯이 아스트랄체는 시간의 관점이 다르다는 것뿐만 아니라 인간의 감정이나 욕망이라는 측면에도 관계하고 있다. 이 때문에 아스트랄계를 이동하고 있을 때 개인의 의식이 더 감정적인 지향성을 갖는 경향이 있다는 사실을 종종 발견한다. 이는 통과하는 아스트랄 영역의 주파수가 높은 쪽인지 낮은 쪽인지에 따라서 좌우된다. 이러한 영역들을 여행하는 존재가 있다는 사실은 아스트랄 영역에 거주자뿐만 아니라 방문자(여행자)도 있다는 사실을 가리킨다.

틸러 박사 모델의 흥미로운 측면은 그가 톱니바퀴 효과라고 부른 것이다. 앞에서도 언급했듯 멘탈체 같은 높은 미세에너지 수준에 기원을 두는 상호작용은 우선 바로 아래층의 아스트랄 탈것에 영향을 준다. 아스트랄체의 변화는 마찬가지로 에테르 탈것에 전달되고, 다시 육체-에테르체 경계면을 통해 최종적 발현 모습인 육체에 전달된다. 이와 마찬가지로 더 상층의 코잘체 수준에서의 에너지 입력은 우선 멘탈체 수준으로 내려가서 더 낮은 쪽으로 향한다. 〈그림 16〉의 맨 오른쪽부터 육체까지 불가역적으로 하향하는 효과가 틸러 박사가 말하는 톱니바퀴 효과이다.

　　우리는 여러 수준의 에너지 기질을 다루었지만, 각각의 에너지 기질이 실제로는 물질적 형태 위에 공간적으로 겹쳐져 있다는 점을 생각할 필요가 있다. 사람의 오라 장을 볼 수 있는 초능력자들이 있는데, 이는 그 사람이 자신의 의식을 동조시킬 수 있는 최고 수준을 이해한다고도 할 수 있다. 오로지 육체 주위의 옅은 에너지띠만 볼 수 있는 심령가들은 아마도 에테르 수준에만 동조할 수 있다고 생각한다. 에테르만이 아니고 바깥 오라 장에 확장된 달걀 같은 형태나 색, 그림(상념체)이 보이는 초능력자는 자신의 의식을 아스트랄체, 멘탈체, 또는 더 높은 수준까지 동조시킬 수 있을 것이다. 이들 높은 의식 및 형태의 수준에서는 각 차크라에 대응하는 미세에너지체는 그들 각각의 수준에 대응하는 에너지만을 감지하고 처리할 수 있다.

　　〈그림 17〉에서는 다차원적인 인간 에너지의 전체 발현 모습을 볼 수 있다. 우리가 모든 고차 미세에너지체를 사진에 담을 수는 없지만, 에테르체나 아스트랄체는 EMR 스캐너나 개량된 장치 등 정교한 영상 장치로 포착해 측정할 수 있을지 모른다.

　　이번 장의 목적은 다양한 경로로 얻어진 정보를 통해 확장된 미세에너지 틀에 초점을 맞추는 데 있다. 물질적인 것만 감각의 대상이라고 여기는 사람은 "아무리 생각해도 육체밖에 없는데, 이 모든 에너지체를 가져야 하는 목적이 무엇이냐?"고 물을지도 모른다.

　　적어도 에테르체는 육체의 구조와 기능을 보완하는 어떤 생리적인 이

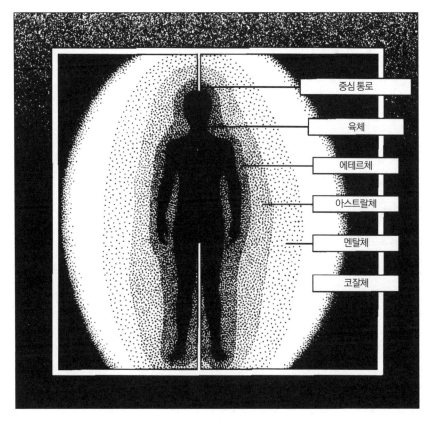

중심통로

육체

에테르체

아스트랄체

멘탈체

코잘체

〈그림 17〉 **인간의 에너지장**

유가 있다. 아스트랄체 등의 고차 에너지체 속으로 들어가기 시작하면 더 지
각하고 이해하기 어려운 의식의 영역으로 들어가게 된다. 그들 상호 간에 관
련된 에너지체의 의미를 설명하고, 왜 그것들이 우리의 퍼스낼리티나 물질
적 현현의 일부분으로 발달했는지를 설명하는 모델이 있다.

환생과 인간의 변용:
의식 진화의 다차원적 모델

환생은 대부분 사람에게 상당히 생소한 개념인 듯싶다. 힌두교나 불교를 믿는 사람이 갖는 신앙체계로 치부하는 사람이 적지 않다. 그러나 놀랍게도 1982년 갤럽 조사[35]에 의하면 미국인 23%가 환생을 믿는다고 한다. 환생은 우리를 구성하는 복수의 에너지체 기능을 설명하고, 물질계 속에서 자기를 어떻게 표현할 것인지를 보여주는 체계이다. 이 물질세계는 경험의 세계다. 이는 비전 문헌에서 퍼스낼리티 형성을 위한 물질적 실험이 진행되는 '인생의 실험실'이라고 표현된다. 물질적 형태를 취하고 있는 우리에게 관련된 법칙을 탐구하기 위한 물질적 실험은 오로지 물질계라는 무대에서만 이루어지는 것이다.

　환생이라는 관점에서 보면 육체를 통해 표현되는 한 사람 한 사람의 인생은 참된 내적 본성의 차원을 탐구하는 기회이다. 물질계에서의 실험을 통해 우리는 다행스럽게도 다시 태어날 때마다 인생에 직면하는 새로운 상황에 대처하는 수단을 몸에 익히고, 내면적으로도 지식과 도덕적 발달 측면에서 성장해간다. 틸러 박사는 과학적 관점에서 환생의 목적을 정리하여 이 같은 주제에 적합한 통찰을 한다.

　인간의 원초적 존재는 우주의 비공간적, 비시간적 수준에 있다. 그리고 의식이 시공간이라는 탈것에 몸을 싣고 진정한 자아를 알기 위한 성장이나 진정한 자아 속에서 조화를 이루고자 하는 목적을 향해 가고 있다. 시공간이라는 탈것 속에서 우리 지각의 메커니즘은 좁은 현실과 자아라는 제약된 관점 속에 자신을 가둔다. 자아에 의해 야기된 자기의 보다 깊은 수준에서의 부조화는 원초적 수준에서 생성된 잘못이며 시공간이라는 탈것 속에서 실패나 질병으로 드러난다.

자기치유나 타인에 의한 치유는 다양한 수준의 에너지 조화로 이루어지며, 시공간이라는 탈것의 감각기관은 겉으로 드러난 세계만 지각할 뿐 실재는 이해하지 못한다. 즉 우리에게 시공간의 탈것은 생명 그 자체가 아니라 단순한 교육 도구로서 '생명의 시뮬레이션 장치'에 불과하다는 사실을 가르쳐준다. 우리는 사고와 행위를 통해 다차원적 우주의 마음 수준에서 그 시뮬레이션 장치를 계속 새롭게 기획하고, 우리 개개인의 미래와 집단 전체의 미래를 만들어간다.[36]

틸러 박사의 심오한 이야기는 다양한 수준에서 많은 함축적 의미를 담고 있다. 우리에게 가장 친숙한 세계는 우리의 한정적 감각 정보로 둘러싸여 구축된 구도이다. 이 책의 제1장에서 물체를 소립자 수준이나 양자 수준에서 물질을 관찰할 때 사람들은 물질적 우주가 동결된 빛의 질서정연한 패턴으로 구성되어 있음을 실감할 수 있다고 했다. 우리가 오감으로 감지할 수 있는 세계와 실재 세계의 진정한 성질은 별개이다. 육체에 한정된 감각과 의식 메커니즘의 한계는 겉으로 보이는 세계만을 지각하도록 가두고 있다. 우리가 표면적으로 볼 수 있는 것이 물질 내부의 보이지 않는 것이나 상호작용 수준의 진정한 행동을 반영하는 것은 아니다. 많은 비전 문헌에서는 물질계의 세계란 우리 감각의 한계에 의해 만들어진 일련의 환영이라고 한다. 실재의 진정한 성질은 우리 자신이나 주위 세계의 정보를 모으기 위한 일반적인 감각 통로가 미치지 않는 곳에 있다.

육체 및 뇌와 함께 작용하는 많은 미세에너지에 관한 고찰에 의하면, 현대 과학사상가들이 우리 인간의 참된 미세에너지의 성질에 대해 제대로 알지 못할 뿐만 아니라 얼마나 오해하고 있는지도 알 수 있다. 우리의 다양한 미세에너지체는 육체의 생리 기능 유지 외에 몇 가지 다른 목적을 위해 진화된 듯하다. 우리는 미세체를 육체와 관련한 에너지장으로 접근하지만, 육체가 이 에너지장의 발생원은 아니다. 에너지장이 물리적 물질을 생성시킨 것이지 그 반대가 아니다. 대부분은 이 개념을 받아들이기 힘들겠지만, 환생의 본질에 대해 논의할 때 가능한 정확한 구도를 유지하려고 노력해야 할 것이다. 미세에너지장이 선행해서 보다 높은 의식 에너지를 표현하는 탈것으로서 물리적 형태가 형성된다.

미세에너지장이 육체의 발현에 선행하고 뒷받침한다는 개념을 지지하는 것으로는, 앞에서 소개한 김봉한의 경락 연구가 있다. 김봉한 박사는 장기가 형성되기 전에 경락의 미소관계가 발달한다는 사실을 알아냈다. 경락계는 육체-에테르체 경계면과 연결된 것 같다. 따라서 에테르 수준으로부터의 입력은 육체의 구조적 조직화에 필요한 공간적 안내자로 기능하고 있다. 에테르체가 육체보다 먼저 발생한다는 증거는 영국의 유명한 투시가 제프리 허드슨(Geoffrey Hodson)의 관찰 결과로 추가 입증되었다. 허드슨은 통제된 조건하에서 그의 특별한 초능력을 시험하기 위해서 평생 많은 과학자와 함께 일한 독특한 투시가였다. 그중에서도 가장 특별한 연구의 하나로 수정부터 출산까지의 태아의 발달과정을 추적한 것이다. 다음은 그 보고에서 인용한 내용이다.

투시가의 이야기에 따르면 수정 직후에 나타나는 태아의 에테르 몰드(mold)는 에테르질로 되어 있고, 형태는 갓난아기의 몸을 닮았다. 그리고 어느 정도는 스스로 빛을 발하고 진동하는 것처럼 보인다. 이는 살아 있는 존재로 카르마에 의해 수정된 원형이 에테르체에 투사된 것이다.

에테르 틀 안쪽에 흐르는 일종의 에너지 또는 힘의 선에 의해 각 파장에 상응한 전신의 청사진을 볼 수 있다. 거기에는 각각의 장래 조직이 표현되어 있는데, 최종 산물의 에너지 자체가 다른 주파수를 갖고 있어 개개의 장래 조직이 여타의 유형과 다르게 표현되어 있다. 그리하여 뼈의 구조, 근육, 혈관조직, 신경, 뇌와 다른 모든 물질이 에테르 틀 속에 특수한 주파수 에너지로 표현되어 있다.

주위의 자유 물질에 방출한 진동 작용으로 원자가 다양한 분자 조합으로 이행하고, 다양한 조직을 만들어내는지도 모른다. 그들 분자는 힘의 선 쪽으로 끌려가서 동조 파동 또는 상호 공명 덕분에 성장 중인 몸 안의 적절한 위치에 자리한다. 이처럼 육체의 각 부위는 물질적으로든 형태상으로든 환생하는 자아에 정확하게 맞춘다.[37]

틸러 박사는 인간은 근원적으로 시간도 공간도 없는 세계의 존재라고 언급했다. 예컨대 마음의 근원적인 수준은 멘탈체에 기원을 가지며, 물질적 형태를 감싸고 그것을 관통하고 있는 여러 미세에너지 껍질을 통해 그 물질적 형태에 다다른다. 더 높은 에너지를 갖는 이들 탈것은 종래의 포지티브 시공간에 속하는 주파수 영역이나 존재 수준 밖에 존재한다. 이는 많은 사람이 믿고 있는 내용에 확실히 반하는 것이다.

각 사람의 인생 경험은 우선 아스트랄체와 멘탈체 수준에서 처리되지만, 코잘체나 더 높은 영적 수준에서 더 완전하게 통합된다. 코잘체 이하에서의 학습은 일시적이지만 코잘체 이상에서의 학습은 영속적이다. 이것이 코잘체가 때로 '참 자아(참나)'라고 불리는 이유이다. 틸러 박사는 육체라고 부르는 포지티브 시공간의 탈것을 '시뮬레이션 장치' 또는 학습을 위한 교재라고 하였다. 물질적인 시뮬레이션의 수준에서 경험하는 동안, 자아가 학습한 내용은 코잘체 이상 수준에 흡수되어 처리된다. 여기에는 몇몇 과거 생의 경험과 지식이 축적되어 있다. 이같이 코잘체 수준으로 본 실재는 물질적 지각의 작용원리 수준에서 볼 수 있는 것보다 훨씬 넓은 시야를 허용한다.

윤회 체계의 근본적 목적 가운데 하나는 영혼이 넓은 범위의 경험을 쌓고, 그 경험을 통해 발전하는 의식의 영적 성숙에 있다. 이것이 틸러 박사가 참 자아 속에서 더 큰 일관성을 빚어내는 일이라고 부르는 것이다. 영혼이 학습하여 경험이 많을수록 대처하는 전략도 더 다양하고 성공적이어서 각자의 영혼은 물질적 수준뿐만 아니라 더 높은 존재의 위치로 발전할지도 모른다.

영적 일관성의 정도와 고차 에너지계 내에서 만들어지는 질서 있는 유형은 궁극적으로 매번 이어지는 환생을 위해 선택되는 육체적·멘탈적·아스트랄적 탈것의 세포 구성이나 퍼스낼리티의 특질에 반영된다. 태아에서 성인이 되기까지의 육체의 성장과 발달은 부모에서 오는 분자 수준의 유전자 패턴뿐만 아니라 환생하는 영혼의 고차 파동 유형에 영향을 받는다. 코잘체 수준의 에너지 패턴은 낮은 수준의 탈것에 미세하게 전사되고, 그 에너지 패턴은 세포 수준의 행위 패턴에 영향을 미친다.

윤회 체계는 무작위적이 아니다. 영혼은 다음에 환생할 육체의 상황을 선택할 자유를 준다. 그 영혼을 위한 발현의 특정 물질적 탈것을 선택할 때 신체적 특성과 함께 사회적, 문화적 영향도 고려된다. 본인이 희망하는 어떤 몸이라도 선택할 수 있다고 하면, 많은 사람은 자연스럽게 "어째서 육체적 질병이나 빈곤 같은 가혹한 고난을 겪는 사람으로 돌아올까?"라고 물을 것이다. 환생은 아마도 이러한 의문에 답하는 적절한 철학적 원리의 하나일 것이다. 만약 영혼이 각각의 인생을 넘어 다음 인생을 경험하기 위해 몇 번이고 반복해서 산다면 영혼은 틀림없이 영원불멸한 성질을 갖는 것이다. 그렇다면 물질 수준에서의 발현은 그 순환적 환생의 전체 시야에서 본다면 그저 일시적일 따름이다.

질병이나 빈곤 같은 특정 장애를 선택한 생은 그 개인이 내면적 영성의 진화를 위해 이용하려고 선택한 선물이라고 생각하는 사람들도 실제로 있다. 자신의 인생을 되돌아보고 고난스러웠던 일을 꽤 성공적으로 극복할 수 있었던 당신 인생의 사건을 생각해 보라. 고난을 극복하는 과정은 당시에는 큰 괴로움이었을 것이다. 그러나 장애를 극복하는 동안 겪은 경험과 내적 힘은 당신을 강하고 현명한 인간으로 만들었다. 다시 비슷한 환경에 처했을 때 당신은 그 도전을 강하고 능숙하게 처리할 수 있을 것이다. 경험을 통해 새로운 미지의 상황을 다루는 대처 능력이 강화된다.

시각 장애인이나 청각 장애인처럼 특정한 장애를 갖고 태어나는 삶은 잔혹한 형벌인 것 같지만, 헬렌 켈러 같은 인물에게 장애란 유능하고 훌륭한 인물을 빚어내기 위해 극복해야 하는 과정이나 경험으로 볼 필요가 있다. 스트레스가 없는 인생이란 존재하지 않는다. 스트레스는 인생에 불가결한 요소이다. 스트레스가 없다면 아무런 성장도 없을 것이다. 몸을 받치는 뼈도 형태와 강도를 유지하려면 어떤 형태의 스트레스가 필요하다. 누워서 일어나지 못하면 뼈가 재흡수되고 약해져 아주 간단한 동작조차 고통스러울 것이다. 유스트레스(eustress)로 알려진 기능적 스트레스가 존재한다. 환생이라는 관점에서 본다면 설령 고통스러운 기간조차도 긴 안목으로는 긍정적인 학습 교재일지 모른다.

비슷한 관점에서 암과 같은 질병을 관찰해보자. 오늘날 암은 가장 두려운 질병이다. 마음의 힘을 이용하는 독특한(토론을 불러일으키는) 치료법인 명상이나 적극적 시각화를 통해 몸에서 암세포를 몰아내기 위한 면역계를 조절하는 힘을 얻는다. 방사선 종양 전공의 칼 사이먼튼(Carl simonton)[38]이 개발한 '마음 의술'은 주치의가 포기한 많은 암 환자에게 희망을 주고 실질적 치유를 이끌었다. 이 방법으로 암을 이겨낸 사람들은 놀라운 동향을 보인다. 생활관습이나 사고방식을 바꾼 사람들은 흔히 병에 걸리기 전의 존재를 훨씬 뛰어넘는 높은 수준의 삶의 질을 터득한다. 그중에는 스스로 환자의 상담자가 되어 새롭게 구축한 힘과 지혜를 같은 질병으로 고통받는 사람들과 함께 나누려고 한다.

그들은 파멸적 질병이 전환점이 되어 생각과 삶의 방식이 완전히 바뀌었다고 할 수 있다. 심각한 질병을 선물이나 학습 교재로 삼아 인생의 심오한 의문과 주제 속으로 들어가는 지혜를 얻는다. 말기 암과 같은 생사를 건 문제를 통해 기존의 믿음을 뿌리째 바꿔놓게 된다. 죽음이란 단순히 삶에서 죽음으로의 이행이 아니라 일종의 변화 과정이다. 사람들은 자신의 세계관에 안주하려는 경향이 있어 좀처럼 변화를 받아들이지 않는다. 그들 존재의 본질을 바꿀 만한 간섭(사건)이 개입되어야 비로소 삶의 우선순위와 사명에 대해서 재평가하게 된다.

아스트랄체에 대해 언급한 부분에서 임사체험(NDE)이라는 현상을 다루었다. 이 현상은 환생이라는 주제와 직접 관계가 있다. 임사체험 경험자 대부분은 독특한 유체이탈 시각과 함께 죽음의 공포가 없어져서 돌아온다. 임사체험을 경험한 많은 사람이 만난 적이 없는 친척이나 죽은 친척들을 만났다고 한다. 임사체험은 우리가 아스트랄 투사라고 부르는 현상 그 자체다. 그러나 실제로 죽음이 일어날 때는 임사체험 체험자처럼 육체로 돌아오지는 않는다. 의식은 부패가 시작된 육체를 떠나 아스트랄체 수준이나 더욱 높은 수준에 머문다.

아스트랄체는 육체의 죽음을 경험한 퍼스낼리티(personality)를 위한 수용 매체이다. 사후 개체의식이나 자아는 유체이탈 때처럼 아스트랄체 탈것으로 전송된다. 그때에도 코잘체와 멘탈체는 아직 아스트랄체와 연결되어 있다. 코잘체는 연속되는 환생을 통해 얻은 모든 인생 경험의 저장고이다. 코잘체는 퍼스낼리티와 관련된 단일 신체 모습이라기보다 '영혼'의 집합체 형태에 가깝다. 고차 자아란 코잘체를 통해 나타나는데, 물질 수준에서 많은 인생을 통해 학습하고 경험한 모든 것의 통합 의식이다. 코잘체는 많은 가지를 갖는 떡갈나무 줄기에 비유할 수 있다. 각 가지는 영혼이 경험한 다른 퍼스낼러티와 인생 경험을 의미한다. 큰 홍수로 나무 꼭대기만 남기고 물에 잠겼을 때를 떠올리기 바란다. 통상 의식 상태에서 수면 위에 나와 있는 개개의 가지는 서로 다른 식물로 보일 것이다. 그러나 깊은 통찰을 가지고 그 나무를 보면 각각의 가지는 줄기와 영양을 공급하는 하나의 같은 뿌리에서 뻗어 나온 것임을 알 수 있을 것이다.

우리처럼 선형적 시간 흐름의 시각에 갇혀 있는 관찰자에게 영혼이 보여주는 퍼스낼리티와 삶은 폭넓게 떨어진 역사 속의 한 작은 점과 같은 시간에서 사는 것처럼 보인다. 그러나 시간을 영원한 현재로 경험하는 코잘 수준에 있는 진정한 영혼 의식은 현재 · 과거 · 미래가 동시에 존재하는 듯이 보인다. 그곳에서는 나무의 가지들이 밀접하게 상호 관련되어 있다. 시간이라고 하는 인식은 곁으로 사라진다. 또 시간을 공 모양으로 생각하는 사람도 있다. 공 모양의 시간 속에서는 마치 지구 표면의 각 도시처럼 우리 개개 인생은 공 표면에 떨어져 있는 점처럼 보일 수 있다. 점과 점 사이의 지리적 거리는 삶과 삶 사이에 해당한다. 환생 사이클에서 하나하나의 삶을 경험할 때 우리는 지구본 위의 점으로 표현된 각 도시에 사는 것과 같다. 그러나 우리가 우주적이거나 코잘체 의식에 도달한다면 시각과 관찰을 상승시켜 시간 지구본을 통합해서 현재, 과거, 미래의 분리된 인생을 동시에 경험할 수 있다.

코잘체의 '경험 저장고'에는 지금까지 경험해온 인생의 기록이 존재의 고차 에너지 수준에서 보존되어 있다. 한 개인이 죽음을 맞이하여 육체-에테르체로 이루어진 일시적인 탈것이 없어져도 그 자아와 의식은 보존되어 계속 살아 있다. 우리의 고차 미세에너지체의 목적은 많은 인생의 축적된 지식을 보존하고 환생한 존재가 적절하게 의식 상태를 동조시킬 수 있을 때 그 정보 저장고에 접근할 수 있도록 하는 데에 있다.

4장의 첫 부분에서 인용했던 틸러 박사의 언급처럼 육체는 삶의 시뮬레이션 장치이자 교재이다. 이 물질적 형태는 물질계 수준의 경험을 얻고 물질계 차원의 생명과 상호작용하기 위해서 거쳐야 하는 물리화학적 성질의 임시 옷이다. 물질 수준에서의 각종 만남을 통해 우리는 물질적인 면과 지식 그리고 인생의 목적에 따라 한 번의 인생에서 발달시키기에는 지나치게 많은 내면의 자질을 성장시켜 간다. 또 새로운 이례적 상황에 적응하기 위한 영혼의 본질적 능력을 시험할 수 있도록 많은 어려운 시도와 고난을 선택해서 경험한다.

영혼이 새로운 육체에 들어가면 내장된 망각체계가 모든 전생의 기억을 지워 버린다. 만약 전생의 지식과 퍼스낼리티를 갖고 있으면 우리는 전생에 남겨놓은 선입관이나 편견을 갖게 될 것이다. 각각의 인생은 과거의 실수를 청산하고 깨끗한 칠판과 함께 새롭게 시작하는 기회이다. 실제로 과거의 실수는 잊게 되지만 지워지지 않는다. 카르마라는 작용원리를 통해 우리의 과거 행위는 미래의 윤회 환경에 영향을 미친다. 이것이 자업자득이라는 표현의 참뜻이다. 남자와 여자로 또는 백인과 흑인으로 살아 보거나 인도인, 중국인, 멕시코인으로 살아 보기도 하고, 가능한 모든 관점에서 삶을 경험함으로써 윤회전생의 구조는 우리에게 가능한 많은 관점에서 세계를 볼 수 있게 한다. 이어지는 인생에서 우리는 영혼의 모든 의식의 총화로서 진화의 오르막길을 오를 때 적극적으로 학습해온 경험을 되살릴 수 있다. 우리가 무지로부터 발전하듯이 의식의 주파수는 점점 높은 수준으로 옮겨간다. 의식의 주파수는 반응하는 대상의 복잡함에 비례한다.

〈그림 18〉처럼 진화는 화살표 방향의 더 높은 영적 수준으로 향한다. 각각의 종 모양 곡선은 〈그림 16〉과 달리 한 개인의 몸의 주파수 특성을 표현한 많은 존재를 나타낸다. 왼쪽의 가장 검은 곡선은 인간의식의 스펙트럼을 나타낸다. 인간의 집단 형성에는 무식한 사람도 있고 아주 총명한 사람이 있듯이 인간 의식의 특색은 종 모양 곡선으로 분포한다. 평균적인 사람은 곡선의 정점 바로 아래 온다. 보다 지적인 사람은 오른쪽에 존재한다.

오른쪽에 잇따르는 곡선이 표현하는 것은 인체 곡선 오른쪽 끝에 있는 개인들에 의해 의식의 고차 주파수 대역으로 들어가는 진화의 경향성이다. 인류는 전체적으로 다차원적 인간 실재에 대해 더 깊은 통찰과 함께 더 높은 파동 영역을 향해서 진화의 등급을 높여갈 것이다. 영혼이 계속되는 윤회의 수레바퀴에서 벗어나기 위해서는 육체를 매개로 한 인생을 차례로 반복할 수밖에 없다. 그러나 우리가 윤회의 고리 너머까지 진화했을 때 무슨 일이 일어날지는 이 책의 주제를 넘어선다.

높은 경지에 오른 사람들에게는 의식이 에너지의 한 형태로 보인다. 의식의 에너지는 높은 수준의 주파수와 통찰 및 우주적 시각을 발달시키면서 여러 형태를 취한다. 의식이 주위 환경과 상호작용하면서 경험을 얻어 그 에너지 주파수 수준을 향상시킴과 동시에 창조적 표현의 수준을 넓혀간다. 〈그림 18〉의 모델은 물질의 가장 기본적 구성요소인 원자(또는 전자조차도)가 일정 수준의 의식을 갖고, 나아가 고차원적 경험 산출과 행동 레퍼토리를 향해

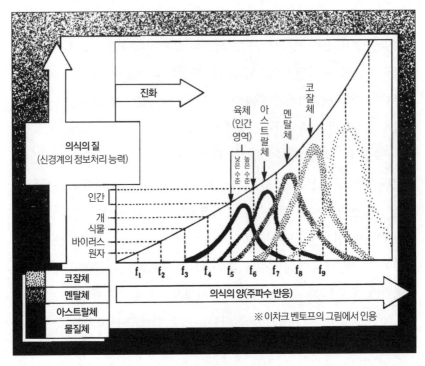

〈그림 18〉 **의식의 양 vs 질**

진화해 간다는 사실을 보여준다. 의식 에너지가 발전적으로 높은 수준의 주
파수로 향해 감에 따라 의식은 다양한 생명의 형태를 취한다. 각각의 새로운
수준에서 그 높이에 비례해 반응의 복잡성과 표현의 완전성이 존재한다. 거
기에서 생활하는 의식은 확장하고, 창조하고, 진화하며 성장하는 것이다.

　이 장에서는 동시에 존재하는 많은 수준의 미세에너지와 함께 역동적
균형 상태에 있는 다차원적 인간을 그 형태와 의식의 관점에서 보아왔다. 고
차원 세계는 소위 육체-에테르체 경계면과 차크라-나디계를 통해 미세에
너지를 인간의 물질적 표현형에 입력해 준다. 우리의 물질적 도구의 지각 능
력에는 한계가 있다. 따라서 오로지 물질적 수준에서만 연구하는 과학자는

인간 시스템에 들어오는 높은 에너지를 무시하는 경향이 있다. 그들 에너지 입력이 설명되지 않으면 현대 주류 의사들에게 이 책의 나머지 부분에서 제안하는 파동의학의 다양한 미세에너지 치료법이 전혀 이해되지 않을 것이다. 그 에너지가 인간의 형태를 취한 물리적 장에 미치는 영향을 이해할 때 비로소 동종요법을 비롯한 에너지의학이 갖는 궁극적 치료 효과의 진정한 논리를 알 수 있게 된다.

여기에 소개된 정보 대부분은 논란의 여지가 있고, 과학적으로 증명되지 않은 성질의 것이다. 무엇을 믿고 믿지 않고는 개인의 판단에 맡겨야 할 것이다. 그러나 여기에서 제시한 개념은 입증되든 부정되든 인류가 마음을 열고 진지하게 연구할 가치가 있다. 시대를 뛰어넘는 개념은 곧잘 몽상적인 이야기로 보인다는 점을 잊지 말아야 한다. 그러나 인간 존재의 주파수가 높아짐에 따라 어제의 몽상이 오늘의 과학적 진실이 된다.

우리는 선견지명이 있는 알베르트 아인슈타인이나 윌리엄 틸러 박사 같은 사상가가 시작한 의식과 치료 혁명의 문턱에 와 있다. 여기에 제시된 모델과 연구 발견 및 개념은 과도기적 도구로 생각될 수 있다. 이러한 모델의 구축은 우리를 도와서 다차원적 존재로서의 인간을 이해하고, 건강이나 질병 상태를 통해 의식의 개발을 파악할 수 있게 한다. 이런 지적 도구를 사용해 새로운 심신치유 과학을 발전시키는 것이 우리의 할 일이다. 만약 인간이 갖는 가능성에 대한 시야가 넓어진다면 그것은 멋진 일이다. 그리하여 인류의 참 본성에 관한 새로운 과학적 통찰을 통해 우리는 진정한 영적 유산과 진화의 유산을 이해하는 방향으로 나아갈 것이다.

| KEY POINT TO REMEMBER |
요점 정리

1 물질적이든 미세에너지적이든 모든 물질은 주파수를 갖는다. 주파수가 다른 에너지(예컨대 라디오나 TV 전파처럼)가 같은 공간에 비파괴적으로 공존할 수 있듯이 주파수가 다른 물질이 같은 공간에 공존할 수 있다.

2 에테르체와 육체는 주파수가 다르므로 같은 공간 내에 겹치거나 공존할 수 있다.

3 침술의 경락계는 별개로 형성된 미소관들의 네트워크로, 소위 '육체-에테르체 경계면'을 형성하여 육체를 에테르체에 연결한다.

4 경락계는 '기'라고 알려진, 활력을 주는 미세에너지를 주위 환경으로부터 신경, 혈관, 심부의 장기에 중계한다.

5 에테르체와 침술 경락계의 에너지 교란은 물질·세포 수준의 질병 발현에 선행한다.

6 차크라는 미세에너지체의 특수한 에너지 중추이다. 각 차크라는 육체의 주된 신경 및 내분비샘 중추와 관련되어 있다. 차크라는 미세에너지를 단계적으로 변환시키는 중계기로, 그 에너지를 육체의 호르몬, 신경, 세포 활동 속으로 보낸다.

7 특히 왕관 차크라, 제3의 눈 차크라, 목 차크라 같은 주 차크라는 미세에너지의 감각기관이기도 하고, 고차원적 직관, 원격투시, 원격 청각 등의 사이킥 능력과 관련이 있다.

8 차크라들은 서로 연결되어 있고, '차크라-나디계'를 형성하는 나디로 알려진 에너지 실을 통해 육체의 여러 측면과 연결된다.

9 아스트랄체는 에테르체와 같은 또 다른 미세에너지체로, 에테르체보다 높은 주파수 기질로 만들어졌다. 이 에너지체도 육체-에테르 구조 위에 겹쳐져 있다. 아스트랄체는 감정의 체험, 표현, 또는 억제에 에너지적으로 관계하고 있다.

10 감정의 불균형에서 비롯된 아스트랄체 기능장애는 차크라를 통과하는 에너지의 흐름을 악화시키고, 마침내 내분비 불균형을 일으켜 육체의 질병 원인이 된다.

11 의식은 아스트랄체 속으로 들어갈 수 있고 육체-에테르 탈 것으로부터 분리될 수 있다. 이 현상이 저절로 일어날 때 아스트랄 투사 또는 유체이탈이라고 한다. 이러한 의식의 분리가 외상에 의해 일어날 때 흔히 임사체험이라고 한다.

12 아인슈타인 방정식은 윌리엄 틸러가 '자전기(ME) 에너지'라고 이름 지은, 빛보다 빠르게 진행하는 에너지의 존재를 예언하였다. ME 에너지는 에테르나 아스트랄체 수준의 에너지 또는 기질에 상당한다. ME 에너지는 독특한 네거티브 엔트로피와 자기적 성질을 보이지만, 기존의 전자장 검출기로는 쉽게 측정할 수 없다.

13 치유사와 함께한 실험에서 ME 에너지의 행동으로 예상된 내용과 일치하는 성질의 에너지장을 치유사가 갖고 있다는 사실을 알 수 있다. 그 에너지는 자기적이고 네거티브 엔트로피적 성질을 갖는다.

14 더 높은 주파수의 탈것에 멘탈체와 코잘체가 있다. 둘 다 육체에 에너지를 부여한다.

15 환생은 의식이 경험, 지식, 영적 성숙을 얻을 목적으로 반복해서 신체적 탈것 속으로 투사되는 것을 보여주는 모델이다.

16 여러 생을 통해서 얻는 경험과 지식은 고차 자아라고 부르는 코잘체 수준에 저장된다.

17 환생설은 신체적, 감정적, 사회경제적 장애와 함께 질병이 어째서 학습 체험 또는 영혼의 성장 기회가 될 수 있는지를 설명하는 몇 안 되는 모델 중 하나이다.

18 미세에너지 수준에서 보면 의식은 에너지의 한 형태로, 더 높은 수준의 복잡성과 이해를 향해 계속 진화한다.

CHAPTER
05

| VIBRATIONAL MEDICINE |

미세에너지계와 치유

고대의
치유기법

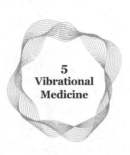

앞의 네 장을 통해 다양한 면에서 인간의 몸과 마음에 대해서 살펴봤다. 인간에게는 육체 이상의 무언가가 있다는 사실을 확실하게 알게 되었다. 우리는 양자역학을 통해 육체가 아주 독특한 물질 입자의 집합체라는 사실을 알고 있다. 그 입자 자체는 동결된 빛의 점이다. 그리고 이러한 빛으로 이루어진 육체와 연계된 추가적인 여러 빛의 몸이 있다. 이 빛의 몸은 육체의 눈으로 지각할 수 없는 더 높은 주파수 수준의 미세에너지 물질로 구성되어 있다. 육체와 이들 고차 에너지계가 이어지는 장의 구조는 미세에너지 구조의 독특한 부분의 하나로 육체-에테르 경계면(physical-etheric interface)이라 부른다. 이 경계면을 만드는 요소 가운데 가장 잘 알려진 것이 경락계이다. 따라서 에너지 치유의학을 시작하면서 우선 침술의 메커니즘을 살펴보는 것이 가장 적절해 보인다.

침술과 중국의 치유 철학: 고대의 진단, 치료법의 현대적 고찰

침술은 가장 오래전부터 내려오는 치료법으로 아직도 사용하고 있는 신비로운 치료법의 하나이다.『황제내경』[1]은 침구학의 최고 교과서로 그 원형은 기원전 2,697년~2,596년에 기록되었다고 한다. 17세기, 기독교 사상을 포교할 목적으로 예수회 선교사를 중국에 파견했지만, 중국인을 개종시키려던 계획은 실패로 돌아갔다. 그런데 뜻밖에도 선교사들을 통해 피부에 침을 놓아 병을 치료한다는 믿기지 않는 중국 의사의 이야기를 듣게 되었다.

　1884년 청나라 황제 도광제는 궁궐에서 왕족의 침구 치료를 금했다. 그 결과 침구는 평민들만 이용할 수 있게 되고, 침술 치료는 전적으로 소위 '맨발의 의사'의 손에 맡겨지게 되었다. 침술은 그 뒤에도 오랜 시간 냉대를 받다가 마오쩌둥에 의해 침술의 유용성이 재인식되었다. 마오쩌둥은 1934년에서 1935년에 걸친 대장정을 감행했는데, 그가 이끄는 팔로군은 오랜 기간 넓은 지역에서 전투로 날을 지새우는 힘든 시기를 보내야 했다. 이때 대규모의 병사들이 큰 병이나 전염병에 걸리지 않고 건강을 유지하는 데 침구술이 효과적이란 사실을 알게 되었다. 그는 "침구는 새로운 중국의 재탄생에 없어서는 안 될 치료법이다"라고 결론 내렸으며, 이때부터 이 고대 기법도 조금씩 중국 의학의 본류로 되돌아왔다.

　침술은 초기 서양 의서에도 좌골신경통 치료법으로 언급되어 있긴 하지만, 1972년 닉슨 대통령이 중국을 방문하기 전까지는 미국인의 관심 대상이 아니었다. 닉슨 대통령과 동행한 〈뉴욕타임스〉 기자 레스턴이 침 마취하에서 이루어진 외과수술의 실상을 소개했다. 그 후 서양 의사들 사이에서 열정적이면서도 회의적이었던 초기 단계를 거쳐 침술 연구는 서서히 동통 증후군에 대한 치료법의 형태로 과학적 의학 속에 자리 잡기 시작했다.

침술은 중추신경계에서 엔도르핀의 방출과 함께 침 마취로 이어진다는 직접적 연구 성과로 과학계에 널리 받아들여진다. 그 엔도르핀 모델이 뇌척수 내를 주행한다고 알려진 통증의 전달 경로와 침술의 연관 관계를 증명하는 첫 번째 결정적인 실험 결과를 과학이론가들에게 제공했다.

침술이 동통 완화에 왜 효과적인지 설명하려는 시도는 많았다. 대부분의 서양 의사들은 침술의 진통 효과가 신경계 내의 통증 경로에서 이루어지는 어떤 종류의 자극 때문이라고 추측했다. 그 최초의 가설은 멜자크(Melzack)와 월(Wall)이 제안했다. 제3장에서 소개했듯이 이 가설에 의하면 침이 말초신경을 자극해 척수 관문을 폐쇄함으로써 뇌로 향하는 통증 자극의 전달이 저지된다는 것이다. 이 관문조절이론[2]이 침에 의한 진통 효과를 정확하게 설명하지는 못하지만, 침술의 진정한 메커니즘을 이해하기 위한 첫걸음이다. 이 모델을 더 가다듬어 전기적 TNS 장치(경피신경자극장치)로 조작할 수 있는 신경계의 상이한 통각 경로를 상세하게 연구함으로써 신경연구의 새로운 방향을 제시했다.

엔도르핀 모델로 일부의 침술마취(저주파 전기 침 마취)의 효과 메커니즘은 설명되지만, 그 밖의 침술마취 접근법은 제대로 설명되지 않는다는 지적을 받아왔다. 예컨대 고주파 전기 침 마취는 세로토닌 길항제로 저지되는데 반해(세로토닌은 중추신경계에서 발견되는 많은 신경전달물질의 하나), 날록손(naloxone)[3] 같은 엔도르핀 길항제의 영향은 받지 않는다. 현재 침 마취는 적어도 하나 이상의 신경전달물질이 개입되어 있고, 그 마취 효과는 경혈에 미치는 자극의 성질에 따라 좌우된다는 사실이 밝혀지고 있다. 따라서 침술마취의 효과를 모두 엔도르핀 방출과 관련짓는 종래의 가설은 부정되었다. 또 세로토닌의 관여로 보여주는 데이터는 침술마취가 초기 신경화학 모델에 의해 암시된 것보다 훨씬 복잡하다는 것을 보여준다.

침의 진통 효과를 설명하기 위한 초기 이론은 독특한 치료체계를 향한 과학적 해석에 많은 공헌을 했다. 또 최근 급속하게 발전하고 있는 신경내분비학은 고대 중국에서 연유한 특수한 치료법에 큰 신뢰성을 줄 수 있게 되었다. 하지만 실제로 현재의 침 마취 모델은 침술이 본래 갖고 있던 다차원적 치료양식(통증 치료 이외의 응용)이나 독특한 진단체계인 침술의 진정한 잠재력을 충분히 설명하지 못하고 있다. 따라서 침술을 더 잘 이해하고 인식을 발전시키려면 이 고대 치유기술의 바탕이 되는 중국철학을 검토할 필요가 있다.

음양오행설: 중국의 자연관

침술 치료의 배경이 되는 고대 중국철학은 '우주와 인간의 대응 관계'라는 관점에서 중국 의학의 다른 측면과 함께 발달해 왔다. 중국인은 인간을 대우주 속에 있는 소우주로 생각했다. 인체의 내적 작용으로 나타나는 원리는 대우주의 에너지 흐름에서 반영된다. 에너지 흐름의 기본 개념 가운데 하나는 밖에서 몸 안으로 흘러드는 '기'라는 독특한 에너지이다. 중국인은 기가 음식물이나 공기를 통해 섭취하는 에너지이며, 동시에 인체에 자양을 주고 세포를 조직하는 에너지라고 생각했다. 기는 우리 환경에 스며든 일종의 미세에너지이다. 이것은 고대 힌두교의 문헌에서는 종종 프라나(prana)라는 이름으로 언급되기도 한다. 이 독특한 유형의 미세에너지는 인간은 감지할 수 없는 가시광선 파장 바깥의 태양복사에서도 부분적으로 유래한다고 한다. 인간은 라디오나 텔레비전 등이 방출하는 일반적인 낮은 주파수의 에너지에서 태양에너지의 미세에너지까지 보이지 않는 다양한 파동적 환경에 끊임없이 피폭당하고 있다. 우주에서 지구로 들어오는 무수히 많은 주파수 에너지와 공명하고 또 미세하게 영향을 받으며 산다. 많은 고대문명이 태양과 그 '치유력을 지닌 빛'을 숭배했는데, 이들 문명이 기나 프라나 같은 미세에너지의 영향에 대한 지식을 갖고 있었다는 것은 그리 특별한 일이 아니다.

중국사상의 모델에서 기에너지는 피부의 입구를 통해 밖에서 체내로 흡수된다. 그 기의 입구가 경혈이고, 경혈은 피부의 심층에 뻗어 있는 특수한 경락계를 따라 존재하며 심부 장기와 통하고 있다. 중국인은 12쌍의 경락을 통해 기가 몸속 장기로 흘러 들어가 생명을 부여하고 유지하는 에너지를 제공한다고 생각했다. 쌍을 이루는 각 경락은 대응하는 장기계의 기능과 이어져 있다.

중국사상의 또 다른 특징은 음과 양으로 표현되는 '에너지 극성'에 대한 생각이다. 어떤 의미에서 고대 중국의 음양 개념은 현대 상보성 개념의 선구라 할 수 있다. 물질의 파동 입자 이원성은 현대물리학의 음양이라 할 수 있다. 『황제내경』에서 우주는 음과 양이라는 힘의 진동이라고 말한다. 양은 남성 원리로 간주해 적극적이고 생산적이며, 태양이나 빛과 관계가 있는 생명의 창조적 원리다. 한편 음은 여성적 요소로 간주해 수동적이고 파괴적이며, 달, 어둠, 죽음이다. 음양의 이원성 원리는 생명 주기와 우주의 모든 과정으로 확장되었다. 외견상 상호 대립하는 두 측면은 대립하는 양극 사이의 에너지 진동을 반영한다. 균형 잡힌 안정 상태, 즉 항상 변화하는 우주의 역동적인 평형상태를 유지하기 위해서는 양쪽이 모두 필요하다. 태어나기 위해서는 죽어야만 한다. 윤회나 별의 진화에서 볼 수 있듯이 누구든 재탄생하기에 앞서 죽음은 불가결한 조건이다.

음양이 표현하고 있는 서로 상보적인 차원의 세계는 의식 에너지의 포지티브와 네거티브 극성을 반영한다. 대뇌반구의 우측과 좌측으로 발현되는 각각의 의식 상태를 봐도 그것은 상반되는 성질을 지니면서도 상보적이다. 이는 음양의 상보적 원리를 보여주는 흥미 깊은 사례 가운데 하나라고 할 수 있다. 좌뇌는 이론적 사고의 자리이다. 논리적이고 수학적이고 선형적이며 언어적 성격이다. 우뇌는 감정적인 부분을 다루며, 예술적 미적 공간적 비선형적인 직관과 관계된다. 양쪽 모두 우주에 대해 균형 잡힌 통합적 관점을 갖는 데 필요하다.

중국사상에서 건강한 몸이란 음양의 균형이 잘 잡혀있는 상태라고 본다. 음과 양의 완전한 균형 유지야말로 마음과 몸과 영혼의 완벽한 건강으로 귀결한다고 생각해 왔다. 이 양극의 특성이나 에너지의 균형이 무너지면 각 장기에서 평형상태가 무너져 끝내는 육체에서 조화롭지 못한 패턴과 질환으로 구체화 된다. 물질 수준에서의 에너지 이상은 몸에서 쌍을 이루는 경락의 불균형을 반영한 것이다. 어느 장기에나 경락을 흐르는 한 쌍의 에너지 순환이 존재한다. 음양 균형의 개념 기본은 기에너지가 좌우 경락에 균등하게 흐르는 데 있다. 이 원리는 음양의 극성을 갖는 에너지가 각 장기계에 균형 있게 분배되어야 할 필요성을 강조한다. 경락 에너지 흐름의 불균형은 마침내 장기에 병적 변화를 가져온다.

앞에서 말한 에테르체, 아스트랄체, 멘탈체처럼 물질을 넘어선 여러 에너지 수준에서 인체 장기 내 부조화가 자리 잡을 수 있다. 멘탈체 수준에서 에너지 불균형은 아스트랄체, 에테르체라는 '낮은 옥타브'로 전달되어 마침내 육체-에테르체 경계면을 통해 육체에 드러나게 된다. 이 에테르 에너지의 전송을 담당하는 것이 경락계라고 생각된다. 경락계는 미세하고 자기적인 기에너지를 전신에 공급하고, 그 기에너지가 각 장기계의 물질-세포 구조를 조직화한다.

고전적인 경락에 해당하는 김봉한의 미소관에 관한 연구[4]에 의하면 간으로 향하는 경락을 절단하면 곧 간세포에 변성이 생긴다. 이 실험 결과는 미세에너지의 흐름에 불균형이 생길 때 (인공적으로 유도된 에너지 부족 때문에) 물질과 세포 수준의 병적 변화가 어떻게 발생해 가는지를 설명하고 있다. 아직 중국인이 기라고 부르는 미세에너지를 직접 측정할 수는 없지만, 경락과 경혈을 포함한 어떤 유형의 전자에너지 회로가 존재한다는 사실을 암시하는 간접적인 증거는 이미 제출되어 있다.

체표의 경락을 따라 존재하는 경혈은 그 주변 표피와 다른 독특한 전기적 성질을 보여준다. 경혈 부위의 피부 전기저항은 그 주변 피부에 비해 10분의 1 수준이다. 그리고 특수한 직류전류 증폭기를 갖고 경혈 부위의 피부 전위변화를 측정하면, 피험자에게 일어나는 생리학적·감정적 변화에 따라 그 전기적 매개변수도 변동한다는 사실이 밝혀졌다. 수면이나 최면 같은 변성의식 상태에서는 경혈에서 피부 전기저항이 현저하게 변한다는 사실이 러시아 과학자들에 의해 보고되었다. 나아가 병적인 상태에서는 특정 경락에 따른 경혈의 전위가 흐트러진다는 사실도 알게 되었다. 각각의 질병에 관련된 경혈의 전기적 변화는 중요한 진단적 의미를 내포한다. 경락에서 에너지 변화를 측정하는 장치로 질병을 감지할 수 있을지도 모르기 때문이다.

경락은 체표의 경혈과 심부 장기를 잇는 전기적 회로라고 간주할 수 있다. 몸의 건강상태를 유지하려면 그 회로에 충분한 에너지가 흘러야 하고, 각 장기계를 맡는 회로끼리의 균형도 잘 이루어져야 한다. 내장에 에너지를 공급하는 12쌍의 경락에 기에너지가 흐를 때 특징적 리듬을 갖는 에너지 흐름이 관찰된다. 순환 에너지 흐름은 타고난 생물학적 리듬이나 미세에너지적 성질의 주기를 반영한다. 이러한 체내 에너지의 흐름을 보여주는 주기는 이미 고대 중국사상에 분명하게 정의되어 있는데, 이 세계를 형성하는 다섯 가지 요소 사이에서 일어나는 미세에너지 수준의 상호작용을 일컫는다. 이 오행설은 중국의 가장 기본적인 자연철학의 하나로, 모든 에너지와 물질은 목화토금수라는 다섯 요소 중의 어느 하나에 배당된다.

오행의 상호작용을 설명하는 기본 주기에는 두 종류가 있다. 그 하나는 상생 순환으로 각 요소가 다음에 이어지는 요소를 발생시키는 관계이다. 이것을 모자 관계라고 부르기도 한다. 하나의 요소가 다음에 오는 요소를 발생시키고 에너지의 흐름에 의해 그것을 키우는 것이다. 동양적인 관점에 의하면 불(火)은 나무(木)를 태워 흙(土)을 낳고, 재는 흙(土)으로 돌아간다. 흙(土)은 금(金)을 낳는다. 금속인 광석은 땅(土)속에서 찾아낸다. 금(金)은 물(水)을 낳는다. 흐르는 물의 시작은 흔히 광상 근처에서 찾을 수 있다. 물(水)은 나무(木)를 살린다. 나무는 뿌리에서 물을 빨아올려 성장한다. 나무(木)는 불(火)을 낳고 불(火)은 흙(土)을 낳는다. 그리고 주기는 처음으로 돌아간다. 이 상생 순환 안에서 불은 나무의 자식이고, 땅의 어머니라고 생각한다(여기에서의 연계는 문자적 의미보다는 비유적 의미이지만, 곧 알 수 있듯이 중국의 확고한 에너지 원리를 설명하고 있다).

두 번째 주기는 상극 순환이라고 부르는 것으로, 각 요소는 다음에 오는 요소를 파괴 내지는 흡수해 버리는 관계이다. 요소들이 서로를 점검하고 균형을 맞추려 한다는 점에서 조절 주기이기도 하다. 만약 하나의 요소만 지나치게 강해지거나 지나치게 약해지면 다른 요소를 공격하거나 파괴할 가능성이 있다. 나무는 흙을 뚫고 들어간다. 흙으로 쌓은 둑이 물을 막아 조절한

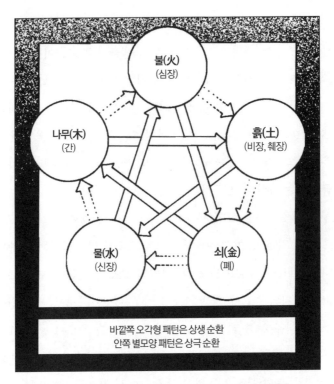

バ깥쪽 오각형 패턴은 상생 순환
안쪽 별모양 패턴은 상극 순환

〈그림 19〉 오행의 상생·상극 - 장기 사이의 에너지 흐름

다. 물은 불을 끈다. 불은 쇠를 녹인다. 쇠는 나무를 잘라 넘어뜨린다. 그리고
주기는 다시 원점으로 돌아간다. 이들 두 가지 상생과 상극 주기의 중요성은
실제로 침술 치료를 할 때 합리적인 기초이론을 구성한다.

　중국인은 인간을 소우주로 여겨서 인간에게도 지구를 둘러싼 대우주의
운영이 반영되어 있다고 생각했다. 우리 체내 기능의 상호작용도 다섯 가지
요소 사이의 에너지적 관계를 설명하는 상생과 상극 주기와 닮았다고 생각
했다. 중국 의학은 장기 각각을 다섯 가지 요소의 하나에 대응시켜 인식한다.
중국인은 대장이나 쓸개처럼 속이 빈 기관도 실질 기관과 대응시키고 있다.

원소	나무(木)	불(火)	흙(土)	쇠(金)	물(水)
장(실질 장기)	간	심장	비장·췌장	폐	신장
부(중공 기관)	담낭	소장	위	대장	방광

〈그림 20〉 **장부의 상관관계**

〈그림 19〉와 〈그림 20〉에서 볼 수 있듯이 바깥쪽 상생 주기에서는 심장 (火)은 비장(土)을 지원하고 있다. 비장(土)의 기에너지는 이어서 폐와 대장(金) 으로 순환한다. 기 흐름은 다시 폐와 대장(金)에서 신장과 방광(水)으로 향한 다. 신장(水)의 에너지 흐름은 경락을 통해 간과 쓸개(木)로 향한다. 간에서의 미세에너지는 심장으로 향하는 경락을 통해 재순환한다.

어떤 장기의 기에너지 균형이 무너지면 그 장기는 자연스러운 경락 회 로가 완성되지 않아 경락 흐름의 순서가 다른 장기에 나쁜 영향을 미칠 염려 가 있다. 이 파괴적인 유형은 〈그림 19〉 안쪽의 화살표가 만드는 별 모양의 소위 상극 관계를 반영한다. 예를 들어 만약 심장(火)의 에너지가 불균형해지 면 경락계의 장애는 폐(金)에 악영향을 미친다. 실제 임상에서도 울혈성 심 부전 등이 발병했을 때 이와 같은 경로를 밟는 경우가 많았다. 울혈성 심부 전의 경우 심박출량이 저하되어 폐울혈이라는 형태로 폐에 악영향을 끼친 다. 악영향을 받은 폐(金)는 이번에는 간(木)의 에너지 장애와 세포학적 장애 를 초래한다. 울혈성 심부전에서는 기능부전으로 떨어진 우심실이 울혈된 폐에 무리하게 혈액을 계속 보낸 결과, 정맥계에 이상 압력이 걸려 간의 울 혈도 일으킨다. 그리고 부전 상태의 간(木) 경락의 불균형으로 이번에는 비장 (土)의 균형을 깬다.

만성울혈성 우심부전은 간의 울혈에 이어 울혈성(심장성) 간경화로 발전한다. 이 간경화는 정맥의 문맥에 통과 장애를 일으켜 문맥압항진증, 정맥울체, 비장종대를 초래한다. 오늘날의 병태생리학이 상극 순환 같은 고대 중국의 에너지 원리와 멋지게 일치하는 것은 흥미로운 사실이다. 이렇게 수천 년 전의 원리가 현대의 병인론에 보완적인 통찰을 가져다줄 가능성도 있다.

속이 찬 실질 장기(장)와 속이 빈 중공 기관(부) 사이의 상호관계도 중국식으로 보면 다섯 요소 사이의 상호작용으로 설명된다. 이것은 '위에서와 같이 아래에서도'라는 원리가 고대의 법칙에도 나타나 있다는 사실을 보여주는 하나의 예이다. 인간이라는 소우주에는 지구라는 대우주의 운영이 반영되어 있다. 이 에너지 원리는 고대 중국인이 침술 치료에 대한 그들 나름의 이론적 기반을 형성할 때 크게 작용했다. 예를 들면 에너지가 시계방향으로 회전하는 것은 상생 순환으로 나타난다. 기의 에너지는 심장에서 출발해 비장으로 향하고, 거기에서 폐로 그리고 신장에 도달해서, 신장에서 간으로 그리고 간에서 심장으로 돌아오듯이 계속 순환한다.

폐에 질환이 있으면 폐 기능을 정상으로 유지하기 위해 에너지 대부분을 폐에서 다 써버린다. 폐는 순환주기에 따른 에너지를 보낼 수 없게 되고, 상생 순환의 다음 장기에 해당하는 신장은 폐로부터 에너지 공급을 받을 수 없게 되어 새로운 장애를 일으키기 시작한다.

서양의학의 관점에서도 신장의 생리 기능을 폐 기능과 연계시키는 항상성 기구가 실재한다는 것이 확인되었다. 예컨대 폐공기증 환자는 폐로부터 산소를 받아들이는 능력이 손상된다. 신장이 에리트로포이에틴(Erythropoetin)이라는 호르몬을 분비한다는 것은 최근에야 발견되었는데, 이 호르몬은 혈중 산소농도가 낮아지면 만들어진다. 에리트로포이에틴이 방출되면 결과적으로 몸 안을 순환하는 적혈구가 늘어 혈중 헤모글로빈이 증가하게 된다. 헤모글로빈이 증가하면 폐와 신장 사이의 피드백 루프를 통해 적은 산소를 효율적으로 수송하는 능력이 비약적으로 상승한다. 여기에서도 현대의 생리학이 고대 중국의 에너지 이론과 확실하게 통한다는 것은 흥미로운 사실이다.

우리들의 증례로 돌아가자. 신장의 장애는 폐에서의 에너지 균형이 계속 흐트러져서 발생한다. 그 원인은 틀림없이 체내 에너지의 순환에 장애가 생겼기 때문이다. 신장 기능을 회복시키려면 폐로 이어지는 경혈의 균형 회복을 위한 처치가 필요하다. 그렇게 하면 폐에 의한 신장의 지원은 개선된다.

고전적인 침술 치료의 원리에는 에너지 순환의 관점이 빈번하게 등장한다. 미세에너지 치료를 할 때 에너지 순환이라는 원리에 따라서 기대되는 치료 효과를 얻기 위해 가장 중요한 핵심이 어디인지를 연상할 수 있다. 에너지 균형의 혼란은 침술 이론에서 보듯이 경락의 특정 회로를 흐르는 에너지의 과잉이나 부족 때문에 발생한다. 경혈 자극에 의한 침술 요법은 에너지가 부족한 경락 회로에 새로운 에너지를 도입한다. 또 거꾸로 경혈 자극은 경락 회로의 부담이 될 수 있는 과잉에너지를 방출하기 위해 안전판을 개방하는 것과 같은 효과도 있다.

시간생물학과
경락계

중국의 침술 이론은 각 장기를 순환하는 기에너지 주기가 시간에 따라서 달

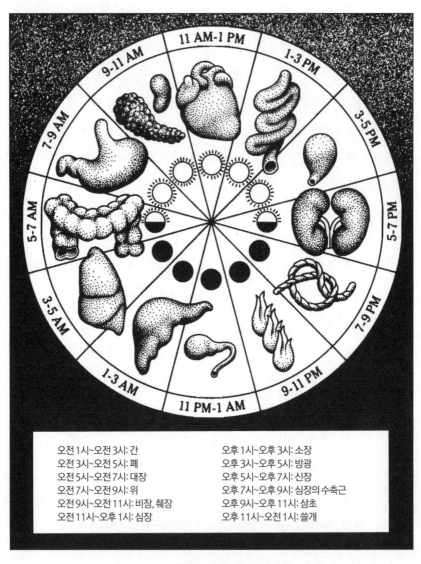

오전 1시~오전 3시: 간	오후 1시~오후 3시: 소장
오전 3시~오전 5시: 폐	오후 3시~오후 5시: 방광
오전 5시~오전 7시: 대장	오후 5시~오후 7시: 신장
오전 7시~오전 9시: 위	오후 7시~오후 9시: 심장의 수축근
오전 9시~오전 11시: 비장, 췌장	오후 9시~오후 11시: 삼초
오전 11시~오후 1시: 심장	오후 11시~오전 1시: 쓸개

〈그림 21〉 **경락의 바이오리듬 주기**

라진다고 생각한다. 각 경락과 그에 이어지는 장기를 흐르는 에너지에는 하루 동안의 변동이 있다고 한다. 즉 주요 경락은 에너지 유량이 2시간 주기로 최대가 되었다가 최소가 된다.

각 장기계 치료를 위한 최적 시간대는 그 장기에서 에너지 유량이 최대가 되는 시간대이다. 〈그림 21〉을 보면 폐와 이어지는 경락에 에너지 유량이 최대가 되는 시간대는 오전 3시~5시이다. 기관지천식의 발작도 이 시간대에 치료하는 게 효과가 좋다고 한다. 그것은 폐 경락의 활동성이 최대가 되기 때문이다. 열성적인 침술사는 이 바이오리듬 이론을 치료에 채택하겠지만 현실적으로는 한계에 부딪힐 수밖에 없다.

시간을 고려해 최적 치료를 한다는 아이디어는 최근 서양의학에서도 검토되고 있는 분야이다. 이 시간생물학이라는 새로운 분야는 인체 내의 생물학적 리듬이 갖는 성질을 여러 각도에서 조사하고 있다. 지금까지는 각종 연구 결과가 제출되어 '체내 시계'라는 개념도 지지를 받고 있다. 많은 신체기능을 맡는 체내 시계에는 뇌 내 효소 활성을 주기적으로 변화시키는 기능도 포함되어 있어 어쩌면 약물중독 증상의 발현에도 영향을 주고 있을지 모른다.

암 연구가 가운데에는 시스플라틴 같은 화학약품의 부작용을 최소로 억제하기 위해 최적의 투여시간을 찾는 사람도 있다. 동물실험에서는 이른 아침에 약물을 투여했을 때 부작용이 최소화되었다고 한다. 침술요법과 마찬가지로 약물요법에서도 치료 효과가 최적이 되는 시간대가 있는 것 같다. 현시점에서는 경락의 에너지 순환이 약물 부작용의 시간 경과에 따른 변화의 원인이 되는지는 불분명하다. 이는 시간생물학의 연구처럼 미세에너지 수준의 지속적인 조사 등을 통해 더 깊은 탐구가 이루어질 것이다.

우리 몸에 있는 생물학적 주기는 우주 주기와 공명을 일으키고 있을지 모른다. 경혈과 경락의 연계는 우리가 천체의 에너지에 동조하기 위한 하나의 경로로 작용할 가능성도 있다. 많은 생물학적 현상이 태양 활동의 고저에 맞춰 변동하고 있다는 사실은 이미 잘 알려져 있다.[5] 경락계가 태양 활동을 세포 내 변화나 생리학적 효과로 변환하기 위한 에너지 기구라고 생각할 가능성도 있다. 시간에 따라 변동하는 우주에너지가 경락계를 통과하고 있다는 점을 고려하면, 시간생물학이 연구하고 있는 어떤 종류의 생물학적 현상의 순환적 변동을 서양 과학자도 좀 더 이해할 수 있게 될지 모르겠다.

병든 장기의 에너지 균형 회복을 목표로 하는 침술사에게 경락계 에너지의 주기적 변동은 매우 중요한 문제이다. 침술사는 경락 기능부전이 그 경락과 이어지는 장기 질환의 전구 상태를 보여준다고 생각한다. 경락의 순환 장애는 음과 양의 극성을 갖는 에너지의 불균형 상태를 반영하고 있어, 어느 한쪽만 존재한다는 것은 있을 수 없고 생체가 필요로 하는 에너지 전체가 문제가 된다. 침술요법으로 몸속의 에너지 균형이 유지되면 세포의 기능부전이나 무질서 상태에 앞서는 에너지 패턴의 혼란이 수정되므로 병의 증상도 개선된다.

중국 침술사는 이런 식의 에너지 이론을 통해 단순한 동통 증후군 외에도 다양한 장기의 질병에 대처한다. 그러나 유감스럽게 서양에서는 침술이라는 치료법의 아주 일부에만 주의를 기울이고 있다. 최근까지도 침술 중에서도 침 마취 이외의 요법은 인정하지 않는다. 이런 배경에는 경락계를 신경계와 같은 것으로 간주해 독자적인 에너지계로 인정하려고 하지 않는 관점이 있다. 서양 과학자들로서는 '장기가 갖는 에너지가 음양이나 오행으로 순환하고 있다'는 은유적인 철학을 받아들이기 어렵기 때문이다.

경락은 서양의 대다수 과학자에게 상상의 구조물에 지나지 않는다. 현대 의학 문헌 어디를 보아도 경락의 존재를 실증할 해부도가 존재하지 않기 때문이다. 그들은 침술요법의 작용원리는 신경전달에 의한 것이라고 믿고 싶어 한다. 서양 과학자가 경락을 개념화하는 장이 있다고 한다면 그것은 의학계가 아니라 새로운 물리학 분야에서 나올지도 모른다. 새로운 물리학의 영역에서는 이미 에너지가 바로 경락에너지와 같은 개념으로 이해되고 있기 때문이다.

경락계와 신경계는 상보적으로 기능하고 있다. 각각의 시스템은 협조해서 고차원에서 오는 에너지를 생리학적인 세포 패턴으로 변환하고 있다. 육체의 전체 구조를 횡단하는 미소관계가 존재한다고 주장하는 김봉한 박사는 지속적인 연구를 통해 몸의 신경망에 한결같이 에너지를 보내는 일을 담당하는 특수한 미소관(微小管) 모양의 경락이 독립해서 존재한다는 사실을 밝혀냈다. 김 박사는 신경계를 향하는 경락을 절단해 버리면 신경전달 속도가 매우 늦어진다는 사실에 주목한 것이다.

이 시점에서 김 박사의 연구 외에도 경락계의 실재를 보여주는 증거나 각 장기를 향하는 경락계의 실재를 보여주는 연구가 더 있지 있을까 하는 의심이 생겼다. 그리고 그 물음에 대한 답은 '그렇다'이다. 경락과 장기의 이어짐을 증명하는 연구가 경락의 존재를 증명할 뿐만 아니라 병적인 장기의 조기진단에 이용될 가능성을 보여주고 있다.

진단장치로서의
경락계

경혈은 독특한 전기적 성질을 갖고 있어 그 주변 피부와 구별할 수 있다. 경혈은 전도성(傳導性) 증대로 주변 피부보다 전기저항이 낮아 피부 표면의 경락계를 따라 존재하는 경혈을 전기적으로 특정할 수 있다. 동양의 많은 연구자의 연구에 따르면 경혈은 치료에 유용할 뿐 아니라 질병 진단에도 이용할 수 있다.

차크라 연구와 관련해 제4장에서 소개한 일본의 모토야먀 박사는 각 경락의 전기적 특성을 측정해 생리학적 정보를 손에 넣기 위한 시스템도 개발했다. 그는 이 기기를 '경락 장기기능측정기(Apparatus for Measuring the condition of the Meridians and their Corresponding Internal Organs)' 줄여서 AMI 머신[6] 이라고 부르는데, 불과 몇 분 안에 인체 내 생리학적 불균형을 진단하는 컴퓨터장치이다. AMI에는 합계 28개의 전극이 붙어 있어 손가락 끝이나 발끝에 보이는 각 경락의 말단에 있는 정혈(井穴)에 붙인다. 전기적 정보를 파악하기 위해 정혈에 침이나 특별한 집게를 장착한 것이다. 정혈에서 얻은 데이터는 전용 컴퓨터로 보내 해석한다.

AMI로 계측하는 점은 쌍으로 되어 있는 경락의 말단 점인 정혈이다. 폐경락은 기에너지를 폐로 보내는 한 쌍의 경로이다. 그 경락의 한쪽은 몸의 오른쪽, 다른 한쪽은 왼쪽으로 통한다. 에너지 균형이 잡힌 건강한 경락은 그곳에 연결된 쌍으로 된 두 경락의 전깃값이 같다고 생각할 수 있다. 병든 장기나 조만간에 드러날 질병이 잠복한 장기는 그 두 경락 사이에 전기적으로 큰 차이를 보인다.[7]

모토야마 박사는 생리학적, 전기적 관점에서 본 정상과 이상의 참조 값을 얻기 위해 AMI로 5,000명 이상의 피험자를 조사했다. 좌우 경락의 전깃값에서 기준치와의 차이가 표준편차의 두 배 이상일 때는 장기 균형의 붕괴를 강조해서 표시하기 위해 AMI가 붉은 글씨로 인쇄된다. 경락 쌍의 값이 기준과 같을 때는 검은 글씨로 인쇄된다.

모토야마 박사 등은 AMI로 경락계의 전기적 균형의 붕괴는 그 경락계와 연결된 장기에 숨은 질병이 있다는 사실과 강한 상관관계가 있다는 사실을 발견했다. 플로리다에 있는 밥 호프 파킨슨병 연구소에서는 파킨슨병 환자의 에너지적 이상이나 생리적 균형을 연구하기 위해 AMI를 이용한 연구를 진행했다. 초기 자료에는 파킨슨병 환자의 경우, 경락의 불균형에서 예측할 수 있듯이 심장과 더불어 대장, 소장에서도 이상이 인지되었다. 이 소화기의 이상은 도파민 등의 신경전달물질 합성에 관계된 영양소의 흡수 장애가 반영되어 있을 가능성도 있다. 파킨슨병 환자는 기저핵이라고 부르는 대뇌 신경핵에 도파민이 결핍되어 있다. 이 연구소의 연구원들은 파킨슨병의 유형과 진행도를 판정해 환자와 의사가 병의 초기 단계에서 조절할 수 있는 정보 수집을 기대하고 있다.

일본의 어떤 지자체는 연 1회 정기검진에서 전 직원을 대상으로 AMI에 의한 선별검사를 진행, 경락 검사 값이 이상인 사람은 의무적으로 정밀검사를 받도록 했다. 미국에서도 많은 의료 종사자가 AMI를 이용해 좋은 결과를 얻고 있다.

AMI 기술의 성공은 침술 치료의 효과를 높이는 데 그치지 않고, 그 이상의 결과를 가져다주었다. AMI를 통해 얻은 정보가 체내의 심부 장기 상태와 관련이 있다는 것은 특정 경락을 각 장기계와 연관해 생각하는 고대 중국 이론의 타당성을 확인하는 것이다. 이제 우리는 침술 이론을 진단에 어떻게 응용할 것인가 검토하는 단계에 와 있다. 침술 이론은 치료에 머무르지 않고 진단에도 이용할 수 있을 것이다.

서양의 이론에서는 침술의 구조는 척수의 개폐장치나 뇌 내 엔도르핀 방출 등 신경전달로에 초점을 맞추어 생각하는 경우가 많다. 과학자들에게 침술마취의 효과를 설명할 때는 신경 자극으로 설명하는 편이 훨씬 더 받아들이기 쉽지만, 그것만으로는 손가락이나 발가락 끝의 말초신경이 어떻게 간이나 폐 상태에 대한 의미 있는 정보를 전달하는지 설명할 수 없다.

AMI를 통해 얻은 데이터로 경락계의 실재와 내장의 관계를 추가로 입증할 수도 있다. AMI와 같은 장치를 도입함으로써 경락계도 과학기술로 입증할 수 있게 되고, 인체생리 기능의 모델적 가치도 계속 발견되고 있다. 게다가 경락의 전기적 변화를 밖에서 모니터함으로써 비침습적으로 질병을 조기 진단하는 능력은 공중위생에서의 선별검사로도 분명 의의가 있다.

이 밖에도 중국의 침술 이론을 뒷받침하는 장치로는 키를리안 사진 기술 및 여기에서 파생된 신기술이 있다. 키를리안 사진에 대한 최초의 보고는 구소련에서 고주파방전 장치를 이용해 경혈의 사진 촬영 가능성을 암시했다. 피조(J. Pizzo)[8]를 포함한 미국의 많은 키를리안 연구가도 그 주장에 바탕을 두고 반복적인 실험에서 같은 결과를 얻었다. 그러나 경혈의 고전압 사진의 영상처리를 가장 세련되게 구사한 것은 '일렉트로노그래피(전위 기록기)'로 알려진 신체 선별검사를 개발한 루마니아 의사 아이오안 두미트레스쿠(Ion Dumitrescu)일 것이다.

두미트레스쿠의 엘렉트로노그래피에 관한 연구는 대부분의 키를리안 사진 연구자가 이용하고 있는 원시적인 손가락인쇄 작성 장치를 새로운 차원으로 발전시킨 것이다. 일렉트로노그래피는 컴퓨터와 특수 스캐닝 전극을 이용한 결과 흉부나 복부처럼 넓은 체표 면을 스캔할 수 있게 되었다. 두미트레스쿠는 초기 연구에서 몸의 특정 구역에 전기적 방사점이 나타나는 부위가 있음을 기록했다. 그는 그 점을 피부 전기점(electrodermal points)이라고 불렀는데, 그 대부분이 전신에 존재하는 고전적 경혈과 관련된 것이었다. 몇천 명이나 되는 피험자에게 일렉트로노그래피 방법을 응용한 두미트레스쿠는 그들 피부 전기점에 대해 다양한 결론에 도달했다.

일렉트로노그라피 스캔 결과 우선 특정 장기계에 병리학적 변화가 존재하거나 나타나는 경우에만 피부 전기점이 출현한다는 사실을 알았다. 밝게 빛나는 점의 위치는 병적인 장기로 이어지는 경락과 일치했다. 그 밝기의 크기는 전기적 활동과 질병의 급성기에 보이는 변화의 격렬함과 관계가 있음을 나중에 알게 되었다. 피부 전기점이 크면 클수록 그 질병의 급성 변화가 심한 것이다. 몸속에 활동성 병변이 없으면 스캔을 해도 피부 전기점이 나타나지 않는다. 즉 경혈은 장기의 병변을 반영한 경락계의 균형붕괴가 있을 때만 전기적으로 관찰할 수 있다. 경락 자체를 이 방법으로 촬영할 수는 없지만, 피부 전기점은 종종 고전적인 경락과 일치해 나타났다.

두미트레스쿠는 피부 전기점이 몸과 주위의 전기적 매체의 에너지교환과 관련된 '전기 혈'[9]이라고 결론지었다. 그것은 생물체와 그 주위의 에너지 장이 대화하는 장인 것이다. 피부 전기점의 작용에 관한 두미트레스쿠의 발견은 모토야마 박사가 AMI를 통해 얻은 자료를 보충하는 것이다. 두 연구자모두 경락의 에너지 균형과 장기의 병변 사이의 관계를 독립적으로 확립했다. 두미트레스쿠의 연구는 전기적 환경과 경락이 경혈을 통해 에너지교환을 하는 모습을 보다 그래픽화해서 설명했다. 두미트레스쿠의 일렉트로노그라피에 의한 스캔에서는 에너지 장애를 일으키는 부위에 대응하는 경혈이 자연스럽게 화면에 나타나고, 모토야마 박사의 방법은 질병에 대응하는 특정 침술 점을 감식한 것이었다.

경락계는 육체와 우리를 둘러싼 에너지 장의 에너지 교환의 경계면(interface)이다. 이들 전자기적 에너지에는 국소적이고 우주적인 요소뿐만 아니라 에테르체, 아스트랄체, 그리고 그보다 더 높은 체로부터의 에너지 입력도 포함하고 있다.

AMI나 일렉트로노그래피 스캐너 등 새로운 기술로 예측한 현상은 더 높은 주파수 에너지 과정을 반영하고 있다. 제4장에서 포지티브와 네거티브 시공간 에너지에 대해 살펴보았듯이 높은 주파수 에너지는 주로 자기적 성질을 갖고 있다. 이 분야에서의 연구 결과는 에테르체가 어떤 종류의 홀로그램 자계 '격자'를 형성하고, 그 격자는 경락계를 통해 육체 내의 전기적 토대를 갖는 물질이나 세포와 소통하고 있음을 보여준다.

경혈에서 측정된 전위는 온몸의 경락계를 흐르는 미세한 체내 순환을 반영하고 있다. 이러한 내적 순환은 생명을 부여하고 조직화하는 미세한 자기에너지를 장기로 보내는 특별한 경로를 흐르고 있다. 경혈은 일련의 에너지 변환을 거쳐 신경계와 상호작용한다고 생각되는데, 그 변환을 통해 마침내 고차 에너지 현상이 세포의 전기적 생리 상태에도 영향을 주게 된다.

경락 – 글리아 네트워크: 신경계와의 전기적 경계면

서양 이론가가 침술의 치료 효과 이론을 신경계 및 신경 내분비계와 관련짓는 이유는 경락이 바로 신경 자체라고 생각하기 때문만은 아니다. 그것은 경락계의 일부분이 중추신경, 말초신경계와 밀접하게 관련되어 기능하고 신경계 전체에 영향을 주고 있기 때문이다. 신경계는 특별한 디지털 주파수 언어에 의해 쓰인 메시지를 전달해서 대화하고, 메시지는 활동전위(신경의 전기 신호)에 의해 전달된다. 전달된 정보는 활동전위의 흥분빈도 변화를 빠르게 분석해 주파수 정보를 해독할 수 있다. 다시 말하면 신경계는 매초 신경세포(뉴런)의 전기적 흥분 횟수를 디지털식으로 기호화한 메시지를 통해 정보를 주고받는다. 같은 수량의 신호가 뇌에 도달해도 그것을 전달하는 개개의 신경은 촉각이나 후각, 미각 등 뇌의 여러 감각중추와 엮여 있으므로 어떤 영역과 대화하는지에 따라 개별 신경 정보가 갖는 의미는 달라진다.

제3장에서도 언급했듯이 과거에는 슈반세포(Schwann cell)를 비롯한 글리아세포계는 뉴런을 둘러싼 신경세포에 영양을 공급하는 일만 한다고 생각했는데, 최근에는 전기적으로도 보조 역할을 하는 게 아닌가 추측하고 있다. 그 방면의 연구에 따르면 글리아세포의 네트워크는 직류전위의 느린 변환으로 정보를 전달하고 있는 것 같다. 이런 종류의 정보전달은 신경세포 간의 활동전위의 디지털적 펄스 코드와 달리 아날로그적이라고 생각한다. 그 정보전달의 아날로그적 체계는 세포막의 직류전위를 변화시켜서 작용하고 있다.

이 체계는 글리아세포의 막전위(膜電位)가 상향 또는 하향으로 변할 때, 글리아세포의 회로에 따라 전달되는 정보의 종류나 성질로 번역된다. 일반적으로 아날로그 전달이 디지털 전달보다 많은 시간이 걸린다고 알려졌지만, 이것도 효과적으로 데이터를 주고받는 한 방법이다.

글리아세포에 의한 직류전류 체계는 제3장의 베커 박사를 설명한 곳에서 이야기한 손상전류와 같은 현상이나 자가치유를 위한 전기적 피드백과 관계가 있다고 생각한다. 침 치료로 뇌 내 엔도르핀의 방출이 촉진된다는 사실에서 알 수 있듯이, 경락계는 신경계에 대한 어떤 입력계를 갖고 있을 것이다. 어떤 수준에서 신경로를 따라 형성된 글리아세포 네트워크 내의 직류전위에 영향을 줌으로써 입력이 되는지도 모른다. 경락계에 전류가 흐른다는 사실은 경락계가 이미 확인되고 있는 것 외의 생리학적 경로와 관련된 독자적인 에너지 회로계를 형성하고 있다는 의미일지도 모른다. 경락계나 글리아세포의 네트워크를 흐르는 직류전류가 신경의 활동전위 생성과 전달에 영향을 미친다는 의미일 수도 있다. 어떤 초물리학 정보(paraphysical information)에서는 이러한 사실도 확인되고 있다.

직류전류는 생명체의 온전한 체표(體表)에서 측정할 수 있고, 신경계의 해부학적 구성에 공간적 영향을 받는 복잡한 장의 패턴을 표현하고 있다. 체표의 전위는 여러 회로의 요소에 직접 관계하고 있다. '다섯 번째 회로'는 경락에 따라 작용하는 체내 에너지 흐름의 하나이다. 이는 지속적으로 작용하면서 스스로 활동전위 시스템을 형성할 수도 있고 신경 네트워크에 이용되기도 한다. 이 활동전위 시스템은 데이터를 전송하는 활동전위의 메커니즘에 선행하는 직류전류의 구조 위에 존재한다. 이 선행하는 직류전위는 생물학적 과정을 담당한다는 본래의 역할을 갖고 있어 생체의 기본적인 특성을 조절하고 있다.

인체의 형태는 자기의 영역으로, 상위 자아(에테르 수준 이상의 고차에 존재하는 빛의 몸)의 원초적 청사진과 인체 장기 패턴의 관점(예컨대 축 방향의 관계) 사이를 오가고 있다. 이 자기적 영역을 묶고 있는 선은 '축선'이라고 알려진 것이다. 교차하는 축선으로 이루어진 축 격자는 생체의 생명 활동과의 경계면이 된다. 물질계에서 세포는 그 격자를 통해 그 이상 또는 그 이하의 주파수 영역과 상호작용할 수 있다.

인간과 고주파 에너지의 생물학적 결합은 축선 및 격자계에 경계면을 갖는 경락계를 통해 생긴다. 경락과 축선은 5차원에 속하는 회로 일부로, 상위 자아의 신체에서 도입되어 물질적 세포의 형태를 갱신하기 위해 사용되는 기본적 에너지이다.[10]

초물리학에 의한 위와 같은 견해에서 생겨난 것이 경락계와 경혈에서의 전류 변화, 그리고 경락계에서 고차 에너지 영역과의 경계면이 신경에서 연결된다는 생각이다. 여기에서 알 수 있는 것이 경락계로부터의 에너지 입력은 신경세포가 기능하는 전기적 환경의 일부인 직류전류를 변화시켜 신경계의 활동전위 출력에 영향을 미친다는 사실이다. 신경계에 대한 간접적 에너지 연결고리로 인해 침술 자극에 반응해서 일어나는 신경학적 현상이 측정되는 이유를 설명할 수 있다.

브루스 포머란츠(Bruce Pomeranz) 박사는 침 마취가 일어날 때 환자의 척수를 달리는 통각 신경전달로의 활동전위에 대해 연구했다.[11] 포머란츠는 쥐 꼬리에 아픈 자극을 가하면 척수의 통각 전달로에 격렬한 활동전위가 증가한다는 사실을 발견했다. 통증에 대한 꼬리의 감수성을 없애기 위해 침 마취를 했는데, 그 결과 고통스러운 자극에 대해서도 신경의 흥분빈도는 안정 시와 별반 다르지 않았다. 다만 시술하고 30분 후쯤 효과가 나타났다. 한편 뇌하수체를 적출한 쥐는 침 자극을 주어도 통증의 억제반응이 일어나지 않았다. 또 엔도르핀의 길항제인 날록손도 침술에 의한 진통 현상을 억제했다. 포머란츠는 이러한 연구 결과에서 침 마취를 일으키는 것은 엔도르핀이라고 결론 내렸다.

경락에 미치는 작용 가운데 엔도르핀의 방출은 측정 가능한 현상이지만, 경혈의 자극이 뇌하수체에 도달하기까지는 30분의 시차가 있는데, 포머란츠의 실험 자료는 그 이유를 설명하지 못한다. 이 시차가 의미하는 것은 느린 신호전달을 일으키는 계가 존재한다는 것은 아닐까. 이 전달의 작용원리는 의사인 로버트 베커가 손상전류 연구에서 발견한 글리아세포 네트워크에서의 느린 아날로그적 직류전류의 변화에 의한 것인지도 모른다. 글리아세포 네트워크에서의 직류전류 변화는 어쩌면 경혈이 자극된 뒤에 발생하는 경락 내의 에너지 변화에서도 영향을 받고 있는지 모른다. 글리아세포 네트워크의 직류전류 변화는 결과적으로 중추신경계로 가지를 늘리고 있는 신경세포의 활동에 영향을 준다. 따라서 글리아세포의 네트워크가 경락계와 신경계 사이의 경계면으로 기능하고 있을 가능성도 있다. 직류전위의 변화가 어떻게 신경세포의 흥분에 영향을 주는지 정확하게 파악하는 것은 매우 복잡한 문제이다. 그것을 이해하려면 우선 신경생리학의 기초 사항을 어느 정도는 이해해야 한다.

과학자들은 최근의 신경화학 연구를 통해 이전보다 한층 더 뛰어난 신경세포 활동 모델을 만들었다. 지금은 신호를 전달할 때에 신경세포가 정보 단위의 온오프를 반복하는 게 아니라는 것을 알고 있다. 신경세포는 자극에 대해 밀리초 단위로 반응할 수 있는데, 늘 대기 상태이거나 활동 상태 중 어느 한쪽을 취하고 있다. 시냅스(신경세포의 결합 부위)는 미량의 신경전달물질을 지속해서 방출하는 것이 자동차 엔진을 저속 기어로 공회전하고 있을 때처럼 시스템 전체를 대기 상태로 유지하고 있다. 엔진의 속도를 올리려면 가속기를 밟으면 된다.

피부 표면에 있는 압력 수용기의 감각 정보가 말초신경을 통해 전달될 때처럼 신경세포에 활동전위가 발생하면 전기 임펄스는 뇌에 메시지를 전달하기 위한 일련의 작업을 시작한다. 예컨대 피부감각 수용기에 자극이 있으면 활동전위가 일제히 발생해서 이 일련의 반응이 시작된다. 활동전위는 감각신경의 섬유 속을 달려서 신경 말단에 도달한다. 신경 말단들의 중계지점에는 아주 좁은 간격(시냅스)이 있고, 디지털적 전기 임펄스는 이 시냅스 간격에서 에너지 변환되어 신경전달물질의 방출이라는 형태로 치환된다. 한 회 한 회의 활동전위는 시냅스 간격의 바로 앞 신경을 자극해 시냅스 간격을 향해 신경전달물질을 방출시킨다. 그것을 받은 맞은편 신경세포막에는 전기적 변화가 유발된다. 그 전기적 변화가 다시 디지털식 활동전위의 펄스 코드로 변환되어 그 신경세포의 말단에 있는 다음 시냅스 간격으로 달려간다.

마지막 시냅스는 척수의 신경세포가 디지털화된 감각 메시지를 뇌로 보낸 후 나타난다.

신경전달물질의 방출 과정은 국소의 막 특성에 덧붙여 시냅스 앞의 연접전막(presynaptic membrane)에 도달한 활동전위의 수나 속도에도 영향을 받는다. 그 국소적 인자들은 신경세포 막의 전위에 영향을 준다. 그 신경 세포막의 전위가 적절한 시기에 방출되는 신경전달물질에 대한 각 신경세포의 반응성을 결정한다. 신경 세포막의 전기적 상태는 많은 인자의 영향을 받고 있다. 최근 밝혀진 내용 가운데 가장 중요한 인자는 같은 신경세포에 연락하는 별도의 신경화학물질의 영향인 것 같다. 각 신경세포는 고립되어 있지 않고 네트워크를 형성한 무수한 다른 신경세포와 인접해서 존재한다. 다수의 신경세포 시냅스에서 일어난 반응은 어떤 단일한 신경세포에든 영향을 준다. 그러한 반응에는 여러 종류의 신경화학물질이 관련되어 있어 시냅스를 거쳐 연결된 신경 세포막에 여러 가지 영향을 미친다.

신경전달물질에는 많은 종류가 있지만 대부분 신경전달물질의 작용에는 크게 두 종류가 있다. 하나는 흥분성 신경전달물질로, 전기적 자극에 대한 개개 신경세포의 반응성을 높이는 방향으로 작용한다. 다른 하나는 억제성 신경전달물질이다. 이는 신경세포의 막전위를 역전시켜서 신경세포의 반응성을 억제한다. 많은 신경 세포막에서는 무수히 많은 신경화학물질의 영향이 합쳐져 최종적인 전기적 방향성이 결정된다. 이처럼 신경세포의 막전위는 시시각각으로 변화하고 있다. 각 신경세포의 전기적 반응성은 항상 그 순간에 시냅스 가까운 세포막에 영향을 주는 억제성 신경전달물질과 흥분성 신경전달물질의 균형에 비례해 변화한다.

새롭게 발견된 신경전달물질 중에서도 엔도르핀은 특히 현대 의학의 화제 대상이 되었다. 그러나 그것은 차례로 발견되고 있는 뇌 내 화학물질의 하나에 불과하며, 아직 발달 단계에 있는 신경내분비학이라는 분야에서 연구하고 있다. 연구 대상이 되는 많은 신경화학물질 가운데 엔도르핀은 전통적인 침술마취 치료 효과 이론에 관한 한 가장 눈에 띄는 존재이다. 엔도르핀은 뉴로모듈레이터나 뉴로레귤레이터[12]로 알려진 신경화학물질 부류에 속한다. 이들 화학물질은 신경 세포막에 주는 영향을 이용해 다른 전달계를 조절한다. 엔도르핀은 더구나 펩티드계 호르몬의 동류로 분류되어 신경 펩티드라고 부르기도 한다.[13] 그 외의 신경화학물질 분류로는 아드레날린계, 콜린계, 도파민계가 알려져 있고, 아직 작용이 잘 알려지지 않은 신경전달물질도 많이 존재한다. 신경세포에 영향을 미치는 화학물질은 다수 존재하지만, 전달물질 자체의 문제 이외에 신경 임펄스를 조절하는 세포막 쪽의 문제도 추가해야 할 것이다. 특히 시냅스의 미세 환경에서 전기장의 변화는 신경 전달에 영향을 주리라 예상된다. 그러면 이러한 막의 에너지 인자가 어떻게 침술의 신경학적 효과에 영향을 미치고 있는지 이해하기 위해 앞서 소개한 포머란츠 박사의 획기적인 연구로 돌아가보자.

포머란츠 박사는 침 마취가 뇌하수체의 엔도르핀 방출에 기인함을 발견하였다. 엔도르핀의 방출은 통증 임펄스가 뇌로 전달되는 것이 억제됨과 동시에 일어난다. 그는 통증 자극이 강할 때도 침 마취로 척수 신경세포의 흥분빈도가 안정시보다 증가하지 않음을 발견했다. 다만 그런 효과는 시술 30분 뒤에 나타났다. 또 엔도르핀 길항제을 이용하면 침술에 의해 생기게 될 이러한 신경계 변화가 저지되었다. 앞에서 이야기한 처음 경혈을 자극하고 엔도르핀이 방출되기까지 30분이 걸린 이유는 경혈에서 나온 최초의 신호는 천천히 뇌하수체에 도달하고 그때부터 엔도르핀이 방출되기 때문이 아닐까 생각했다. 박사는 엔도르핀 방출이 최종 목적이 아니고, 복잡한 전달 경로 도중의 한 과정에 지나지 않는다는 사실을 보여주고 있다.

침술에 의한 시술로부터 생리학적 결과가 발현하기까지의 최종 과정은 에너지 변환의 각 단계에 따라 일어나는 과정이라는 관점에서 재인식할 필요가 있다. 일종의 단계적 전달 효과에 의해 어떤 수준에서 다음 수준으로 에너지가 단계적으로 내려가는 원리는 생물 기능의 여러 수준에서 관찰된다. 그러나 그 원인이 미세에너지 수준에 있다면 그 발현 경로를 추적하는 데 서양과학만으로는 기술적인 한계에 봉착할 수밖에 없다. 즉 침술이 신경 호르몬에 미치는 효과처럼 진정한 인과관계를 끝까지 지켜보고자 해도 그 생물학적 시스템을 모니터링하기 위한 측정기의 감도에 제한을 받는다.

물질 수준에서는 침술 자극의 결과 일어날 수 있는 뇌척수액 가운데 엔도르핀 농도 변화와 같은 신경 내분비학적인 변화를 간단하게 측정할 수 있다. 이러한 신경 내부의 화학적 변화는 경락계와 신경계의 링크를 통한 에너지 변환의 이차적인 부산물이다. 에너지 신호는 호르몬 신호로 치환된다. 즉 이 경우 자극에서 반응까지의 경로는 통상의 신경전달 회로보다 상당히 우회한다. 신경은 일련의 연쇄 반응 링크의 일부에 지나지 않는 것이다. 침술 요법의 신경학 모델은 아직 신호전달이 30분 늦은 이유를 부분적으로밖에 설명하지 못한다. 침술의 주요한 작용원리가 신경에 의한 것이라고 한다면, 침을 놓고 진통 효과가 나타나는 데까지 훨씬 짧은 시간을 기대할 수 있을 것이다. 신경의 반응은 보통 분 단위가 아니라 1,000분의 1초 단위로 일어나기 때문이다. "침 자입에서 진통 효과가 날 때까지의 시간 차이는 뇌하수체의 엔도르핀 분비에 시간이 걸리기 때문이고, 그래서 척수의 통각 섬유에 대한 효과가 천천히 발현되는 것이다"라고 주장하는 과학자도 있다. 그러나 이 필자가 제기하려고 하는 다른 이론으로 보면 통증 경감의 그 지체된 30분 문제는 경락계의 복잡한 특성 때문일 수도 있다.

신호전달이 늦어지는 일부 원인으로 경락의 에너지 변환에 글리아세포 네트워크가 관여하고 있을 가능성을 들 수 있다. 앞서 말했듯이 경락의 에너지 변환에 글리아세포는 직류전위의 단계적 변화를 이용한 신경세포 간의 통상적 디지털식 전달보다 늦은 아날로그식 정보전달을 할 가능성이 있다.[14] 그러한 신경세포 이외의 정보전달계를 맡는 것으로는 슈반세포, 글리아세포, 위성세포 등이 있고, 신경계와 전기적 상호작용을 하기 위한 접점을 갖고 있다. 이러한 신경 주위 세포의 네트워크는 일련의 신호변환에서 중간적 단계와 관련이 있어 최초에 생긴 경락에너지가 최종적으로 신경계에 영향을 미친다고 생각된다.

경혈에 가해진 최초의 자극으로 경락에서 신경계로 향하는 자연스러운 에너지 흐름은 단계마다 변화해 간다. 경락을 흐르는 최초의 에너지 흐름은 네거티브 엔트로피를 갖는 자기적 성질을 띠고 있다(네거티브 시공간에 속하는 에

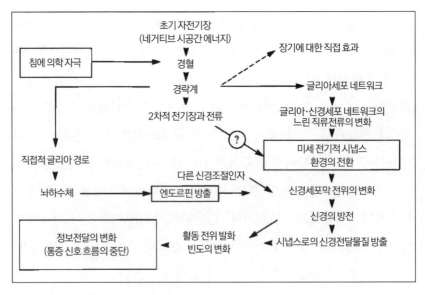

〈그림 22〉 **침술 에너지론과 신경내분비 조절**

너지).[15] 그 같은 자기적 흐름은 경락계를 통해 물질적 조직의 수준에서 이차적인 전기장을 만들어낸다. 모토야마 박사의 AMI나 앞서 소개한 두미트레스쿠 박사의 일렉트로노그래피 스캐너 등이 측정한 것은 이 경혈이나 경락과 결부된 이차적인 전기장 효과이다.

유발된 그 전기장은 경락과 글리아세포의 직류전류에 의한 상호작용으로 변환된다. 경락계는 축 격자계와 상호작용하고 있다. 축 격자계란 에테르 에너지 수준의 구조체로, 육체에 높은 진동수의 에너지를 집중한다. 그 고차 에너지 입구의 하나는 에테르계의 축 격자계를 경유해 경락 네트워크로 통한다. 이 격자계는 생명 에너지를 조직화하기 위한 접근 루트가 되고 있고, 물질적인 세포구조와 위상을 일치시키기 위해 일하고 있다. 그곳에서 생긴 미세한 자기 흐름은 물질적 세포의 기질에 측정 가능한 변화를 낳는다. 부분적으로는 이차적 전기장의 생성도 그 변화를 일으키는 요인이 된다. 그 전기장은 세포 수준에서 일어나는 최초의 생체전기적 과정에 영향을 미친다.

글리아세포 네트워크는 직류전류에 의한 아날로그식 정보전달계의 일부로, 손상전류로 대표될 수 있는 세포 회복의 생체전기적 과정과 관련이 있다. 경락계는 글리아세포 네트워크 사이의 에너지장 환경을 조절해 성장과 회복에 관련되는 생체전기체계에 직접적인 영향을 준다. 또 경락-글리아세포 네트워크는 직류전류 효과를 이용해 온몸의 신경 주위에 전자적인 미세 환경을 만든다. 글리아세포나 슈반세포가 전달하는 직류전위는 신경세포의 시냅스 앞쪽에 특수한 미세에너지 영향을 준다. 그 전기장 현상은 신경 세포막의 전위에 변화를 일으켜 자극에 대한 신경의 반응성이나 전도성을 조절한다. 이 직류전기장 효과는 화학적인 신경조절물질과 함께 신경세포의 시냅스 전역의 막전위에 영향을 준다.

화학적인 신경조절물질의 효과는 직류전류가 갖는 효과와 연계되어 활동전위에 의한 디지털식 정보전달을 조절한다. 이같이 에너지적 인자든 화학적 인자든 모두 신경의 통각 전달에 영향을 줄 수 있다.

경락 네트워크를 통해 기에너지는 직류전류로 치환된다. 그리고 신경 주위의 전달 경로를 형성하는 글리아세포 네트워크 전체에 걸쳐서 천천히 전달된다. 뇌 수준에서 직류전위는 엔도르핀의 방출 등 신경 화학적 작용원리와도 관련된다. 이 메커니즘은 개개 신경세포에서 통상적인 활동전위 변화에 선행하거나 아니면 동기하고 있다. 엔도르핀과 같은 신경화학물질의 방출이 온몸에서 활발하게 일어나고 있다는 사실이 알려져 있는데, 이 사실은 침술에 의해 신경 흥분의 빈도가 변화할 뿐 아니라 온몸의 호르몬에 많은 영향을 줄 수 있음을 보여준다. 엔도르핀과 같은 뇌하수체 펩티드호르몬은 혈류에 실려 온몸으로 운반된다. 강력한 작용이 있는 이 호르몬들은 그곳에서 여러 세포계에 영향을 미친다.

엔도르핀은 종점의 표적기관에만 작용하는 것이 아니라 몸의 복잡한 에너지계에서 중간적인 담당자로도 일하고 있다. 그 중간적인 반응 가운데에는 예컨대 침술 자극에 의한 간접 효과를 검토하기 위해 미세전극을 사용해 척수 신경세포의 흥분빈도를 계측하는 기존의 약물 평가법으로도 추적할 수 있는 단계가 있어야 한다. 신경계에서 발생하는 화학적, 전기적 변화는 본질적 변화가 아니라 이차적 효과이다. 그것은 눈에 보이지 않는 에너지 과정의 존재를 암시하는 물적 증거지만, 아직 침술의 효과를 설명할 수 있는 최종 해답은 되지 못한다. 침술 자극은 먼저 미세에너지계에서 처리되고 나서 육체의 신경 네트워크가 영향을 받는다. 현재의 의학적 기술로는 검출하기 어렵지만, 침술은 신경에 대한 효과뿐만 아니라 다른 세포성분에 대해서도 많은 치료 효과가 있다.

치료 경계면으로서의 경락:
에너지 치유로의 복귀

이제까지의 침 마취 연구들은 기대되는 치료 효과를 끌어내기 위해 경혈에 침 자극을 가한다는 고전적인 방법이었다. 그것은 침술의 가장 오래된 방법으로 오늘날에도 중국 전역에서 시행하고 있다. 침과 조합해 사용하는 뜸은 치료 효과를 증대시키는 부가적인 방법이다. 고대 중국인은 쑥을 직접 경혈 부위에서 연소시키거나 찌른 침 머리 부분에서 연소시키면 침의 치료 효과가 증대된다는 사실을 알았다.

이 고대 방법을 현대 기술로 개량해 효과를 높인 것이 침에 미약 전류를 흘리는 방법이다. 치료 효과는 펄스전류의 조절로 여러 가지로 변한다는 것을 알고 있다. 그 변화는 사용한 펄스전류의 주파수, 진폭, 펄스적 성질 등에 좌우된다.

기존의 침 치료 방법 이외에도 여러 에너지 자극이 침술과 비슷한 경락계 변화를 이끌어낸다는 사실도 알게 되었다. 이미 소개했듯이 피부에 접촉한 전류를 통해 고주파 또는 저주파 펄스전류를 경혈 부위에 흘리는 방법도 그 가운데 하나이다. 이것을 전기침이라고도 한다. 손가락으로 경혈을 누르는 지압도 효과가 있지만, 실제 침 자극만큼의 효과는 기대할 수 없을지 모른다.

그 밖에도 여러 가지 에너지적 수법이 시도되었고 그 치료 효과가 확인되고 있다. 캘리포니아의 의사 어빙 오일(Irving Oyle)은 '초음파 침'이라는 방법으로 여러 질병을 치료하는 데 성공했다.[16] 이것은 전통적인 경혈에 초음파 자극을 주는 방법이다. 오일 박사는 소니케이터(sonicator)라고 부르는 특수한 크리스털 장착 변환장치를 사용해 경혈에 해당하는 좁은 영역에 고주파수의 음파를 보내 치료를 한다. 박사에 의하면 불안신경증이나 알레르기성 피부염, 월경불순, 요통 등 다양한 증상이나 장애를 이 소니케이터로 치료할 수 있다고 한다. 다른 치료사도 이 방법으로 같은 효과를 얻었다고 발표했다. 이 방법은 침 자입에 비해 훨씬 침습성이 낮다.

경혈의 자극에 관한 가장 미래적인 방법은 소련의 '레이저 침' 기술일 것이다. 레이저 침은 낮은 에너지의 레이저 빔을 경혈에 쏘는 방법이다. 그 이름 때문에 위협을 느끼는 사람이 있을지 모르지만, 피부에 구멍이 뚫릴 염려는 없다. 러시아 연구자는 고혈압이나 염증성 장 질환, 관절이나 대사질환을 실험적으로 치료하는 데 이 기술을 이용하고 있다.[17] 윗입술에 있는 경혈에 레이저를 조사해 환자의 간질 발작을 멈추게 했다는 보고도 있다.

레이저 침의 치료 효과 중 유아의 안면신경마비 치료가 흥미롭다. 우선 환자의 안면을 보고 좌우의 경혈 전위를 비교했더니 안면신경마비 환자는 좌우의 전위 균형이 깨져 있었다. 이것은 모토야마 박사가 AMI로 측정한 결과와 일치한다. 균형이 무너져 있는 경락의 경혈에 대해 레이저 치료를 했더니 증상이 좋아졌다. 그것은 안면 좌우의 경락 균형이 정상화됨으로써 가능해진 것이다.[18]

더 세련된 방법도 있다. 빅토르 이뉴신(Victor Inyushin)을 비롯한 러시아 과학자는 치료 전후 경혈의 에너지 상태변화를 평가하기 위해 헬륨네온 레이저로 자극한 뒤 키를리안 보디 스캐너(body scanners)를 이용해 측정했다. 이 연구는 두미트레스쿠에 의한 일렉트로노그래피 연구를 방불케 하는 것이지만, 치료와 진단에 키를리안 기술을 이용하고 있다는 점에서 진일보한 것이다. 레이저 침의 치료 효과는 전통 침이나 전기자극보다 뛰어났다. 미국이나 이탈리아에서는 수많은 연구자가 이 방법의 치료 효과를 연구하기 시작했다.

레이저 침이나 초음파 침은 치료를 위해 순수한 빛이나 소리에너지 주파수를 이용한다는 점에서 실로 독특한 치료라고 할 수 있다. 이 방법에서 경혈에 가한 에너지는 경락을 통하는 미세에너지의 흐름을 변화시키고 그것이 최종적으로 생리학적 작용을 할 것이다.

경혈이 자극을 받고 나서 최종적인 생리학적 효과가 발현되기까지의 과정은 에너지 경로에 따라 신호에 큰 변화가 일어난다. 경혈에서 직류전류의 변화가 일어나고부터 호르몬의 방출에 이르기까지 신호변환이 초래하는 중간적 부산물은 장기의 생리학적 및 병리학적 측면을 모니터링하기 위한 방법을 제공해준다.

우리는 엔도르핀과 같은 뇌하수체 호르몬의 방출에 의하지 않고 침술치료로도 신경의 흥분빈도가 변한다는 것을 알았다. 그 효과를 기존 의료기술로 측정하기는 쉽다. 경락에 관련해서 이차적으로 발생하는 전기장이나 전류의 변화를 계측하는 방법은 감수성이 높고 이용가치도 높다. AMI나 키를리안 스캐너를 이용해서 경혈에서 전기적 변수를 측정하는 방법이 미래의 진단법에서 주류가 되는 날이 올 것이다. 뒤에서 다른 치료법을 모니터링할 때 이용할 수 있는 가이드라인과 함께 다루겠지만, 그 기술은 인체 장기의 생리학적 상태에 대해 매우 감도가 높은 정보를 제공해준다.

경락을 통과하는 최초의 에너지는 미세에너지 성질을 갖고 있어 경혈에서 전기적 파라미터는 간접적이라고 할 수 있지만, 현재의 기술 수준에서는 가장 진실에 가까운 데이터를 제공해준다. 이 새로운 진단체계를 이용해서 많은 다른 미세에너지 치료법의 작용원리와 이점을 더 깊게 이해할 수 있다. 그것은 경락계의 측정에 사용될 수 있는 방법으로 육체-에테르체 경계면으로부터의 정보를 이용함으로써 가능해진다. 의학은 서서히 미세에너지를 이용한 진단과 치료로 나아갈 것이다.

| KEY POINT TO REMEMBER |
요점 정리

1 전통 중국 의학에서 인간은 대우주 속의 소우주로, 우주에 가득
찬 에너지 흐름을 결정하는 법칙은 인간의 에너지 체계에도 적
용할 수 있다고 생각한다.

2 중국인은 우주를 자연계에서 대립물 사이에 형성된 역동적인
평형상태로 다루고 있다. 그리고 그 본질을 음과 양이라는 형태
로 특징짓고 있다. 건강상태를 달성하고 유지하려면 인간이라는 소우
주 가운데 음과 양이라는 두 힘의 균형이 바르게 유지되어야 한다.

3 경혈은 주위 에너지장으로부터 에테르체와 육체에 에너지가 유
입되기 위한 격발점이다. 경혈은 피부 전기저항이 낮은 현상을
이용해서 그 위치를 발견할 수 있다. 그 높은 전도성은 경혈이 몸으로
에너지를 보내는 수송로 역할을 한다는 사실을 보여준다.

4 생명을 키우는 미세에너지인 '기'는 주위의 환경에서 경혈, 경락
계를 통해 몸 안으로 흡수된다. 경락계는 몸의 주된 장기에 에너
지를 공급하는 12쌍의 경락계로 분류된다.

5 중국의 전통사상에 의하면 12쌍의 경락계를 통해 흐르는 기(氣) 에너지는 자연계의 법칙을 반영하여 엄밀하게 정의된 사이클에 따른다. 상생과 상극이라는 두 면을 갖는 이 사이클은 병든 때나 건강할 때나 기에너지가 경락을 통해 일정한 순서에 따라서 순환하면서 각 장기에 도달한다.

6 경락을 통과하는 기의 흐름은 생체 주기에 따라서 변한다. 어떤 특정 경락을 통과하는 기의 흐름은 하루의 어떤 시간대에 가장 강해진다. 이 시간적 변화에 대해 안다는 것은 임상가가 침구 요법에서 어느 시간대에 어떤 경락을 치료하면 좋을지를 알기 위해 필수적이다. 또 시간에 따라서 생명 에너지의 유량이 변화하기 때문에 어떤 시간에 어떤 장기가 가장 생리적 영향을 받기 쉬운지를 결정하는 요인도 된다.

7 경락은 각각 한 쌍의 통로를 따라 몸의 좌우 장기에 기를 배분한다. 어떤 장기에 질병이 생겼을 때 또는 질병이 생기려고 할 때, 그 장기에 에너지를 보내는 한 쌍의 경락은 몸의 좌우 에너지의 불균형을 보인다.

8 질병에 동반된 불균형은 AMI와 같은 진단기를 갖고 검출할 수 있다. 이 장치는 컴퓨터로 각 한 쌍의 주요한 경락마다 말단점을 전기적으로 측정하는 것이다.

9 일렉트로노그래피에 의한 몸의 스캔 사진은 경락계에 생긴 불균형을 그 경락에 관련된 경혈의 휘도를 증대해서 보여준다. 따라서 질병을 검출하기 위한 새로운 방법도 고안할 수 있다.

10 경혈에 대한 자극은 엔도르핀의 방출과 통증의 완화라고 하는 신경계의 변화를 이끈다. 그 이유는 경락계가 간접적으로 신경 전달로에 영향을 주고 있기 때문이다. 침구로 인한 그 같은 신경의 변화는 아마도 신경과 그것을 잇는 글리아세포 주변에서 일어나는 에너지장의 변동 때문이라고 생각한다.

11 경락계는 진단이나 치료에도 응용할 수 있다. 경락계에서 일어나는 에너지 변화는 경혈을 통해 측정할 수 있고 질병의 발견에도 이용할 수 있다. 또 거꾸로 여러 가지 방법으로 경락계에 에너지를 도입해서 치유 효과를 높일 수도 있을 것이다. 여기에는 경혈을 손가락이나 침, 전류, 음파, 그리고 레이저 등으로 자극하는 방법이 포함된다.

CHAPTER
06

| VIBRATIONAL MEDICINE |

불가시 세계를 보는
새로운 창

미세에너지
기술의 진보

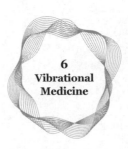

앞 장의 설명에서 알 수 있듯이 인간은 다차원의 생명체이다. 다른 관점에서 보면 한 인간 속에는 의식의 다양한 주파수대가 공존한다는 것이다. 인간은 눈에 보이는 육체와 눈에 보이지 않는 고차 에너지 신체가 복잡하게 결합한 것이다. 특수한 재능을 타고난 투시가들은 영적 세계를 탐구하는 많은 과학자의 눈에 보이지 않는 미세에너지 구조에 대한 이해를 도와 왔다. 그러나 그렇게 얻어진 자료는 회의적인 과학자 집단에 의해 무시되곤 했다. 현재 의학의 주류를 이루고 있는 기계론적 관점의 변화는 인간의 감각을 확장해 불가시(不可視)의 미세에너지 영역을 가시화하는 새로운 장치의 개발에 달려 있다. 사실 그런 장치는 이미 이 세계에 존재한다. 그러나 그런 장치의 존재도, 그것이 사용되고 있는 현상도 미세에너지를 무시하는 많은 과학자에게는 알려지지 않았다. 미세에너지 진단체계의 연구를 세상에 알리기 위해 우선 인체의 경락계를 상세하게 조사하는 일부터 시작해 보자.

경락에 바탕을 둔 진단체계:
새로운 시대의 하네만 테크놀로지

앞장에서 이야기했듯이 육체-에테르체의 경계면은 고차 에너지로 이루어진 세계와의 중요한 연결고리 중 하나이다. 이 육체-에테르체 경계면은 우리들의 육체와 미세에너지체 사이의 미묘한 균형을 유지하고 있는 에너지계이다. 그리고 경락계는 그 미세에너지 네트워크를 만들고 있는 에너지 흐름을 이끄는 도관이다. 육체-에테르체 경계면 가운데 가장 물질 쪽으로부터 격발시키기 쉬운 것이 경혈이다. 경혈을 통해 이루어진 측정 결과에 의하면 경락계의 전기적 특성은 몸의 상태를 반영하는 중요한 정보를 포함하고 있음을 보여준다.

경락계를 통과하는 미세에너지 자체는 전기적 성질은 없으나 자성이 있어 이차적으로 전기장이나 전류를 발생시킨다. 그 에너지를 중국에서는 기라고 하는데 실제로 생명체에 활력을 주는 '생명력' 자체이다. 기는 네거티브 엔트로피를 갖는다. 네거티브 엔트로피는 생명체를 좀 더 조직화 방향으로 유도하고 세포 에너지가 균형을 맞추도록 이끌어간다. 특정한 장기에 공급되는 생명에너지가 고갈되거나 균형이 깨지면 그 장기의 내부에서 세포 파괴가 생긴다. 따라서 경락계 내의 전자장 장애를 측정해 기 흐름의 불균형을 감지하면, 체내에서 진행 중인 세포의 병적 변화를 검출하고 앞으로 일어날 장기의 장애를 예측할 수 있다.

최근에는 경락계에서 얻어낸 에너지 정보를 이용한 수많은 진단체계가 개발되었다. 경혈에서 얻어낸 전기 정보를 이용한 독특한 시스템의 하나가 모토야마 박사의 AMI[1]인데 이에 대해서는 앞에서 다루었다. AMI의 원리는 14쌍의 경락 말단인 정혈에 설치된 전극을 통해 몸의 전기적 좌우 균형을 비교하는 것이다. AMI의 컴퓨터는 같은 장기에 에너지를 공급하고 있는 좌우 경락 간의 전기적 차이를 해석한다. 그리고 좌우의 전기적 균형이 깨진 정도를 비교해 육체의 에너지 균형이 깨진 상태에 관한 상세한 자료를 산출한다는 이론이다. 어떤 경혈의 값이 비정상적으로 작고, AMI에 의해 전기적 불균형이 심하다고 판정된다면, 그 경락과 관계된 장기에 이미 질병이 존재하거나 발병하려 한다는 사실을 보여주는 것이다.

우리는 모토야마의 AMI가 제공해주는 특별한 창을 통해, 세포의 성장과 회복이라는 물질적 생체시스템의 조직화와 미세에너지의 흐름을 관찰하고 측정할 수 있다. 이 미세에너지는 에테르체에서 오는 정보를 공급한다. 에테르질에 기원을 갖는 이 에너지는 더 나아가 여러 고차 미세에너지체에서 낮은 물질적 세포 수준으로 향하는 정보 흐름의 중간 고리이다. 이 사실은 키를리안 사진으로 촬영되는 환엽 효과 연구나 에테르체를 실증한 해롤드 버 박사의 동식물 주위의 전기장에 대한 연구를 통해 나타났다.[2] 에테르체는 홀로그램 에너지 틀로 육체의 세포계 구조에 관한 정보를 내포하고 있다. 체내의 개개 세포는 자기 유지나 자기복제를 위한 독특한 효소 조절계를 갖고 있는데, 그 활동도 고차 주파수 에너지 패턴의 안내를 받는 듯하다.

미세한 에테르 에너지나 그 이외의 모든 에너지체는 물질 세포 네트워크에 영향을 주지만 현재의 기술로는 그 에너지를 직접 측정하기 어렵다. 다만 그 에너지는 특별한 자기적 성질을 갖고 있어 이차적 전기장과 전류의 발생을 동반한다(제4장의 네거티브 시공간 에너지 참조).[3] 따라서 근원적인 미세에너지를 직접 측정하기는 어렵더라도 그에 부수된 이차적 전기적 현상을 모니터링하기는 비교적 쉽다. 경혈에서 직류전류를 측정함으로써 생물의 전기적 성질에 관한 중요한 정보를 얻을 수 있기 때문이다. 경혈과 경락계를 전기적으로 관찰해 에테르 에너지장과 물질적 에너지장을 잇는 생물 체내의 특수한 생체에너지 회로에 접근할 수 있다.

투시실험을 통해 알 수 있듯이 질병이란 우선 에테르 에너지나 더 고차의 주파수를 갖는 매질에서 비롯한다는 것이다. 만약 그것이 사실이라면 질병의 징후가 육체에서 발현되기에 앞서 에테르체에 나타난다. 그렇다면 세포 수준에서 발현되기 전에 질병을 발견해 예방할 수 있다는 것이다. 경락이 에테르적 생명 정보의 수송체계라는 것은 이미 말했다. 에테르체에서의 변화가 육체 질환의 발현으로 이어진다고 하면, 전기침으로 질병의 전조인 경락의 전기적 불균형을 측정할 수 있다. 그런 기술을 갖고 있다면 이미 육체에 발현되었는데도 기존 검사법으로 측정되지 않을 정도의 미약한 변화도 밝혀낼 수 있을 것이다. 다시 말해서 심장, 폐, 신장 등 체내 심부 장기의 건강상태를 검토하려면 AMI와 같은 시스템을 이용해 그 장기로 향하는 생명 에너지 흐름을 간접적으로 측정하면 된다. AMI는 좌우 경락의 전기적 대칭성을 조사하는 것으로, 여기에서 장기계의 불균형에 관한 비특이적인 정보를 얻을 수 있다.

이밖에도 경락에 초점을 맞춘 기술은 더 있다. 그것으로 몸이 튼튼한지 약한지, 어떤 질병이 발생하고 있는지 등 상세한 생리학적 정보를 얻을 수도 있다. 의사와 치과의사들 사이에서 확산하고 있는 장치로 더마트론 (Dermatron) 또는 폴(Voll)이라고 부르는 것이 있다. 이 장치의 원형은 라인하르트 폴(Reinhard Voll)[4]이라는 독일 의사가 개발했다. 이 기술은 '폴식 전기침 (Electroacupuncture According to Voll, EAV)'이라는 이름으로도 알려져 있다. 폴의 장치는 AMI처럼 컴퓨터의 원격 측정으로 경락의 말단점을 살필 뿐만 아니라 어떤 경혈에서건 그 전기적 변수를 측정할 수 있다. 이 장치에는 플러스극의 프로브가 연결되어 있는데, 측정자가 프로브를 환자의 경혈에 갖다 댄다. 한편 환자는 놋쇠로 만든 통(마이너스)을 한 손으로 쥐는데 그 통도 EAV에 접속되어 있다. 환자가 그 전극을 쥐고 있으면 프로브 끝에서 몸으로 흐르는 전류의 회로가 만들어진다. 프로브가 경혈에 닿으면 저전압의 전기적 정보가 경혈로부터 EAV로 전송되고 데이터는 일종의 전압계에서 표시된다.

경혈의 전기적 변화 기준은 폴의 그때까지의 연구에 바탕을 두고 결정되었다. EAV는 개개 경혈의 전기적 파라미터를 검토하기 위해 이용되는 것으로, AMI처럼 쌍으로 이루어진 경혈의 전기적 대칭성을 비교하는 것은 아니다. 특정 경혈의 전압 수준은 그 경락에 연결된 장기의 에너지 수준을 반영하고 있다. 정상치에서 벗어난 전기적 편향은 특정 경락이 갖는 문제의 성질을 보여준다. 예컨대 경혈의 전압이 정상보다도 낮은 상태는 장기에 변성질환이 있을 때나 장기의 활동성이 전체적으로 저하되었을 때 발생한다. 거꾸로 전압이 높을 때는 염증성 질환이 발생하고 있음을 시사한다. EAV로 전기적 자극을 가해 경혈의 반응성을 봄으로써 병리 변화가 급성인지 만성인지 정보를 얻을 수 있다. 또 장치를 치료 모드로 바꾸어 기능이 저하한 경혈에 방전에너지를 줄 수도 있다. 경락이 한번 받아들인 방전에너지를 유지할 수 없을 때는 몸에 병적인 변화가 계속 일어나고 있음을 뜻한다. 가벼운 질환이나 기운이 없는 사람은 낮은 측정치를 보이는 경혈을 자극해 '충전'할 수 있다. 그러나 중독으로 만성질환을 앓고 있다면 단시간에 '충전'하기 어렵다.

EAV는 어떤 장기가 병변을 일으키고 있는지를 밝힐 뿐만 아니라 그 장기의 기능장애 유형과 정도까지 판정할 수 있다. EAV 연구자는 어떤 장기의 기능 상태와 그 장기에 이어진 경락 상의 특정 경혈 상태의 연계를 발견했다고 주장한다. 예를 들면 췌장에 기에너지를 보내는 경락상에 존재하는 경혈 가운데에는 개개인의 췌장 효소분비 상태를 반영하는 것도 있는 것 같다.

췌장 경락상에 있는 경혈 중 하나는 프로테아제(단백질 가수 분해효소)라는 췌장 효소의 분비상황을 반영한다. 같은 경락상에서도 다른 경혈은 리파아제(지방 분해효소) 같은 또 다른 효소의 분비기능을 반영하고 있다. 경혈상의 전압을 해석함으로써 장기 기능에 관련된 많은 변수에 대한 자세한 자료를 얻을 수 있다.

소화흡수 불량에 의한 체중감소라는 문제의 그늘에 숨은 진정한 원인을 비침습적으로 규명하려 할 때, 앞에서 소개한 두 경락에 관련한 기술이 어떻게 유용하고 또 상보적인 관계에 있는지를 보도록 하자. 이전의 X선 사진 촬영이나 조직 생검을 해도 장 점막에 이상이 발견되지 않는 경우를 생각해 보자. 모토야마 박사의 AMI는 좌우 췌장 경락의 전기적 균형의 혼란을 검출함으로써 췌장 기능의 불균형을 기록한다. 그러나 AMI는 예컨대 췌장의 어디가 어떻게 나쁜지는 알 수 없다. 더 상세한 진단은 EAV를 이용함으로써 소화와 흡수에 필요한 리파아제라고 하는 효소의 생산이 저하되어 있다는 특정 문제점을 지적할 수 있다.

EAV가 있으면 다른 장기의 기능에 관한 세부적인 에너지 수지표를 작성할 수 있다. 그래서 우선 얻을 수 있는 에너지 정보는 경락의 전기적 에너지가 지나치게 많거나 적은 상태이다. 이것은 문제가 되는 장기의 변성이나 염증의 유무에 관한 실마리를 준다. 같은 경락계에 속한 다른 경혈을 측정함으로써 기능장애의 성질과 정도를 관찰할 수 있다. EAV는 AMI보다도 검사 시간이 길지만, 장기 기능의 정확한 내용을 기록할 수 있다.

AMI는 간편하고 긴 시간이 필요하지 않아 큰 집단을 스크리닝하는 데 적합하다. 발병 직전이거나 이미 발병한 질병의 유무를 밝히는 데에는 이상적인 비침습적 검사법이다. 그리고 AMI로 에너지 불균형이 발견된 특정 장기는 EAV로 정밀검사를 해야 한다. EAV를 이용해 각 장기에 대한 일련의 경혈 검사를 할 경우, 숙달된 검사자가 아니라면 꽤 오랜 시간이 걸린다. 그러나 얻어진 정보로 인간의 에너지 생리학에 관한 귀중한 통찰을 할 수 있다.

EAV는 특정 장기계의 에너지 균형 장애의 정도 판정뿐만 아니라 에너지 장애의 원인을 제대로 발견해 적용 가능한 치료법을 고를 수 있다. EAV가 그런 종류의 해석을 할 수 있는 것은 생물학적 공명현상을 이용하고 있기 때문이다.

공명현상은 자연계의 모든 곳에서 일어나고 있다. 원자 수준에서는 전자가 일정한 궤도를 따라 원자핵 주위를 돌고 있다. 전자를 낮은 궤도에서 높은 궤도로 옮기기 위해서는 특수한 주파수 특성을 갖는 일정량의 에너지가 필요하다. 제2장에서 이미 언급했듯이, 전자가 현재 수준에서 다른 에너지 수준으로 옮겨가기 위해서는 정해진 주파수의 에너지만 받아들인다. 또 전자가 어떤 수준에서 더 낮은 수준으로 떨어질 때도 그와 똑같은 주파수의 에너지를 방출한다. 이 특정한 주파수를 공명주파수라고 한다. 공명현상은 제3장에서 다루었던 MRI나 EMR 영상시스템의 기본 원리이다. 원자와 분자는 자신의 특이한 공명주파수를 갖고 있어 특정한 파동적 성질을 갖는 에너지에 의해서만 부활한다. 예컨대 가수가 발성하는 고음으로 유리잔이 깨지는 현상은 정확하게 그 잔의 공명주파수 음정으로 노래할 때 가능하다.

공명의 또 다른 정의는 두 음차 사이에서 일어나는 에너지교환과 관계가 있다. 완벽하게 조율된 두 스트라디바리우스 바이올린이 작은 방 양 귀퉁이에 놓여 있는 광경을 상상해 보자. 어느 한쪽 바이올린의 현으로 '미' 음을 켜면서 다른 바이올린을 주의 깊게 관찰하면 이쪽도 미에 해당하는 현이 작게 진동해서 하모니를 이룬다는 사실을 알 수 있다. 그 이유는 바이올린의 '미' 현은 주의 깊게 조율한 결과 정해진 주파수에서만 반응하기 때문이다. '미' 현은 그 공명주파수인 미의 주파수 음으로부터만 에너지를 받아들인다.

바이올린의 현은 전자나 원자의 관계와 비슷하다. 즉 공명주파수에 맞는 에너지로 흔들릴 때만 새로운 에너지 수준으로 진동한다.

제2장에서는 에너지 공명이라는 관점에서 동종요법을 검토했다. 그 장에서 동종요법 레미디는 재료로 사용된 식물 등의 물질이 에너지의 에센스를 포함하고 있다고 가정했다. 동종요법 레미디가 갖는 에너지는 특정 주파수를 갖는 일종의 미세에너지적 특성을 전한다. 동종요법 레미디의 주파수를 환자가 필요로 하는 에너지 주파수에 잘 맞추는 것이 동종요법 의사의 실력이다. 동종요법과 같은 에너지의학의 관점에서 보면 질병은 '전체로서의 인간 내부에 생긴 에너지 균형의 혼란'으로 해석된다. 육체의 진동 양상에는 그것이 갖는 주도적인 주파수가 반영되어 있다. 인간의 에너지 수준은 시시각각 변하지만, 육체는 특정 주파수로 진동하려는 경향이 있다. 육체와 에테르체의 최종적인 주파수 결정에 영향을 미치는 인자는 많다.

인간을 구성하는 몸/마음/영혼 복합체는 넓은 주파수대에 걸쳐 상호작용하는 에너지계의 전일적 표현이다. 이 에너지적 인자는 세포라는 반도체를 흐르는 생체에너지 흐름이나 근원적인 경락을 통과하는 자기적인 흐름을 포함하고 있다. 경락의 흐름은 수많은 고주파수 에너지의 최종적인 표현형이기도 하다.

질병이 물질 수준에서의 최종적인 표현 형태를 취하기 위해서는 두 가지 중심 요소가 작용할 필요가 있다. 이 요소들은 숙주의 저항력과 환경으로부터의 유해 자극이다. 부정적인 환경요인으로는 바이러스, 세균, 진균, 원충에 그치지 않고, 눈에 보이지 않는 방사선이나 유해 화학물질 등으로 광범위하다. 방사선의 유해 작용은 X선이나 마이크로파, 자외선, 레이저빔 등 넓은 주파수대에 걸친 전자기에너지의 유해 양에 의한 것이다. 유해 화학물질에는 발암물질, 부식제 독물이나 일부 사람에게 특이한 과민반응을 일으키는 환경 물질이 포함된다. 이 마지막 범주는 임상환경학의 집중적인 연구 주제가 되고 있다.

그러나 숙주의 저항력은 질병의 원인 그 자체보다도 훨씬 중요한 역할을 하는 것 같다. 위에서 거론한 유해 자극에 대한 개인의 자기방어 능력에 영향을 주는 중요한 인자는 에너지와 생명력의 전반적인 수준이다. 예를 들어 유해인자의 수가 적어도 쇠약한 상태에 있는 사람은 부정적 환경 인자에 노출되면 아주 쉽게 병에 걸린다. 개인의 전반적인 생명력은 면역기능의 수준을 반영하고 있다. 면역계는 인간의 자기방어체계 가운데에서도 가장 중요한 요소 가운데 하나이다. 면역계는 '자기'라는 표지를 지닌 분자를 인식해 자기 유래의 막 성분과 외부에서 침입해온 단백질을 식별할 수 있다. 비자기 물질을 인식하고 배제하는 구조에 의해 면역계는 잠재적 위협이 되는 바이러스, 세균, 진균이나 암세포를 발견하고 파괴할 수 있다. 그러나 면역계의 기능이 쇠약해지면 몸은 유해 자극을 이기지 못하고 질병에 쉽게 걸린다. 몸이 스트레스 상태, 기아, 만성질환 등에 의해 쇠약해지면 면역계의 기능도 저하되어 기능 이상을 일으킨다. 몸이 건강해 에너지가 넘쳐흐르면 다소의 바이러스가 침입해도 즉시 퇴치해버린다. 그러나 에너지 불균형 때문에 면역력이 저하된 사람이 비슷한 바이러스에 노출된 경우에는 위중한 전신 바이러스 감염증을 유발할 가능성이 있다. 감정적 침울 상태나 신체적 스트레스, 유해물질, 영양 장애가 면역계의 방어력을 저하함은 잘 알려진 사실이다.

균형이 깨진 몸을 에너지 관점에서 보면, 건강한 상태와는 다른 부조화된 주파수로 진동한다고 생각할 수 있다. 이 비정상적인 주파수는 체내의 세포 전체 에너지 불균형 상태를 반영하고 있다. 쇠약한 몸은 면역계가 바르게 기능해 몸 방어에 필요한 주파수로의 이행이 힘들 때 미세에너지의 공급이 필요하다. 그곳에 필요한 주파수의 에너지가 공급되면 세포의 생체에너지 계는 적절한 진동양식으로 공명하기 시작해 해로운 병적 독소를 배출한다. 이 특이적 주파수를 갖는 미세에너지가 지원한 덕분에 육체와 그와 관련된 생체에너지계는 균형 잡힌 상태로 되돌아갈 수 있다. 적절한 동종요법 레미디를 처방해서 필요한 미세에너지를 공급해 주는 것은 동종요법 치료에서 중요한 핵심이다.

동종요법은 사무엘 하네만의 경험을 통해 고안한 '주파수 매칭'을 중심으로 발전해 왔다. 하네만의 동종요법 처방은 여러 혁신적인 동종요법 의사들에 의해 오랜 시간 차분하게 다듬어져 왔다. 동종요법 치료사는 병력을 상세하게 파악해 환자의 전체적인 증상복합체와 정상인에게 그 질병과 똑같은 증상을 일으키는 약을 일치시키기 위해 노력한다. 환자에게 적절한 주파수 일치가 되고 필요한 에너지가 공급되면 질병은 치유로 향하기 시작한다. 질병이 완치되는 동안에는 '호전 반응(명현반응이라고도 함)'이라고 하는 질병 증상의 악화기가 나타날 수도 있다. 이것은 육체가 필요로 하는 에너지 주파수에 공명하고 있다는 증거로, 독소 배출에 동반하는 주요한 유해 증상이 일시적으로 강해지는 것을 보여준다. 환자의 심신과 레미디의 주파수가 정확하게 일치할 때만 호전 반응이 일어나는데, 이는 생체계가 새로운 수준의 에너지 조직화와 기능으로 향할 때 공명 원리에 의해 특정한 공명주파수만 받아들이기 때문이다.

동종요법의 역사는 길지만, 주파수 일치라는 생각은 별로 알려지지 않았다. 동종요법 의사들이 질병이나 레미디에 관한 에너지 주파수를 실제 측정하려는 시도를 그다지 중요시하지 않았기 때문이다. 그러나 현재는 그러한 에너지적 변수를 측정하는 장치가 개발되고 있다. EAV 등 경락 관련 기술을 통해 에너지 주파수 맞추기로 질병과 레미디의 상호관계를 조사할 수 있다. 주파수 일치는 공명 원리를 이용한 EAV로 가능하다.

EAV에 붙어 있는 '작고 둥근 벌집'이라고 부르는 금속 플랫폼 가운데에 드릴로 뚫은 원통형 구멍이 몇 개 있다. 어느 구멍에든 소량의 시험약을 넣을 수 있다. 이 금속기구는 EAV에 전선으로 연결되어 있다. EAV 연구자는 벌집에 넣은 물질이 무엇이든 EAV 회로의 일부가 된다는 사실을 발견했다. EAV 검사의 검사자가 프로브를 경혈에 대고 에너지 해석을 할 때, 먼저 바탕이 되는 경락계의 상태를 시험하기 위해 벌집에 아무것도 넣지 않은 상태에서 측정한다. 최초의 전기적 측정치가 얻어지면 측정기가 표시하는 미세전압의 절댓값에 의해 경혈과 그에 관련된 경락의 전기적인 균형 상태를 측정할 수 있다.

특정 경혈에 불균형이 있다는 것을 알게 되면, 치료사는 벌집에 여러 동종요법 레미디를 넣어서 경혈상의 전기적인 표시가 어떻게 변화하는지 살펴본다. 넣은 물질은 무엇이든 에너지 회로의 일부가 되어 레미디가 갖는 미세에너지적 특성 일부가 전기와 함께 도선을 통해 정보를 전달한다고 생각한다. 대개의 레미디는 회로상에 설치하여 경혈을 자극해도 그다지 의미 있는 변화를 보이지 않는다. 그러나 환자의 에너지 균형의 혼란을 나타내는 주파수에 맞춘 약물을 장착시키면 공명현상이 일어나 경혈의 전기적 특성값이 크게 변한다.

EAV를 이용한 환자는 필요로 하는 주파수의 미세에너지와 경락을 통해 이어질 수 있다. 키를리안 사진 장치와 피사체 사이에서 볼 수 있는 상호작용과 같은 공명효과가 환자와 회로 사이에서 일어나는 것이다. EAV는 특정 미세에너지 주파수를 갖는 소량의 물질을 회로 내에 두는 것으로, 하나하나의 고유 주파수를 맞추어 갈 수 있다. 키를리안 사진에서는 에너지 주파수를 전기 주파수 발생기에 의해 인공적으로 만들어낸다. 어느 경우든 환자는 특정한 에너지 주파수에 노출된다. 진단상으로 중요한 에너지 주파수는 검사된 유기체의 생물학적 주파수와 공명하는 주파수이다. 어느 방법이든 전기적 출력의 변이를 측정할 뿐이다. 키를리안 사진의 경우는 한 장의 필름 위에 나타난 전자의 흐름에 의한 방전에너지 패턴을 포착하는 게 측정의 일부이다. EAV의 경우는 경혈에서 측정한 전압계 값이라는 모습으로 이루어진다. 어느 시스템이건 공명현상을 이용해 연구 대상에서 의미 있는 생물학적 정보를 끌어내는 게 목표이다.

앞에서 EAV로 질병의 원인을 알 수 있다고 했다. 그 진단법의 확립은 다른 유형의 생물 검체로 만든 동종요법 레미디를 EAV의 플랫폼에서 검사함으로써 가능해진다. 보통 동종요법 레미디는 식물, 동물, 무기물에서 유래한 모든 물질이 조합되는데, 생물 검체를 이용한 실험에서는 병변 장기로부터 채취한 극소량의 조직을 갈아 으깬 것이 조제에 이용된다. 최종적으로 조합된 동종요법 레미디 가운데에는 물질로서의 분자는 하나도 함유되지 않지만, 그 조직이 원래 갖는 에너지의 에센스와 국소 병변이 갖는 에너지의 에센스가 포함되어 있다. 세균이나 바이러스 같은 물질적 병원체는 동종요법 레미디 속에는 남아 있지 않으므로 처방되는 환자에게 직접 질병을 감염시킬 염려는 없다. 만약 질병이 특정 세균이나 바이러스에 의해 발생했다 해도 생물 검체 속에는 그 에너지적 특징만 남아 있어 검사에 위험은 없다.

어떤 경혈에서 특정 생물 검체가 EAV로 검출될 수 있는 공명 반응을 일으킨다면, 환자 질병의 원인이 그 검체와 관련 있음을 알 수 있다. 세균감염에 의한 여러 질병도 EAV를 사용해 진단할 수 있다. 생물 검체는 배양 군집을 이용해 특정한 종류의 세균을 조제할 수 있다. 예를 들어 '동종요법 기기'라고도 하는 EAV를 사용하는 의사가 혈액검사나 배양 없이 음식물의 살모넬라균 오염을 진단하는 방법은 다음과 같다.

의사는 우선 소장, 대장과 관련된 경락에 속해 있는 경혈을 검사한다. 전기적인 불균형이 발견되면 다음으로 질병의 만성도 판정으로 옮겨간다. 이는 에너지적 장애를 일시적으로 수정함으로써 이루어진다. 불균형이 있는 경혈과 그 경락에 EAV로 충전 또는 방전을 가하는 것이다. 급성 에너지적 장애가 있는 경우, 경락은 만성 불균형 상태보다도 전기적 자극의 영향을 쉽게 받는다(이것은 약간 지나치게 간략한 설명이지만). 따라서 이 기법을 통해 수집된 정보는 치료사에게 환자가 호소하는 대장의 병변이 만성인지 급성인지 실마리를 준다.

이어서 여러 병원체로 만들어진 생물 검체를 벌집에 넣고 차례로 검사한다. EAV 연구자는 특정 경락에 에너지 균형의 혼란을 일으키는 가장 유력한 원인을 암시하는 병원체 목록을 작성하고 있다. 그 병원체가 살모넬라균이라면 살모넬라균에 조정된 생물 검체를 벌집에 놓아두면 프로브가 균형을 잃은 대장 경혈에 닿을 때 경락의 전기적 표시에 현저한 공명 반응이 일어난다. 이런 종류의 반응을 통해 대장, 소장 가운데 병리학적 장애가 일어나고 있다는 사실과 그 병원체가 살모넬라균임을 확인할 수 있다.

강한 반응이 일어났을 때는 특정 생물 검체의 동종요법 강도에 대한 경혈의 반응을 봄으로써 환자와 레미디 사이의 완전한 주파수 매칭의 진폭이 확인된다. 레미디의 정확한 강도가 판명되면 정제나 설하 액제, 근육 주사제 등의 동종요법 레미디 형태로 생물 검체가 환자에게 주어진다. 주파수가 정확하게 맞춰졌는지 아닌지는 환자에게 그 동종요법 레미디가 주어질 때 신속히 증상이 사라지는 것으로 확인할 수 있다.

EAV를 이용해 동종요법 레미디를 환자와 일치시키는 기법은 고전적인 동종요법 의사와 뉴에이지적 기술이 있는 의사들 사이에서 꽤 격한 논쟁의 대상이 되고 있다. 고전적인 동종요법 의사는 그런 종류의 기법이 표준 방법론의 일부로, 환자의 주요한 증상을 『마테리아 메디카*Materia Medica*』에 실려 있는 약물과 일치시키는 기존의 매치 기술과 다르다고 생각하지 않는다. 이런 생각의 차이는 급성기나 만성기의 동종요법 처방 기법에 영향을 미친다. 전통적인 동종요법에서 급성 처방은 급성 질환이나 부상일 때 처방된다. 만성 처방 또는 체질 처방을 쓰려면 환자의 출생부터 생활 전체에 이르는 패턴을 조사할 필요가 있다. 그 안에는 특정한 경향, 좋고 싫음, 약점 등이 포함된다. 체질 처방은 이같이 환자의 전 생활사가 추출되고 정리되어 특정한 주 증상에 초점을 맞추어 적당한 동종요법 레미디와의 일치가 이루어진다. 동종요법 의사는 환자의 정신적, 감정적, 신체적 증상의 총체를 반영해서 독특한 퍼스낼리티를 판별한다.

폴 방식(EAV)이 처리하는 것은 실제로는 생명체의 표면 수준의 에너지 층이다. 따라서 질병의 초급성기 증상에 바탕을 두는 동종요법 레미디를 환자의 필요와 매치할 수 있게 된다. 수많은 폴 방식 치료사들이 찾아낸 것은 어떤 약이 어떤 때는 경혈과의 공명효과를 가져왔는데, 다른 때에는 같은 약으로도 공명효과가 나타나지 않는다는 점이다. 그 원인은 다음과 같은 일종의 '양파 효과'에 있는 것 같다.

EAV로 결정된 약제로 치료할 때 환자의 급성 증상은 곧 가벼워진다. 그러나 그 뒤 한 번 사라졌던 증상이 재발했다고 호소하기도 한다. 그래서 EAV로 다시 검사하면 이전에는 보이지 않던 약제와의 공명 반응이 분명하게 나타난다. 이는 EAV 치료사의 검사에 의해 말하자면 '양파 껍질'이 한 겹 벗겨나갔기 때문이다.

인간은 평생 몸과 마음에 대한 소소한 트라우마를 몸에 쌓아가는 경향이 있다. 이 트라우마들은 완전히 해소되지 않는 한, 당사자의 에너지 구조 속에 갇히게 된다. 그리고 몸에는 트라우마 층이 형성되어 간다. 그 반응성을 갖는 '갑옷'의 가장 두꺼운 층은 당사자 인생에서 최초의 트라우마가 발생한 시기를 나타낸다. EAV에 의해 급성기 증상을 치유하는 약제가 판정되어 투여되면 그것이 양파의 가장 겉껍질을 벗겨내게 된다. 급성기 증상이 사라지면 바로 그 이전에 형성된 에너지 균형의 실조를 반영하는 층이 표면에 나타나고, 그것이 이전의 기능장애에 의한 증상을 떠오르게 한다. EAV 치료사는 그런 식으로 차례차례 트라우마의 껍질을 벗겨가면서 그때마다 동종요법 치료를 해 더 안쪽 층을 향해 접근한다. 그리하여 마침내 가장 깊은 에너지 장애의 원천을 찾아낸다.

동종요법 치료를 반복함으로서 균형이 깨진 층을 향해 가는 이 치료법은 고전적인 동종요법이든 EAV요법이든 달성할 수 있다. 직관이 뛰어난 동종요법 의사는 떠오르는 증상을 몇 번이고 다루면서 환자의 체질 깊은 곳까지 탐색한다. 그렇게 함으로써 EAV 능력을 넘어 보다 깊은 에너지 장애의 원천으로 접근한다.

EAV와 환경병: 임상생태학의 새로운 시각

EAV는 동종요법 레미디를 환자에게 매치시킬 때 큰 역할을 하지만, 그 가치는 여기에 그치지 않는다. 경락에 기초한 테크놀로지는 개인의 에너지 및 생리학적 상태를 다양한 관점에서 밝힐 수 있다. 이런 시스템에서는 개인의 광범한 에너지 장애를 보기 위해 경혈의 공명효과를 이용하고 있다. 현재 EAV

기술을 환경 속의 유해인자 조사에 응용하는 분야가 주목받고 있다. 이 방향으로의 연구는 환경 의학 분야의 한 부분을 이루고 있다.[5]

발전 중인 이 분야의 선구자들은 넘쳐나는 환경 물질이 눈에 보이지 않는 유해 작용을 미칠 가능성이 있음을 보여주기 위해 많은 연구에 착수했다. 환경 물질이라고 하면 대부분 인간의 건강에 해로운 폐기물이나 산업 화학물질을 떠올릴 것이다. 그러나 최근에는 우리에게 영향을 미치는 물질 목록에 산업에 의한 부산물 이외에도 많은 물질이 포함되었다. 문명이 여러 부분에서 상업화하고 기술이 진보됨에 따라 우리는 화학물질로 가득 찬 환경에서 생활하고 있음을 받아들이게 되었다. 위험 물질의 유해 작용에 관한 대부분 연구는 화학물질에 장기간 노출될 때 원인 물질로 여겨지는 물질을 단기간에 대량으로 실험동물에 투여해 인간이 미량의 화학물질에 장기간 노출될 경우를 시뮬레이션하는 방법이 있다. 발암물질로 의심이 되는 물질의 발암성을 세균의 염색체를 변이시키는 작용에 기초해 측정하는 방법도 있다. 이런 종류의 자료에 바탕을 둔 추정 결과와 실제 인간에 미치는 영향의 관련성도 많은 연구집단이 검토해 왔다.

화학물질의 유해 작용을 연구할 때 발생하는 문제 가운데 하나는 애초에 과학자가 인체에 일어난 미약한 이상을 측정할 수 없다는 데 있다. 어떤 종류의 화학물질은 인간의 행동과 의식 상태에 미묘한 이상 상태를 일으킬 가능성이 있다. 예컨대 두통이나 동통 등 암세포 형성 동향을 측정하는 데 쓸 수 없는 증상을 일으키는 물질이 있다.

임상생태학 전문가의 연구에서는 직장이나 가정에서 볼 수 있는 합성수지나 천연가스처럼 지극히 평범한 인자에 노출됨으로써 많은 사람이 악영향을 받아온 사실을 보여준다. 더구나 최근 관심을 두기 시작한 것이 식품 첨가물에 의한 유해 작용이다. 착색료, 첨가물 등 논의 대상이 되는 물질은 익히 많은 사람에게 알려져 있다. 식품에 많은 합성 첨가물과 천연 첨가물이 함유되어 있고, 이들이 여러 가지 생리학적 이상을 일으키고 있다는 사실도 밝혀지고 있다. 그러나 이런 유해 작용 대부분은 아주 미세한 것으로, 그 분야를 숙지하지 않은 의사는 자주 무시한다.

예컨대 식품 알레르기의 경우, 대부분 의사는 과거의 IgE(면역글로불린 E)를 매개로 하는 경로를 포함한 생리학적 메커니즘만 상대하고 있다. IgE는 특정 유발물질의 자극을 받았을 때 조직 중의 비만세포로부터 히스타민 유리나 알레르기 물질의 방출을 촉진하는 특수한 항체이다. IgE를 매개로 한 알레르기의 가장 일반적인 증상은 잘 알려져 있듯이 재채기, 가려움, 발진 등이다. 이 증상들은 히스타민을 비롯한 면역반응물질로 인해 일어나는 흔한 반응 중의 하나이다.

그러나 식품 속 물질에 대한 이상한 생리학적 반응 문제는 사실 과거 의사들이 인정했던 것보다 훨씬 심각하다. 지금까지 의사가 이 문제에 주의를 기울이지 않았던 것은 첫째 이해 부족 때문이다. 대부분 의사는 면역계의 IgE 경로 이외의 경로에서 식품 속의 여러 물질이 몸에 악영향을 줄 수 있다고 믿으려 하지 않는다. 식품 알레르기에 의한 다양한 증상은 예부터 전해오는 알레르기 증상 및 IgE를 매개하지 않는 면역반응 경로를 비롯한 미세한 생리학적 경로에 의한 과민반응이 복합된 것이다. 그러한 과민반응의 진단에 필요한 정보를 얻는 데 충분한 감도를 가지고 있는 장치 가운데 하나가 EAV이다.

EAV 기술을 환경 의학과 연계하는 분야의 선구자 중 한 사람은 애리조나주의 피닉스에 거주하는 아브람 베르(Abram Ber) 박사이다.[6] 베르는 EAV 연구를 하면서 식품 알레르기의 조기진단과 치료를 위해 임상생태학 분야의 다른 학자가 발견한 내용을 응용했다. 베르의 응용연구의 원천 자료 중 하나가 유타주에 있는 브리검 영 대학 로버트 가드너 박사[7]의 연구이다. 가드너는 많은 알레르기 질환이 모든 식물성 식품이나 꽃가루에 함유된 방향족화합물에 대한 과민성 때문이라는 사실을 발견했다. 이 식물에서 유래하는 화합물에는 벤젠고리로 이루어진 방향족이나 페놀계 물질이 함유되어 있는데, 나중에 다른 연구자에 의해 이 물질들은 모든 종류의 식품에 포함되어 있음이 밝혀졌다.

이 복합물들은 알레르기의 원인이 되는 항원 그 자체는 아니지만, 항체와 결합하는 '합텐(hapten)'들로 작용하고 있다는 것을 알았다. 합텐은 체내에 존재하는 다른 천연물질과 결합해 이 물질들을 면역계에 이물질로 인식시키는 작용을 하고 있다. 체내에 흔히 있는 오래된 단백질과 세포막 구조물에서도 새로운 페놀계 합텐과 결합하면 자기의 일부로 인식하지 않게 되어 부정적인 면역반응을 일으키게 된다. 이런 반응의 일반적인 예는 페니실린에서 유발된 용혈성 빈혈일 것이다. 과민증을 갖는 사람의 체내에서는 페니실린이 합텐이 되어 적혈구의 막 표면과 결합해 면역계에 이물질로 인식되도록 작용한다. 그리하여 적혈구가 자기의 구성 성분이라고 인식하지 않게 된다. 페니실린과 적혈구 복합체는 항원항체반응을 유발하고 면역계의 공격을 초래해 세포막이 손상을 입은 나머지 많은 적혈구를 파괴한다.

페놀계 물질과 접촉해 일어나는 면역계 변화는 T세포, 억제 T세포(T세포 분화의 일종)의 수를 감소시키는 결과를 가져온다.[8] T세포 수의 감소는 T세포와 B세포의 비율 변화를 부른다. T세포는 암세포나 바이러스, 진균류를 공격하여 제거하는 기능을 갖는 특수한 림프구이다. 억제 T세포는 더 특수한 유형의 T세포로, 면역계가 몸 자체를 공격하는 것을 억제하는 작용이 있다. B세포는 항체를 형성하는 또 다른 종류의 림프구이다. 보통 T세포와 B세포의 비율은 일정하게 유지되고 있고, 정상적인 면역계의 활동은 이 비율이 반영된 것이다. 면역 활성이란 이들 다양한 림프구의 특별한 균형이 부분적으로 반영된 것이다.

몇 가지 페놀계 화합물은 T세포와 B세포 비율에 변화를 일으킨다. 에이즈를 비롯해 면역결핍증후군의 T세포와 B세포의 비율에서 이러한 면역계의 변화가 보인다. 또 어떤 종류의 자가면역질환에서도 억제 T세포의 감소가 일어날 수 있음이 알려져 있다. 페놀계 물질이 그들 질병의 원인이라고 판정할 수는 없지만, 페놀계 물질에 노출되어 일어나는 어떤 종류의 면역 기능 변용이 질병을 일으키는 데 관계한다는 점은 부정할 수 없다. 이 밖에도 페놀계 화합물에 의해 일어나는 생리학적 변화에는 심장을 자극하여 심장박동수를 증가시키는 작용도 포함된다. 이는 페놀계 화합물이 카테콜아민(아드레날린계 신경전달물질의 일종으로 아드레날린이나 도파민을 포함)에 대한 몸의 반응성을 증가시키기 때문이다. 더욱이 페놀계 화합물에 의해 세로토닌 농도의 저하, 히스타민, 프로스타글란딘 농도의 상승, 비정상적인 면역 복합계의 생성 등이 일어날 수 있다. 임상의학의 관점에서 본다면, 이들 연구는 식품에서 유래하는 페놀계 화합물이 아이들에게 과잉행동장애증후군 등의 행동 이상을 일으킬 가능성이 있음을 뜻한다.[9]

과거의 환경 의학 연구법에서는 페놀계 화합물에 대한 감수성을 시험하기 위해 혀 밑에 수용액을 몇 방울 떨어뜨리는 중화 기법을 사용한 적이 있다. 이 기법에서는 페놀계 화합물의 1% 수용액 몇 방울을 환자의 혀 밑에 떨어뜨린다. 그렇게 해서 페놀 자극을 일으킨 뒤 다양한 생리적, 심리적 기능검사를 한다. 양성 소견이 보이는 경우는 맥박과 혈압의 변화, 급성 증상의 발현 그리고 정신 상태의 변화가 관찰된다.

반응성이 있는 페놀계 물질이 발견되면 증상을 중화하는 농도를 확정하기 위해 그 화합물은 다단계로 희석한 용액의 형태로 환자에게 투여된다.

증상의 경감이 관찰되는 소위 '중화 희석 용액'이 발견될 때까지 용액은 점점 희석해 검사를 이어간다. 그리고 몇 번이고 사용되면서 최초의 효과가 상실되기 때문에 같은 방법으로 재검사할 필요가 생긴다. 이렇게 매일 같은 검사를 하여 환자에게 같은 효과가 나타나려면 페놀 농도를 변화시켜야 한다는 사실이 판명되었다. 환자는 혀 밑에 몇 방울 떨어뜨리는 약품을 새로운 중화 희석 용액으로 바꾸어 같은 공정을 몇 개월 동안 반복한다. 이 기법은 환자가 주사가 아니라 설하액을 투여받는다는 차이를 제외하면 종래 알레르기 탈감작 요법과 같다.

검사의 최초 공정은 모든 페놀 화합물을 검사할 필요가 있어 많은 시간이 걸린다. 짧게는 몇 시간, 길게는 며칠이 걸린다. 그래서 베르 박사는 EAV를 사용해 진단의 효율을 개선하려고 했다. 그 공정은 아주 독특한 것으로, 여러 화합물을 여러 가지 희석도로 검사해도 20분~30분 안에 끝난다.

페놀계 화합물은 동종요법 원리에 따라 일련의 희석도로 준비한다. 그리고 최초의 희석은 1대 5, 즉 페놀 원액 1에 증류수 5라는 배합이다. 두 번째의 희석액(희석번호 2라고 부른다)은 최초의 용액을 다시 5배로 희석한 것이다. 세 번째의 희석액은 두 번째 희석액을 또다시 1대 5로 희석한 것이다. 이 공정은 희석번호 40인 용액까지 이어지고, 그 단계부터 희석 비율은 1대 10이 된다(대개는 희석번호 60인 용액까지 간다). 희석 횟수가 늘어남에 따라 실제로 용액 속에 존재하는 페놀의 물질 성분은 점차 감소해 간다. 희석번호 40인 용액에 함유된 페놀 분자는 원래 용액의 5^{-40}배(또는 1.1×10^{-28})가 된다. 이것은 소위 아보가드로상수(6.022×10^{-23}으로 1몰, 즉 1g 분자 속에 함유된 화학물질의 분자 수를 나타낸다)를 훨씬 밑도는 수이다. 이 같은 사실은 희석번호 40의 용액 속에 함유된 분자 수는 1개에도 미치지 않게 된다. 베르 박사가 준비한 페놀 용액은 페놀 화합물이 갖고 있던 에너지의 흔적밖에 없다. 그 속에는 거의 물질이 포함되어 있지 않다는 점에서 확실하게 동종요법 레미디라고 할 수 있다.

베르 박사는 특수한 EAV 검사기기를 개발했는데, 목재 스탠드에 금속판으로 배접한 몇 단의 선반이 붙어 있는 것이다. 각각의 선반 뒤에 배접한 금속판은 전선으로 장치와 이어져 있다. 이 금속판의 선반은 EAV의 벌집과 같은 역할을 하는 것으로, 선반에 놓인 많은 약물을 동시에 측정할 수 있다. 이 특제 선반 위에는 같은 희석도로 희석된 몇 종류의 약물이 준비된다. EAV에서 나온 전선으로 각 선반을 순차적으로 연결해가면 모든 그룹의 약품과 경혈의 공명현상을 동시 측정할 수 있다. 만약 어느 선반 위의 화합물과 환자의 경혈 사이에 공명 반응이 플러스로 나온다면 희석이 계속된다. 이 공정은 개개의 물질을 반응 선반 위에 두고 원인 물질이 확실해질 때까지 경혈상의 공명효과 측정을 반복한다. 원인 물질이 확실해지면 경혈에서의 공명현상을 이용해 여러 희석 농도로 검사하여 정확한 중화 농도가 결정될 때까지 재검사를 이어간다.

베르 박사가 작성한 페놀 화합물의 분류 제1군에는 몰식자산, 아피올, 계피산, 쿠마린, 인돌, 페닐알라닌, 아스코르브산 등이 포함되어 있다. 제2군에는 많은 신경전달물질, 또는 그 전구물질인 콜린, 도파민, 히스타민, 세로토닌, 티라민, 노르에피네프린(노르아드레날린) 등이 함유되어 있다. 다만 제2군 물질에 대한 반응성의 경우, 환자의 감수성이 식품에 함유된 페놀계 물질 때문인지, 아니면 특정 전달물질계에 의한 체내의 기능장애를 EAV가 검출했기 때문인지는 분명하지 않다. 후자의 가설이 진실에 가깝다고 생각한다. 하지만 페놀계 물질에 대한 반응성과 관계된 증상은 중화제를 혀 밑에 떨어뜨림과 동시에 지워져 버린다.

베르 박사는 EAV를 통해 기존에 치료 불가능했던 여러 증상의 원인이 흔한 페놀계 화합물에 대한 과민반응일 수 있다고 생각했다. 원인으로 짐작되는 물질을 중화할 수 있는 물질을 혀 밑에 투여하면 그 증상이 가벼워진다는 사실에서 그 가설이 옳다고 밝혀진다. 예컨대 최대의 공격 물질의 하나인 몰식자산에 대한 반응은 요통, 좌골신경통, 만성 흉통, 근육통, 만성피로 등과 관련이 있다. 앞서 이야기한 대로 몰식자산은 식품의 약 70%에서 검출된다. 이 물질은 어린아이들의 과잉행동이나 학습장애와 관련이 있지만 많은 식품 착색료에 함유되어 있다. 면역학자인 벤자민 페인골드(Benjamin Feingold) 박사가 과잉행동 어린이를 위해 고안한 식사법에서 보듯이, 식사에서 착색료나 첨가물을 빼면 몰식자산의 섭취가 줄어 장애아의 과잉행동이 감소한다. 베르 박사는 중화제의 혀 밑 투여가 과잉행동을 감소시키는 데 효과가 있고, 어린아이들에게도 쉽게 적용할 수 있는 방법임을 깨달았다.

위험성이 있는 페놀계 물질이 판별되고 그에 대한 적절한 중화 물질도 발견된다면, 혀 밑 중화제 투여로 극적인 증상개선을 기대할 수 있을 것이다. 베르 박사는 EAV 검사 중에 통증 등의 증상을 호소하는 환자에게 혀 밑 중화제를 투여한 결과, 증상이 줄어들다 약 10분 이내에 대부분 사라진다는 사실을 발견했다.

페놀계 물질과 관련해 쿠마린에 대한 반응 역시 문제가 있다. 이 물질은 적어도 30종류의 식품(특히 밀, 치즈, 소고기, 달걀 등)에 함유되어 있다. 베르 박사는 천식 환자 대다수가 쿠마린에 대해 과민성을 보인다는 사실을 발견했다. 이 특수한 페놀계 물질에 민감하게 반응하는 환자에게 중화제를 사용하자 천식 발작 증상은 사라지고, 기관지 확장제의 처방도 줄어들었다는 게 사실로 확인되었다. 또 쿠마린은 관절염, 어깨결림, 요통, 소화불량, 복부팽만 등에도 관여하고 있음이 밝혀졌다. 쿠마린 과민증에 의한 복부팽만은 아주 현저해 대부분 환자는 쿠마린 함유 식품을 섭취하고 몇 분 뒤에는 입고 있던 옷이 거북할 정도이다. 참고로, 식후 복부팽만은 환자가 의사에게 호소하는 흔한 증상이다. 요즘 의사들은 가스 흡수제인 시메시콘을 처방하는 정도의 처치밖에 하지 않는 경우가 많은데, 이 같은 투약만으로는 환자의 증상이 개선되지 않는다. 식후의 복부팽만 빈도가 높다는 사실에서 쿠마린 과민증을 갖는 사람이 얼마나 많은지 추정할 수 있다.

베르 박사가 '문제 있다'고 판정한 기타 페놀계 물질에 아미노산의 페닐알라닌이 있다. 그는 페닐케톤뇨증(페닐알라닌 처리가 불가능한 선천성 이상)의 신생아에서 볼 수 있듯이, 전형적인 과민증은 아니더라도 실은 대부분 환자가 통상 검사에서는 발견되지 않는 성질의 과민증이 있다고 생각한다. 베르 박사는 페닐알라닌 과민증이 고혈압, 두통, 호흡기 질환, 콜라겐 장애와 관련이 있다고 생각했다. 또 흥미로운 점은 페닐알라닌 과민증으로 혈압이 상승한 환자에게 중화 아미노산 용액을 마시게 하자 눈에 띄게 혈압 저하를 보였다는 사실이다.

베르 박사의 반응성 물질 품목은 점점 확대되었다. 두통이나 어깨결림, 요통, 만성피로 등의 여러 부정수소증후군은 약물치료가 잘 듣지 않아 의사들이 무력감을 절감하는 것들이다. 다른 의사들이 증상 완화를 위해 처방에 고심하는 데 반해, 베르 박사의 환자 대부분은 중화 약이 뛰어난 증상 완화를 가져다준다는 사실을 알았다. 우리가 평소 먹는 식품에 함유된 물질의 성질이 다양하다는 점과 최근 우리가 받는 영향의 배후 과정이 눈에 보이지 않는다는 점은 EAV처럼 독특한 진단능력이 있는 민감한 에너지 검출장치의 필요성을 낳고 있다.

경락에 바탕을 둔 기술은 아직 현재 의학 주류에서는 인정받지 못했지만, 서서히 의사나 치과의사 사이에서 보급되고 있다. 최근에는 미국식품의약국(FDA)이 진단과 치료에 EAV를 이용하고자 하는 정통 의학자들의 연구 신청에 150건 이상의 연구 인가를 내주고 있다. 이런 사실은 의학계에서도 천천히 혁명적 변화가 진행되고 있음을 보여주는 징후이다. 결국은 EAV와 같은 장치가 의료 종사자 사이에서 널리 이용되는 날이 올 것이다.

EAV에서 라디오닉스로: 치료와 진단의 순수 주파수 모델

세계에는 이미 EAV를 뛰어넘는 경락, 경혈에 기초한 전자장치가 다수 존재한다. 그 가운데 하나가 모라(Mora)이다. 모라 장치는 EAV 장치와 같은 원리로 작동하지만, 경혈과 대상 물질의 공명효과를 평가하는 데 이용되는 검체·검사자 사이의 에너지 결합방식이 다르다. 모라 체계에서도 베르 박사가 많은 약품을 한꺼번에 검사할 때 이용한 금속 선반과 비슷한 특별 용기가 사용된다. 다만 약품과 장치 사이를 도선으로 연결하지 않고, 그 약품의 파동적 특성이 라디오 전파에 의해 전기적으로 발신되어 모라 장치에 도달하게 된다. 에너지 정보는 그곳에서 회로로 들어간다. 환자는 약물과 약간 떨어진 장소에서 검사자가 손에 쥔 프로브를 이용해 검사를 받아 경락과의 공명현상이 계측된다. 이 장치에서는 많은 경혈에 대한 많은 치료 모드를 선택할 수 있다. 그러나 이와 관련된 상세한 설명은 이 책의 범주 밖이므로, 모라 장치의 특수한 회로를 이용해 특수한 주파수의 미세에너지가 직접 환자의 경락계에서 몸속으로 주입된다는 사실을 언급하는 데 그치고자 한다.

경락을 이용하는 또 다른 장치로 인테로 시스템(Interro system)이 있는데, 모라 장치보다 고성능이다. 인테로 시스템은 약물이 물리적으로 존재하지 않아도 검사할 수 있다. 인테로 시스템의 컴퓨터 기억장치에는 동종요법 정보은행이 있어 그 안에는 수백 종류의 동종요법 레미디의 파동적 특성이 자기적으로 기록되어 있다. 컴퓨터는 다양한 레미디 관련 공명 반응의 검색을 자동으로 실행해 환자의 불균형한 에너지계에 합치되는 레미디를 찾아낸다. EAV 시스템과 마찬가지로 치료사는 진단용 프로브를 손에 쥐고 적당한 경혈에 그것을 접촉시킬 필요가 있다.

　모라나 인테로 시스템의 존재는 환자와 레미디 사이의 에너지 주파수 합치 원리가 실재함을 상당한 정확도로 보여준다. 인테로 시스템 같은 경우에는 레미디의 에너지 주파수를 실제 레미디와 별도로 다룰 수 있다. 그런데 이들 장치가 에너지 주파수라는 면에서 인간의 질병을 진단 치료하기 위한 최초의 기계는 아니다. 이보다 훨씬 이전부터 라디오닉스라고 총칭되는 장치가 있었다.

　라디오닉스(radionics)는 미국이나 유럽에서는 수십 년간 사용한 진단, 치료기이다. 1900년대 초부터 대체 의료 치료사나 의사가 라디오닉스 블랙박스라고 부르는 몇 종류의 장치를 이용하였다. 이 영역의 선구자인 알버트 에이브럼즈(Albert Abrams)[10], 루스 드라운(Ruth Drown), 조지 델라웨어(George de la Warr)[11] [12], 말콤 레이(Malcolm Rae)[13] 등이 라디오닉스의 임상과 기초이론의 토대를 구축하였다.

　라디오닉스는 '정신공학 기술(psychotronic technologies)'이라고 하는 게 타당할지 모른다. 전기회로나 자성체가 내부에 들어가지만 실제로 전기가 관여하는 것이 거의 없다는 점은 EAV와 같은 전기적 체계와는 종류를 달리한다. 라디오닉스에서 가장 중요한 요소는 치료사(검사자)의 사이킥 능력이다. 이 장치로 측정된 검사자 체내의 생리학적 변화는 외부의 전기 증폭 장치를 통해 당사자에게 피드백된다. 라디오닉스 장치로 측정된 생리학적 변화는 장치를 다루는 검사자의 신경계에서 발생하고 있는 미세한 정신 에너지적 변화와도 관계가 있다. 라디오닉스 체계를 다루려면 라지에스테지(radiesthesia 방사 감지성)라고 부르는 에너지에 대한 독특한 감수성이 요구된다. 라지에스테지란 항상 변동하는 파동 주파수의 미세한 방사에 대한 사이킥한 감수성이다.

이런 종류의 사이킥 능력은 사실 많은 사람이 어느 정도는 갖고 있다. 예컨대 SLI(스탠퍼드연구소)의 원격투시 연구에 의하면 정도의 차이는 있지만 모든 피험자에게 그런 능력이 있다고 한다.[14] 초능력(psi)에 관한 몇 가지 연구에서도 정도의 차이만 있을 뿐 누구나 사이킥 능력이 있는데, 자기 신념에 반하는 것으로 그 정보계를 억제하는 사람이 많다는 사실도 밝혀졌다. 예컨대 ESP(Extra-Sensory Perception 초감각적 지각) 연구의 대상이 되었던 피험자 가운데에는 실제로 통계학적으로 유의미한 정답률을 내고 있음에도 불구하고 부정적인 방향으로만 표현하는 사람도 있었다. 그들은 우연의 일치로라도 얻어져야 할 정답률보다도 더 낮은 점수를 내고 있었다. ESP는 의식 아래의 사이킥 파워 통로를 이용하는데, 이는 ESP로 얻은 정보에 기초해 의식적으로 데이터를 제공하는 통로로 신경계 내부에 존재한다. ESP는 우리 한 사람 한 사람의 무의식 수준에서는 끊임없이 일어나고 있다. 라디오닉스 체계를 'ESP 증폭기'라고 하는 사람도 있다. 따라서 라디오닉스 장치가 잘 작동하는지 않는지는 그것을 다루는 사람의 의식 상태에 달려있다.

단순한 라디오닉스 장치의 원형은 작은 눈금이 새겨진 몇 개의 조절용 다이얼이 앞면에 붙은 것으로, 다이얼은 상자 안의 여러 가변저항기나 전위차계에 접속되어 있다. 상자는 도선으로 금속 통 모양 용기에도 접속되어 있다. 그 용기에는 환자로부터 얻은 생물학적 시료가 환자의 이름이 적힌 종이에 들어있다. 시료는 한 방울의 혈액일 수도 있고, 한 가닥의 머리카락일 수도 있다. 그 혈액이나 머리카락 등을 '증거물(witness)'이라고 부르기도 한다.

라디오닉스 장치에는 검사자와의 경계면이 되는 평평한 고무패드가 도선으로 연결되어 있다. 검사자는 검사 대상 환자에게 의식을 집중하면서 패드를 손가락으로 쓰다듬는다. 그렇게 하면서 장치의 앞면에 붙어 있는 다이얼을 천천히 돌린다. 검사자는 손가락이 끌어당기거나 끈끈한 느낌이 들 때 그것을 플러스 반응으로 기록한다. 이 현상은 후술하듯이 일종의 교감신경의 공명현상으로 생각할 수 있다. 이 공명현상은 환자의 에너지 주파수와 검사자의 미세에너지계 주파수 사이에서 발생하는데, 결과적으로 검사자의 손가락 신경계에서의 변화로 나타난다. 검사자는 공명현상이 유발된 때의 상태에서 그 다이얼을 고정한 채로 두 번째 다이얼로 같은 작업을 한다. 이처럼 모든 다이얼에 같은 작업을 반복한다. 작업이 끝난 뒤 각 다이얼 지수를 조합하면 일련의 '레이트(rate)'라고 부르는 수치가 얻어진다. 그 수치는 떨어진 장소에 있는 환자의 에너지 주파수 특성을 반영하고 있다.

라디오닉스 검사자는 환자의 레이트를 참조표와 비교해 환자 몸의 병적 변화를 추정할 수 있고, 환자의 주파수를 특정 질환과 관계된 파동 주파수와 매치시킬 수 있다. 어떤 의미에서 이는 동종요법의 주파수 매치와 같다. 동종요법에서는 질병의 주파수는 개개의 동종요법 레미디에 의해 상징적으로 표현될 뿐, 라디오닉스처럼 레이트라는 수치로는 표시되지 않는다. 그러나 어느 쪽이건 같은 에너지 특성을 보여준다. 라디오닉스는 환자의 근원적 에너지 장애 정도를 측정하는 데 목표를 두고, 동종요법에서의 증상복합체와 레미디의 주파수 매치와 같은 경험주의적인 작업에는 의존하지 않는다.

현대 의학의 의사에게는 위와 같은 내용이 지극히 난센스로 여겨질 것이다. 라디오닉스의 사고방식이 오늘날 과학평론가들의 이해는 얻지 못했지만, 그것이 뛰어난 진단치료기라는 사실은 라디오닉스 스스로 입증해 왔다. 라디오닉스 장치는 환자의 정보를 수집하기 위해 기본적인 두 가지 원리를 이용하고 있다. 생물학적 공명현상 원리와 홀로그래피 원리이다. 여기서 라디오닉스 장치를 작동하는 동안에 일어나는 기초적인 현상을 자세히 검토해 그 두 가지 원리가 어떻게 응용되고 있는지 생각해 보자.

라디오닉스 장치를 이용할 때 중요한 것은 증거물이다. 증거 물질은 대부분 환자에게서 취한 생물학적 시료이다. 흔히 여과지에 떨어뜨린 혈액 한 방울이거나 머리카락 한 가닥이다. 혈흔은 피험자의 몸에서 세포학적 또는 생화학적 성분을 추출한 것이라고 할 수 있다. 홀로그래피 원리에 의하면 어떤 부분에나 전체의 정보가 포함되어 있다. "파동의학이나 에너지의학의 관점에서 보면, 전체에서 떼어낸 작은 부분은 비록 그것이 한 방울의 혈액이라도 그 생체 전체의 에너지적 구조를 반영한다." 혈액 세포는 반드시 살아 있는 상태가 아니어도 좋다. 혈액 표본이나 머리카락 속의 유기물질은 역동적으로 변화하는 환자의 에너지 패턴을 반영하는 표본이기도 하다.

혈액은 어떤 순간을 잘라낸 스냅사진 같은 것이 아니라, 역동적으로 변화하는 생체의 홀로그램 특성을 반영하는 것이다. 이는 환자와 역동적인 공명 상태에 있어 채혈 순간의 환자 에너지 상태가 고착했다기보다는 순간순간 변화하는 환자의 에너지 상태가 지속해서 반영된 것이다. 즉, 날짜가 바뀌어도 환자의 생리학적 변화를 알기 위해 다시 채혈할 필요가 없다는 뜻이기도 하다. 환자 상태의 변화를 살피기 위해 매일 채혈해야 하는 생화학적 검사와 대조적이다.

증거물에 반영된 에너지 특성은 환자 자신의 에너지 상태에 따라 시시각각 변하지만, 혈액이 환자와 아무리 멀리 떨어져 있어도 환자 본인과의 역동적 에너지 균형 상태는 유지된다. 물론 라디오닉스 치료사가 발견한 유일한 예외도 있다. 환자가 채혈 뒤에 수혈을 받을 경우, 환자와 혈액 사이의 라디오닉스 결합은 무의미해진다고 한다. 수혈로 다수의 주파수가 환자 몸에 들어오기 때문에 처음 혈액과의 공명주파수에 새로운 주파수가 간섭하게 되는 것 같다. 그 때문에 머리카락이 증거물로 더 나을 수도 있다. 머리카락은 수혈과 관계없이 환자와 유효한 에너지적 결합을 평생 유지하기 때문이다.[15]

　　라디오닉스 장치는 증거물로 사용하는 혈액과 같은 생물학적 시료를 금속 통 모양의 그릇에 넣는다. 시료의 미세에너지는 통과 이어진 전선을 통해 라디오닉스 장치의 전기회로를 통과한다. 그 미세에너지에 전선을 흘러가는 힘이 있다는 생각은 경락을 이용한 EAV 체계 등의 기술로 이미 시사된 바 있다. 미세에너지는 전선을 통해 라디오닉스 장치에 붙어 있는 조정 다이얼 부착 가변저항기로 흘러 들어간다. 그 다이얼을 조절해 회로를 통과하는 미세에너지의 흐름에 대한 저항치를 조절할 수 있다. 미세에너지는 저항기를 나오면 검사자가 손을 대고 있는 패드를 향해 흘러간다. 앞서 말했듯이 검사자는 다이얼을 조절하면서 손가락으로 패드를 쓰다듬어 손가락이 받아들인 감각으로 결과를 평가한다. 플러스 반응이 있으면 다이얼이 바른 위치에 고정된 것이다. 다이얼 위치는 전기 저항치를 나타내는데, 이는 환자의 미세에너지 주파수의 특성을 반영한다. 고차 에너지값과 관련된 각 저항값은 순차적으로 어느 정도 폭으로 변화해 간다. 각 다이얼을 순차적으로 조정해 마침내 일련의 레이트를 얻을 수 있다. 그 수치는 환자의 본질적인 주파수를 보여주는데, 알고 있던 질병 레이트 수치와 비교해 질병의 진단을 마무리할 수 있다.

라디오닉스와 라지에스테지의 작용기전: 차크라계와 신경계의 연결 전망

라디오닉스 장치로 환자의 정보를 얻을 때는 검사자의 의식 상태가 중요한 역할을 한다. 환자의 미세에너지를 이용해 조정하고 있는 것은 검사자의 무의식이다. 환자와 검사자 사이의 정신 에너지 연결은 증거물의 파동에너지적 중개 역할을 통해 가능해진다. 증거물은 떨어져 있는 곳에 있는 환자의 의식에 검사자의 의식이 동조할 때 미세에너지 참조물로 작용하는 것 같다.

환자의 의식에 동조하는 이 사이킥 과정은 고차 주파수 수준에서 일어나는 사건이다. 대부분 사람의 에너지 결합은 무의식 수준에서 생긴다. 고차 주파수 수준의 의식은 무의식을 통해 육체와 상호작용한다. 고차의 사이킥한 의식 상태에서 지각된 인상에 관한 정보는 신경회로의 여러 경로를 통해 다양한 표현형으로 번역된다. 사이킥한 정보가 통상 의식에 도달하면 그 정보는 대뇌피질의 자기표현 메커니즘에 의해 번역된다. 무의식 수준의 직관적인 정보는 우뇌의 필터에서 걸러진 뒤 좌뇌로 옮겨져 분석된 결과 언어로 표현할 수 있는 형태가 된다. 사이킥한 정보가 늘 통상 의식에 도달하는 것은 아니지만, 보통 신경계에서 처리되고 난 뒤에 무의식 층을 통해 신경 활동이나 운동으로 표현된다. 라디오닉스 체계는 고차 의식과 자율신경계 사이의 무의식적 정신에너지의 결합을 이용한다고 할 수 있다. 자율신경계의 일부인 교감신경은 고차 의식에서 보낸 무의식 수준의 사이킥 정보의 입력을 반영하고 있는 것 같다.

초심리학자들의 연구에 따르면 무의식 수준의 사이킥한 지각은 매우 일반적인 현상이라고 한다. 통상의식 하에서의 ESP 능력을 채점하게 하는 실험은 별 의미가 없지만, 텔레파시 수신자에게 일어나는 자율신경계 활동을 동시 측정하는 실험은 무의식 수준의 사이킥한 지각과 관계가 있음을 알았다.

아크 기술대학의 더글러스 딘은 실험을 통해 무의식 수준에서의 자율신경과 사이킥 정보의 연결을 밝혀냈다.[16] 딘은 피검자가 사이킥한 활동을 하고 있을 때의 자율신경계 변화와 관련된 변수를 발견하기 위해 정신감응 접수자의 손가락에서 일어나는 혈류 변화를 측정했다(자율신경계의 일부인 교감신경계의 활동이 피하 모세동맥 혈류에 영향을 미친다는 사실은 이미 알려져 있다). 이 텔레파시 연구에서 딘은 송신자에게 같은 빌딩 내의 떨어진 방에 있는 수신자에게 여러 이름을 보내라고 지시했다. 정신감응 송신자는 전화번호부에서 무작위로 추출한 이름들에 수신자와 감정적으로 친밀한 사람의 이름이 섞인 목록을 받는다. 송신자는 미리 정해진 간격으로 한 번에 한 사람씩 이름을 송신하는 작업에 집중했다. 그 사이에 접수자의 교감신경계 활동 변화와 동맥의 혈류량을 반영한 혈류계상의 변화를 실험했다.

접수자는 텔레파시로 송신된 이름을 의식적으로 알아차린 것은 아니지만, 자신과 친밀한 관계가 있는 사람의 이름이 송신될 때는 손가락의 혈류 변화가 통계적으로 유의미한 변화를 보였다. ESP 능력이 있는 사람을 수신자로 한 경우에는 손가락의 혈류 변화가 특히 두드러졌다. 텔레파시 내용이 감정적 고양을 수반하는 듯한 내용일 때에는 교감신경의 활동이 늘어난다는 사실도 보여준다. 교감신경의 활동이 활발해지면 혈관이 수축하고 혈류는 저하된다. 딘의 대표적인 이 실험은 텔레파시가 무의식 수준에서 일어난다는 사실을 증명했다. 덧붙여 교감신경계의 활성화는 뇌 어딘가에서 무의식적으로 텔레파시가 수신된다는 사실을 반영한다는 것도 보여준다.

사이킥한 지각에 반응해 활발해지는 자율신경계의 활동은 피부 땀샘에서 교감신경 자극 수준에서도 나타난다. 교감신경이 활성화될 때 자주 손바닥이 죄어오고 손가락이 젖는다. 또 손바닥에 시원하다는 느낌이 있는데, 이는 피부밑 혈관이 수축한 때문이다. 라디오닉스 장치는 교감신경의 활동을 반영한다고 여겨지는 손끝의 습도 상승을 이용해 측정한다.

대부분의 라디오닉스 장치는 라디오닉스 조절 다이얼의 세팅이 바른지 알아보기 위해 고무나 베이클라이트 패드를 이용한다. 바르게 세팅되면 사이킥한 공명 반응이 일어날 때 교감신경계의 활동이 급격히 활발해진다. 이때 검사자는 패드에 손가락이 닿을 때 빨리는 것 같은 감각 형태로 피드백을 얻는다. 이 패드는 보다 고차 수준에서 오는 중추신경계에 대한 정신에너지 입력에 대해 발생하는 손가락 끝의 땀샘 변화를 번역하는 장치로 작용한다. 그 변화는 자율신경계 활동의 지표로 이용될 수 있다. 패드는 혈액 등 파동적 증거물에 대해 라디오닉스 장치 내부의 배선을 매개한 파동에너지적 결합을 만드는 것으로 여겨진다.

라디오닉스 검사자는 다이얼을 조절하면서 자신의 의식 상태를 증거물과 에너지 결합을 통해 환자에게 맞추어 간다. 이때 증거물은 검사자와 환자의 파동 주파수 동조를 안내하는 '파동에너지 안내자'의 역할을 맡고 있다고 생각된다. 검사자가 다이얼을 조절할 때에 검사자의 고차 의식은 환자의 에너지 주파수와 라디오닉스 장치의 주파수가 매치하는 포인트를 찾고 있다. 파동적 증거물에 흐르는 미세에너지는 전기 저항값에 의해 다양한 강도의 저항을 받는다. 검사자가 공명현상을 느끼는 것은 가변저항기의 다이얼 설정에 따라 최대치의 주파수 특이적 미세에너지가 회로 속을 이동할 수 있기 때문일 것이다. 그 에너지의 최대치는 패드 위에서 손가락을 움직일 때의 들러붙는 듯한 감각으로 직감할 수 있다. 초기의 사이킥한 지각은 고차 정신에너지 수준에서 일어난다. 라디오닉스 검사자의 자율신경 활동의 증대는 다이얼 설정에 의해 미세에너지가 최대치에 도달했다는 것을 알리는 신호이다.

라디오닉스 검사자의 고차 의식은 사이킥한 정보 수집에서 독특하고 불가결한 역할을 한다. 그것은 사용되는 파동적 증거물의 다양성으로 나타난다. 검사자 대부분이 모발이나 혈액 같은 환자의 몸에서 채취한 생물학적 시료를 이용하지만, 친필이나 사진 등을 가지고 환자의 에너지에 동조할 수 있는 검사자도 있다. 모든 부분은 전체를 포함하고 있다는 홀로그래피 원리만으로는 머리카락이나 혈액 같은 검체가 환자의 정보를 전달하는 이유를 부분적으로밖에 설명하지 못한다. 같은 환자에게서 얻어진 증거는 같은 에너지 주파수를 보인다. 또 환자와 증거물 사이에는 일종의 공명현상이 일어나고 있다.

라디오닉스 검사자가 사진을 증거물로 이용할 수 있다는 사실을 생각하면 환자 사진은 실제로 그 환자의 파동적 에센스를 갖는지도 모른다. 원격지에 있는 환자에 대한 사이킥 정보를 얻는 경우는 환자의 혈액이나 머리카락에 기록된 작은 홀로그램에 동조하는 것이 아니라, 라디오닉스 검사자의 의식이 우주 홀로그램에 동조해 정보를 끌어낼 가능성이 있다.

라디오닉스 장치에 의한 검사에서 검사자가 증거물에 동조하는 공정은 제1장에서 다룬 원격투시 메커니즘과 같을 것이다. 원격투시 실험에서 실험자는 무작위로 선택된 지도상의 장소로 가 피험자에게 그 장소의 모습을 자세하게 묘사하도록 지시한다. 멀리 떨어져 있어도 심리적으로 피험자와 이어져 있는 실험자는 피험자가 묘사할 지점에 대한 의식의 초점 맞추기 역할을 한다. 즉 실험자는 일종의 사이킥한 나침반에 의한 네비게이션 기능을 하는 것이다. 피험자는 그 덕택에 방대한 우주 홀로그램 안의 문제 지점에만 동조할 수 있는 것이다. 이처럼 라디오닉스에서도 증거물이 맡는 역할은 검사자의 고차 의식 초점 맞추기를 위한 사이킥한 나침반 기능이 아닐까 싶다. 이 나침반은 검사자가 환자 특유의 주파수 특성을 떠올려 우주 홀로그램의 어떤 부분에 동조하면 좋을지를 보여주는 것인지 모른다.

이를 달리 표현하면 '사이킥 수색견'에 비유할 수도 있다. 추적자가 행방불명자를 찾을 때 수색견을 이용한다. 수색견에게 구두 같은 행방불명자의 물건 일부를 주어 냄새를 맡게 한다. 그 순간 개의 코는 행방불명자 특유의 냄새에 동조한다. 개는 그 냄새를 추적해 행방불명자가 있을 만한 곳을 킁킁대면서 그 인물을 찾아낸다. 마찬가지로 라디오닉스에서도 증거물의 파동에너지 안내가 기능해 환자의 파동적 '냄새'의 소재지를 검사자의 고차 의식에 알려준다. 단, 수색견이 물리적으로 인간을 찾는 것에 비해, 라디오닉스 검사자의 사이킥한 능력은 환자가 아무리 멀리 있어도 파동적으로 동조할 수 있다는 게 다르다.

라디오닉스 검사자가 의식적으로는 그 환자의 에너지 데이터를 읽어낼 수는 없더라도, 검사자의 다차원적인 고차적 마음은 그것을 할 수 있다. 인간은 늘 차크라와 나디계를 통해 고차 주파수 에너지의 입력을 받아들이고 있다. 대부분 사람에게 이 지각은 의식 수준의 인지권에서 일어나고 있다. 그리고 자율신경계의 활동은 그 전달 경로를 매개한 미세에너지의 입력에 의해서도 조정되고 있다. 앞에서 언급했던 기본형의 장치처럼 라디오닉스 장치의 목표는 일상의식으로 지각되지 않는 고도로 사이킥한 정보 자료를 일상의식 수준에서 이용 가능한 진단용 자료로 번역하는 데에 있다. 지금은 여러 유형의 라디오닉스 장치가 있어 넓은 범위의 에너지 장애나 생리학적 장애도 진단할 수 있게 되었다.

라디오닉스 장치는 수동적인 기계이다. 검사자의 지각계는 라디오닉스 장치를 능숙하게 조작하기 위한 필수 요소로, 장치를 능숙하게 다룰 수 있는

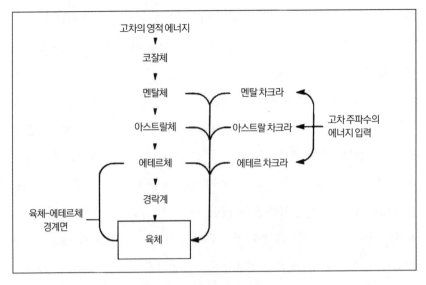

〈그림 23〉 **인간의 다차원적 에너지 시스템**

지 아닌지는 모두 검사자 지각계의 민감도 여부에 달려 있다. 여러 주파수 수준에서 에너지 장애를 정확하게 진단하는 능력은 각 치료사의 차크라 지각계의 민감도를 반영한다. 그 때문에 라디오닉스 장치는 검사자의 주요 차크라가 적절하게 기능하고 있고 의식이 충분한 각성 수준에 있을 때 정확한 진단을 할 수 있다. 이는 실험자 효과에 완전히 의존한 형식의 진단 장치이다. 이 때문에 라디오닉스 장치는 아주 세세하게 여러 수준의 정보를 검사자에게 줄 수 있다.

　　라디오닉스 장치는 우리를 구성하는 미세에너지 구조와 물질 신경계 사이의 연결을 이용한다고 생각한다. 나디계를 형성하는 미세한 관이 육체의 신경계에 깊이 들어있어 차크라가 보내는 여러 수준의 복수 주파수의 자기적 흐름을 전달하는 것은 잘 알려진 사실이다. 대부분의 라디오닉스 장치는 중추신경계에 작용하는 미세에너지의 흐름이 교감신경계의 활성 정도를 보여주는 외적 지표를 통해 일상 의식으로 전환된다. 손가락 끝의 미세한 습도 상승은 교감신경의 긴장이 높아진 결과로, 패드에 손가락이 빨려드는 듯한 감각을 플러스 반응으로 해석한다. 그 빨려드는 듯한 감각이 몸속 교감신경의 활동을 밖에서 관찰하기 위한 지표가 된다.

우리가 딘 박사의 연구를 통해 살펴보았듯이 중추신경계에서 교감신경계로 흐르는 무의식적 변동은 미세에너지가 뇌에 유입되는 양을 정확히 반영한다. 다양한 주파수를 갖는 미세에너지의 흐름은 차크라와 나디계를 포함한 다양한 정신 에너지적 경로를 통해 몸 안으로 들어온다(그림 23 참조). 패드를 손가락으로 쓰다듬는 행위를 통해 검사자의 일상 의식은 교감신경의 활동을 라디오닉스 장치의 다이얼을 세팅하기 위한 사이킥한 피드백 수단으로 이용할 수 있다. 이 밖에도 손가락이 흡착되는 현상의 작용원리를 설명하는 흥미로운 설 들이 있다. 그 하나가 틸러에 의한 음향 공명 모델이다.[17] 다만 손가락이 어떻게 해서 흡착되는 것일까 하는 실제의 메커니즘은 손가락이 흡착되는 현상이 검사자의 통상의식에 진단정보를 보낸다는 원리 자체에 비하면 그리 중요하지 않다고 생각한다.

장치에 내장된 저항기의 다이얼은 일종의 출납장 같은 기능을 하고 있어 사이킥한 데이터의 양적 변화를 기록한다. 서너 개의 주파수나 비율들이 한 번에 하나씩 사이킥하게 분석된다. 이 비율들은 에너지 주파수를 표현하고 있는데, 환자는 건강할 때나 병든 때나 각각의 주파수에 공명한다. 비율은 환자의 에너지 상태를 표현하고 있을 뿐만 아니라 에너지 균형과 항상성 회복에 필요한 에너지 주파수도 보여준다. 그러나 비율이 나타내는 것은 상대적 변동이지 절대적 수치는 아니다. 이 비율은 같은 환자라도 측정기가 바뀌면 변한다. 예컨대 폐렴에 대응하는 비율도 측정기마다 다르다. 그러나 같은 측정기를 사용하는 한 폐렴에 대한 비율은 언제나 같다. 건강할 때와 질병 상태일 때에 대응하는 참조표는 측정기마다 다양하게 설정되어 있다.

비율은 다이얼 조작으로 설정되는 수치의 조합으로 얻어진다. 즉 한 다이얼이 눈금 1을 가리키고 다른 다이얼이 눈금 10을 가리키는 경우이다. 앞에서도 언급했듯이 장치 내의 전기저항이 회로를 거쳐 패드에 흐르는 미세에너지의 흐름에 영향을 주고 있다고 생각하는 연구자도 있다. 즉 특정한 저항값을 이용해 특정 주파수 미세에너지의 최적 유량을 설정할 수 있다는 것이다.

환자의 의식에 동조해 갈 때 라디오닉스 검사자는 패드를 손가락으로 문지르면서 장치의 다이얼을 하나씩 돌린다. 그것은 마치 금고 다이얼을 천천히 돌리면서 실린더 자물쇠가 풀어지는 것을 귀로 듣는 작업과 비슷하다. 미세에너지 유량이 최대가 되는 저항값이 설정되면 일종의 정신적 공명이 일어나기 시작한다. 라디오닉스 검사자는 손가락이 흡착되는 듯한 감각을 통해 그 다이얼 설정에 대한 플러스 반응을 일상적인 의식으로 감지한다. 검사자는 몇 단계의 주파수 비율이 확인될 때까지 같은 조작법으로 두 번째, 세 번째 그리고 마지막 다이얼을 조정한다. 금고를 열 때도 마찬가지로 여러 개의 실린더 자물쇠가 순차적으로 해제되어 금고문이 열릴 때까지 같은 행동을 반복한다.

라디오닉스 체계는 아주 단순한 초기 버전이 소개된 이후 계속 개선되었지만, 원리는 바뀌지 않았다. 조작이 잘 되는지 아닌지는 기술이나 경험만이 아니라 발달한 라디에스테지(radiesthesia, 氣感) 능력을 어떻게 라디오닉스 진단에 적용할 수 있는가에 달려 있다. 다른 의학적 진단체계와 마찬가지로 결과를 정확히 해석하기 위해서는 익숙해질 때까지의 훈련이 필요하다.

라디오닉스는 치료사의 방사 감지 능력에 대한 피드백의 초점 맞추기와 방향설정을 제공하는 기기에 지나지 않는다. 무의식 층의 사이킥한 자료를 일상의식 수준에서 이용 가능한 진단적 정보로 해석할 뿐이다. 라디오닉스 장치가 발달하기 전에도 라디에스테지적 느낌을 진단에 사용할 수 있는 정보로 변화하는 장치가 존재했다. 예컨대 A. 메르메(Abbe Mermet)[18] 같은 시대를 앞선 인물은 추(pendulum)를 이용한 방법으로 라디에스테지 능력을 질환의 진단에 이용하고자 했다. 검사자는 추를 손에 쥐고 피검자를 의식 속에 그리면서 사용한다. 검사자가 마음속으로 환자의 건강상태에 대해 예와 아니오로 답할 수 있는 질문을 생각하고 있으면, 추가 시계방향이나 시계 반대방향으로 움직이기 시작한다. 라디오닉스 체계를 통해 정보를 얻는 데에도 같은 질문을 이용할 수 있다.

추의 역학을 이용한 진단법은 라디오닉스 체계와 마찬가지로 사이킥한 지각기능에서 유도된 신경계의 무의식 수준의 출력에 의한 것이다. 라디오닉스 장치는 무의식의 출력이 자율신경계를 매개해서 운반되고 있다. 이에 반해 결과를 표현하기 위한 추는 골격근에 의한 무의식적인 매우 작은 움직임이다. 어느 체계든 무의식의 사이킥한 자료를 일상의식 수준의 진단적 에너지 정보로 번역하는 수단으로 육체 신경계의 전기적 변화를 이용하고 있다.

〈그림 24〉에는 인간의 정신에너지계의 의식 경로, 무의식(자율) 경로를 통과하는 정보의 흐름, 다양한 라디오닉스나 라디에스테지 장치와의 관계가 정리되어 있다. 주목해야 할 것은 정보를 받아들이는 기본 과정이 차크라나 나디계를 통해 사이킥한 수준에서 발생한다는 점이다. 정보는 그곳에서 먼저 신경계의 정보 처리 과정에서 무의식 수준으로 흘러 들어간다. 이 처리 과정에서의 출력은 일반적으로 자율신경계나 무의식적으로 중계된 근육운동을 통해 발생한다. 그리고 마침내 일상 의식은 라디오닉스 장치나 추를 통해 정보를 분석할 수 있게 된다. 통상의식 수준에서 일어나는 유일한 과정은

환자와 라디오닉스 장치가 보여주는 값의 동조이다. 질병의 진단적 해석에 이어지는 모든 과정은 무의식 에너지 기능 수준에서 일어나고 있다. 미세에너지계는 신경계와 상호작용을 하고 있어 무의식의 신경계 활동을 고차 사이킥 활동의 간접적인 지표로 이용할 수 있다.

검사자가 이용하는 정보 수집 네트워크에는 차크라계도 포함되어 있어 미세에너지계에서 일어나는 불균형으로 인한 질병도 라디오닉스적으로 진단할 수 있다. 그 방면의 연구는 주로 영국의 데이비드 탄슬리(David Tansley) 박사[19]에 의해 이루어졌다. 특정한 차크라의 균형 실조는 피검 환자의 병적 과정 중에 특정한 사이킥 능력의 중추 기능 저하나 기능 항진이 포함되어 있다면, 진단 및 치료가 가능하다. 육체의 질병 뒷면에 감춰진 차크라 불균형에 대한 문제는 다음 장에서 자세히 다룰 것이다.

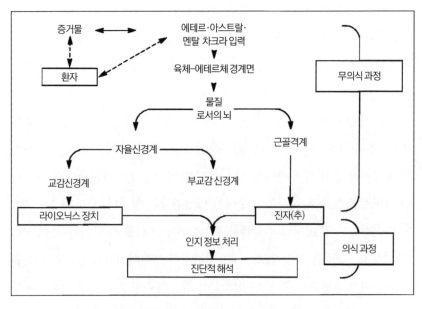

〈그림 24〉 **라디에스테지의 진단적 응용 - 라디오닉스 장치의 정보 전달 흐름**

라디오닉스 검사자는 증거물을 매개로 환자와의 정신적 결합을 만들어 내 진단정보를 손에 넣을 수 있다. 탄슬리 박사는 이 현상을 '정신 공명 링크'라고 명명했다. 파동의학적 증거는 실제로는 에너지가 쌍방향으로 조정되는 장을 제공한다. 즉 증거가 존재한 덕분에 에너지 정보가 환자에서 치료사로 흐를 수 있다. 그리고 원격치료를 위한 미세에너지를 치료사에서 환자로 보낼 수도 있다.

라디오닉스는 이 같은 진단법으로 환자의 몸속 에너지 주파수의 불균형 정도를 파악한 뒤, 그 장치를 이용해 환자가 필요로 하는 주파수의 파동 에너지를 환자에게 보낼 수 있다고 생각한다. 이런 종류의 에너지 주파수 매칭은 이론적으로는 EAV의 검사자에 의한 진단과 치료를 닮았다. 다양한 에너지 양식을 이용한 또 다른 라디오닉스 주파수 치료를 생각할 수 있다. 증거물만 있으면 환자가 어느 곳에 있든 그 파동에너지 주파수에 동조할 수 있다. 이는 멀리 떨어진 장소에 있는 환자를 향해 치료적 주파수의 미세에너지를 '발신'할 목적으로 다양한 라디오닉스 체계를 이용할 수 있다는 사실을 의미한다. 환자에게 필요한 주파수의 파동에너지를 포함한 동종요법 레미디를 전달하는 대신, 그 특정 주파수를 장치와 증거물을 이용하는 환자에게 직접 전송할 수도 있을 것 같다. 앞에 소개한 모라 장치는 원격지에 동일 공명 파동에너지 원리를 이용해 동종요법적 주파수 에너지를 환자에게 전송할 수 있다고 한다. 마찬가지로 환자에 대한 미세에너지 주파수 전송은 다양한 파동에너지 방출 매체(보석이나 크리스털, 색채 및 물질, 플라워에센스, 그리고 라디오닉스 같은 장치에서 발생하는 미세한 자기적 주파수 등)를 이용할 수도 있다.

기존 과학자 대부분은 라디오닉스 장치를 활용한 진단 치료체계를 받아들이려 하지 않았다. 이를 이해하려면 인간의 미세에너지 구조라는 개념을 받아들이는 것이 전제되기 때문이다. 더구나 라디오닉스에 의한 원격치료라는 개념은 대부분 의사에게 아주 낯선 것이다. 그러나 뒤에서 소개하겠지만 치료사가 방출한 치유에너지가 몇백 마일이나 떨어진 환자에게 도달한다는 주장을 뒷받침한 과학적인 연구가 있다. 라디오닉스 원격치료의 경우, 증거물은 환자에게 치유에너지를 보내기 위한 파동적 안내의 역할을 맡고 있다고 본다. 라디오닉스 진단법을 이해하려면 인간은 다양한 종류의 원격투시를 할 수 있으며, 그런 잠재능력이 무의식층의 지각하에서 활동한다는 사실을 이해할 필요가 있다. 그런 투시 능력은 정신공학 기기에 의해 도움을 받고 증폭시킬 수 있다.

멀리 떨어진 장소나 인물의 파동에 사이킥한 동조를 일으켜 상세 정보를 얻도록 하는 구조를 설명하는 열쇠는 어쩌면 실재에 대한 홀로그래피 이론일 것이다. 우주 홀로그램을 읽어내는 방법을 습득하는 것은 라디오닉스 진단법을 응용하기 위한 필수조건이다. 원래 인간은 정도의 차이가 있을 뿐, 모두 그런 능력이 있다고 생각해도 좋다.

장치가 적절하게 작용하려면 검사자와 장치 사이의 동조도 필요한데, 이는 라디오닉스 장치뿐만이 아니라 EAV 장치에서도 마찬가지이다. 미세에너지를 이용한 진단 치료법의 의학적 탐구가 계속되면 의료 관계자의 직관력이 점점 중요한 역할을 하게 될 것이다.

EAV 체계도 실제로는 라디오닉스 진단·치료장치라고 생각하는 사람도 있다. 그러나 EAV는 순수한 라디오닉스에 비해 신호가 전기적으로 상당히 증폭되어 있다. 미세에너지를 전선을 통해 전달한다는 점은 어느 체계에서나 공통되지만, EAV는 경혈과의 전기적 접속이라는 형태로 환자의 경락계와 직접적인 경계면(interface)을 이용할 때 최상의 측정 결과를 얻는다. 그에 반해 순수한 라디오닉스는 환자의 몸이 그 장에 존재하지 않아도 검사할 수 있다. 라디오닉스 체계에서는 적어도 환자의 파동에너지를 대표하는 것,

즉 증거물만 있으면 환자의 미세에너지 네트워크에 동조할 수 있다.

폴 장치가 라디오닉스 장치 또는 다우징(dowsing) 장치의 일종이라고 볼 수 있음을 보여주는 듯한 임상 연구도 있다. 그 연구를 통해 초기 EAV 사용 시 검사자가 환자의 경혈에 프로브를 접촉하는 압력에 강약이 있었을 가능성을 알았다. 압력에 따라 전기적 피드백을 하도록 개량시킨 프로브는 압력의 파라미터를 보정할 수 있게 되었다. 그러나 압력을 조절할 수 있다고 해도 아직 EAV는 라디오닉스처럼 검사자가 민감하게 감지할 수 있는 특정 에너지에 대해서만 최고의 퍼포먼스를 보이는 것이 아닐까 하는 의문이 남는다. EAV를 사용할 때 검사자는 파동적 검체와 떨어진 곳에서 작용하지 않고 직접 환자의 경락 네트워크에 진입할 수 있다. AMI처럼 컴퓨터화된 전기적 진단체계는 라디오닉스적 접속이 없어도 진단을 위한 경계면으로 경락계를 이용할 때의 측정치를 보강하고 있는 것이지 검사자가 직접 검사 과정에 참여하는 것은 아니다.

통상 라디오닉스와 EAV는 그 진단 기능을 높여 효과적인 에너지요법이 가능하도록 공명 원리를 이용한다. 라디오닉스의 사고방식으로는 치료에 필요한 주파수는 증거물의 파동적 안내를 통해 전송되기 때문에 환자는 치료를 위해 약물을 복용할 필요가 없다. 어느 방법이건 몸에 발현하기 이전 단계에서 미세에너지 수준의 장애를 진단하려는 방법이다. 라디오닉스 체계와 전기 침은 장기의 장애가 밝혀지기 전에 질병을 검출할 수 있는 한 가지 방법이다. 라디오닉스나 경락 관련 기술이 널리 받아들여지려면 '인간이 미세에너지계를 갖고 있다'는 쪽으로 의료 관계자의 대폭적인 의식의 변화가 필요하다.

| KEY POINT TO REMEMBER |
요점 정리

1 경락계는 육체나 에테르체가 에너지적으로 결합해 있어 '육체-에테르체 경계면'을 이루고 있다고 생각된다.

2 전기침에 의한 진단체계는 EAV나 모토야마 박사의 AMI처럼 생체의 기능장애나 에너지적 불균형을 경락계의 전기적 변화를 통해 측정한다. 경락계는 육체-에테르체 경계면의 일부이므로 경락계의 에너지 혼란은 에테르 수준이나 세포 수준의 장애를 반영한다.

3 AMI는 모든 주요 차크라의 정보를 동시에 얻을 수 있지만, EAV는 한 번에 한 경혈의 전기적 특성만 검사할 수 있다.

4 EAV로 검출된 어떤 경락상의 경혈 불균형은 그 경락에서 에너지를 공급받고 있는 장기계의 보다 고차 수준에서 일어나고 있는 기능장애를 나타낸다.

5 EAV는 질병의 특정 원인을 진단하고 개별 환자를 치료하기 위한 특정 동종요법 레미디와 매치하기도 한다. EAV를 이 같은 목적으로 사용할 경우 그 에너지 기구에는 경혈의 공명 반응이라는 파동적 현상이 관여한다. EAV의 회로 중간에 병원(病源) 물질이나 적절한 파

동적 레미디를 세팅하면, 시스템이 환자의 경락계와 전기적 접촉 상태에 있는 동안 장치의 출력 미터 표시가 변한다.

6 파동의학적 불균형을 발견해 바로잡기 위해 EAV 같은 진단 장치를 사용함으로써 보다 오래된 '에너지 껍질'에 관한 상세한 정보를 얻을 수도 있다. 다양한 생리학적, 에너지학적 개입에 반응해 만들어진 새로운 껍질 아래에서 나타나는 낡은 껍질을 벗겨가는 과정을 '양파 효과'라고 부른다.

7 식품 알레르기를 식품 과민반응이라고 부르기도 하는데, 흔히 대부분 식품에 함유된 페놀이라는 물질의 유해 작용 때문에 일어나는 것 같다. 이들 과민반응이 일어나는 메커니즘에는 다양한 면역반응이 관여한다. 아마 미세에너지적 작용도 관계되어 있을 것이다. 식품에 대한 이 같은 감수성은 아직 진단으로 발견되지 않는 질병에서 기인하는 부분도 의외로 클 것이다.

8 EAV는 식품 알레르기의 진단을 신속히 하기 위해 이용된다. 그리고 그 알레르기 증상을 중화하기 위한 동종요법 레미디의 처방 분량을 바로 결정할 수 있다.

9 라디오닉스 장치의 경우, 환자의 경락계에 직접 접촉해 에너지 정보를 끌어내는 것이 아니라 환자의 에너지 구성을 알기 위한 생물학적 시료나 사진이 필요하다. 이 같은 시료를 '파동적 증거물'이라고 한다. 증거는 고차 의식이 동조하기 위한 에너지적 초점 맞추기의 대상이 된다.

10 라디오닉스 장치는 환자의 상태에 대한 피드백을 얻기 위해 공명 원리를 이용한다. 공명현상은 라디오닉스 검사자의 무의식적 자율신경계 내에서 발생하는데, 교감신경의 활동 증가로 나타난다. 이 반응은 검사자가 손가락으로 장치상의 패드를 쓰다듬었을 때의 흡착되는 듯한 감각을 특징으로 한다.

11 라디오닉스는 검사자의 고차 에너지 지각계의 감수성을 증폭하는 것으로, 특히 차크라나 나디계와 강하게 관련되어 있다고 생각한다. 때문에 라디오닉스 장치의 감도에는 장치를 다루는 사람의 정신적, 영적 발달 단계가 반영된다.

12 라디오닉스 장치는 정신적인 기록계로, 검사자가 환자의 질병 주파수에 동조하기 위해 눈금이 새겨진 다이얼이 설치되어 있다. 특정한 주파수를 알면 파동적 증거물을 에너지적 매개로 해서 치료에 필요한 적정 주파수의 에너지를 환자에게 발신할 수도 있다.

13 라디오닉스 장치와 다우징 장치는 통상 무의식 수준에서 작용하고 있는 사이킥한 지각을 증폭해 일상의식 수준으로 가져오는 것이다.

14 EAV 검사자는 무의식중에 검사를 위해서 프로브를 경혈에 대고 누를 때 압력을 바꾸고 있어 일종의 라디오닉스 장치 또는 다우징 장치로 기능하고 있을 가능성도 있다.

| VIBRATIONAL MEDICINE |

파동의학의 진화

자연의 지혜가
주는 치유

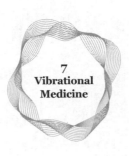

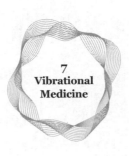

7
**Vibrational
Medicine**

우리는 이 책을 통해 육체와 인간의 다차원적 본질에 기여하는 미세에너지체 사이의 관계에 대해 상세히 살펴봤다. 그 결과 육체와 역동적 균형 상태에 있는 보다 높은 주파수의 구조물에 영향을 줌으로써 신체적 · 정서적 장애를 치료할 수 있음이 차례로 밝혀졌다.

인간을 구성하는 미세에너지체는 건강 유지에도 중요한 역할을 한다. 에테르체에서의 에너지 장애는 육체 수준에서의 세포 조직화, 성장 패턴의 이상이 나타나기 전에 생긴다. 에너지 흐름의 장애가 고주파 미세에너지 구조 패턴 안에서 결정화되었을 때, 비로소 질병은 육체 수준에서 발생한다. 기능장애를 일으키고 있는 미세에너지체의 패턴을 수정하는 가장 좋은 방법은 특정 주파수의 미세에너지를 파동의학 치료제로 투여하는 것이다.

내가 말하는 파동은 주파수의 동의어에 지나지 않는다. 에너지의 주파수 차이는 진동률의 차이를 말한다. 물질이든 에너지든 단일한 근원적 에너지 기질이 다른 양식으로 발현된 것으로, 육체나 미세에너지체를 포함한 우주에 존재하는 만물을 구성하고 있다. 이 보편적 에너지의 진동률 즉 주파수가 기질로서의 발현 밀도를 결정한다. 아주 낮은 주파수로 진동하는 기질은 소위 통상적인 '물질'로 발현되고, 초광속으로 진동하는 것은 '미세질'로 알려진 것이 된다. 미세질도 보통의 고밀도 물질 못지않게 사실적인데, 단지 주파수가 높다는 차이가 있을 뿐이다. 치료를 통해 미세에너지체를 변화시키려면 물질계보다도 높은 수준에서 진동하는 에너지를 부여할 필요가 있다. 파동의학 치료에는 그런 고주파 미세에너지가 포함되어 있다.

파동의학 치료제는 보통 특정한 주파수로 진동하는 미세에너지를 지닌 에센스나 팅크제이다. 우리는 이미 동종요법이라는 형식으로 파동의학 치료제의 일종을 살펴보았다. 기본적인 동종요법 레미디에서 알 수 있듯이 파동에너지의 특질은 자연계에 존재하는 만능 매질인 물에 새겨지는 게 일반적이다. 파동적 에센스에 저장된 미세에너지는 다양한 수준에서 상호작용하면서 인간에게 영향을 준다.

어머니 자연에서 추출된 이 파동의학 레미디에는 수많은 종류가 있다. 플라워에센스는 자연요법 가운데에서도 가장 오래된 것 가운데 하나이다. 이번 장에서는 지구에 흐드러지게 피는 꽃들이 인류에게 보내주는 선물과 파동의학의 진보에 대해서 논의하고자 한다.

플라워 레미디 치유법:
배치 박사가 발견한 자연의 선물

플라워에센스 치료로 가장 유명한 사람은 영국의 에드워드 배치(Edward Bach) 박사이다. 배치 박사는 20세기 초 런던 동종요법 의사로 존경을 받았다. 배치 박사는 현재 세계적으로 널리 이용되고 있는 '플라워 레미디(Flower Remedies, 꽃 치료법 혹은 배치 플라워요법으로 불림)'의 발견자이다. 플라워에센스는 다양한 감정이나 기질의 장애를 치료하기 위해 이용되고 있다. 이것도 동종요법 레미디와 마찬가지로 극미량의 물질을 함유하고 있지만, 순수한 파동의학 레미디라고 생각할 수 있다. 그 응용 범위는 대단히 넓어서 플라워에센스는 미세에너지요법의 독특하고 특수한 한 분야로 발전해 왔다. 에드워드 배치는 현대 의사들이 스트레스나 정서 질환과의 관계를 논의하기 수십 년 전부터 이 문제를 지적한 선구자였다. 그는 감정이 질병을 일으킬 수 있다는 통찰에 기초해 인간을 조화로운 상태로 회복시키기 위한 단순하고도 자연적인 방법을 찾기 시작했다. 운 좋게도 배치는 자연 속에서 치료법을 찾은지 얼마 되지 않아 동종요법 레미디를, 그리고 마침내 플라워에센스의 치료 효과를 깨닫게 되었다.

배치 박사는 동종요법 의사로 전환하기 전에 런던 시내의 큰 병원에서 세균 전염병 전문의로 근무했다. 당시 업적 가운데 하나는 만성질환자의 소화관에서 특정 세균을 발견한 것이다. 소화관에 늘 많은 세균이 존재한다는 것과 관절염이나 류머티즘 같은 만성질환이 좀처럼 가벼워지지 않는 것의 연관성에 주목했다. 그는 세균들이 류머티즘 계통의 질환을 악화시킨다면, 면역계를 부활시켜 미생물을 배제함으로써 증상을 완화할 수 있을지 모른다고 생각했다. 그리고 소화관 내의 세균으로 만든 백신이 만성질환의 원인이 되는 세균의 독소에 소독작용을 갖지 않을까 추측하였다. 배치 박사는 그 가설에 바탕을 두고 증상 악화의 원인이라고 짐작되는 장내 세균으로 만든 백신의 희석액을 만들었다. 여러 질환의 환자에게 주사해 본 결과 관절염을 비롯한 만성질환에 뛰어난 효과가 있었다.

이 발견 후 얼마 되지 않아 배치 박사는 어떤 사람에게서 『의학원론 The Organon of Medicine』이라는 책을 건네받았다. 그 책이 바로 하네만의 뛰어난 동종요법 논문이었다. 배치 박사는 하네만의 동종요법의학 사상에 크게 공명했다. 질병을 치료하기 위해 미량의 독소를 환자에게 투여한다는 배치 박사의 생각은 하네만의 동종요법 이론과 같은 것이었다. 배치 박사는 독학으로 시행착오를 계속하면서 최종적으로 하네만과 같은 결론에 도달한 것이다. 그는 백신 접종법에 대해서도 새로운 방법을 찾았다. 백신 접종 부위의 피부 국소반응을 호소하는 환자가 많았기 때문이다. 배치 박사는 질병에 관계되는 장내 세균을 동종요법 농도로까지 희석해서 설하제를 만들어 경구 투여했다. 그러자 이전의 피하접종으로는 달성할 수 없을 정도로 뛰어난 효과가 나타났다. 배치 박사는 그 모든 증례에 기초해 만성질환을 일으킬 수 있는 세균을 일곱 종류로 분류했다. 그리고 각 세균으로부터 현재 배치의 '일곱 종류의 노소드(Nosodes: 질병에 의해 획득한 치료용 물질)'라고 부르는 동종요법 약을 조합하기에 이르렀다(제6장 생물 검체에 관한 항 참조).

배치 박사가 특이한 점을 발견한 것은 그때였다. 일곱 종류의 병원성 세균을 보유한 환자는 각각 퍼스낼리티(성격이나 기질)에 특유의 변화를 보인다는 사실을 알게 되었다. 박사는 그 일곱 종류의 세균을 일곱 종류의 퍼스낼리티와 관련지을 수 있지 않을까 생각했다. 배치 박사는 이러한 통찰에 기초해 노소드를 활용해 환자 치료를 시작했다. 그는 각 환자의 감정 기복의 특징에 따라서 엄밀하게 노소드를 결정했다. 그때 환자의 신체적인 면은 보지 않고 환자의 정신 증상만을 관찰해 개개의 증상에 맞는 노소드를 할당했다. 배치 박사는 이 방법으로 임상적인 면에서 예상을 웃도는 성공을 거두었다.

그는 실험기술을 좀더 개선해 퍼스낼리티 유형을 상세하게 분석한 후 더 심오한 통찰력을 얻게 되었다. 즉 같은 퍼스낼리티 그룹에 속하는 사람이 같은 질병에 걸리는 것이 아니라, 어떤 종류의 병원균을 갖고 있든 같은 퍼스낼리티 그룹에 속한 사람이 질병에 대한 같은 반응양상을 보인다는 것이었다. 즉 어떤 질병이든 행동, 기분, 느낌에서 공통된 반응을 보인다는 고찰이었다. 그렇다면 만성질환을 치료하는 최적 약물을 결정하려면 환자의 지적 특징과 정서적 특징만 분류하면 된다는 것이다. 배치 박사가 직관했던 것은 감정이나 퍼스낼리티 인자가 그 사람이 걸리기 쉬운 질병의 경향을 결정한다는 사실이었다. 그런 인자 가운데 가장 큰 영향을 주는 것은 공포나 부정적 태도라는 감정적 경향이었다. 현대 의학이 질병과 감정의 관계를 다루기 시작한 것은 최근의 일이다. 그런데 배치 박사는 최근의 정신신경면역학적 연구 결과보다 반세기 이상 앞서 똑같은 결론을 내린 것이다.

배치 박사는 질병을 일으키는 물질로 만든 노소드를 치료에 즐겨 사용하지 않았다. 그는 자신이 작성한 노소드와 동일한 파동적 성질을 가지고 있고, 그것을 상회하는 치료 효과를 지닌 물질이 자연계에 존재한다고 생각했다. 그래서 이미 걸린 질병에 대처하는 것이 아닌, 질병의 전조로서의 정서적인 인자에 대처할 수 있는 천연물질을 찾기 시작했다. 배치 박사는 특정한 꽃에서 추출된 에센스 가운데 그것이 존재한다는 사실을 알게 되었고, 마침내 총 38종의 에센스를 발견했다. 더 나아가 '레스큐 레미디(Rescue Remedy)'라고 알려진 다섯 종류의 꽃 혼합 에센스(파이브 플라워)를 발견했다.

배치 박사는 질병과 퍼스낼리티의 관계는 미세에너지체 내부의 에너지 패턴이 반영된 것이라고 정확하게 인지했다. 그리고 질병이란 고차 자아 (Higher self) 또는 영혼과 육체적 퍼스낼리티 사이의 부조화가 반영된 것이라고 생각했다. 이런 내적 부조화의 반영은 개개인이 보여주는 특정한 타입의 심리적 특징이나 태도 가운데에서 발견된다. 고차 자아와 육체적 퍼스낼리티 사이의 정신적 에너지의 부조화는 질병 자체의 과정보다 중요하게 여겨진다.

배치 박사는 플라워에센스의 미세한 파동에너지가 기능부전을 일으키고 있는 정서 패턴의 재정렬을 돕는 것이라고 짐작했다. 육체적 퍼스낼리티와 고차 자아 사이의 에너지 정합성을 높여감에 따라 마음의 평안이나 기쁨으로 표현되는 조화가 당사자 내부에서 생기게 된다. 정서적 인자가 교정되면 환자의 몸과 정신의 활력이 회복되어 어떤 신체적 질환도 쾌유시키는 힘이 생긴다. 배치 박사는 윤회 사상을 통해 육체적 퍼스낼리티와 고차 자아를 관련지어 다음과 같이 말하고 있다.

윤회 과정에서는 모든 영혼이 지상에서의 해야 할 경험과 이해를 깊게 한다는 목적을 갖고 주어진 이상에 가까이 가기 위해 퍼스낼리티를 연마하고 있다고 한다. 이 사실은 별로 알려지지 않았다. 잊지 말아야 할 것은 영혼이란 특정한 사명을 위해 주어진 것으로, 의식적인 것이 아니라 해도 사명을 다하지 않는 한 영혼과 퍼스낼리티 사이에 갈등이 생기는 것은 피할 수 없다. 그것이 필연적으로 몸의 기능부전으로 발현되어 나타난다. (……)

인류의 기억에조차 없는 태고부터 질병의 예방과 치료법은 신탁을 통해 풍부한 약초, 식물, 수목이라는 자연의 형태로 사람들에게 주어져왔다. 이 식물들은 어떤 종류의 질병이든 치료할 힘을 갖고 있다. 이런 약초를 쓰고 있는 한 치료에 어떤 주의사항도 필요하지 않다. 환자는 치료를 받아 건강해지고 질병은 건강 회복과 함께 사라졌다. 몸 가운데에서도 가장 미묘하고 민감한 부분인 정신은 질병의 발병과 결과를 몸보다 훨씬 명료하게 드러내기 때문에, 어떤 약이 필요한지를 결정할 때 그 지표로서 정신의 형태가 반영되었다. (······)

뛰어난 새로운 치유술의 새벽은 바로 여기에서 왔다. 약 100년 전에 태어난 하네만의 동종요법은 긴 암흑시대 뒤에 나타난 최초의 서광으로, 미래 의학에 중요한 부분을 차지하게 될 것이다. (······)

치유 문제는 시대의 흐름과 보조를 맞추면서 그 방법을 바꿀 필요가 있다. 즉 물질주의 기법에서 벗어나 대자연의 법칙에 규정된 진리의 실재에 기초한 과학으로 이행할 필요가 있다는 사실을 이해해야 한다.

물질주의는 물질계 위에 어떤 인자가 존재해 그것이 우리의 일상생활을 유지하고, 질병에 걸리지 않도록 해준다는 사실을 잊고 있다. 예컨대 우리의 정신을 억압하는 공포 감정은 육체와 자성체(magnetic body) 사이에 부조화를 초래해 세균의 침습을 받기 쉽다. 질병의 근본 원인은 우리 자신의 퍼스낼리티 안에 잠재해 있는 것이다. (······)

미래의 치유는 육체를 치료하는 물리적 방법에서 정신적, 영적 방법으로 이행할 것이다. 그것은 영혼과 정신에 조화를 가져옴으로써 질병의 근본 원인을 근절하는 방향으로 나아가고, 물질적 치료법은 완치에 도움이 되는 보조적 방법으로 이용될 것이다.[1]

배치 박사는 고차의 정신과 고차의 미세에너지체에 갖추어진 자기적 성질 사이의 에너지 관계를 이해하고 있었다. 앞 장까지 이야기했듯이 육체의 뇌 신경계를 통해 표출되는 정신과 감정의 특성은 에테르체, 아스트랄체,

멘탈체로부터의 에너지 입력에 의한 산물이다. 그 에너지 효과는 플라워에센스가 갖는 고차 에너지체에 대한 영향력이 몇 가지 필터를 통과해 마침내 육체에 나타난다.

배치 박사는 자신의 몸에 에센스를 투여해 어떤 변화가 일어나는지 관찰하면서 여러 꽃의 효과를 밝혀냈다. 배치 박사 자신도 사이킥한 현상에 높은 감수성을 갖고 있었다. 그래서 종종 런던의 번잡함과 소란함을 피해 시골로 피신하곤 했다. 박사에게 도시 생활은 파괴적이었으며 많은 에너지 소모를 가져왔다. 그는 생사와 관련된 급성 질병을 앓은 뒤, 시골로 이사하기로 했다. 자연 속에서 치유의 근원을 찾기 위해 길을 나선 것이다. 미세에너지에 대한 배치 박사의 감수성은 대단히 예민해 꽃잎에서 흘러내리는 아침이슬 방울이 입술에 닿는 순간, 그 꽃의 잠재적 치료 효과를 실감할 수 있을 정도였다. 또 특정한 꽃 앞에 서면 그 꽃의 플라워에센스가 치유 효과를 발휘하는 모든 신체 증상이나 감정 상태를 체험할 수 있었다. 하지만 38종의 플라워 레미디를 동정(同定)하는 작업이 몸과 감정에 상당한 부담이었던 것일까? 그는 1936년 56세라는 젊은 나이에 세상을 떠났다.

배치 박사는 희석을 거듭해 강화하는 동종요법은 손이 많이 가는 방법이기 때문에 비교적 간단하게 만들 수 있는 파동의학 에센스도 연구하였다. 먼저 아침 햇살에 비친 꽃의 이슬과 아직 그늘에 있는 꽃의 이슬을 채집하러 다녔다. 그러고 그 각각이 자신의 미세에너지체에 어떤 영향을 주는지 검토하였다. 두 가지 용액을 비교한 결과, 햇빛에 비친 이슬 쪽이 강력하다는 사실을 알았다. 그릇에 담은 샘물 수면에 특정한 꽃을 띄우고 햇빛에 몇 시간 노출하면 강력한 파동의학 팅크제가 만들어진다는 사실도 발견했다. 꽃이 갖는 파동에너지의 특징을 물에 새겨 넣을 때 햇빛이 갖는 미세에너지 효과가 중요한 역할을 한 것이다. 이는 힌두교에서 프라나라고 하는 햇빛의 미세에너지 특성과 관계가 있다고 생각한다.

배치 박사의 플라워 레미디는 질병에 대한 정서적 반응이나 세포에 병리학적 변화를 이끌어낼 수 있는 기질의 치료에 이용된다. 예컨대 특정한 공포증으로 고통스러워하는 환자가 있다면 물꽈리아재비(Mimulus)의 플라워에센스를 투여한다. 어떤 충격을 받아 괴로워하는 사람에게는 베들레헴별꽃의 플라워에센스를 투여한다. 언제나 우유부단하여 괴로운 사람에게는 스클레란투스의 에센스가 유효하다. 강박관념에 잡힌 사람에게는 화이트체스넛으로 만든 플라워에센스를 처방한다.

플라워 레미디는 만성적인 감정 장애나 퍼스낼리티 장애 치료에 뛰어난 효과를 보였다. 오로지 물질적 세포 병리 수준에서만 작용하는 현대 의학의 약물치료와는 달리, 플라워에센스에 함유된 에너지 패턴은 감정·정신·영적 수준에서 작용하고 있다. 미세체들(subtle bodies)은 내인성, 외인성의 유해물질에 대한 감수성을 개선함으로써 육체에 영향을 미친다. 배치 박사가 파동의학 에센스로 얻고자 했던 것은 숙주로서의 환자의 저항력 강화이다. 이를 위해 환자의 내적 조화를 이루어 환자가 자신의 고차 자아와 연결되기 위한 고차 에너지계를 활성화하도록 했다. 배치의 플라워 레미디는 육체의 세포계에 직접 작용하지는 않는다. 그러나 인간의 미세에너지 구조의 다양한 수준에 작용해 육체의 세포 기능 부조화에도 직접 작용할 수 있을 정도의 플라워에센스도 있다.

배치 박사가 사망한 뒤에도 영국의 '배치 힐링센터'는 그의 독특한 방법을 계승해 플라워에센스를 계속 만들어냈다. 배치 플라워 레미디는 유럽과 미국의 많은 자연의학 학교에서 그가 세운 정서적, 지적 경향에 의한 인간의 분류라는 기초이론을 따라 사용되었다. 배치 박사가 사용한 꽃 이외에도 여러 플라워에센스에 대하여 실험이 이루어졌다. 그러나 전혀 새로운 플라워에센스가 개발된 것은 1970년대에 들어서이다.

1979년, 리처드 카츠(Richard Katx)가 플라워에센스협회를 설립하였다. 협회는 플라워 레미디의 종사자나 치료사들의 네트워크와 정보교환을 위한 틀을 만들었다. 나아가 미국 고유(주로 플라워에센스협회 본부가 있는 캘리포니아)의 꽃으로 만든 새로운 플라워에센스도 소개했다. 플라워에센스협회는 새로운 플라워에센스에 관한 자료와 배치 박사의 플라워 레미디를 새롭게 활용한 사례도 발표했다. 새로운 에센스는 FES에센스라고 부른다.

FES에센스를 발견한 것은 플라워에센스협회 창설자인 리처드 카츠다. 그는 직관의 안내에 의지해 지방의 소그룹 치료사와 경험을 나누면서 새로운 플라워에센스가 내적 성장과 영적 각성을 촉진하는 데 특히 효과적이라는 사실을 밝혀냈다. 그 에센스에는 성관계에 대한 공포, 남녀관계의 문제, 감수성, 초능력 또는 영적 각성 등에 대한 정신에너지적 장애를 변용시키는 촉매와 같은 작용이 있다고도 생각된다. 개인에게 맞는 에센스에 대한 지식은 직관이나 채널링에 의한 다채로운 사이킥 정보에서도 입수할 수 있게 되었다. 추를 이용한 라지에스테지의 도구 사용도 그렇다.[2] 이런 종류의 방법으로 정보를 모아 에센스의 응용에 대한 새로운 지식이 축적되었다. 이런 정보는 부정기적으로 간행된 「플라워에센스」 저널에 싣고 있다. 그렇지만 플라워에센스의 치료적 측면, 미세에너지적 측면에 관한 신뢰할 수 있는 교과서는 1983년에 콜로라도주 볼더시의 연구가 그루다스(Grudas)의 출판을 기다려야 했다.

플라워에센스의 치유 혁명:
파동의학 발전을 위한 그루다스의 노력

1983년 초, 새로운 플라워에센스 몇 종류가 페가수스프로덕트라는 회사에서 미국 전역의 비전(祕傳) 치료센터에 보급되었다. 새로운 에센스는 제2의 파동의학 치료법인 보석요법과 비교하는 새로운 방법으로 소개되었다. 거기에는 플라워에센스와 보석요법 에너지 치료의 용도를 보여주는 안내서와 참고문헌이 첨부되어 있었다. 그 일람 중에서도 유난히 눈에 띄는 책이 그루다스가 쓴 『플라워에센스와 파동치유 *Flower Essence and Vibrational Healing*』라는 미세에너지의학 연구서였다.

이 책은 몇 달 뒤 통합(holistic) 의학도서를 다양하게 취급하는 서점에 진열되기 시작했다. 색다른 주제를 다룬 이 책에는 108종의 새로운 플라워에센스의 미세에너지적 특성과 물질적 특성에 관한 과학적이고 기술적인 내용이 자세하게 실려 있었다. 일부 꽃은 이미 FES에센스로 발표된 것이지만, 상세한 기술은 처음 있는 일이었다. 게다가 이 책에는 플라워에센스와 동종요법 레미디의 에너지적 관계에 대한 전문적인 내용도 실려 있었다. 특별한 파동의학 교과서로서 신뢰할 수 있는 이 책에는 에드가 케이시급 채널러인 케빈 라이어슨(Kevin Ryerson)의 기술적인 사이킥 정보도 실려 있었다. 실은 『플라워에센스와 파동치유』의 상당 부분은 샌프란시스코에서 1980년대에 이루어진 케빈 라이어슨의 사이킥 리서치 리딩의 인용이었던 것이다. 그 이전에도 이 연구 그룹은 플라워에센스의 임상응용에 관한 채널링(channeling) 정보를 얻기 위해 라이어슨과 접촉하고 있었다. 이 독특한 집단의 회원 가운데에 그루다스나 나중에 플라워에센스협회의 창설자가 되는 카츠가 있었다. 그루다스는 1980년대의 이런 활동에 그치지 않았다. 그 뒤에도 라이어슨을 통해 플라워에센스에 관한 사이킥 자료를 대량으로 수집했고, 이미 탐색이 끝난 항목에 대해서도 다시 채널링 정보에 기초해 검토를 덧붙이는 작업을 계속했다.

여기에서 중요한 것은 채널링에서 얻어진 이런 정보들이 오늘날 새롭게 시도하는 치료기술 개발에 실마리를 제공해준다는 점이다. 이들 '새로운' 기술의 뿌리는 사실 먼 고대로까지 거슬러 올라가기도 한다. 20세기에 플라워 레미디를 체계적인 치료법으로 발전시킨 선구자였던 에드워드 배치는 뛰어난 임상가이자 미세에너지에 매우 민감한 사람이었다. 라이어슨 같은 채널러에게 얻은 정보는 플라워에센스의 생화학적 작용의 미세에너지 메커니즘에 대한 암시를 주고, 치료에 대한 응용 가능성이나 정보의 올바름을 증명하기 위한 새로운 과학적 연구를 시사한다. 이들 새로운 플라워에센스가 갖는 효과나 작용기전에 대해서는 앞으로 실험적 치료로 더 확인할 필요가 있을 것이다.

『플라워에센스와 파동치유』는 플라워에센스의 치료 응용과 그에 관련된 파동의학 치료법의 다양한 기술적 정보를 정리했다는 점에서 큰 업적을 남겼다고 할 수 있다. 플라워에센스 역사에 관한 해설의 장에서는 배치 박사의 영감과 플라워 레미디 발견에 대해 다루었는데, 그루다스는 그 안에서 흥미 있는 결론을 이끌었다. 즉, 배치 박사가 루돌프 슈타이너가 쓴 '꽃의 치료적 효능'에 관한 문헌 연구를 했을 수도 있다는 사실이다. 슈타이너는 저명한 인지학자로, 수많은 의학 강연기록을 남겼다. 영국에서 한 강연에 그때막 연구를 시작한 배치 박사가 출석했을 가능성이 있다는 것이다.

그루다스는 플라워에센스요법의 뿌리가 고대 아틀란티스나 레무리아 같은 전설상의 문명에서의 이용법까지 거슬러 올라간다고 언급하고 있다.

그루다스는 책 첫 부분에서 플라워에센스를 조합하고 강화하기 위한 여러 기법과 인간의 에너지계에 영향을 주는 복잡한 메커니즘에 대해서도 설명하고 있다. 다음 장에서는 각 에센스가 갖는 특성을 자세하게 기술한다. 그 가운데는 각 에센스가 미세에너지의 어떤 수준에서 작용하는지를 판정하기 위한 논의도 전개하고 있다. 또 각 에센스가 어떤 질병의 치료에 효과적인지에 대해서도 기술한다. 이 장의 말미에는 임상에 관련된 자료가 간단한 표로 정리되어 있어 치료에 이용될 때의 에센스와 작용하는 에너지 수준의 관계가 소개되어 있다.

이전에 출판된 파동의학 텍스트와 이 책의 차이점은 인체에 파동의학 레미디가 작용할 때의 미세에너지적이고 생리적인 메커니즘을 설명하는 데 중점을 두었다는 점이다. 그전에는 이런 내용을 그렇게 자세히 쓴 책이 없었다. 채널링에 의해 얻어진 내용을 뒷받침하는 비전 문헌의 인용도 많고, 꽃의 에너지가 물에서 인체로 이행하는 작용원리에 대한 설명도 우아하면서 간결하게 기술되어 있다. 잠깐 인용해 보자.

> 이 진화 계획에서 꽃은 식물에서 가장 생명력의 밀도가 높은 기관이다. 개화는 식물의 성장 과정 가운데서도 가장 중요한 경험이다. 꽃은 식물의 많은 에테르 특질이 통합되는 부분으로 생명력의 정점이고, 자주 식물의 생식을 담당하는 부분으로 이용된다.
>
> 물론 실제적 본질은 식물의 형태를 취한 전자기학적 패턴에 있다. 물질체(physical body)로 나타난 다양한 형태의 식물에 여러 영양소가 있듯이, 꽃이나 그 밖의 여러 형태를 한 식물에는 다채로운 매개변수(parameters)를 갖는 생체자기에너지가 있다. 그리고 생명력은 개화하는 부위의 주위에서 가장 높다. (……)

꽃에서 만들어진 에센스는 에테르질만 새겨졌을 뿐 물질적인 것은 전혀 전사되지 않는다. 이 연구에서 우리는 엄밀하게 식물의 에테르적 파동만을 모았다. 이는 식물의 지성이라고도 할 수 있다. 물 위에 내리쬐는 햇빛은 꽃의 생명력을 물에 녹여 들어간다. 그리고 그 생명력은 소화흡수와 함께 파동 에센스를 복용한 사람의 몸으로 옮겨 간다.3

그루다스는 꽃이 갖는 파동적 특성을 물에 옮기는 방법 이외에 보석요법의 이용에 대해서도 언급하고 있다. 보석요법도 플라워에센스처럼 각 보석이나 미네랄의 결정이 갖는 독특한 특성을 햇빛을 이용해 물에 각인해 조합한다. 햇빛을 이용해 플라워에센스를 조합하는 방법의 에너지적 이용보다 더 흥미로운 것은 플라워에센스가 사람들의 육체나 미세에너지체에 작용할 때의 작용 순서이다. 그 미세에너지 해부학의 설명 대부분은 이 책의 도입부에서 이미 다룬 내용이라 중복되지만, 그루다스의 저서에서는 더 탐구해야 할 새로운 정보도 포함하고 있다. 치료에서 플라워에센스가 갖는 에너지 패턴에 의해 육체와 에테르체, 나아가 고차의 주파수를 갖는 탈것 사이에서 치료적 상호작용이 일어난다. 여기에서 가장 흥미로운 점은 육체가 갖는 크리스털(crystal) 같은 특성에 관한 기술이다. 또 물질 – 세포구조 수준의 특수한 미세에너지계가 형성될 때, 이 탈것들이 맡은 역할도 흥미롭다. 크리스털이 갖는 치유 효과와 에너지 효과에 대해서는 제9장에서 상세하게 논한다. 사람 몸이 갖는 크리스털의 성질은 크리스털을 이용한 치료에 대한 논의와 관계가 있다.

플라워에센스, 동종요법 레미디, 보석요법이 먹는 약이나 연고로 이용될 때, 이들은 육체나 미세에너지체의 특정 경로를 따라 이동해 간다.

우선 순환기계 즉 혈류로 들어간 다음, 순환기계와 신경계의 중간 영역에 다다른다. 이 계 사이의 극성에 의해 그곳에서 전자기적인 흐름이 생긴다. 이 두 계 사이에는 밀접한 연계가 있는데 모두 생명력이나 의식과 관계된다고 한다. 하지만 상세한 내용은 현대과학으로는 아직 충분히 이해할 수 없다. 생명력은 혈액을 매개로 작용하기 쉽고, 의식은 뇌나 신경계를 통해 작용하기 쉽다. 어느 계에나 크리스털과 같은 특성과 전자기적인 흐름이 존재하고 있다. 혈액 속의 세포 특히 적혈구와 백혈구에는 크리스털과 같은 성질이 현저하고, 신경계는 더 많은 전자기의 흐름을 갖는다. 생명력과 의식은 이 성질들을 잘 이용해 육체로 진입해서 자극한다.

파동적 레미디는 보통 신경계와 순환기계 중간 영역에서 경락계를 향해 이동한다. 레미디가 운반하는 생명력은 경락계에서 여러 미세에너지체나 차크라 속으로 들어가거나, 신경계와 순환기계 사이에 존재하는 수송로를 통해 직접 육체의 세포 수준으로 되돌아온다. 그 경로는 레미디 종류와 환자의 체질에 따라서 달라진다.

레미디의 생명력이 육체로 돌아올 때의 경로는 주로 세 가지다. 에테르체나 에테르 유동체(etherial fluidium), 차크라, 그리고 실리카(silica, 규토)나 크리스털 성질을 갖는 피부이다. 에테르 유동체란 육체를 둘러싼 에테르체의 일부로, 세포에 생명력을 수송하는 작용을 하는 액체이다. 머리카락도 크리스털 성질을 갖고 있어 생명력 수송의 담당자가 되지만 수송로 자체는 아니다. 각 차크라나 경락에 관계하지 않으면, 육체의 특정 부분이 파동의학 레미디가 갖는 생명력의 수송로가 되지는 않는다. 레미디가 갖는 생명력은 보통 하나의 수송로를 향해 이끌려 가는데, 몇 가지 수송로를 통해 육체로 다시 들어가기도 한다.

생명력은 여기에서 언급한 수송로 가운데 어느 것을 통과한 뒤 신경계와 순환기계 사이의 경로로 흘러간다. 거기에서 세포 수준으로 들어가 부조화가 생긴 육체 부분에 분배된다. 이 모든 과정은 정말 순식간에 끝나지만, 그 효과가 발현되기까지는 약간의 시간이 필요하다.[4]

이러한 해설에 따르면 플라워에센스의 미세에너지는 혈류 등 육체의 순환계와 신경계 사이의 경락을 통해 작용한다. 이 중계로의 하나는 순환기계와 신경계 사이에서 존재하고 있는 에너지 흐름의 일종인 전자기적 네트워크이다. 그 에너지 네트워크는 지금까지 비전 생리학자들 사이에서도 잘 알려지지 않았다. 이차크 벤토프(Itzhak Bentov)[5] 같은 연구자들은 명상 중인 사람 몸에서 순환기계와 신경계를 연결하고 있는 특수한 에너지 공명로의 존재를 지적했다. 벤토프 모델에 대해서는 명상을 논한 뒷장에서 더 자세하게 다루려고 한다. 플라워에센스가 갖는 생명에너지는 그 전자기적 경로에서 경락으로 흘러 들어간다. 앞에서도 말했듯이 경락은 고차 주파수의 탈것과 육체 사이의 에너지 상호작용에 빼놓을 수 없는 메커니즘이다.

경락에서 나온 에너지는 차크라를 비롯한 몇 가지 미세에너지체에 도달한다. 플라워에센스가 갖는 생명에너지는 처음에 위쪽으로 이동해 점차 높은 에너지 수준으로 상승해간다. 이것은 고차 에너지에서 물질 수준으로 향하는 통상의 하향적 흐름과는 역방향이다. 마치 에너지가 적당한 고주파수 영역으로부터 재통합을 받기 위해 더 고차의 주파수 수준을 향해 자신의 발걸음을 되돌려 가는 것 같다. 에센스나 레미디의 생명력은 에너지를 육체의 세포계에서 충분히 이용할 수 있는 상태가 될 수 있도록, 차크라와 같은 특별한 중계점이 처리하고 있는 것처럼 보인다.

이 밖에도 세포 수준의 미세에너지 중계 처리점은 더 존재하는데, 이들은 앞에서 인용했듯이 크리스털 네트워크를 포함하고 있다. 오늘날의 의사들에게는 인체 내에 크리스털 구조물이 존재한다는 것은 탐구의 대상도 아니고, 이해할 수도 없다. 배치나 센트죄르지(Szent-Gyorgi) 같은 생체전지 이론가는 반도체나 전자회로 이론을 응용해, 세포 네트워크 고유의 에너지 증폭 체계에 대한 깊은 이해를 통해 치료에 응용했다.

일반 과학자는 근래 들어 특수한 액상 크리스털이 존재한다는 사실을 인식하기 시작했는데, 이를 '액정(liquid crystals)'이라고도 부른다. 액정은 고체 크리스털 결정의 에너지적 특성 중 일부를 가지고 있을지도 모른다. 그러나 이것은 자연계 무기물이 아니라 대부분이 유기화합물에서 유래한다. 이런 생체크리스털 구조물을 이용하는 미세에너지 네트워크가 몸 안에 존재하고 있는 것 같다. 이 크리스털 네트워크는 파동의학 레미디가 갖는 미세에너지를 흡수 처리하는 작업과 관련이 있다. 다음은 그루다스의 저서에서 인용한 내용인데, 여기에서도 인체에 불가결한 부분을 형성해 내는 미세에너지계의 크리스털 성분에 대해 생체에너지 공명 원리를 언급하고 있다.

육체나 미세에너지체에는 파동의학 약물의 효과를 높여주는 다양한 크리스털 구조물이 존재한다. 육체에는 세포 내의 염류, 지방조직, 림프액, 적혈구, 백혈구, 솔방울샘 안에 그것이 있다. 그러한 크리스털 구조물은 몸속에 있는 완벽한 구조이지만 현대 의학의 힘으로는 아직 식별할 수도 없고 충분히 이해할 수도 없다.

크리스털 구조물은 교감신경의 공명과도 관련이 있다. 육체와 미세에너지체나 에테르가 갖는 크리스털 성질은 다양한 파동의학 레미디, 특히 플라워에센스나 보석의 크리스털 성질과 동조된다. 신체 내부에 있는 이들 특성에 의해 파동의학 레미디가 갖는 생명력은 흡수할 때에 그것이라고 인식할 수 있는 정도까지 증폭된다. 이 크리스털적 성질은 대부분 에테르 에너지가 육체를 통과할 때 중계점 역할을 한다. 그렇게 해서 여러 에너지가 적당한 주파수로 균형 있게 분배되어 건강체를 회복하기 위한 체내 독소 배출을 촉진하는 결과를 낳는다. 이것은 라디오 전파의 주파수가 라디오 내부 크리스털을 통해 가는 것과 같은 원리이다. 체내 크리스털 구조물은 그 전파에너지를 흡수하면서 높은 주파수와 공명을 일으켜 몸이 감지한 주파수대를 받아들인다.

파동의학 레미디가 강화되면 거기에 포함된 생명력은 신체 내 불균형이 있는 부분에 보다 빨리 운반된다. 레미디는 환자의 오라나 미세에너지를 정화해 더는 불균형이 질병 발생을 촉진하지 않도록 작용한다. 이 사실을 의심하는 사람이라면 초음파나 마이크로파 같은 미세에너지가 질병의 원인이 될 수 있다는 과학적 사실을 기억하기 바란다. 그것이 사실이라면 다른 미세에너지에 의해 역으로 건강해질 수도 있는 게 이상할 것도 없지 않을까?6

질병의 원인이 되는 독소 배출을 촉진하는 주파수 특이적 미세에너지라고 하면, 동종요법 레미디의 작용원리에 관한 설명을 생각하는 사람도 있을 것이다. 체내에 존재하는 크리스털 네트워크는 동종요법 레미디나 플라워에센스에 내재하는 미세에너지를 적절한 효과를 발현하는 경로로 운송해 분배하는 역할을 돕는 작용이 있다.

최종적으로 레미디나 플라워에센스가 갖는 치료 작용은 최대 효과가 발휘되는 에너지 수준이 다르다. 동종요법 레미디는 물질이나 분자 수준에서 더 강력한 에너지 효과를 발휘하는 것 같다. 몇몇 임상적 견해에 따르면 동종요법 레미디는 아스트랄체나 차크라라고 하는 고차 수준에도 작용할 수 있는 것 같다. 예컨대 조울증이나 조현병 환자도 동종요법 레미디로 증상이 극적으로 개선되기도 한다. 이런 치료 효과는 정신질환에 수반된 신경화학적 불균형을 수정함과 동시에 미세에너지와 연계된 상태에 수반된 장애도 수정한 데 따른 결과일 것이다.

플라워에센스는 특히 차크라나 미세에너지체의 변화를 이끄는 작용이 강하다고 생각된다. 그러나 어떤 종류의 에센스는 육체 수준에 직접 작용한다. 동종요법 레미디는 세포체의 물질-분자구조에 강한 공명을 일으키는 주파수 특이적 진동 양자를 초래해 차크라나 미세에너지체에도 영향을 주고 있는 것 같다. 플라워에센스는 고밀도 생명력을 포함한, 말하자면 순수한 의식 에너지 팅크제와 같은 성질을 갖고 있다. 몸에 기능장애 패턴이 존재할 때 어떤 종류의 플라워에센스는 그 미세한 파동적 특성에 의해 효과적으로 미세에너지체나 차크라와 상호작용하여 육체와 협력관계를 회복시킨다.

동종요법 레미디는 고밀도 무기물로 만들어지는 경우가 많은데, 플라워에센스는 그보다 훨씬 고농도 생명력을 지닌다. 동종요법 레미디는 신체 증상이 갖는 파동을 자주 복제함으로써 환자의 체내 불균형을 바로잡는다. 동종요법 레미디는 미세에너지체에 받아들여지지만, 여전히 분자구조의 진동 수준에도 작용한다. 동종요법은 현대 의학과 파동의학 중간에 위치하는 치료법인 것이다.

이에 비해 플라워에센스는 병적 상태의 원인이 되는 의식의 흐름과 카르마를 조정하는 작용을 한다. 이들 인자는 미세에너지체와 에테르질에 영향을 끼쳐 그 작용이 차례로 육체에도 미친다. 플라워에센스가 식물 가운데에서 생명력이 강하게 응집된 꽃 부위로 만들어진다는 사실은 플라워에센스가 다른 파동의학 레미디보다도 훨씬 많은 생명력을 함유

한다는 사실을 설명할 수 있는 결정적 요인이다.[7]

카르마, 의식, 그리고 크리스털 네트워크: 솔방울샘과 우뇌의 연계

그루다스의 저서에 의하면 질병의 발생 원인은 당사자의 카르마로 인한 경우가 많고, 어떤 종류의 플라워에센스는 이런 기능장애와 관련된 카르마의 에너지 패턴에 대한 정교한 대처를 뒷받침해준다고 한다. 많은 비전 사상가가 질병 발생의 일부는 전생에서 넘어온 해결되지 않은 정신적 트라우마나 갈등의 영향을 받는다는 점을 공통으로 감지하고 있다. 최면에 의한 전생 퇴행 현상이 이런 견해를 뒷받침해 왔다. 전생의 기억을 불러일으켜 환자가 오랫동안 가지고 있던 여러 대상물에 대한 설명 불가능한 공포가 깨끗하게 사라진 예도 있다. 공포의 원인이 되었던 정신적 트라우마가 만들어진 사실을 환자 자신이 생각해 낼 때, 그것이 이번 생의 것이든 전생의 것이든 공포는 서서히 해소된다.

에드워드 배치 박사조차 질병은 육체적 자아가 이타적인 고차 자아의 바람이나 봉사 정신에 바탕을 둔 동기에 반하는 행동을 했기 때문에 발생한다고 생각했다. 고차 자아(코잘체)는 모든 과거 생의 지식을 갖고 있어 환생한 자아가 물질계에서 더 성장하는 데 필요한 패턴을 보존하고 있다. 고차 자아와의 연계나 협조가 망가지면 자신이 주위로부터 격리된 듯한 느낌이 든다. 그리고 그 행동은 자기중심적이고 소외감을 반영한 것이 된다.

일상적인 의식의 자아는 미세에너지 수준에서 모든 생명이 이어져 있다는 사실을 인식할 수 없는 경우가 많다. 1960년대에 실시한 더글러스 딘의 '자율신경에 대한 텔레파시 영향 연구' 결과, 고차 에너지 주파수에서의 정보교환은 항상 무의식 수준에서 일어난다는 것이 입증되었다.[8] 그로 인해 알게 된 사실은 인간은 언어로 일상적인 주고받기를 할 뿐만 아니라 더 고차 수준에서 끊임없이 다른 이와 초능력적인 소통을 하고 있다는 것이다. 이런 소통은 일반적인 각성 상태의 의식 밖에서 일어나고 있어 자신이 고차 자아에 이어져 있다는 사실을 일상적인 의식의 자아는 거의 감지할 수 없다. 자신의 고차 자아로부터 분리되었을 때 우리는 곧잘 고독이나 절망을 느낀다. 가끔 그 느낌이 너무 강해 세계로부터 완전히 고립되었다고 느끼기도 한다. 우울증이 스트레스의 원인이 되어 면역억제 상태를 일으킨다는 사실은 잘 알려져 있다. 이처럼 카르마의 영향은 무의식중에 장기의 미세구조와 상호작용을 일으켜 에너지적으로 결정화를 초래해 질병에 걸리는 특정한 경향성이 강해진다.

이 같은 에너지학적 영향은 차례로 환자의 저항력을 떨어뜨리는 패턴을 만들어내고, 전반적인 활력을 떨어뜨려 사소한 병원체도 이겨내지 못할 정도로 저항력이 낮아질 수 있다. 어떤 종류의 보석요법도 마찬가지이지만 플라워에센스는 미세에너지 수준에 존재하는 에너지 패턴의 기능장애를 수정하고, 부정적인 카르마가 질병 형태로 발현하지 못하도록 억제하는 효과가 있는 것 같다. 교정이 이루어지지 않으면 이런 이상한 미세에너지 패턴은 마침내 육체의 생체 자장으로 이행해 세포의 비정상적인 변화에 이르게 된다.

고차 자아와 연결하는 개개인의 능력은 부분적으로는 육체의 크리스털 네트워크 내부의 특수 에너지 결합 작업에 의한 것이다. 이 크리스털 네트워크에는 고차 미세에너지체의 에너지 구조를 육체적 자아의 의식과 조화시키는 작용이 있다. 더글라스는 우뇌의 작용과 초능력의 한 측면을 설명하는 중요한 새로운 정보를 제공했다. 초능력은 특수한 생체크리스털이나 고차 자아가 육체적 자아의 통상의식과 상호작용하기 위한 경로에 의해 중개된다. 뇌의 솔방울샘에는 초능력 정보에 대한 감수성을 좌우하는 특정한 크리스털 구조가 있다. 더 상세하게 규정하자면 그것은 솔방울샘 내의 석회화 부분으로, 뇌의 중심에 존재하는 크리스털이다.

솔방울샘은 오랫동안 X선 사진상으로 인간 뇌의 대칭성을 판정하기 위한 구조적 기준점으로 이용되긴 했지만, 그 진정한 기능이 밝혀진 것은 아니다. 석회화가 많아지면 그만큼 위축되어 나이에 따른 변화를 일으키고 있는 솔방울샘의 잔존 능력이 떨어진다고 생각한 과학자도 있었다. 시간생물학은 솔방울샘이 체내 시계의 하나라고 생각하고 있다. 또 솔방울샘은 성적인 성숙과정의 호르몬 조절도 하고 있고, 밤낮의 광주기에도 영향을 받는다. 솔방울샘은 적당한 시기까지 성적인 성숙을 억제함으로써 어린아이에서 어른으로 성숙하는 생물학적 상승도 조절한다. 솔방울샘의 재미있는 점은 멜라토닌이라는 호르몬을 생산하는데, 이 작용으로 성적 성숙이 억제될 뿐만 아니라 수면과 각성의 주기도 조절하는 것 같다.

밀교 문헌에서는 오랫동안 솔방울샘을 '제3의 눈'과 관련지어 왔다. 지금은 흔적만 있지만, 아마도 우리의 생물학적 선조는 기능적으로 제3의 눈이라고 생각되는 렌즈와 같은 구조물을 가졌던 것 같다. 그것은 오늘날 남반구에 서식하는 고도마뱀(tuatara)의 제3의 눈과 같지 않을까 싶다.

솔방울샘은 여러 생물학이나 에너지학의 견해로 볼 때 빛 현상과 관련되어 있음을 알 수 있다. 비전 사상에서 인간의 솔방울샘과 제3의 눈의 관계에 관한 논의는 솔방울샘이 제3의 눈에 해당하는 차크라와 이어진다는 데에서 생겼다. 그 관점에 따르면 솔방울샘은 오랜 시간을 거쳐 발달해 온 인간의 특수한 에너지 회로를 통해 차크라계와 이어져 있다. 그 특수한 에너지계의 기능은 모든 사람의 자아가 지닌 에너지를 영적으로 높은 의식 수준까지 끌어올리는 데 있다. 나아가 그 같은 에너지계가 몸의 주 차크라를 각성시켜 그 균형을 유지하는 작업을 맡고 있다. 그 작용으로 개인이 갖는 창조적 잠재력, 진화에 대한 잠재력이 드러난다.

힌두교나 요가 문헌에서는 차크라 에너지를 활성화하고 고차 의식의 각성을 돕는 독특한 에너지계를 쿤달리니라고 부른다. 쿤달리니는 똬리를 튼 뱀으로 상징된다(쿤달리니는 산스크리트어로 똬리 튼 뱀을 의미). 이 뱀은 첫째 주 차크라인 미골(꼬리뼈) 부근에서 쉬고 있는 모습을 하고 있다. 똬리를 튼 뱀같이 쿤달리니는 언제든 행동에 나설 준비가 되어 있지만, 일반인의 경우에는 조용하게 정지된 채로 있다. 그 힘이 체계적인 명상 등의 조화로운 방법으로 해방되었을 때 쿤달리니 에너지는 아래에서 위로 차크라를 활성화하면서 천천히 척추를 따라 올라간다. 쿤달리니 에너지는 마침내 더 높은 차크라(특히 제3의 눈 차크라나, 왕관 차크라)에 도달하여 그들을 활성화하는데, 그때는 뇌 안쪽이 빛으로 가득 찬 듯한 느낌을 체험하기도 한다. 그다음에 의식의 급격한 확장 현상을 체험하기도 한다.

『플라워에센스와 파동치유』에 의하면 쿤달리니 활성화 과정은 몸에 내재한 크리스털 회로를 이용해 진행한다고 한다. 여기에서 말하는 크리스털 회로란 특히 솔방울샘을 가리키며, 꼬리뼈 영역에서 뇌간까지 이어지는 공명에너지의 반사궁도 포함된다. 이 경로를 흐르는 에너지는 우선 쿤달리니의 상승과 관련 있는데, 주로 우리가 자신의 고차 자아와 교신할 수 있도록 보다 일상적인 기반에 바탕을 둔 것으로 여겨진다.

솔방울샘은 크리스털 구조를 이루어 영혼(soul)이나 미세에너지체, 특히 아스트랄체로부터 정보를 수신한다. 미세에너지체는 영혼이나 고차 자아로부터의 가르침에 대한 여과기 역할을 한다. 정보는 솔방울샘에서 우뇌로 운반된다. 고차 수준의 정보에 대해서 일상의식을 각성시킬 필요가 있을 때는 그 정보가 꿈의 형태로 우뇌에 들어온다. 그리고 좌뇌는 그것이 파악할 수 있는 것인지 아닌지 확인하기 위해 그 정보를 분석한다. 그 과정은 메시지를 포함한 선명한 꿈으로 체험된다. 정보는 마침내 좌뇌에서 신경계를 통과해 가는데, 그때 특히 중요한 두 개의 반사점을 통과한다. 그 두 점이란 연수와 꼬리뼈이다. 연수와 꼬리뼈 사이에서는 척추를 따라 일정한 공명 상태가 존재한다. 솔방울샘이 갖는 특성은 이 두 점 사이에서 공명을 일으킨다. 그곳에서 정보는 경락이나 크리스털 구조물을 통해 몸의 각 부위로 운반된다. 파동의학 레미디가 갖는 생명력에는 이러한 과정을 전체적으로 활성화하는 작용이 있다. 영혼이 육체에 카르마를 드러내는 과정은 대략 다음과 같다.[9]

여기에서 언급하고 있는 크리스털 회로는 실제로는 쿤달리니 과정의 생리학적 기초와도 관련이 있다. 더 나아가 그 회로는 고차 자아에서 하위 수준의 다양한 의식으로 전달되는 정보를 육체적 자아가 경험하도록 한다. 가장 흥미로운 사실은 우뇌가 솔방울샘과 공동작업을 통해 고차 자아로부터 현실의 자아로 이동하는 정보의 주된 중계점이라는 점이다. 꿈에 나오는 광경은 우뇌가 다루는 상징적 이미지라는 것은 이미 잘 알려져 있다. 우뇌가 인간의 직관인인 측면을 반영한 기능을 맡고 있다는 것은 많은 사람이 생각하고 있는 대로이다.

우리는 논리, 과학, 언어에 입각한 좌뇌의 문화에서 살고 있다고 한다.

바꿔 말하면 우리는 깨어 있을 때는 좌뇌 우위이고, 자고 있을 때는 우뇌의 정보 처리 체계로 전환되는 것이다. 꿈의 상징적인 언어는 우리 삶의 거의 3분의 1을 차지하는 우뇌 위주 수면 상태의 의사소통 방식을 나타낸다.

꿈의식 대 각성의식이라는 좌우 뇌의 상호작용을 나타내는 도식은 영혼의 활동이 표현된 것으로, 영혼은 항상 고차 자아와 육체적 자아의 상호작용을 안정시켜 통합된 상태로 유지하려고 한다. 이 책에서는 이미 무의식 수준의 정보처리계에서 미세에너지 구조를 통해 초능력 수준의 정보전달이 끊임없이 일어나고 있음을 언급했다. 차크라와 같은 미세에너지 지각계는 크리스털 회로를 거쳐 우뇌에 직접 입력하는 경로를 갖고 있다. 이 독특한 생체크리스털 네트워크는 고차 자아로부터의 정보를 신체적 자아의 자리인 좌뇌의 일상의식에 전달하는 역할을 한다. 꿈을 꾸고 있을 때는 우뇌가 고차 자아와 보다 강하게 연결되어 깨어있는 자아를 향해 암호를 보내고 있는 특별한 시간대이다. 그 내적 메시지를 해독하는 개인의 능력은 스스로 꿈의 상징성을 해독하는 기술에 달려 있다.

또 우뇌는 각 인간의 이미지 저장고이다. 이 자아상은 오랜 세월에 거쳐 축적해온 긍정적이든 부정적이든 여러 인생 경험으로 만들어진다. 자기 이미지는 무의식의 메시지 테이프를 형성한다. 그 테이프는 한 사람 한 사람의 우뇌 생체컴퓨터 속에서 재생되면서 인간으로서의 가치나 외모, 자존심의 세기 등 하나하나의 항목에 대해 말을 걸고 있다. 꿈은 우뇌가 다루는 언어이므로, 무의식을 이해하기 위한 도구로서의 가능성뿐만 아니라 영적 각성의 비전이나 자기를 해독하는 도구로도 이용할 수 있다.

꿈은 영상적이며 상징적인 우뇌의 언어로, 무의식의 중요한 정보를 좌뇌의 일상적인 각성 상태의 신체 자아에게 보내고 있다. 때때로 꿈이 무시될 때, 우뇌는 좌뇌의 퍼스낼리티에 중요한 통지를 보내기 위해 상징적으로 몸에 기능장애나 질병을 일으키기도 한다. 질병에는 특정한 메타포가 있다고 한다. 신체적 질환은 표출되지 않은 내적 감각이나 위화감을 나타내고, 이들은 우뇌의 신체 언어에 의한 상징적 패턴 속에서 결정화된다. 질병의 증상에 관한 이러한 상징적 언어는 에너지가 막혀 있는 특정 차크라와 관련이 있다. 이 에너지 블록(차단) 현상은 자아의 감정 장애가 반영된 것이다. 차크라가 차단되면 고차 자아와 육체적 자아를 연결하고자 하는 정보의 흐름도 방해를 받는다.

어떤 종류의 플라워에센스나 보석요법은 이 자연 에너지 흐름의 경로를 강화함으로써 신체 자아와 고차 자아의 통합을 안정시키고 있다. 이 가설은 배치 박사가 환자에게 플라워에센스를 처치한 근거가 되었다. 플라워에센스는 배치 박사가 신체적 질병의 전조증상이라고 생각한 자기 내부의 고장 난 감정 패턴을 파동의학적 방법으로 수정하는 대표적인 방법이다.

마이아즘 문제:
질병을 만드는 에너지의 성향

그루다스는 고차 자아의 미세에너지적 결합을 조정하는 플라워에센스의 효능 이외에도 세포 수준에서 작용하는 새로운 플라워에센스들을 언급하고 있다. 그중에는 '마이아즘(Miasm)'으로 알려진 질병의 전조 상태를 조정하는 플라워에센스도 포함되어 있다. 마이아즘이란 인간을 특정한 질병에 걸리기 쉽게 만드는 에너지의 경향성이다. 마이아즘 대부분은 유전적이거나 후천적으로 획득된 것이다. 현대 동종요법의 아버지인 하네만은 마이아즘을 가리켜 모든 만성질환의 근본 원인임과 동시에 많은 급성질환의 기여 인자라고 했다.

　마이아즘은 질병의 발생 작용 원리에서 극히 이색적인 개념이다. 예컨대 마이아즘은 병원체가 원인인 경우도 있지만, 감염증 자체가 마이아즘인 것은 아니다. 가령 항생물질에 의한 치료로 병원성 생물이 근절되었다고 해도 미세에너지 병원체의 흔적은 눈에 보이지 않는 수준에서 잔존할 수 있다. 그 질병에 관련되었던 에너지의 흔적은 개인의 생체자장이나 고차 미세에너지로 되돌아간다. 마이아즘은 줄곧 그곳에 머물러 차례로 그 상해 작용을 발현해 간다. 그리고 그 작용이 몸의 분자나 세포 수준에 도달했을 때 비로소 파괴적 변화가 눈에 띄게 된다. 그러나 약간 늦게 발현한 질병이 원래 병원체와는 무관한 경우도 있다. 마이아즘은 특정 부위에서 자연의 신체 방어체계를 약화해 나중에 다른 질병에 걸릴 경향성을 높인다. 후천적 마이아즘은 세균, 바이러스, 유독물질, 방사선 등 여러 유해 인자에 피폭되어 획득된다.

　하네만은 마이아즘의 영향에 주목했던 최초의 동종요법 의사였다. 그가 기록한 마이아즘에는 매독이나 임질 등 성병을 일으키는 병원체에 의한 것까지 포함되어 있다. 하네만은 매독이나 임질에 걸리면 질병 자체가 치유된 뒤에도 제2의 질병 증상이 발현되기 쉽다고 생각했다.

　현대 의학 연구에서도 마이아즘에 의한 질병을 설명하는 모델이 있다. 예컨대 어떤 종류의 바이러스는 질병 관련 증상을 일으키는 데 그치지 않고, 그들의 핵심 DNA는 숙주의 염색체에 통합될 수 있다. 바이러스 DNA는 염색체 내에 조용히 자리 잡고 있다가 세포가 분열할 때 몸의 본래 염색체와 함께 복제될 가능성이 있다. 바이러스 DNA가 생식세포(정자나 난자세포)에 들어갈 경우, 이론적으로는 그 바이러스의 DNA가 세대를 넘어서 전파된다. 특수한 환경 스트레스, 또는 내적 스트레스 밑에서는 바이러스의 DNA가 활성화할 가능성이 있다. 그리고 잠복해 있던 바이러스는 휴식 상태에서 깨어나 세포 밖으로 나간다.

이 이론을 어떤 종류의 암 발생 메커니즘에 적용할 수 있다고 생각한 의사도 있다. 유방암 등은 전자현미경으로 관찰하면 암세포 내에 존재하는 바이러스가 발견되기도 한다. 물론 그것이 유방암과 바이러스성 발암을 연관 짓는 확실한 증거는 아니지만, 바이러스가 어떤 형태로든 만성질환의 발생과 관련 있을 가능성을 시사하는 것이다. 유방암 조직에서 찾아낸 바이러스는 감염의 결과가 아니라 이미 세포 내에 잠복하고 있던 것이 방출된 것인지도 모른다. 즉 이들 바이러스를 발현시키기 위한 DNA 암호는 유방암 환자의 체내에서 암으로 발현되기까지 발각되지 않고 세대에서 세대로 전파된 것일지도 모른다.

다양한 스트레스(생물학·환경·감정 스트레스)의 조합이 바이러스의 DNA와 공모해 마침내 종양으로 발견되는 이상한 세포 변성을 일으킨다. 바이러스 모델은 이처럼 상해 인자가 개인 또는 그 자손에게 악영향을 주는 메커니즘을 이해하는 데 암시를 주는 것이지만, 마이아즘이 획득되고 유전되어 가는 과정에서 주요한 메커니즘은 역시 분자 수준의 것이 아니라 미세에너지 수준인 것 같다.

마이아즘에 의한 몸의 파동적 영향은 물리적 작용보다 강하고, 이는 개인이 여러 질병에 걸리기 쉬울 때 에너지적·생리적 영향력을 형성한다. 마이아즘은 세대를 넘어 전달되기 때문에 부모 인생에서 일어났던 사건이 자손에게 전달될 때의 에너지 경로가 된다. 마이아즘은 '아버지의 죄는 아들에게 유전된다'는 말처럼 흥미 있는 해석을 보여준다.

마이아즘은 미세에너지체 내부에 축적된다. 특히 에테르체, 감정체, 정신체 등에 축적되고, 어느 정도는 아스트랄체에 축적되기도 한다. 마이아즘 속에는 육체에서 분자 수준의 유전암호로 고정되어 다음 세대로 유전되는 것도 있다. 마이아즘이 있다고 반드시 질병에 걸리는 것은 아니다. 그것은 질병에 걸릴 가능성이다. 말하자면 마이아즘은 카르마의 결정화된 패턴인 것이다. 마이아즘이 언제 활동성 질병으로 발현될지는 영혼의 힘과 에테르체 특성의 복합적 요인으로 결정된다. 질병은 마이아즘의 에테르적 패턴이 미세체에서 육체로 투사되어 비로소 발생한다. 마이아즘은 오랫동안 미세에너지체나 오라 내부에 잠재해 있다. 그것들은 미세에너지체 내부에서 조직되어 육체 주위의 생체자장을 통해 차례로 분자 수준으로 침투한다. 이들은 세포 하나하나에 침투해 마침내 육체 전체에 침투하게 된다.

마이아즘에는 지구 마이아즘, 유전성 마이아즘, 후천성 마이아즘 세 종류가 있다. 지구 마이아즘은 지구 전체의 생명 집합의식이나 에테르체 속에 축적되어 있다. 이들은 육체에 침투하지만, 그곳에 축적되지는 않는다. 유전성 마이아즘은 개인의 세포 기억 속에 축적되어 있다. 후천성 마이아즘은 인생 과정에서 경험하는 급성질환이나 감염증, 또는 석유화학산업에서 유래하는 독극물의 영향이다. 후천성 마이아즘의 특성은 어떤 질환의 급성기가 지날 즈음에는 미세에너지체 내부에 정착했다가 결국 분자 수준이나 세포 수준에도 침투한다는 것이다. 그렇게 해서 최종적으로 새로운 문제가 일어나게 된다.[10]

하네만 시대에는 유전성 마이아즘이 다시 세 종류로 분류된다고 생각했다. 즉 옴이나 기타 피부병과 관련 있는 옴 마이아즘, 매독과 관련있는 매독 마이아즘, 임질과 관련 있는 사이코틱 마이아즘이다. 사이코틱 마이아즘은 골반, 음부, 피부, 소화관 또는 관절 류머티즘과 관계가 있다. 더 나아가 결핵과 관련된 네 번째 마이아즘에 의해 호흡기나 소화기, 요로계 질환에 걸리기 쉽다는 사실을 나중에 알게 되었다. 마이아즘의 영향을 받는 장기계 대부분은 질환의 활동기에 감염이 퍼진다고 생각되는 장기이다. 여러 장기계에 발생하는 파동적 상해는 설령 감염증이 가벼워지거나 항생물질로 완치되어도 남는다고 한다. 그 관찰 보고는 특히 사이코틱 마이아즘이나 결핵 마이아즘에 적용된다.

유해 환경의 영향으로 발생하는 후천성 마이아즘도 무시할 수 없다. 이는 환경요인에 의한 질환 등 환경 의학적인 것이다. 이들 역시 미세에너지의 영향을 받는 것 같은데, 직업병 치료에 임하는 의료 관계자 대부분은 아직 그 요소에 주목하지 않는다. 이 영역과 관련된 세 종류의 마이아즘에는 방사선 마이아즘, 석유화학 마이아즘, 중금속 마이아즘이 있다. 라이어슨의 채널에서 인용해 보자.

방사선 마이아즘은 자연방사선(background radiation, 배경 복사)이 제2차 세계대전 후에 대폭 증대된 것과 관련된다. 그 결과 노화의 가속, 세포분열 속도의 저하, 내분비 기능의 저하, 골조직의 약화, 빈혈, 관절염, 탈모, 알레르기, 세균성 뇌염, 근육계 기능 저하, 백혈병이나 피부암을 비롯한 암의 발생 등이 초래되었다. 낭창, 발진, 피부 탄력성 저하 등 피부 장애도 일어난다. 사람에 따라서는 동맥경화증이나 모든 종류의 심장질환을 일으키기도 한다. 여성에게는 유산이나 월경 시 출혈 과다 등을 초래한다. 한편 남성에게는 남성 불임증이나 정자 수의 감소 등을 초래한다. ……

석유화학 마이아즘은 석유화학제품의 급격한 증가에 기인한다. 이 마이아즘에 의한 문제로는 수분 저류, 당뇨병, 탈모, 불임, 발기불능, 유산, 이른 백발, 근육 퇴행성 질환, 피부 잡티, 피부 비후화 등이다. 대사 균형이 깨지면 지방의 과잉 축적도 생각할 수 있다. 스트레스나 정신병 특히 고전적인 조현병이나 자폐증 등에 대처하는 힘이 줄어든다. 백혈병이나 피부암, 림프암도 발생할 것이다. 비타민K 흡수장애, 순환장애 등도 오게 되고, 내분비 불균형이 발생한다. (……)

중금속 마이아즘은 현시점에서는 다른 마이아즘과 중복된 부분이 많다. 예컨대 방사성 동위원소는 흔히 중금속과 단단히 결합해 있다. 이 마이아즘 성분으로는 납, 수은, 라듐, 비소, 알루미늄, 불소 등이 있다. 지금까지 미완성인 마이아즘 증상 일람표에는 석유 화합물에 대한 알레르기, 탈모의 진행, 체내 수분저장의 항진, 칼슘의 흡수장애, 바이러스 감염에 대한 저항성의 저하 등이 적혀 있다. 다만 이 문제가 지구 수준의 유전성 마이아즘으로 고정되려면 긴 세월이 걸릴 듯하다. 이 무기물들은 수천 년에 걸쳐 몸속이나 물속, 환경 속에 극미량이지만 함유되어 있었기 때문이다. 그 결과 내성이 발달했지만, 이 내성은 원래 물속에 자연적으로 함유된 무기 성분에 대해서 발달한 것이었다. 중금속 마이아즘이 유전성 마이아즘으로 발전해 가는 데에 중요한 역할을 맡는 것은 이들 오염물질이 환경에서 검출되는 빈도의 증가이다.[11]

석유화학제품이나 방사선, 중금속에 의한 각종 환경오염은 점점 심각해지고 있다. 현대 의학도 나름 환경 유해물질이 건강에 미치는 악영향에 대해 경고하고 있지만, 이미 많은 질환이 발병하고 있다는 사실은 깨닫지 못한 듯하다. 예컨대 저준위의 방사선 장시간 피폭과 백혈병의 발병 사이에는 관계가 있다고 알려졌다. 그러나 의료 종사자가 방사선 마이아즘에 대해 언급하는 경우는 거의 없는 것 같다. 이미 보았듯이 그 물질에는 동종요법적인 양으로, 즉 극히 미량 존재하는 것만으로도 인체의 미세에너지적 장애를 불러일으키는 힘이 있다. 이러한 마이아즘의 존재는 방사선이나 중금속, 석유화학물질 등에서는 안전기준량이 있을 수 없음을 보여준다.

다른 파동의학 레미디와 함께 플라워에센스는 마이아즘으로 인한 질병의 경향성을 막을 방법을 제공한다. 동종요법 레미디는 과거의 마이아즘을 치료하는 데 이용했는데, 지금 드러나기 시작한 새로운 마이아즘을 치료하는 데도 유용할 것이다. 높은 에너지 효과가 있는 플라워에센스는 동종요법과는 다소 다른 접근법으로 마이아즘의 잠재적 유해성을 몰아낸다. 플라워에센스는 마이아즘을 치료할 때 직접 미세에너지체를 정화하는 것이 아니라 상위 차크라에 통합적으로 작용해 환자의 의식이 자신의 생체에너지계로부터 해로운 에너지를 밖으로 배출할 수 있는 수준으로 옮겨가도록 한다.

플라워에센스는 직접 마이아즘을 줄이지는 않는다. 다만 의식의 맑은 상태를 만들어낼 뿐이다. 그 의식 상태가 자아, 육체, 유전암호에 영향을 미쳐 결과적으로 육체와 미세체 양쪽의 마이아즘이 완전하게 일소되는 것이다. 플라워에센스는 왕관 차크라와 여러 미세체에 특히 강하게 작용해 모든 마이아즘을 약화시킨다. 그리고 마이아즘은 생체에너지계로부터 배출된다.[12]

새로운 플라워에센스:
육체와 에테르 수준에서의 획기적인 치유법

그루다스는 『플라워에센스와 파동치유』에서 108종의 새로운 플라워에센스에 대해 보고했는데, 크게 두 가지 군으로 나눌 수 있다. 첫 번째 군은 전적으로 육체에 작용하는 것이다. 배치 박사가 보여주었듯이 대부분 플라워에센스는 아스트랄체에 작용하므로, 이들은 이색적인 에센스라고 할 수 있다. 두 번째 에센스 군은 주로 미세체, 차크라, 다양한 심리적 상태에 작용한다고 되어 있다. 배치 박사가 발견한 레미디는 이 두 번째 군에 해당한다.

　그루다스 저서의 특징은 플라워에센스가 인체에 미치는 영향의 작용 원리를 기술적인 면에서 생화학적 정보 및 미세에너지적 정보로 제공한다는 점이다. 거기에는 에센스의 작용뿐만 아니라 육체의 미세에너지 작용을 이해하는 데 필요한 정보도 포함되어 있다. 물질 수준에서 작용한다고 일컬어지는 에센스 가운데에는 면역계 강화, 기억력 증강, 뇌졸중 환자의 신경 재결합이라고 하는 다양한 분야에 걸친 파동의학의 치료 수단이 되는 것이 있다.

　인지기능과 운동기능이 저하된 환자의 뇌 기능 활성화에 효과가 있는 에센스도 몇 가지 있다. 한계에 이른 현대의 약물치료에서 신경 장애에 대한 파동의학의 치료는 매우 중요하다. 기존 의학의 의사가 신경질환 환자에게 사용할 수 있는 약물 종류는 한정되어 있다. 경련이나 파킨슨병의 치료법은 비약적으로 진보했지만, 아직 속수무책인 신경질환도 많다. 이들 질환의 신경재생을 촉진하고, 물질과 미세에너지 수준의 균형을 조정하는 플라워에센스 및 보석요법이 다수 존재한다. 에센스를 갖고 현재 동물 모델에서 관찰되는 신경재생이나 회복에 대한 영향을 실험적으로 증명하려면 그루다스의 정보 적용이 효과적이라고 생각된다. 신경 기능을 강화하는 플라워에센스로는 파라과이와 브라질 남부가 원산지인 작은 상록수 마테나무(Yerba Mate tree)의 흰 꽃에서 추출한 에센스가 있다. 채널링 정보는 다음과 같다.

> 예바마테는 뇌세포 재생을 촉진하는데, 이는 일부 작용에 지나지 않는다. 예바마테 꽃의 에센스는 실제로 뇌의 사용되지 않는 부위의 세포 기능 패턴을 바꾸는 작용도 갖고 있다. 예컨대 뇌의 왼손을 담당하는 부위가 상처받으면 우뇌가 그 기능을 보상한다. 이밖에도 기억력과 시각화 증가, 주의력 지속 시간을 연장하는 효과가 있다.
>
> 이 에센스는 정신질환의 모든 측면에 응용할 수 있다. 특히 뇌의 정신 화학적 불균형 때문에 발병하는 정신병에 효과적이다. 이는 뇌하수체에도 영향을 미치는 것으로, 서양과학의 이해를 훨씬 뛰어넘어 퍼스낼리티에도 영향을 미친다. 나아가 옴 마이아즘에도 효과가 있다. 이 에센스는 에테르 흐름에도 영향을 미쳐 생명력으로 세포를 감싸 영양을 준다는 에테르 유체(ethereal fluidium)의 기능을 강화한다.[13]

인지기능이 떨어진 환자에게 도움이 되는 에센스로는 유럽과 미국 동부에서 자라는 쑥(mugwort)이 있다. 쑥은 고대부터 통풍, 소화불량, 피부병, 신경질환 등에 생약으로 이용해 왔다. 여러 식물의 꽃으로 만든 플라워에센스는 각각 특수한 치료 효과가 있는데, 그 효과가 같은 식물의 뿌리나 줄기로 만든 생약의 치료 효과와 다른 경우가 종종 있다. 그러나 쑥의 경우 신경조직에 대한 효과는 생약을 사용해도 플라워에센스를 사용한 것과 거의 같다.

쑥 에센스의 최대 효과는 시냅스를 재통합해 뇌 내 신경세포 사이의 연락을 원활하게 하는 작용이다. 예컨대 어떤 원인으로 좌뇌 손상을 입은 환자에게 이 에센스를 사용하면서 창조적 연상법을 적용할 경우, 특정 신경세포에서 에너지 입력의 재조정이 일어나 손상 부위를 회복시킬 수 있게 된다. 매독 마이아즘에 의한 뇌 장애도 이 에센스로 치료할 수 있으며, 지능지수도 높일 수 있다. 또 알파(a)파 상태로의 진입을 쉽게 하는 작용도 있다.

쑥은 미세체, 경락, 나디, 차크라 등을 위한 종합 영양제이며, 비타민 B군의 흡수를 도와 세포 수준에서는 RNA를 강화하는 작용이 있다.[14]

이밖에도 신경질환 치료에 중국 중서부가 원산지인 매카트니장미(Macartney Rose) 에센스가 있다. 그루다스의 교재에도 신경의 전기생리학적 관점에서 매우 흥미 있는 치료 효과가 있음을 기술해 놓았다. 매카트니장미 에센스는 명백하게 신경세포가 운반하는 전하의 양을 조절한다. 제5장의 경락-글리아세포 네트워크 부분에서 다루었듯이 세포막 전위와 전하량은 개개 신경세포의 활동을 조절하고 있다. 이를 생각한다면 신경질환의 치료에 플라워에센스나 보석요법 이용의 유효성을 쉽게 알 수 있다. 그러나 그루다스 책에 있는 치료에 관한 정보를 확인하기 위해서는 필수적으로 동물 모델이나 인간 모델로 임상 연구를 해야 한다.

신경세포 재생을 촉진하는 플라워에센스는 의사가 뇌졸중 환자를 치료하는 데 믿음직한 도우미가 될 수 있다. 최근 들어 뇌혈관 장애(뇌졸중) 환자에게 처방할 수 있는 치료는 집중적인 물리치료, 언어요법, 생활지도 등이 전부이다. 의학적 개입으로 뇌졸중 재발 예방을 위한 리스크 요인의 조정이 시도되고 있지만, 회복을 촉진하기 위해 할 수 있는 것은 신경계의 기본적인 재활 훈련 정도이다. 뇌 기능이 저하된 고령 환자의 경우, 한번 손상된 기능은 거의 회복되지 않아 마비 상태로 누워 지내는 사람이 많다. 그런데 어떤 종류의 플라워에센스나 보석요법이 회복 불능 환자의 신경 기능이나 자립성 회복에 충분히 도움을 줄 수 있을 것으로 판단된다. 예컨대 매카트니장미 에센스는 감탕나무 꽃이나 쑥과 병용하면 여러 종류의 신경질환 치료에 효과가 있을지도 모른다.

매카트니장미 에센스는 텔레파시 능력을 높여준다고도 한다. 부분적으로는 신경세포의 감수성을 높임에 따라 우뇌와 좌뇌의 균형을 조정한다. 이 향상된 텔레파시 능력이 우리 자신의 전 존재를 이해하는 위대한 '자기 감각'을 발생시킨다. 매카트니장미는 간질을 완화하고, 자폐증 등 여러 분열증 증상을 개선하며 운동신경 기능의 균형을 회복시킨다.

매카트니장미는 세포 수준에서는 RNA 분포를 증대시켜 신경 조직, 특히 뇌 조직의 재생을 촉진한다. 나아가 세포의 전하 유지기능도 강화한다. 세포 내의 전하는 세포의 기억을 활성화함으로써 이로 인해 조직의 재생이 이루어진다. 또 아스트랄체나 멘탈체 배치를 정비하는 작용도 있어 그것이 텔레파시 능력을 높여준다.[15]

위에서 알 수 있듯이 에센스의 효과로 텔레파시 능력이 강화된다. 텔레파시 능력의 향상 원인이 에센스로 인해 세포 수준과 미세에너지 수준에서의 변화라는 것은 특기할 만하다. 신경세포 수준에서 자극에 대한 개개 신경세포의 감수성을 높임으로써 정신감응 능력이 강화될 수도 있다. 미세에너지 수준은 아스트랄체와 멘탈체의 배열이 정비됨으로써 텔레파시 감응력이 강화되는 것 같다.

텔레파시는 미세에너지 수준에서 개인 간 소통의 한 형태다. 텔레파시는 사고 에너지가 사람에서 사람으로 전달될 때에 생긴다고 한다. 텔레파시 효과는 송신자와 수신자 뇌와 차크라계 사이에서의 일종의 에너지장 공명 현상과 유사하다. 사고는 단어의 집합에 의한 것이 아니고 일반적 내용으로 전달된다. 텔레파시 수신자의 뇌는 수신한 사고 패턴을 수신자와 송신자의 공통된 심적 어휘인 상징이나 영상, 언어, 느낌 등의 표현법에 따라 번역한다. 텔레파시 현상은 송신자와 수신자의 정신 에너지장 사이에서 발생하는 에너지 공명현상의 반영이다. 그 회로를 사용해 뇌가 수신한 사고를 해석한다고 생각된다. 두 사람 사이에서 정신감응 현상이 일어나고 있을 때, 두 사람이 동시에 같은 상념을 품는 빈도가 높아진다. 그것은 정신 에너지장 사이에서 발생하는 공명 유도의 부산물이다. 통상의 의식적인 텔레파시에서는 어느 쪽이 먼저 그 상념을 품었는지 모르는 경우가 많다.

일반적인 텔레파시는 높은 의식 수준에서 발생한다. 고차 에너지로부터의 신호의 변화·전달은 미세체와 신경계를 연계하고 있는 차크라-나디계나 경락 경계면을 통해 일어난다. 텔레파시적 인지가 의식 수준에서 일어나려면 물질로서의 뇌뿐만 아니라 높은 주파수 정보를 신경계로 보내기 위한 미세에너지계가 균형 잡힌 상태에서 조직화해 있을 필요가 있다.

여기에서 중요한 점은 플라워에센스나 보석요법이 여러 종류의 초능력 발달을 돕는다는 사실이다. 그런 점에서 매우 유효한 것이 인간의 미세에너지 구조 가운데에서도 에테르체에 작용할 수 있는 에센스일 것이다. 금영화 (California Poppy) 같은 플라워에센스는 개인의 정신적 균형을 잡아주어 사이킥한 감성을 정비하는 효과가 있다. 이 에센스는 전생의 정보, 특히 고통스러운 삶이나 잦은 질병으로 인생을 보낸 전생 정보에 대해 감수성이 강화된다고 한다. 전생으로부터의 정보는 미세에너지적 결합을 통해 태양신경총 차크라나 아스트랄체를 통해 흘러 들어간다. 여러 유형의 고차 에너지 정보, 특히 전생 정보의 접근 여부는 차크라와 미세체가 적절하게 배열되어 제대로 기능하는지에 달려 있다. 금영화 에센스는 우리의 미세에너지 구조에 작용해 적절한 균형과 배열을 가져다주는 것 같다.

초자연적, 영적 균형의 부족 상태가 이 에센스 처방의 적응증이다. 인간의 내적 균형은 사이킥한 각성 상태에 있는 한 지속한다. 전생으로부터의 정보나 사이킥 정보는 일반적으로 꿈을 통해 방출되어 적절하게 조직화한다. 이 에센스를 6개월 이상 사용하면 오라나 자연계의 정령이 보이게 된다.

금영화 에센스가 그런 효과를 만들어내는 것은 이 에센스가 멘탈체, 코잘체, 영체를 아스트랄체에 정렬시킴으로써 전생으로부터의 정보나 사이킥 정보를 정리된 패턴으로 방출시키기 때문이다. 사이킥 정보를 통합하는 부위는 태양신경총이라고 부르는데, 아스트랄체에 보존된 전생으로부터의 정보가 육체로 들어올 때의 입구가 태양신경총에 존재하기 때문이다. 그 밖의 세 가지 에너지체는 이 과정을 돕는다.

금영화 에센스는 솔방울샘이나 뇌하수체를 활성화하지만, 각 기관의 에테르 부분에 더 강력하게 작용한다. 세포 수준에서는 순환기계에 산소를 주고, 더 나아가 비타민A 섭취에도 기여한다. 안구에서 사이킥한 특성을 강화하기 때문에 정신감응이나 투시 능력의 발달도 자극한다. 투시 능력에 의해 오라나 자연계의 정령이 보일 때 눈은 물질적인 매개물로 기능한다.[16]

의미 있는 통찰을 얻기 위해 미세체와 차크라를 정렬시킨다는 주제는 그루다스의 저서 여기저기에서 찾아볼 수 있다. 이 책을 끝까지 읽으면 퍼스 널리티나 육체가 조화와 내적 균형을 달성하려면 영적 탈것과 물질적 탈것 의 진정한 정렬이 필요함을 절감하게 된다. 미세체의 정렬에는 통합을 목표 로 하는 본인 자신의 영적 노력도 필요하지만, 플라워에센스나 보석요법이 각성에 이르는 자연 과정을 강화하고 가속시키는 것 같다.

금영화 에센스가 에테르체 통합에 작용하는 것과 달리 멧두릅(Angelica) 꽃으로 만들어진 에센스는 상보적 작용을 한다. 멧두릅(땅두릅이라고도 함) 꽃은 원래 유럽이나 아시아에서 자라는 식물로, 신경의 긴장 완화에도 뛰어난 효 과가 있다. 멧두릅은 여러 형태의 심리요법, 바이오피드백이나 명상과 조합 해 활용할 수 있는 플라워에센스의 좋은 예이다. 이 에센스는 명상가가 고차 자아로부터의 의미 있는 정보의 흐름에 접근하는 것을 돕는다고 한다. 이처 럼 멧두릅과 같은 에센스에 심리요법 기술을 통합시킴으로써 개인적 통찰 을 빨리 얻을 수 있게 도와준다.

멧두릅 에센스는 명상이나 많은 심리요법과 조합해 사용할 수 있는 뛰어난 레미디이다. 이 에센스의 작용으로 문제의 원인이나 성질에 대 한 통찰이 깊어진다. 그렇지만 이것이 해결책을 제시하지는 않는다. 예 컨대 알코올 의존성인 사람에게 자신의 문제점을 이해시킬 수는 있지 만, 그 문제를 가볍게 하려면 별도의 치료가 필요한 것과 같다.

멧두릅은 어떤 문제에 대해 차분하게 생각할 때 문제 해결을 위한 지 적이면서 합리적인 정보를 제공해준다. 그러나 실제로 문제를 해결해 주지는 않는다. 고차 수준의 정보가 개인 속에서 발현된 결과 그러한 일 이 일어나는 것이다. 멧두릅이 모든 차크라, 나디, 경락, 미세체를 통합, 정렬시켜 고차 수준의 정보가 발현되지만, 멧두릅이 개개 에너지계의 힘을 강화하거나 변화시키는 것은 아니다. (⋯⋯)

멧두릅은 신경계를 강화한다. 특히 교감신경계와 부교감신경계를 결합함으로써 그렇게 할 수 있다. 간질을 포함한 많은 신경질환이 멧두릅으로 치료될 수 있다. 더 나아가 멧두릅은 정신을 확장시켜 육체의 모든 부분을 효과적으로 조정할 수 있게 하는 효과가 있다. 이처럼 멧두릅은 바이오피드백이나 최면, 최면요법과 함께 이용되는 뛰어난 에센스이다.[17]

라이어슨의 채널링 정보는 여러 플라워에센스가 현재 시행되고 있는 많은 의학적 요법과 심리요법을 강화할 수 있다는 가능성을 보여준다. 예컨대 암 환자의 면역력을 강화하기 위한 연상요법은 통합의학 치료사라면 누구나 잘 알고 있는 기법이다. 여러 플라워에센스는 이미 보조적 요법으로 이용되고 있는 심리적 성장을 위한 요법을 더 보강하는 데 이용될 수 있다. 플라워에센스는 항암 치료제에 대한 환자 몸의 내구성을 증강하는 데에도 이용할 수 있을 것이다. 암 치료에는 가문비나무(로키산맥에서 자라는 상록수, Spruce) 꽃에서 만들어지는 에센스가 해독작용을 하고, 화학요법이나 방사선요법의 부작용을 방지한다고 한다.

가문비를 해독프로그램의 하나로 이용하는 것은 적절하다고 생각한다. 예컨대 석면 같은 오염물질에 노출되었을 때나 화학요법이나 방사선요법 도중에 이용해도 효과가 크다. 가문비는 몸의 해독작용을 해서 부작용 발생을 억제한다. 다만 이미 질병이 현재화한 경우는 다른 에센스가 필요하지만(⋯⋯).

가문비는 길을 잘못 찾거나 방향감각을 상실한 환자에게도 사용을 검토해 볼 만하다. 이는 에테르체와 육체의 결합이 잘 이루어지지 않았을 때 발생한다. 가문비는 에테르 흐름의 양을 늘려 에테르체를 육체에 접근시켜 결합하도록 작용한다. 예컨대 다른 미세체가 정렬되어 있어도 에테르체와 육체의 결합이 느슨해지면 암 등 질병이 발생하기 쉬워지므로 이것은 대단히 중요하다. 미세체 수준에서는 이 상태를 '전암 상태'라고 부를 수도 있다. 그 때문에 높은 수준의 독소가 존재할 때는 이 에센스가 암의 성장을 저지하는 데 효과적인 치료제가 된다.[18]

건강과 내적 균형을 오랫동안 유지하려면 다원적 접근법밖에 없음이 점점 분명해지고 있다. 플라워에센스는 눈에 보이지 않는 미세에너지적 요소를 동원해 균형과 항상성의 안정 상태로 이끄는 독특한 파동의학의 수단을 제공한다. 이 에센스들은 성장과 정렬로 이어주는 바람직한 패턴을 향한 장을 정비한다. 그러나 플라워에센스나 보석요법의 자극을 계기로 몸, 마음, 영성이 가장 자연스러운 통로를 따라 균형을 회복하려면 세포계와 미세에너지계가 협력해 작용해야 한다.

여기에서 다루는 것은 불과 몇 종류의 플라워에센스에 지나지 않지만, 그루다스의 책에는 현시점에서 아직 효과적인 약물치료나 외과적 치료가 없는 많은 질환에 대한 새로운 에센스 치료법을 소개하고 있다. 그 정보 덕에 우리는 의식과 질병의 상호작용을 상당 부분 이해할 수 있게 되었다. 그루다스가 소개한 에센스는 향후 우리의 치유기법과 영적 존재로서의 인간에 대한 이해를 높여가는 데 많은 역할을 할 것이다.

보석요법과 색채요법:
파동치유의 확장

파동에너지의 만능 저장매체인 물의 기본 특성 덕분에 햇빛을 이용한 다른 치료 에센스를 만들 수 있다. 그 가운데 이미 소개했던 보석요법(gem elixirs)이 있다. 이는 특정 크리스털의 특성이 있는 보석 한 개 또는 몇 개를 순수한 샘물이나 증류수에 담가 아침 햇빛에 몇 시간 쏘여서 만든다. 아침 몇 시간은 햇빛에 함유된 태양에너지의 프라나가 최대치에 달하는 시간대이다. 꽃과 마찬가지로 보석에서 유래하는 에테르적 성질 일부는 물에 옮겨져 특정 파동에너지가 물에 담기게 된다.

그루다스는 첫 저서에 이어 크리스털과 보석의 이용법을 주제로 『보석요법과 파동치유 *Gem Elixirs and Vibrational Healing*』를 발간했다. 그 내용 역시 케빈 라이어슨(Kevin Ryerson)과 존 폭스(Jon Fox)의 채널링 정보를 분석한 것이다. 이 책은 두 권으로 구성되어 있는데, 책 곳곳에 많은 보석요법의 역사적 배경에서 그들의 파동의학적 성질 등이 상세하게 언급되어 있다. 여러 질환이나 에너지 균형의 흐트러짐에 대한 보석요법의 다양한 이용법을 설명한 도표도 많이 소개되어 있다. 또 그루다스의 처방으로 치료에 성공한 치료사들의 정보를 바탕으로 해서 쓴 사례집과 여러 질환에 대한 플라워에센스 및 보석요법 치료의 성공사례를 소개하는 장까지 준비했다. 다만 플라워에센스와 보석요법에는 치료 효과 측면에서 미묘한 에너지 차이가 있다.

보석요법의 기능은 플라워에센스와 동종요법 레미디의 중간쯤에 있

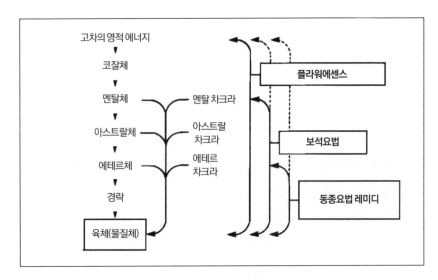

〈그림 25〉**파동 에센스의 작용 수준**

다. 물질로서의 보석을 분말로 만들어 복용할 경우, 그 작용은 동종요법 레미디와 달리 기존 의학, 영양학, 또는 항생물질적 작용을 해 육체에 확실한 영향을 준다. 그러나 플라워에센스와 마찬가지로 햇빛을 이용해 보석으로 일릭서를 만들면 레미디의 작용이 플라워에센스와 비슷해지고, 그 성질도 에테르적이 된다.

보석요법은 어떤 식으로든 육체의 특정 기관에 작용하지만, 동종요법 레미디는 육체 전체에 널리 작용한다. 보석은 크리스털 구조 패턴을 가져다주는데, 그 구조는 분자 수준에서 육체 내의 무기물이나 크리스털 조직에 작용한다. 보석은 에테르 유동체에는 더 강력한 영향을 미친다. 그리하여 생명력과 몸을 통합하는 생체분자 구조와 밀접하게 이어지는 작용을 한다. 그리고 에테르 유동체 이외의 두 가지 파동의학적 구조 사이에도 작용한다. 플라워에센스는 의식의 패턴을 지닌 살아 있는 매체

에서 유래하지만, 보석은 의식 그 자체를 증폭한다.[19]

〈그림 25〉는 여러 파동의학 요법이 인간 기능의 어느 에너지 수준에서 작용하는지를 보여주는 가이드라인이다. 그림의 화살표 붙은 실선은 각각의 파동의학 치료법이 탁월한 효과를 나타내는 범위를 보여준다. 이것을 보고 알 수 있듯이 플라워에센스 요법은 물리적, 분자생물학적 수준에서 고차의 미세에너지 수준, 영혼 수준까지 인간을 형성하는 다차원 체계의 모든 수준에서 강한 영향을 미칠 수 있다. 화살표가 붙은 점선은 각 레미디(remedies)나 일릭서(elixirs)로 어느 정도 효과는 얻을 수 있지만 그다지 강한 영향을 미치지 못하는 영역을 나타낸다. 예컨대 흔히 이용되는 동종요법 레미디는 몸의 물질·세포 수준 및 생체자장 수준에서 강력하게 작용한다. 다만 동종요법 레미디 대부분은 실제로는 차크라나 미세에너지체 같은 높은 수준에도 작용하지만, 다른 요법만큼 강력하게 작용하지 않는 경우도 많다. 또 어떤 종류의 보석요법과 동종요법 레미디는 코잘체나 보다 고차의 영체까지 작용하기도 한다. 따라서 동종요법, 보석요법, 플라워에센스 요법의 에너지적 활동 수준은 반드시 그림에 나타난 만큼 명확한 것은 아니다.

그림이 보여주는 것은 흔히 사용되는 파동의학 에센스나 레미디가 작용하는 에너지 수준의 극히 개략적인 내용이다. 개개의 동종요법 레미디나 보석요법 가운데에는 그림에서 보여주는 수준보다 고차의 미세에너지 수준에서 강하게 작용하는 것도 있으니 주의가 필요하다. 어쩌면 이와 같은 파동의학 레미디의 효과를 여러 수준에서 비교하는 것은 그다지 공평한 방법이 아니다. 각 치료법이 정신적, 영적 및 육체적인 질환에 극적인 치료 효과를 발휘하는 범위는 꽤 넓기 때문이다. 효과를 주는 에너지 수준의 해석은 파동의학 치료에 대한 보다 전반적인 시스템적 접근이 이루어지고 있는데, 이는 개개의 에센스나 레미디의 응용보다도 교육적 가치가 있다.

파동의학 치료의 하나로 보석요법에는 이미 여러 미세체를 돌고 있는 에너지를 증폭하는 효과가 있다. 보석요법은 플라워에센스와 마찬가지로 육체와 미세체 사이의 균형을 유지하고 있다. 그러나 보석요법이 갖는 생명 에너지는 플라워에센스만큼은 강하지 않다. 보석요법은 교감신경에서의 파동에너지 공명의 원리에 바탕을 두고 작용한다. 보석이나 크리스털은 기하학적으로 대칭적인 분자구조를 하고 있다. 크리스털 구조의 기하학적 대칭구조는 독특한 주파수 특유의 파동에너지 성질이 있고, 이 성질은 보석요법을 만드는 단계에서 햇볕에 쏘일 때 물에 각인된다. 크리스털의 규칙적인 분자구조는 육체 내부의 세포와 생체 분자계를 안정화하는 에너지 효과가 있다. 어떤 보석은 육체의 특정 장소와 조화를 유지하면서 공명하고 있다. 보석요법을 이용한 치료 효과는 일릭서 내부에 보존된 크리스털 구조가 공명을 일으켜 병든 육체의 불안정한 생체 분자구조에 옮겨졌을 때 발현된다. 파동에너지가 몸속의 특정 분자계로 옮겨갔을 때 생화학적인 반응과정이 안정화되어 세포 조직화가 진전되고, 장기의 회복이 일어나고, 육체가 건강해진다.

보석요법은 개인의 정신적, 영적인 역학 관계에도 영향을 준다. 그런 수준에서 작용할 때 보석요법은 육체의 분자 화학계보다 의식의 미세구조에 더 강하게 작용한다. 보석요법은 경락계, 차크라, 미세체에 강력하게 작용한다. 보석요법은 '의식 자각'에 기여하는 미세한 인자를 변화시킴으로써 행동 수정을 통한 영적 각성을 촉진한다. 행동은 의식 위에 성립되지만, 보석요법 자체는 의식에 직접 작용하고 행동에는 그다지 영향을 주지 않는다. 보석 일릭서를 복용함으로써 영적 각성이 촉진되면, 그 사람은 의지 결정력이 향상되고 내적인 문제에 초점을 맞추는 힘이 생긴다.

〈그림 25〉에서 보듯이 흔히 보석요법은 많은 플라워에센스보다도 육체에 가까운 수준에서 작용하지만, 여러 수준의 의식에 작용하기도 한다. 보석요법은 플라워에센스처럼 생명력의 진화 패턴을 포함한 액상화된 의식의 팅크제다. 보석 일릭서를 복용하면 그것은 몸속에서 영감이나 의식변혁을 촉진하는 진화의 원동력이 된다. 일릭서 자체로는 변화를 이끄는 힘이 없지만, 변화의 원인이 되는 힘의 배후에 잠복한 영감이 될 수 있다. 그러나 플라워에센스와 달리 보석요법은 정신적, 영적 역할보다 육체의 생체분자 수준 쪽으로 작용한다.

　라이어슨의 채널링 정보는 보석요법이 침술의 경락계 효과와 약간 다르다는 것을 시사한다. 플라워에센스는 몸의 특정 경락계에만 작용하는 경향이 있지만, 보석요법은 온몸의 경락에 작용하는 경향이 있다. 특정 경락에 보석요법을 이용하면 그 에너지 효과는 손가락 끝이나 발가락 끝에 있는 정혈을 통해 다른 경락에도 파급되는 경향이 있다. 이것은 플라워에센스에서는 발생하지 않는 현상이다. 이 같은 효과는 보석이 갖는 파동 효과가 꽃보다도 강하기 때문이다.

　그 밖에 흥미 있는 파동의학 레미디로는 꽃도 보석도 이용하지 않고 만들 수 있는 컬러 팅크제가 있다. 색 유리병이나 색 비닐로 싼 유리병 속에 증류수를 넣고 정면으로 햇빛에 쪼인다. 햇빛이 갖는 프라나의 힘에 노출되면 유리병이나 비닐 색의 특정 컬러 필터가 갖는 에너지 주파수가 물에 충전된다.

　치유에 색채를 이용하는 방법은 여러 형태로 빛의 순수한 에너지가 이용된다는 점에서 매우 독특하다. 색채요법에서 사용하는 에센스는 경구 투여하여 여러 질환의 치료에 이용한다. 색채요법에는 여러 형태와 응용법이 있다. 그 가운데 컬러 팅크제를 사용하는 방법이나 색채수요법(hydrochromatic therapy)은 그다지 알려지지 않았는데, 이 방법은 물에 여러 파동에너지의 성질을 전사해 치료에 이용하는 원리를 잘 설명하고 있다.

색채요법은 20세기에 태어난 새로운 치료법이 아니다. 이 독특한 치료법은 고대 이집트에서 광요법과 함께 헬리오폴리스의 태양 신전에서 시행되었다. 또 고대 그리스, 중국, 인도에서도 이용되었다. 오늘날에는 에드윈 바빗(Edwin Babbitt)[20]과 딘샤 가디알리(Dinshah Ghadiali)[21] 등이 색채요법의 문헌에 자주 소개되는 선구자로 꼽힌다. 비전의 색채요법 대부분은 오라의 에너지장이나 미세체라는 고차 옥타브에 영향을 미치는 파동에너지 가운데서도 비교적 낮은 주파수 영역의 가시광선 스펙트럼의 빛에너지라고 생각한다. 비전 문헌에서는 고차 옥타브는 퍼스낼리티나 영혼의 성장에 영향을 주는 일곱 종류의 주요한 광선으로 언급되어 있다. 이 일곱 종류의 광선은 신성한 것으로 여겨졌는데, 이들 성질에 대한 해설은 이 책에서 다루는 범위를 벗어나므로 더 상세한 해설은 권말의 참고문헌을 참조하기 바란다.

색	차크라	미세에너지	질환
보라	왕관(크라운) 차크라	고차의 정신	정신신경 질환
남색	미간(제3의 눈) 차크라	영적 시각	안질환
파랑	목(인후) 차크라	자기 표현	인후, 갑상샘 질환
초록	심장 차크라	내적 조화	심장질환, 고혈압
노랑	태양신경총 차크라	지적 자극	위장, 췌장, 간장 질환
주황	비장(천골/생식샘) 차크라	흡수, 순환	호흡기, 신장 질환
빨강	뿌리 차크라	생명력, 창조성	혈액 질환, 빈혈

〈그림 26〉 색이 갖는 미세에너지 특성

가시광선의 주요한 색채는 그것과 공명하는 차크라와 연결된 특별한 성질을 갖고 있다(그림 26 참조). 차크라의 본질과 고차 에너지가 몸의 생리 기능과 어떻게 연결되어 있는지를 이해하는 것은 특정 질환 치료에 왜 색채를 이용하는지를 이해하는 데 도움이 된다. 예컨대 빨간색은 주파수가 가장 낮은데, 꼬리뼈 영역에 있는 제1 차크라(뿌리 차크라)와 공명하는 성질을 갖고 있다. 뿌리 차크라는 육체의 생명력을 조정하고 있으므로, 빈혈처럼 강한 피로감을 동반하는 증상은 빨간 스펙트럼의 광선욕으로 치료하는 경우가 종종 있다. 직접 빨간 빛을 쬐지 않아도 빨간 주파수 에너지를 충전시킨 물을 마셔 치료할 수도 있다.

색채요법 가운데에는 두 가지 하위 차크라인 뿌리 차크라와 비장(천골) 차크라가 육체와 에테르체 사이의 에너지 관계를 반영한다고 생각하는 사람도 있다. 뿌리 차크라는 낮은 물질적 주파수 에너지와 공명하고, 비장 차크라는 에테르 에너지를 처리한다. 빨간색은 뿌리 차크라와 육체의 생명력을 자극하고, 오렌지색은 비장 차크라를 활발하게 하고 에테르체를 튼튼하게 한다. 에테르체와 육체는 상호 관계하기 때문에 두 가지 하위 차크라는 종종 한 조로 취급하기도 한다.

비장 차크라는 에테르 에너지와 아스트랄 에너지의 중계자 역할을 하기도 한다. 오렌지빛(주황빛)은 비장 차크라에 작용해 인간의 감정에도 영향을 준다. 프라나 에너지 흐름을 조정하는 중추인 비장 차크라를 자극하기 위해 오렌지빛을 이용하면 프라나 에너지의 흡수, 순환, 분포에 영향을 미치게 된다. 육체 수준에서는 폐 질환이 오렌지빛으로 치료되는 경우가 많다. 호흡이란 폐를 통해 외계 에너지를 흡수하는 과정이다. 생명의 원천인 산소와 프라나는 호흡기계를 통해 몸 안으로 흡수되어 피에 실려 온몸으로 운반된다. 오렌지빛은 프라나 에너지 흡수를 촉진하는 작용이 있어, 에너지 흡수 과정을 방해하는 천식, 폐기종, 기관지염 등의 호흡기 질환은 오렌지빛으로 자극해 개선되기도 한다.

노란색 광선은 태양신경총 차크라를 자극한다. 이 차크라는 육체 수준에서는 주요한 소화관의 신경총과 연계되어 있다. 태양신경총은 일종의 '내장 뇌'라고 할 수 있다. 이 '하위 정신'은 육체 수준에서는 소화기계를 통해 소화 활동을 조절한다고 생각된다. 태양신경총 차크라는 아스트랄 수준의 고차 부분과 멘탈 수준의 비교적 낮은 부분에 이어져 있다. 이 하위 정신은 객관적이고 물질적 성질을 갖고 있고 감정의 영향을 받기 쉽다.

노란색 광선은 우리들의 이성적이고 지적인 부분을 자극한다고 생각된다. 오라에서는 노란색이 보통 지성의 색으로 구체적이고 학구적인 사고와 관계된다. 궤양을 비롯한 스트레스성 질환을 갖는 많은 사람에게는 과도한 정신집중이나 감정 억압이 보이기 때문에 노란색 광선은 위장병 치료에도 효과가 있다고 생각된다.

녹색 광선은 심장 차크라와 가장 강하게 공명한다. 고차 에너지 수준에서 심장 차크라는 고차의 멘탈체 및 애정이나 자애를 포함한 고차 감정 에너지를 처리한다. 녹색 빛은 내적 조화와 균형의 파동으로 자연계의 신록에서 발산되는 에너지이다. 녹색 광선은 심장에 작용해 온몸의 혈류 분포를 조절하기도 한다. 많은 심장질환은 감정체 즉 아스트랄체가 원인이라고 생각된다. 협심증에 의한 흉통 대부분은 강한 감정적 변화로 악화되곤 한다. 녹색 광선은 심장에 대한 균형효과와 교감신경에 대한 진정효과로 심장병이나 고혈압에 효과가 있다.

상위의 세 차크라는 인간의 영적 본질과 밀접하게 연관되어 있다. 이들은 자아에 고차의 영적인 힘과 통합을 가져온다. 그에 반해 하위의 세 차크라는 인간의 물질적 성질을 조정하고 있다. 심장 차크라는 정신계와 물질계라는 두 세계의 중간에 위치한다. 쿤달리니 경로를 통해 영적인 에너지가 뿌리 차크라에서 왕관 차크라로 상승하려면 도중에 있는 차크라들도 열려 있어야 한다. 사이킥한 능력이나 영적 지각을 충분히 개화시키려면 열린 심장 차크라를 통한 사랑과 조화를 자유롭게 표현할 수 있는 능력이 중요하다.

고차의 정신적, 영적 센터를 형성하는 세 차크라의 밑에서 첫 번째에 위치하는 목 차크라는 파랑 광선과 가장 강하게 공명한다. 목 차크라는 대화와 자기표현의 중추이다. 사이킥 수준에서 이 차크라는 '원격 청각' 즉 미세에너지 수준의 신호를 들을 수 있는 능력과 관련이 있다. 목 차크라는 종교심이나 신비적 직관의 중추이기도 하다. 이것은 우선 목 차크라가 코잘체의 에너지와 관계하기 때문일 것이다. 목 차크라는 의지나 힘의 중추라고 부르기도 한다. 개인의 힘이란 내적 감각이 자유롭게 언어화된 것의 반영이고, 또 음성을 통해 자신의 의지를 타인에게 행사한다는 사실을 생각하면 이 관련성은 타당성이 있다고 느껴진다. 파랑 광선으로 치료된 환자에게는 사고, 관념의 언어표현이나 의지에 관계된 후두부 주변의 질환이 많다. 후두의 염증, 통증, 갑상샘 종양 등은 파랑 광선이 갖는 미세에너지 치료로 잘 개선된다.

남색(인디고 컬러, 군청색)은 미간 차크라(원격투시 능력과 같은 사이킥 능력과 관련된 중추)와 가장 잘 공명한다. 이 차크라는 영혼에 의한 고차의 정신적, 영적 현상의 주역이다. 제3의 눈이 개화되어 능숙하게 기능하는 사람은 대개 직관 수준이 발달해 있다. 남색은 이 중추와 가장 강력하게 공명한다. 남색은 영적 청각과 함께 육체 수준과 고차 에너지 수준의 시각, 후각에 영향을 주고 있는 것 같다. 백내장 같은 질환은 남색 광선이 갖는 미세에너지로 치료할 수 있다. 남색은 청각장애나 후각장애의 치료에도 응용된다.

끝으로 보라색(바이올렛) 광선은 왕관 차크라와 관계가 있다. 크라운 차크라로도 불리는 왕관 차크라는 영혼의 성역 또는 인간에 작용할 수 있는 영향 중에서도 최고의 영적 영향에 대한 입구라고 생각된다. 보라색 광선은 주로 육체의 뇌와 고차 정신이 갖는 정신적, 영적 특질 부분에 강하게 작용한다. 레오나르도 다 빈치는 조용한 교회의 스테인드글라스를 통과하는 보랏빛 아래에서 명상하면 그 효과가 10배나 커진다고 믿었다.[22] 보랏빛은 대뇌 피질의 신경세포에 미세에너지의 영양을 공급하고, 우리가 그 뇌를 사용해 자기 신성에 대한 이해를 돕고 있다고 생각한다. 보라색 광선은 여러 정신질환이나 신경질환 치료에 효과가 있고, 두통이나 신경통, 조현병, 치매 등의 장애에도 효과가 인정되는 것 같다.

여러 치료사가 이용하는 색채요법의 체계와 접근은 대단히 정밀하지만, 여기에서 소개하는 색채요법의 효과는 극히 단순화한 것에 지나지 않는다. 질병의 치료를 위해 색채가 갖는 파동을 선택적으로 이용하는 것은 복잡하고 섬세한 치료 행위이다. 색은 단독으로 쓰기도 하지만 조합해서 쓰기도 한다. 색채요법 효과는 협동 효과를 통해 증폭된다. 각각의 색이 갖는 주파수를 환자에게 보내는 방법은 많다. 그중에는 환자에게 자연광이나 컬러 스크린, 필터를 통한 램프 빛을 직접 조사하는 방법도 있다. 햇빛에 쏘인 색의 수용액을 사용하는 색채수요법(hydrochromatic therapy)도 있다.

그 밖에 색채호흡법(color breathing)이라는 방법도 있다. 색채호흡법의 육체-에테르적 방법으로는 특정 색의 프라나 에너지로 충전된 공기를 가득 들이마시는 것이다. 일반적인 방법으로는 숨을 들이마실 때 특정 색을 들이마시는 장면을 연상하는 것이다. 들숨과 함께 연상된 색은 신체 내의 병소나 기능장애 부위, 생명력이 필요한 부위에 심적 경로를 통해 운반된다. 색채호흡법의 테크닉은 다양한 변주가 가능해 연상했던 색으로 의식 수준을 변화시키거나 차크라를 정화해 특수한 치유 효과를 달성하기 위해 쓰인다. 정신 수준에서의 색채호흡법에는 멘탈체 · 아스트랄체 차크라에 작용하는 에너지를 조절하는 방법도 포함된다.

일반적으로는 팅크제나 에센스 등을 통해 파동의학에 응용한 색채나 보석, 꽃의 효과는 연상법을 병행할 때 크게 증폭될 수 있다. 정신적 확신(자신이 바라는 신체적·감정적 변화를 마음속에서 자기 선언하는 일)에도 파동의학 치료의 효과를 증폭하는 작용이 있다. 노련한 꽃요법 치료사들은 대부분 플라워에센스 처방과 함께 특정한 정신적 확신을 갖게 한다. 기존 의학에서든 파동의학에서든 환자가 치료에 적극적일수록 치유 가능성은 높아진다.

햇빛과 물의 치유력:
자연이 주는 파동의학의 선물

컬러 팅크제, 보석요법, 플라워에센스 등을 이용한 치유의 중요성은 육체가 자연계의 가장 단순한 성분에서 아주 깊은 영향을 받는다는 점이다. 야산의 식물이나 꽃은 이 지구 행성 어디에서나 찾아볼 수 있다. 미세에너지의 치유 작용이 있을 것이라고는 생각되지 않는 수많은 보석이나 무기질은 땅속에서 잠자고 있다. 이들 천연의 치유에너지원을 통합해 인간에게 작용하도록 하는 햇빛과 물은 지구상에서도 가장 풍요로운 자원이다.

초기 파동의학 연구가들은 미세에너지를 담는 물의 특성과 프라나 에너지를 담는 햇빛의 힘을 결합해 자연에서 치유의 열쇠가 되는 주파수를 추출하는 단순하지만 강력한 방법을 고안해냈다. 그러나 이런 에테르 의학이 만들어낸 생리학적 효과는 일반적인 의학 체계로는 대부분 검출하기 어렵다. 이러한 '미세'에너지는 현재 강한 의구심을 보이는 과학계가 요구한 확실한 증거를 어떤 모니터법으로도 기록하지 못한다. 특정한 파동의학 치료법이 갖는 미세에너지 효과를 측정하고 실증하려면 EAV나 전기 침, 라디오닉스, 키를리안 사진 등의 에테르적 기술이 수용되기를 기다릴 수밖에 없다.

앞 장에서 논의한 EAV 같은 기술은 육체와 경락계의 진단에 유용한 상호작용을 만들어내기 위해 경혈 네트워크를 이용한다. 경락계는 육체-에테르체 경계면이라는 특수한 메커니즘을 매개로 에테르 수준에서 육체 수준으로 생명 에너지를 수송하기 위한 에너지 격자계의 일부이다. 미세체 에너지는 이 독특한 경계면을 통해 육체와 강하게 결합해 있다. 이 자연의 에너지 결합 때문에, 경혈의 EAV 검증을 통해 어떤 플라워에센스나 파동의학 레미디가 필요한지를 알 수 있다.

EAV를 이용한 수많은 치료사가 동종요법 레미디뿐만 아니라 플라워에센스 처방에도 EAV를 응용하였다. 이 방면의 혁신적 연구로 제6장에서 소개한 아브람 베르의 연구가 있다. 베르 박사는 EAV를 이용해 배치의 플라워 레미디를 처방하는 실험에 성공했다. 박사는 그루다스의 새로운 플라워에센스에 대하여도 EAV를 이용해 환자가 필요로 하는 에너지를 찾아내는 연구를 했다. 그리고 베르 박사는 경험적으로 천식 환자의 경혈에 공명현상을 일으키는 플라워에센스와 『플라워에센스와 파동치유』에 있는 천식 치료 에센스의 사이에 밀접한 관계가 있다는 사실을 발견했다.

베르 박사는 환자 가운데 키가 작은 하수체 발육 부전증 소년에게 EAV 치료를 하면서 연구했다. 소년의 키를 키우려는 그때까지의 모든 의학적 시도는 실패로 끝났다. 베르 박사는 EAV로 바람직한 반응이 나온 여러 플라워에센스로 조제한 혼합약을 그 소년에게 주었다. 그 가운데에는 『플라워에센스와 파동치유』에서 성장장애 레미디로 추천한 에센스도 포함되어 있었다.

그 소년은 혼합 에센스를 사용하고 2개월이 지나자 약 5cm라는 폭발적인 성장발육을 보였다. 이 보고는 특별한 증례이지만 플라워에센스 치료 효과의 잠재력을 짐작하게 하는 사례이다. 또 폴 박사의 장치나 여타 EAV 기술이 의학적 진단, 치료의 결정에도 이용될 수 있음을 실증했다고 할 수 있다. 파동의학은 경락 관련 기술 덕분에 불치병이라고 여겨졌던 질병에도 효과적인 치료법을 발견할 수 있는 독특한 방법을 갖게 되었다. 아래는 라이어슨의 채널링을 인용한 것이다.

현재 수준으로 볼 때 대략 3년~5년 사이에는 측정 장치의 정밀도가 에테르 해부학의 존재를 측정할 수 있는 수준까지 발달해 이 특수한 분야도 일반대중의 의식에 수용되고 눈부시게 발전할 것이다. 플라워에센스나 동종요법 레미디, 보석요법 등의 파동의학 치료법이 미세에너지 구조에 주는 효과를 과학적 방법론과 임상을 통해 식별하고 발전시키기 위해 그 장치들이 사용될 것이기 때문이다. 이 영역이 과학의 독립된 한 분야로 인정되면 인간의 에테르 성질도 더 중시될 것이다.

이 장치들 가운데 일부는 이미 사용되고 있다. 예컨대 뇌파 기록 장치, 침술과 관련한 신경학적 부위의 정전용량 측정 장치, 갈바닉 피부반응측정장치(GSR) 등이 있는데, 특히 세포 분획으로 발생하는 생체자장 에너지 변동의 측정 장치는 그중 으뜸이다. 이들 장치를 이용해 에센스 등이 처방되었을 때 육체의 생리학적 반응을 측정할 수 있다. 에센스의 효력이나 작용 범위에 대한 실험 결과도 정밀하게 조사할 수 있다.

아시다시피 플라워에센스가 완전한 의학으로 자리잡게 되면 플라워에센스라는 주제는 함의하는 바가 엄청나다. 오늘날 이것을 의학의 일부로 활용한다는 의미는, 치유에 집중하는 특별한 연구 분야를 통해서 자연과 인간의 파동적 결합에 대한 우리의 주의를 다시 한번 통합하는 것이다. 그리고 결국 포괄적인 강조점은 이러한 에너지들이 완전성이라는 개념하에서 재통합되어야 한다는 것이다.[23]

파동의학 치료의 다양한 방법이 인간의 감정적·신체적 질병에 어떻게 영향을 주는지는 인간의 미세에너지 구조의 지식을 통해 좀 더 깊이 이해할 수 있다. 차크라, 나디, 경락, 미세체는 인간 해부학의 확장 부분으로 서로 불가분한 관계이다. 우리는 그 미세 구조의 작용으로 자신을 포함한 다차원 우주에 접속할 수 있다. 미세체는 개인의 퍼스낼리티가 물질계에 발현되는 과정에 영향을 주고 있다. 인간은 자기 스스로 선택한 이 지구 위의 인생이라는 학교에서 생명을 이해하려고 애쓰고 있다. 미세에너지의 힘은 인간이 살아가는 힘이나 목표, 창조적 표현 등을 규정하고 있다.

고차 자아와 육체적 퍼스낼리티의 결합이 방해받거나 봉쇄되면 이기주의나 소외감, 고독감이 생겨난다. 플라워에센스나 보석요법, 컬러 팅크제, 동종요법 레미디는 육체의 생체분자 수준에서도 작용하지만 미세체, 경락계, 차크라에도 작용해서 육체적 자기와 고차 에너지 작용 사이의 협조와 조화를 강화한다.

이러한 자연의 파동의학 치료법은 육체, 감정, 지성, 영성의 각 수준에서 질병의 경과에 변화를 준다. 그리고 몸, 마음, 영성 복합체인 우리의 치유가 전체적으로 장기간 지속하도록 작용한다. 의사나 치료사가 우리 문화에서 인간에게 영향을 주는 미세에너지 스펙트럼을 인정하게 됨에 따라 치유의 새로운 방법에 대한 정보가 쌓여갈 것이다. 그리고 그 정보는 궁극적으로는 인류 전체의 영성 향상에 기여할 것이다.

| KEY POINT TO REMEMBER |
요점 정리

1 플라워에센스나 보석요법, 동종요법 레미디와 같은 파동의학 레미디는 여러 가지 생물이나 광물로 만들어진다. 그 독특한 레미디들은 에너지를 저장하는 물의 성질을 이용해 생명 정보를 운반하는 주파수 특이성을 지닌 미세에너지를 환자의 몸에 들여와서 각 기능 수준의 치유 효과를 낸다.

2 에드워드 배치 박사는 배치 플라워 레미디(Bach flower remedy, 꽃 치료)라는 플라워에센스를 사용한 치료법의 창시자이다. 그 레미디는 주로 개인의 지적, 정서적 에너지 균형을 바로잡기 위해서 사용된다. 그 균형이 무너지면 질병의 신체적 증상이 나타나거나 악화한다. 배치 박사는 민감한 체질이었기 때문에 여러 가지 레미디의 효능 규정에 자신의 직관적 능력을 이용했다.

3 최근에는 직관으로 얻어진 정보에 바탕을 둔 플라워에센스의 이용법을 연구하는 데 주력하고 있다. 일부 채널링 정보에 의하면 플라워에센스가 육체 수준에 머무르지 않고 미세에너지 수준에도 작용할 수 있음을 보여준다.

4 꽃에는 식물 성장의 근원이 되는 생명 에너지가 함유되어 있다. 그 때문에 햇빛을 쏘여 만든 팅크제나 에센스에는 실제로 그 생명 에너지의 일부가 전사된다.

5 플라워에센스 같은 파동의학 레미디가 체내에 들어오면 그 에너지는 독특한 생체크리스털 에너지계의 도움을 빌려 증폭되고 흡수된다. 이 생체 내의 체계는 크리스털 같은 특성이 있어 레미디의 에너지가 공명을 통해 육체로 이송된다고 여겨진다.

6 이 생체크리스털 네트워크는 솔방울샘과의 연결을 통해 고차 의식(아스트랄체, 멘탈체, 코잘체)으로부터 육체적 퍼스낼리티로의 정보 수송을 조정한다. 그 경로는 우뇌이다. 그 고차의 정보는 꿈이나 명상 중의 상징적 영상으로 의식에 나타난다. 좌뇌는 그 정보가 갖는 의미를 분석한다. 플라워에센스에는 그 내적인 결합을 강화하는 데 도움을 주고, 개인의 신체적 자아와 상위 자아의 재결합을 돕는 작용도 있다.

7 어떤 종류의 플라워에센스는 먼저 세포 수준에서 작용한다고 한다. 한편 차크라와 나디, 경락계, 그리고 미세체 같은 미세에너지 수준에 작용하는 에센스도 있다.

8 마이아즘이란 그 자체가 질병은 아니지만, 질병으로 이끄는 경향성을 갖는 독특한 에너지 상태를 나타낸다. 가장 흔한 마이아즘은 여러 세균, 바이러스, 유독물질에 노출되어 획득된 것이다. 이들은 가족력으로 유전될 가능성이 있다. 마이아즘은 특정한 동종요법 레미디를 이용해 중화할 수 있다. 플라워에센스나 보석요법에서도 같은 효과를 기대할 수 있다.

9 물은 햇빛으로 플라워에센스를 만드는 데 작용할 뿐 아니라, 크리스털이 갖는 미세에너지나 색채광선의 순수한 파동도 전사할 수 있다. 그 결과 새로운 에너지 치료 수단이 생긴다. 이런 치료법을 각각 보석요법, 컬러 팅크제라고 한다.

10　색채의 에너지는 특정 차크라 주파수와 공명함으로써 발휘된다. 색채의 주파수는 공명에 의한 에너지 교환을 통해 질병 과정의 장애를 입은 비정상 차크라의 균형을 회복시킨다. 기능장애를 일으킨 차크라의 균형이 회복되면 미세에너지의 적절한 흐름이 회복되어 병적인 기관에 공급된다.

11　EAV 같은 전기침 기기는 여러 가지 파동 에센스와 특정한 병적 상태, 또는 에너지의 불균형을 미세 주파수 수준에서 조합할 수 있다. 그런 기기를 사용한 연구와 임상 실험을 통해 플라워 에센스를 비롯한 파동의학 레미디가 효과 있는 치료법으로 인식될 것이다.

CHAPTER

08

| VIBRATIONAL MEDICINE |

사이킥 힐링 현상

인간의
잠재력 탐구

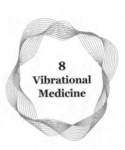

지금까지 몇 장에 걸쳐 미세에너지를 이용한 여러 치료법을 검토해 왔는데, 그 대부분이 자연에서 생긴 다양한 주파수의 파동에너지를 응용한 것이다. 예컨대 플라워에센스(flower essence), 보석요법(gem elixir), 컬러 팅크제(color tincture), 동종요법 레미디(homeopathic remedy) 등의 치료 특성을 이용해 환자의 에너지계에 부족한 특정 주파수 파동을 공급해 질병을 치료한다. 그런데 인간이 갖는 다차원의 에너지장은 그 자체가 독립된 파동에너지 송신장치이자 수신장치이다. 따라서 치료가 필요한 환자에게 외부의 파동에너지 발생원을 사용하지 않고 사람이 사람에게 직접 치유에너지를 보낼 수 있다.

고대로부터 내려오는 여러 비전 문헌에는 인간이 윤회하는 동안 각 생에서 부여받은 특수한 잠재 에너지를 사용해 서로 질병을 치료할 수 있다고 기록되어 있다. 그 치유의 힘은 수 세기 동안 여러 이름으로 불러 왔다. 예컨대 안수요법, 사이킥 힐링(psychic healing, 사이킥 치유 혹은 심령요법으로 옮김), 영적 치유(spiritual healing) 또는 치유접촉(Therapeutic Touch) 등이다. 미세에너지 치료라는 현상은 최근 수십 년간 현대 기술의 진보와 함께 영적으로 눈뜬 과학자들의 노력 덕분에 연구실에서도 그 효과가 확인되는 수준에 이르렀다. 그 연구의 성과 일부는 앞 장들에서도 다루었지만, 여기에서는 사이킥 힐링이 어떻게 이해되어왔는지 역사적으로 살펴보면서 폭넓은 견지에서 재검토 해보고자 한다.

인간의 잠재적 능력, 사이킥 힐링: 그 진보의 역사적 고찰

안수요법의 역사는 수천 년 전으로 거슬러 올라간다. 고대 이집트에서 안수요법이 치유 목적으로 사용되었음은 기원전 1552년경의 에베르스 파피루스에 이미 나타난다. 기원전 4세기 이전에 그리스인들도 아스클레피오스 신전 등에서 환자를 치료하기 위해 안수요법을 사용했다. 아리스토파네스의 몇몇 미술 작품에는 실명한 남성의 시력이 안수요법으로 회복되거나 불임 여성이 아이를 갖게 되는 모습이 상세하게 묘사되어 있다.[1]

성경에는 안수요법의 의학적 응용이나 영적 응용에 관한 많은 기록이 있다. 그리스도의 기적 같은 치유가 안수를 통해 일어난 사실은 잘 알려져 있다. 그리스도는 이렇게 말하고 있다. "내가 하는 일은 너희도 할 수 있는 일이다. 너희라면 더 능숙하게 할 것이다." 초기 기독교 성직자에게 안수요법은 설교나 성찬식처럼 일의 일부였다. 초기교회에서는 안수가 성수나 성유와 함께 사용되었다.

그로부터 몇백 년이 지나는 동안 교회에서의 치유 직무는 서서히 사라진 데 반해, 유럽에서는 로열 터치(royal touch)가 이어졌다. 유럽제국의 왕들은 결핵 같은 병을 안수로 치료했다고 전해진다. 이 치료법은 영국에서는 참회왕 에드워드 때부터 700년 이상이나 이어졌다가 윌리엄 4세 통치시대에 폐지되었다. 초기에 시행되던 여러 치유 행위는 예수나 왕, 또는 특정 치료사가 갖는 힘에 대한 환자의 신뢰감이나 신앙심에 바탕을 둔 것으로 생각된다. 현대에는 자연계의 특수한 생명력이나 작용에 의해 치유가 일어난다고 생각하는 의학자들도 나타났다.

치유의 작용원리를 실험하던 초기 연구자 대부분은 여기에 자기 같은 에너지가 관련되어 있다는 가설을 세웠다. 당시 주목을 받은 '생체 자기설'의 대표 논자 중 한 명이 속칭 파라셀수스로 불린 연금술사 테오프라스투스 봄바스투스 폰 호엔하임(Theopharastus Bombastus von Hohenheim, 1493~1541)이라는 유명한 의사로, 나중에 대논쟁의 불쏘시개 역할을 하였다. 파라셀수스는 새로운 약물요법을 많이 발견하고, 인간과 우주의 대응 관계에 기초한 독자적인 의학 체계를 구축했다. 그의 설에 의하면 인체는 미세한 방사물이나 공간을 구석구석까지 채우고 있는 유동체를 통해 별이나 여러 물질(특히 자석)의 영향을 받고 있다. 인간과 천체의 결합을 설명하려는 것이었다. 파라셀수스의 감응 시스템은 인간의 질병이나 행동에 대한 행성과 항성의 영향에 관한 초기 점성술의 고찰이라고 볼 수 있다.

그가 제안하는 인간과 천계의 결합은 미세하게 침투적이고 우주에 편만한 유동체, 아마 에테르에 해당하는 초기 구성물이라 할 수 있는 것으로 이루어진다. 그는 이 미세한 물질에는 '자기적' 성질이 있고, 이것이 치유를 촉진하는 독특한 특성을 가져온다고 생각했다. 그리고 그 힘을 활용할 수 있다면 질병의 진행을 늦추거나 치유로 이끌 수 있다고 결론지었다. 파라셀수스는 "생명력은 개인의 체내에 갇혀 있는 것이 아니라 빛나는 천체처럼 몸 안팎으로 방사되고 있어서 멀리 떨어진 곳까지도 작용하는 것이다."[2]라고 쓰고 있다. 신체 주위의 에너지장에 관한 묘사가 실로 정확하다는 점에 비추어 볼 때, 그 자신이 인체의 오라를 관찰할 수 있었던 것이 아닐까 생각된다.

파라셀수스 사후, 자기설(magnetic tradition)은 당시 신비주의자이자 의사였던 로버트 플러드(Robert Fludd)로 이어졌다. 플러드는 17세기 초의 대표적인 연금술 이론가 중 한 사람이다. 그는 건강에 있어서 빛과 생명의 근원인 태양의 역할을 강조했다. 태양은 지구상에 존재하는 모든 생물에 필요한 '생명의 광선'을 제공해준다고 생각했기 때문이다. 플러드는 천상에서 보내는 눈에 보이지 않는 힘이 어떤 식으로든 모든 생명체에 전달되는데, 그 생명력은 호흡과 함께 몸에 들어온다고 생각했다.[3] 아마 인도의 프라나라는 개념을 떠올린 사람도 있을 것이다. 이것은 태양에 내재하는 미세에너지를 표현하는 개념으로, 호흡을 통해 몸 안으로 받아들일 수 있다고 한다. 신비가 대부분은 치유사가 일으키는 치유는 몸 안에 받아들인 프라나 흐름을 시각화해서 의식적으로 조절함으로써 에테르 에너지를 환자 몸속에 손으로 집어넣을 수 있다고 생각한다. 플러드는 인체에 자기가 존재한다는 생체 자기설의 신봉자이기도 했다.

1778년 한 명의 혁명적인 치유사가 탐구의 길을 한 걸음 더 전진시켰다. 예수나 치유사의 힘을 신뢰하지 않아도 뛰어난 치료 효과를 얻을 수 있다고 주장한 인물이 나타난 것이다. 프란츠 안톤 메스머(Franz Anton Mesmer)는 환자의 치유는 우주에 가득 차 있는 '유체(fluidum, 流體)'라는 우주 에너지를 이용한 덕이라고 주장하였다.[4] 메스머의 유체라는 용어가 라이어슨의 채널링 정보에서 다루었던 에테르 유체, 즉 에테르를 구성하는 실체라는 용어와 닮았다는 것은 매우 흥미롭다. 메스머는 이 유체가 우주에 가득한 미세한 액상 물질로, 인간과 다른 생명체, 생물들, 지구, 그리고 천체를 연결하는 매체라고 주장했다. 이 설은 파라셀수스 의학 체계의 우주관과 같다. 메스머는 자연계의 모든 존재는 특정한 힘을 갖고 있고, 그 특수한 힘의 작용으로 다른 존재들에게 그 자신을 드러낼 수 있다고 하였다. 그는 모든 물질체, 동물, 식물 그리고 돌에도 이 마법의 유체가 스며 있다고 생각했다.

메스머는 오스트리아 빈에서 의학을 연구하는 동안 환자의 질병 부위에 자석을 올리면 병이 낫는 경우가 적지 않다는 사실을 발견했다. 또 신경계 질환 환자에게서는 자석의 자극이 이상한 운동을 일으키는 경향이 있음도 발견했다. 메스머는 자기치료가 성공할 때는 근육에 심한 경련이나 반사가 빈번하게 일어난다고 기록했다. 그는 치료가 잘되는 것이 자석을 전도체로 자신의 몸에서 생긴 에테르 흐름이 환자 몸으로 들어가 미세에너지적 치유 효과가 생겼기 때문이라고 믿게 되었다. 그리고 그 생명력의 흐름이 자기적 성질을 가지고 있다고 생각해 그것을 '동물자기(animal magnetism)'라고 불렀다. 무기물이나 철에 작용하는 자기와 구별하기 위해서이다.

그리고 동물자기를 이용한 치료로 불수의(不隨意)의 근육경련이나 전율이 일어난다는 점에서 미세에너지 흐름이 신경계와 관련된 것이 아닐까 생각하게 되었다. 그는 신경과 생명력의 흐름이 온몸으로 유체를 수송해 유체가 공급된 부위의 활력이 회복된다는 가설을 세웠다. 메스머의 '유체' 개념은 고대 중국의 '기(氣)'하고도 통하는 것 같다. 기에너지도 경락계를 흘러 신경과 신체 조직에 생명력을 공급한다.

그는 건강과 항상성의 기초에는 생명을 유지하고 제어하는 자기적인 유체의 역할이 있어야 한다고 확신했다. 사람들이 이 생체자기와의 적절한 상호작용을 통해 자연법칙과 조화를 이룰 때 건강하다고 할 수 있다. 질병은 이 같은 자연의 미세한 힘과 육체 사이의 조화가 깨졌을 때 발생한다. 더 나아가 메스머는 이런 보편적인 힘을 만들어내는 가장 좋은 공급원이 인체 자체라는 사실을 확신하게 되었다. 그리고 그 에너지 흐름이 가장 강하게 방출되는 곳이 손바닥이라고 생각했다. 치료사가 손을 환자의 몸에 대고 치료하면 환자에게 에너지가 직접 유입된다는 것이다. 프랑스혁명이 임박했던 시기에 이 요법은 그의 영향력 하에서 국민들 사이에서 대유행하였다.

그러나 불행하게도 당시 과학자 대부분은 메스머의 방법을 단순한 최면술 또는 암시 효과라고 생각하였다. 일부 학자는 지금도 최면을 '메스머리즘(mesmerism)'이라고 하고, '메스머라이즈(mesmerised)'라는 말은 최면상태에 들어간다는 의미가 있다. 1784년 프랑스 국왕은 메스머 실험의 진위를 조사위원회에 자문했다. 그 위원회의 회원으로 과학아카데미회원, 저명한 의학자, 그리고 미국 정치가이자 과학자였던 벤저민 프랭클린 등이 참가했다. 그들이 계획한 실험은 "치료가 성공한 사례의 배후에는 자기적인 유체의 힘이 존재한다"는 메스머 주장의 진위를 확인하기 위한 것이었다. 하지만 유감스럽게도 위원회가 계획한 검사는 유체의학적 효능을 측정하는 것과는 전혀 무관했다. 이 권위 있는 위원회가 최종적으로 내린 결론은 유체가 존재하지 않는다는 것이었다. 환자에 대한 치료 효과 자체는 부정하지 않았지만, 그 효과는 감각적 흥분, 상상력, 다른 환자를 모방한 것이라고 생각했다. 그런데 1831년, 의학 아카데미는 흥미롭게도 동물자기의 재검토를 통해 메스머의 관점을 공식적으로 일부 인정했다. 그러나 그러한 평가에도 불구하고 그 후 메스머의 연구가 세상에서 널리 인정된 적은 없다.

안수요법의 생리학적 작용에 관한 최근 연구에서 치유작용이 있는 미세에너지가 자기적 성질을 갖고 있음을 확인하였다. 결국에 메스머가 인체 미세에너지의 자기적 성질을 몇 세기에 앞서 이해했다는 사실을 입증한 것이다. 그러나 미세에너지를 기존의 전자기적 측정기기를 이용해 직접 측정하기 어렵다는 것은 지금이나 메스머 시대나 별반 다르지 않다.

　　메스머는 이 미세한 자기적 힘이 물에 축적된다는 사실도 발견했고, 치료사가 처리한 물에 있는 에너지가 환자가 쥔 철봉을 통해 전달된다는 사실도 알아냈다. 그는 물에 축적된 치유에너지를 환자에게 중계하기 위해 '통(bacquet)'이라고 부르는 에너지 저장장치를 이미 고안해 사용했다. 그런데도 메스머를 위대한 최면술사라고 생각하는 사람은 많아도, 미세 자기적 치유에너지를 연구한 선구자로 아는 사람은 드물다.

현대의 사이킥 힐링 연구: 치유사의 생물학적 작용의 과학적 검증

안수요법에 관한 조사연구는 지난 수십 년간의 메스머의 발견에 새로운 빛을 비추었다. 메스머를 비롯한 연구자들이 제시한 치유사와 환자 사이의 에너지 교환이 증명되었을 뿐 아니라, 치유사의 생물학적 효과와 강력한 자장의 흥미로운 유사성도 드러나게 되었다. 치유사가 발생시키는 에너지장은 자기적인 성질뿐만 아니라 다른 성질도 갖고 있음이 최근의 과학적 연구에서 겨우 밝혀졌다.

　　안수요법의 에너지적 특성에 관한 추가적 연구는 1960년대 캐나다 몬트리올에 있는 맥길대학의 버나드 그래드(Bernard Grad) 박사[5]에 의해 실시되었다. 그는 소위 영적 치유사나 심령 치유사(psychic healer)라고 부르는 치유사들의 잠재적인 치유능력을 인식하고 있었다. 그리고 많은 의사가 치유사의 치유능력을 신념의 힘으로 설명하려 한다는 사실도 알고 있었다. 치유에서 이 신념은 흔히 위약효과(placebo)라고 부른다. 그래드 박사는 환자의 신념에 의한 위약효과 이외에도 어떤 정신에너지의 인자가 작용하는 것은 아닐까 의심했는데, 그것을 분리하여 연구하기는 쉽지 않았다. 그래드 박사는 치유사가 없은 손이 세포의 생리 현상에 주는 독특한 에너지 효과를 환자의 심리 효과와 분리해 관찰하기 위한 새로운 실험체계를 고안했다. 그는 과학적 방법론을 적용해 치유사에 대한 환자의 신뢰감 이외에도 무언가 미세한 힘이 작용하고 있다는 사실을 확인하고 싶었다. 그리하여 신념에 의한 영향을 실험에서 배제하기 위해 치료의 대상을 인간 대신 병든 동식물로 대체했다.

그래드 박사는 실험에 마우스를 이용했다. 경제적인 관점으로 보아도 사육이 쉬웠기 때문이다. 그는 치유사의 치료 대상이 되는 질병의 동물 표본으로 갑상샘 종양에 걸린 마우스를 많이 만들었다. 도우미 치유사 중 한 명이 바제도병 치료에 뛰어나다는 사실을 알았기 때문이다(이것은 치유에너지를 연구하는 데 중요한 점이다. 특정 치유사가 특정 질병을 전문으로 한다는 현상은 이전부터 인식되었다). 그래드 박사는 헝가리의 기병대 대령이자 안수요법의 명인으로 평판이 높던 오스카 에스테바니(Oscar Estebany)와 함께 연구를 진행했다. 그래드 박사의 실험보고서에 나오는 'E'라는 사람이 에스테바니를 가리킨다.

그는 병든 마우스를 만들기 위해 특별한 갑상샘 종양 유발 음식을 먹였다. 이 먹이에는 갑상샘의 정상적인 기능에 불가결한 요오드가 전혀 함유되어 있지 않았다. 또 마우스용 물에만 항갑상샘 호르몬제 티오우라실(thiouracil)을 소량 섞어 사용했다. 요오드 결핍과 티오우라실의 조합은 실험용 마우스에게 갑상샘 종양을 일으키고도 남을 조건이다. 그는 갑상샘 종양을 일으킨 마우스를 치유사가 치료한 무리와 치료하지 않은 무리로 나누었다.

치유사의 안수를 받지 않은 제1군의 마우스는 대조군이다. 제1군에는 치유사 손에서 나오는 열 효과나 마우스가 사람 손에 안길 때의 행동과학적 영향을 배제하기 위해 몇 가지 부차적 대조군도 설정하였다. 첫 번째 부차 대조군에는 어떠한 치료적 개입도 하지 않았다. 두 번째 부차 대조군에는 인간의 손에서 나오는 열과 비슷한 전열 테이프로 마우스의 둥지를 감싸게 했다. 세 번째 부차 대조군의 마우스에는 치유사가 아닌 제삼자에게 안기게 해서 안수할 때와 같은 조건을 만들었다. 마우스에게는 어느 정도 훈련을 시켜 사람에게 익숙하게 안기도록 했다. 이 '익숙해지기' 작업 뒤에 신경질적인 마우스와 온순한 마우스로 구별해 신경질적인 마우스는 치유 연구에 적합하지 않다고 여겨 배제하였다.

한편 제2군의 마우스는 치유사가 한 번에 몇 마리씩이라도 치료할 수 있게 설계된 특별 우리에 넣었다. 마우스는 도금 철망으로 만든 우리 안에 있는 구획된 구간에 한 마리씩 넣었다. 그 우리는 치유사가 한 번에 아홉 마리를 다룰 수 있을 정도의 크기였다. 마우스는 한 번에 15분 동안 치유사의 치료를 받고 치료 뒤에는 우리로 돌려보냈다.

실험은 40일에 걸쳐 이루어졌다. 실험 후 모든 마우스를 검사해 각 집단의 갑상샘종(goiter)이 두드러진 마우스의 수를 집계했다. 40일간의 실험을 거치는 사이에 모든 쥐에서 갑상샘이 커지는 갑상샘종이 인지되었으나, 치유사의 치료를 받은 집단의 마우스는 갑상샘종의 속도가 아주 느렸다. 그래드 박사는 그 뒤 조건을 조금 바꾼 흥미로운 실험을 통해 치유사의 손에 의한 영향을 완전하게 제거할 수 있는지 검토에 들어갔다. 치유사에게 직접 마우스를 치료하지 않는 대신, 면이나 양털 뭉치, 천에 안수요법을 하도록 했다. 안수를 받아 치유에너지가 충전되었다고 여겨지는 면이나 양털 뭉치, 천 등을 갑상샘종 유발식을 먹인 마우스의 우리 바닥에 깔았다. 단, 오전 중에 1

시간, 오후에 1시간만 깔고 나머지 시간에는 일반 천을 깔았다. 대조군 우리에는 일반 천을 깔아주고 실험이 끝날 때까지 천 위에서 지내게 했다.

그래드 박사는 마우스의 갑상샘 크기를 재서 두 집단 사이의 차이를 통계적으로 분석했다. 그때 그가 얻은 결론은 치유사의 손이 직접 마우스에 닿지 않아도 치유사가 처리한 천에 닿은 동물은 갑상샘종의 속도가 늦어진다는 것이다. 즉, 치유사가 직접 치유를 하든 천에 치유에너지를 충전하든 갑상샘종의 속도를 늦추게 하는 측정 가능한 에너지 효과를 미친다는 것이다.

이 긍정적 실험결과는 인간의 갑상샘 종양을 치료할 수 있는 치유사로 알려진 에스테바니의 평가에 부합한 것이었다. 그리고 더 놀랄 만한 결론은 치유사가 갖는 에너지는 솜과 같은 극히 일반적인 유기물 매체에 담길 수 있고, 매체를 통해 환자에게 전달된다는 사실이다. 이러한 발견은 최근 간호세계에서 실행하고 있는 치료접촉(therapeutic touch)을 생각할 때에 특히 중요해진다.

그래드 박사는 치유사가 갖는 갑상샘 종양 예방 능력을 성공적으로 증명한 터라 더욱 흥미를 불러일으켰다. 그의 실험은 심령치유사에게는 요오드 결핍과 티오우라실에 의한 갑상샘 종양을 억제하는 작용이 있다는 것을 보여주었다. 그러나 치유에너지가 이미 발생한 질병을 없애는 것이 아니라, 예측된 갑상샘 이상의 발현을 예방했을 뿐이다. 그는 치유에너지가 갖는 질병의 자연치유 촉진 작용을 관찰하기 위해 동물들의 외상 회복 과정을 연구하기 시작했다. 그가 연구하려는 생리적 반응은 창상(創傷) 치유 현상이었다. 치유사가 고의로 낸 창상의 치유속도를 촉진해 완벽하게 낫게 할 수 있는지였다.

먼저 마취시킨 마우스의 등 털을 깎은 다음, 모든 실험용 마우스 피부를 원형으로 절제했다. 그다음에 상처가 아물어가는 과정을 관찰하기 위해 상처 위에 투명 플라스틱판을 놓고 유성펜으로 상처 둘레의 본을 떠서 기록으로 남겼다. 그 순서가 끝나면 상처 둘레와 같은 크기의 종이를 준비해 정밀한 저울에 올려 그 무게를 측정했다. 그 종이 무게는 마우스의 상처 크기에 비례한 것이다. 그런 독창적인 방법 덕분에 매일 상처 크기를 반복적으로 측정할 수 있었다.

외과적 처치를 받은 마우스는 모두 48마리로, 16마리씩 세 무리로 나누었다. 첫째 무리는 대조군으로 아무 치료도 하지 않았다. 둘째 무리는 갑상샘 종양 실험에서 이용한 철망으로 만든 특제 우리 너머로 치유사가 양손으로 감쌌다. 이 금속제 용기는 치료 중에 마우스와 치유사가 직접 접촉하지 못하도록 하기 위한 것이다. 셋째 무리는 두 번째 마우스와 똑같이 다루되 사람 손과 같은 온도의 인공적 열을 쪼였다. 상처에 대해 치유사 손의 열과 비슷한 효과가 주어진 것이다. 그리고 모든 무리의 마우스 피부에 생긴 상처 크기를 앞과 같은 방법으로 30일간 측정했다. 실험이 끝난 뒤에 치료 도중 상처의 최종적인 크기로 통계적 유의성이 있는지를 검토했다.

최종적인 검정 결과, 우리 너머 치유사의 치료를 받은 마우스의 상처는 완치되었거나 거의 치유되었다. 나머지 무리의 상처 치유는 들쑥날쑥했다. 얼핏 보아도 그 두 집단의 크기에 현저한 차이가 있었지만, 통계적 해석으로 더 확실해졌다. 치유사의 치료를 받은 무리의 치료 속도가 빨랐다는 사실이 유의미한 차이를 보였다.

그래드 박사에 의한 사이킥 힐링 효과 연구는 그 후 캐나다 매니토바대학의 레미 캐더렛(Remi Cadoret)과 폴(G. I. paul) 박사가 이중맹검법을 활용해 재차 연구했다.[6] 모집단의 규모도 마우스 48마리에서 300마리로 늘렸다. 더구나 지금까지 한번도 치유능력을 발휘한 적이 없는 일반인에게 안수요법을 행하게 하는 등 새로운 대조군을 추가했다. 캐더렛 박사와 폴 박사의 실험결과 역시 치유사의 치료를 받은 마우스의 치유속도가 현저하게 빨랐다.

　그래드 박사의 초기 연구에서는 치유사가 질병의 세포 수준에서의 발현형태에 어떤 생체에너지적 작용을 미치는 것이 아닌가 하는 가능성이 제기되었다. 그 작용은 암시나 신념에 의한 효과를 훨씬 뛰어넘는 세기였다. 사람의 경우에는 위약효과가 작용할 수 있다고 볼 수 있지만, 마우스가 치유사를 믿기 때문에 상처가 빨리 나았다고는 생각하기 어렵다. 이 마우스 실험은 매우 의미는 실험이었지만 동물에서 일어나는 현저한 생리학적 변화를 관찰하려면 오랜 시간이 걸린다. 치유사의 영향을 관찰하려면 적어도 3주~5주가 필요하다. 그 때문에 그래드 박사는 더 짧은 시간 안에 결과가 나올 수 있는 다른 생물학적 모델을 찾았다. 시간 단축을 위해 동물 대신 보리 종자를 이용해 실험하기로 했다. 보리 종자를 병들게 하려고 1%의 식염수(식물의 성장을 늦추는 작용이 있다)를 사용했다. 식염수 처리 후에 며칠 동안 종자를 건조한 다음, 적당한 간격을 두고 종자를 수돗물에 담갔다.

　그래드 박사는 종자를 두 무리로 나누었다. 첫째 무리는 일반 식염수에 담갔다 건조한 종자였고, 두 번째 무리는 치유사가 15분간 손에 쥐고 있던 식염수에 담갔다 건조한 종자였다. 첫 번째 실험에서는 치유사가 식염수가 든 뚜껑 없는 플라스크를 양손으로 감싸듯이 해서 처리했다. 그러나 처리 중에 치유사가 내쉬는 숨 속의 이산화탄소나 땀 같은 물질이 플라스크 주둥이로 들어갈 수 있다는 비판을 받았다. 그래서 다음 실험에서는 유리 마개로 막은 플라스크를 사용해 문제의 소지를 없앴다.

　게다가 이번에는 손이 많이 가는 이중맹검법을 도입해 어느 것이 처리된 플라스크이고 어느 것이 아닌지 그래드 박사 외에는 아무도 모르게 했다. 실험기사는 무작위로 1이나 2라고 번호가 붙은 식염수에 종자를 담갔다. 식염수에 담그는 작업이 끝나면 종자는 번호가 붙은 화분으로 옮겨졌다. 그때부터 화분은 38℃~40℃를 유지하는 보온기에 48시간 보존했다가 꺼내 적당한 장소에 무작위로 늘어놓았다. 나머지 화분은 관찰 기간이 끝날 때까지 일반 수돗물에 그냥 담가두었다. 12일~15일 동안의 실험이 끝난 처리군의 종자와 미처리군의 종자 각각에 대해 발아율, 식물의 크기, 엽록체의 함유율을 비교하였다.

그 결과, 치유사가 처리한 식염수에 담근 종자가 처리하지 않은 군에 비해 수확량이나 크기 면에서 뛰어났으며 엽록체의 양도 많았다. 그래드 박사는 실험결과를 입증하기 위해 그 뒤로도 같은 연구를 재현했다. 한 번은 같은 연구실에서 같은 치유사를 대상으로 실험했고, 다른 한 번은 다른 연구실에서 다른 치유사를 상대로 같은 실험을 했다. 결과는 처음과 똑같다.

그래드 박사 입장에서는 어떤 치유에너지가 치유사의 손에서 방출되어 유리 플라스크를 통과해 식염수에 도달한다는 것은 자명한 사실이다. 그리고 그 영향은 식염수에 의한 식물의 성장촉진 작용이라는 형태로 나타났다. 메스머는 통이 치료에 도움이 된 것은 치유사가 처리한 물에 담겼던 에너지에 환자가 접촉하기 때문이라고 주장했다. 그래드 박사의 실험에서 물에 치유에너지를 넣을 수 있고, 그 에너지를 다시 생체에 전송할 수 있다는 사실은 메스머의 견해를 지지하는 뜻깊은 일이다.

물을 사이킥 에너지로 충전한다는 주제에 관련해 더 흥미 있는 실험도 했다. 식물재배에 뛰어난 재능을 지닌 '녹색 엄지(green thumb)'와 우울 상태에 있는 환자에게 치유사와 같은 방법으로 물을 충전해 달라고 의뢰하였다. 그 결과 녹색 엄지가 처리한 물의 식물 성장 속도가 빠르다는 것을 확인했다. 한편 우울 상태의 환자가 처리한 식물의 성장 속도는 대조군과 비교해 떨어졌다. 이처럼 그래드 박사는 어떤 종류의 힐링 에너지 효과가 유리를 통과해 물에 전달된다는 사실을 확실하게 증명했다. 물에 넣은 힐링 에너지가 종자에 전달되는 작용원리는 어쩌면 치유사가 처리한 면이 갑상샘종 마우스에게 치료 효과가 있었다는 그의 초기 실험 결론과 같을지 모른다. 종자에 전달되는 것이 무엇이든 치유사나 녹색 엄지는 영양을 공급할 수 있는 긍정적 성질의 에너지를 가지며, 우울 상태의 환자는 식물의 성장을 억제하는 부정적 요소를 발산한 것 같다.

치유사와 자장의 에너지 유사성: 동물자기의 과학적 고찰

지극히 일반적인 물이 치유에너지를 흡수한다는 사실을 확인한 그레드 박사는 치유사의 에너지장에 접촉한 물이 몸에서 어떤 형태로 변화하는지 조사해보기로 했다. 치유사가 에너지를 주입한 물의 물리적 성질에 대한 정량 분석을 시작했다. 그레드 박사는 적외선흡수스펙트럼 분석으로 물 분자의 결합 각도가 미량이지만 검출 가능한 정도로 변화한 것을 발견했다. 치유사에 의한 수소결합 각도의 경미한 변화가 용액 속의 물 분자 배열양식을 변화시켜 결과적으로 물 분자 사이의 수소결합 양식에 간접적인 변화가 생긴 것이다.

수소결합은 물 분자(H_2O)의 독특한 현상이다. 수소결합은 물 분자 중의 약간 마이너스로 하전된 산소 원자가 플러스로 하전된 주위의 수소 원자에 이끌려서 생긴다. 물 분자 사이에서 발생하는 약한 인력은 물이 중력을 거슬러 식물의 모세관을 타고 오르는 현상의 원인이 된다. 또 수소결합으로 수면에서 만들어지는 미묘한 막 같은 효과는 소금쟁이 같은 곤충이 수면을 걸을 수 있게 한다. 치유사의 에너지장에 의한 수소결합 각도의 경미한 변화로 물의 표면장력에 직접 영향을 미치는 것이다. 그래드 박사는 치유사가 물의 수소결합력을 약하게 함으로써 근소하지만 측정 가능한 정도로 표면장력을 저하시키고 있음을 발견했다.

조지아주 애틀랜타에서도 치유사가 갖는 생물학적 작용을 연구하고 있는 학자가 있었다. 로버트 밀러(Robert Miller)라는 화학박사이다. 밀러 박사는 수소결합력을 감소시키는 치유사의 영향력에 관한 그래드 박사의 발견을 실험으로 확인했다. 밀러 박사는 치유사의 활동에 수반되어 관찰되는 에너지장의 작용과 자장의 에너지 작용에는 중요한 공통점이 있다는 사실에 착안했다.[7] 밀러 박사는 표면장력계를 사용해 치유사의 에너지장과 자장에 노출된 물의 표면장력을 측정했다. 치유사의 처리를 받은 물은 그 표면장력이 두드러지게 저하했다. 자장에 노출된 물 역시 표면장력이 크게 저하되어 있었다. 그는 처리 뒤의 표면장력 저하가 어느 정도 지속하는지 측정해 그 효과의 안정성에 대한 상대적인 차이를 평가하고자 했다.

물에 부여된 에너지의 안정성 조사 실험에서 알아낸 것은 치유사나 자장에 의해 처리된 물이 24시간 이상 여분의 에너지를 환경 속으로 방출한다는 사실이다. 24시간 뒤에는 표면장력도 정상치로 돌아와 있었다. 금속막대를 자화된 물에 대면 에너지 방출이 가속되었다. 밀러 박사는 치유사나 자장에 의해 처리된 물을 스테인리스 비커에 부으면 축적되었던 에너지가 순식간에 사라지고, 표면장력도 순식간에 원래대로 돌아간다는 사실을 발견했다. 금속은 일종의 에너지 방출장치로 작용해 자기적 성질을 지닌 치유에너지를 유출하는 기능도 하는 듯했다. 밀러 박사와 그래드 박사의 연구결과는 물이 자기적 치유에너지로 충전될 수 있음을 보여주고 있고, 금속이나 유기물은 그 독특한 에너지의 중간 통로로 작용하고 있음을 암시하고 있다.

밀러 박사는 에너지가 충전된 물에 금속 교반 막대를 넣으면 막대를 통해 치유에너지가 유출된다는 사실을 알아냈다. 그 발견으로 약 200여 년 전 메스머가 환자의 치료에 사용했던 '통'의 이론적 근거를 확인할 수 있었다. '자화'된 물이 들어 있는 '통'에 연결된 금속막대를 환자가 쥔다. '통'을 에워싼 가장 안쪽 둘레 안에 있는 환자들이 바깥쪽 둘레 안에 있는 다른 환자들과 허리띠로 묶여있기도 했다. 앞에서 보았듯이 그래드 박사의 실험에서는 솜이나 양털이 천연의 유기 콘덴서로 기능하고 있어서 거기에 축적된 치유에너지를 마우스에게 조금씩 방출할 수 있었다. 그런 관점에서 환자를 둥글게 늘어세워(치유 회로) 끈으로 묶었다는 메스머의 독특한 치료법의 이론적 근거를 볼 수 있다.

그 뒤 연구에서도 밀러 박사는 자석으로 처리한 물과 치유사가 처리한 물의 공통점을 많이 발견했다. 그는 물의 미세에너지 변화를 실험하기 위해 자연의 결정 석출 현상을 이용한 독특한 실험을 고안했다. 그는 물에 황산동을 섞어 만든 과포화용액을 건드리지 않고 놓아두면 결정이 석출되는 현상을 이용했다. 아무 처리도 하지 않은 물에서는 청록색 황산동의 단사정계 결정이 석출된다. 그러나 미리 치유사의 안수를 받은 수용액에서는 늘 터키석 같은 하늘색의 거칠거칠한 결정이 석출되었다. 밀러 박사는 이어서 치유사 주위의 자기장을 이용해 같은 실험을 했다. 황산동의 과포화용액을 4,500G(가우스) 자장 속에 15분간 놓아두는 실험이었다. 그 결과 일반적인 청록색 결정이 아니라 치유사의 실험에서 관찰된 하늘색 알맹이가 석출되었다고 기록하고 있다. 우리는 다시금 치유사의 손이 미치는 영향과 자장의 영향 사이의 질적으로 공통된 특성을 눈으로 확인하게 된 것이다.

그는 더 나아가서 치유사의 손과 자기장에 공통된 생리학적 특성을 측정하기 위해 별도의 실험을 했다. 그래드 박사의 초기 실험처럼 밀러 박사 역시 치유사의 안수를 받은 물에 종자를 담그는 실험을 선택하였다. 그는 물의 성장 자극 작용을 보통 물, 자기 처리한 물, 치유사가 처리한 물로 나누어 비교했다. 우선 25개씩의 호밀 씨로 이루어진 무리를 셋 만들었다. 첫째 무리의 씨는 보통 물에 담갔다. 둘째는 자기 처리한 물, 셋째는 치유사가 처리한 물에 담갔다. 나흘 뒤 박사는 각각의 무리에서 몇 개의 씨가 발아했는지 세었다. 그 결과 보통 물에 담근 씨의 발아율이 8%였는데 비해 치유사가 처리한 물에 담갔던 씨는 36%가 발아했다. 네 배 이상 증가한 것이다. 또 자기 처리한 물에 담갔던 씨는 무슨 일인지 여덟 배가 넘는 68%의 발아율을 보였다.

발아율 이외에도 성장률을 조사했다. 8일 뒤의 싹 길이를 지표로 했는데, 치유사가 처리한 물의 싹은 보통 물의 싹보다 약간 컸고 자기로 처리한 물의 싹은 무려 28.8%나 더 컸다. 그래드 박사와 밀러 박사는 실험을 통해 치유사의 에너지와 자기에너지의 공통점을 밝히려고 했는데, 실은 그 현상은 200년여 년 전 메스머가 기록한 내용이다. 밀러 박사와 그래드 박사는 치유사의 에너지가 자기적임을 실험을 통해 입증했고, 메스머는 독자적인 추측으로 같은 결론을 얻은 것이다. 두 연구자는 또 메스머가 이용했던 '통'이라는 방법의 작용원리를 설명하는 듯한 증거도 입수할 수 있었다. '통'은 특별한 치유 회로를 사용해 미세에너지를 분배함으로써 많은 환자를 동시에 치료하는 방법이다. 메스머나 그래드 박사나 치유사의 에너지가 배터리처럼 병에 담긴 물에 저장된다는 사실을 알아냈다. 그것은 초창기 과학 실험에서도 이용한 전기 저장용 라이덴병을 닮은 것이었다. 미세에너지에도 전기에너지처럼 퍼텐셜이 높은 곳에서 낮은 곳으로 이동하는 성질이 있어서 앰브로즈 워럴(Ambrose Worral) 같은 치유사는 미세에너지를 '초전기

(paraelectricity)'라고 불렀다.

그래드 박사의 논문이 발표되자 식물의 성장이나 상처 치유를 촉진하는 치유사의 작용원리에 대해 많은 과학자가 독자적 가설을 펼치기 시작했다. 그 가운데 합리적이라고 생각되는 가설은 "치유사는 대상이 되는 생체의 세포에서 정상적으로 기능하고 있는 효소를 활성화함으로써 성장과 치유의 가속을 촉진한다"는 것이다.

그래드 박사의 발표와 같은 시기에 강력한 자기장에 의한 효소 반응의 가속을 증명하는 많은 논문이 발표되었다. 그 발표자 가운데에는 저스타 스미스(Justa Smith) 박사도 있다. 박사는 뉴욕에 있는 로자리힐 대학 인간차원연구소(Human Dimensions Institute)의 생화학자이자 수녀였다.[8] 스미스 박사는 이미 다른 연구자가 보고한 '강력한 자기장은 효소의 반응속도를 가속시키고, 가속의 정도는 자력이 닿는 시간에 달려 있다'는 관찰 결과를 확인했다. 자장과 효소는 스미스 박사 논문의 연구 주제였다. 박사는 그 연구를 마무리하고 얼마 지나지 않아 치유사의 생물학적 효과에 관한 그래드 박사의 연구를 알게 되었다. 스미스 박사는 치유사에 의한 성장과 치유의 촉진은 효소의 활성화에 의한 것이라는 가설이 가장 합리적이라고 생각했다. 효소는 세포 내의 모든 대사기능을 견인하는 마차의 말과 같은 것이므로 반응속도가 가속되면 상처 치료나 성장 속도가 빨라진다는 생각은 자연스러운 것이었다. 스미스 박사의 실험실에는 효소 반응을 측정하는 장치가 있어서 그 가설의 진위를 밝히는 일은 쉬웠다. 강력한 자장의 생물학적 작용에 관한 그때까지의 스미스 박사의 관찰 결과는 밀러 박사가 보고한 치유사의 에너지장과 자기장의 유사성에 관한 새로운 자료와도 일치했다.

스미스 박사는 효소의 반응속도에 대해 치유사와 자기 처리 효과의 차이를 비교하는 실험을 고안했다. 그래드 박사가 안수요법의 연구에서 도움

받았던 치유사 중 한 명인 에스테바니의 협력을 얻어낸 것이다. 스미스 박사는 에스테바니에게 소화효소인 트립신이 들어있는 시험관을 건네주면서, 안수요법을 떠올리며 쥐고 있으라고 했다. 이 실험에서 사용한 트립신은 생화학 회사에서 구입한 표준화된 활성도의 순수 결정체였다. 박사는 치유사가 일하는 동안, 일정 시간마다 소량의 샘플을 채취했다. 그러고 나서 각 샘플을 스펙트럼분석기에 걸었는데, 그 측정 결과는 효소 촉매작용의 강도를 반영하는 것이었다. 스미스 박사는 실험을 통해 에스테바니가 시험관을 손에 쥐고 있는 시간이 길수록 반응속도가 빨라진다는 사실을 밝혀냈다. 효소에 대한 이 같은 효과는 강력한 자장에서도 똑같이 관찰되었는데, 이는 박사 이전의 연구에서도 입증된 것이다.

치유사의 에너지와 자기에너지에는 효소 반응속도를 빠르게 하는 공통 작용이 있음을 확인한 박사는, 치유사가 어떤 종류의 자장을 발생시켜 치유 효과를 내는지 그 가능성에 관한 관찰 연구를 이어갔다. 박사는 그 가설을 밝히기 위해 시술 중인 치유사의 손 옆에 고감도의 자기 기록계를 설치했다. 그러나 자기장은 검출되지 않아 실패했다. 효소에 변화를 주기 위해서는 치유사가 상당히 강력한 자장을 발생시킬 필요가 있었다. 박사가 그때까지 실험에서 사용한 자기장 강도는 1만3,000가우스에 달하는 것으로, 지자기의 2만6,000배에 이르는 강력한 자력이었다.

스미스 박사는 치유사의 에너지장과 자기장에 차이가 있는지 밝히기 위해 효소에 관한 실험을 계속하기로 했다. 박사는 여러 명의 치유사를 이용해 효소 변화의 재현성 유무를 확인하려고 했다. 그리고 트립신 실험 때와 같은 순서로 각 치유사에게 효소를 바꾸어 가며 실험했다. 예컨대 그중에는 NAD(nicotinamide adenine dinucleotide) 합성 효소 등도 포함되어 있었다.[9] 그 효소에 대해서는 대체로 효소 활성이 저하한다는 사실이 판명되었다. 그 밖의 효소실험에서는 치유사 손에서 방출되는 에너지에 닿으면, 어떤 효소는 늘 효소 활성이 항진되는데 다른 효소는 저하가 된다는 사실이 판명되었다.

이 결과는 얼핏 보면 이해하기 어렵겠지만 세포 생리학의 관점에서 보면 당연하다는 것이 나중에 밝혀졌다. "치유 처리를 받은 뒤의 효소 활성 변화에는 일정한 유형이 있었다. 어느 것이나 세포나 생물체를 건강하게 하는 방향으로 변화했다. NAD 합성 효소의 예를 들어보자. 이 효소도 치유 처리로 확실히 활성이 저하된다. 그 효소에 의해 생성되는 NAD는 개개 세포의 발전소라고 부르는 미토콘드리아 전자 전달계의 중간 생성물이다. 미토콘드리아 내부에서 일어나고 있는 화학반응은 섭취된 음식물로부터 대량의 에너지를 빼내기 위한 것이다. 음식물로부터 빼낸 화학에너지 일부는 전자 형태로 방출되어 전지와 같은 구조의 미토콘드리아 내부를 돌아다닌다. 생명의 원천인 효소가 최고도로 활약하는 것은 이 미토콘드리아 내부에서이다. 효소는 에너지를 만들어내는 전자 전달계에서 방출된 전자를 포획하려고 분투하는 것이다.

NAD는 미토콘드리아가 ATP(아데노신 삼인산)를 합성할 때 이용하는 에너지 중간대사물질 NADH의 선도물질이다. 말하자면 ATP는 세포 내 에너지 통화이다(ATP는 세포 내 생산라인 각 부문에서 작용하는 효소라는 노동자에게 지불하는 에너지 임금과 같은 것이다). 세포 내에 존재하는 NADH의 양이 많을수록 세포는 치유나 적절한 대사활동에 필요한 에너지를 많이 입수할 수 있다. NADH는 에너지를 방출하여 ATP를 합성한 뒤 NAD로 분해된다. 따라서 NAD라는 중간물질의 상태는 에너지 퍼텐셜이 감소되어 있다. 세포 내의 NAD와 NADH의 비율은 일정하게 유지되고 있어서 'NAD:NADH 비'라고 부른다.

NADH에 비해서 NAD의 양이 많으면 많을수록 세포의 대사활동을 위해 이용할 수 있는 에너지의 양은 줄어든다. 스미스 박사는 고에너지인

NADH를 낮은 에너지의 NAD로 전환하는 효소인 NAD 합성 효소의 활성을 치유사가 억제한다는 사실을 발견했다. 즉 치유사에 의해서 활성이 저하되는 듯한 효소는 모두 세포로부터 에너지를 빼앗는 성질을 갖고 있다는 것이다. 따라서 치유사의 힘에 의해 NAD 합성 효소의 활성이 저하된다는 사실은 세포의 작용원리 전체에 있어서는 바람직한 에너지 효과였다고 할 수 있다.

세포 대사에 얽힌 이러한 이론적 해석은 치유사에 의한 효소의 변화를 이해할 수 있는 관점을 제공해준다. 사용되는 효소가 무엇이든 치유사가 주는 효과는 항상 병든 장기의 건강을 회복하고 에너지 균형을 바로잡는 방향으로 작용한 것이다. 효소를 통한 성장이나 상처 치유에 미치는 치유사의 영향에 관한 스미스 박사의 가설은 위와 같은 형태의 실험으로 확인되었다. 치유에너지는 마치 시험관 내의 효소를 분별하는 지성이 있는 것처럼 행동한다. 치유사의 눈에 시험관은 투명한 수용액이 들어있는 관으로만 보인다. 그들은 효소 활성에 변화를 일으키려는 특정한 목적의식 없이 단지 '치유'만을 생각한다. 치유에너지와 자기장의 확실한 질적 차이점이다. 즉 자기장은 모든 효소에 대해 일률적으로 효소 활성을 상승시키도록 작용한다. 그러나 치유사가 만들어내는 에너지장은 효소의 종류에 따라 부여하는 영향이 변한다. 그 변화의 방향은 항상 세포와 장기의 건강 증진을 목표로 하는 방향과 일치한다.

치유에너지와 네거티브 엔트로피: 질서 향상과 세포 조직화의 추진력

스미스 박사는 효소실험을 추진하면서 치유사의 에너지와 자기장의 유사점을 한층 더 확실히 했다. 그 실험을 할 때 스미스 박사는 효소실험에서 효소에 손상을 주면 어떻겠냐는 그래드 박사의 조언을 받아들였다. 그래드 박사가 치유에너지 측정 실험에서 건강한 사람들을 배제한 것처럼 건강한 효소를 배제하자는 것이었다. 스미스 박사는 손상을 받아 완전한 촉매반응을 일으키지 못하게 된 효소에 치유사가 어떤 영향을 미칠 수 있을지 조사해보기로 했다.

스미스 박사는 트립신이 들어간 시험관을 단백질 구조를 파괴하는 자외선에 쪼여 반응의 활성 부위를 파괴했다. 자외선 처리된 트립신이 들어있는 시험관을 치유사(에스테파니)에게 주어 앞에서와 같은 실험을 했다. 자외선 처리 후 측정한 결과에 의하면 자외선의 구조파괴 작용으로 효소 활성의 한계가 뚜렷하게 저하된다는 것을 알았다. 그러나 에스테파니가 처리한 뒤에는 효소 활성이 회복되었고, 회복 정도는 에스테파니의 치유 시간에 비례한다는 사실을 알고 스미스 박사는 놀랐다. 회복 후에도 효소 활성 수준이 유지되어, 파괴되었던 효소가 치유사의 처리로 회복되었음을 보여준다. 이밖에도 효소의 회복작용과 효소 활성의 증강 효과는 강력한 자장에 의해 일어날 수도 있다는 흥미로운 결과가 나왔다. 이는 에너지 효과 측정의 완전히 새로운 차원이었다. 자외선에 의해 파괴되었던 효소가 치유사가 방사하는 에너지장의 작용으로 원래 구조를 되찾은 것이다. 이것은 물리학의 표현을 빌리자면 생물학적 효소 반응계의 엔트로피가 감소했다는 것이다.

제4장에서 다루었듯이 엔트로피란 어떤 계의 무질서 정도를 나타내는 개념이다. 무질서가 커지면 커질수록 엔트로피는 증가한다고 표현한다. 반대로 질서가 커지면 커질수록 엔트로피는 감소한다. 예컨대 크리스털은 수학적으로 치밀하고도 규칙적인 격자구조를 하고 있어서 그 엔트로피가 최저라고 표현된다. 이 물질적 우주에서 발생하는 과정 대부분은 포지티브 엔트로피를 증대시키는 방향으로 향한다고 믿는다. 시간이 지나면 모든 것은 부서져 흩어져 버린다는 것이다. 이 열역학 법칙의 유일한 예외는 생물학적 체계의 움직임이다. 생물은 생물학적 체계 내부의 질서 수준을 상승시키기 위해 에너지를 소비한다. 그러나 자기 조직화의 근원인 에너지, 즉 생명력이 사라져 버리면 그 구성 성분은 먼지가 되어 다시 무질서한 상태로 돌아간다.

지금까지 언급하였듯이 생명력은 네거티브 엔트로피의 특성을 갖는다. 그 에너지는 세포의 질서와 자기 조직화 수준을 상승시키는 방향으로 작용한다. 이 현상과 대조를 이루는 극적인 현상은 죽음이다. 유한한 육체로부터 생명력이 떠나가면 뒤에 남는 것은 먼지, 붕괴, 무질서뿐이다.

육체를 유지하고 성장시키는 것은 실제로는 에테르체의 조직화 원리이다. 죽음이 닥치면 에테르체라는 탈것은 무너져 환경 속의 자유에너지로 돌아간다. 육체라는 껍질과 에테르체라는 그 틀(template)은 밀접하게 묶여있어 어느 것이든 한순간도 독립해서 존재할 수 없다(키를리안 사진 촬영자가 환엽 효과의 포착에 어려움을 겪는 이유 중 하나가 그 점에 있다. 잎이 잘린 부분의 에테르체 구조는 물질적인 조각으로부터의 안정화 작용을 받아들일 수 없게 되어 급속하게 흩어지는 경향이 있다).

에테르체는 홀로그램 에너지 간섭패턴 전체에 걸쳐서 물질·세포 구조의 공간적 조직화에 관한 정보를 코드화하고 있다. 에테르체의 틀을 만드는 에너지가 자기적인 성질을 갖는다는 사실은 앞에서 자기장과 치유사의 비교실험에서 보았던 대로이다. 사이킥 힐러가 만들어낸 것과 같은 에너지장의 자기적 특성은 틸러 박사가 예측한 네거티브 시공간에서의 에너지작용의 모습과 아주 잘 맞아떨어진다.

제4장에서 언급했듯이 '틸러-아인슈타인 모델'은 인간이 인식할 수 없는 미세에너지나 미세체가 현실적 기반을 성립시킬 수 있는 초광속으로 운동하는 에너지·물질의 상태를 수학적으로 기술하려는 시도이다. 우리에게 친숙하기 그지없는 물리적 물질의 영역은 포지티브 시공간에 속해 있다. 초광속으로 운동하는 에너지 영역은 네거티브 시공간에 속해 있다고 표현한다(그림 15 참조). 초광속 에너지의 제1단계는 에테르질 주파수를 갖는 에너지·물질이다. 에테르체의 상위 수준에는 아스트랄체의 영역이 있다. 아스트랄 수준을 넘는 영역 즉 멘탈 수준이나 코잘 수준도 존재하지만, 현재의 모델로는 아스트랄 수준 이상의 영역을 기술할 수 없다.

틸러-아인슈타인 모델에 의하면 포지티브 시공간에 있는 에너지 물질은 한결같이 전기적 성질이 강한 존재이다. 이는 물질이 전자나 양성자라고 하는 하전입자로 되어 있기 때문이다. 포지티브 시공간은 전자기(EM) 복사의 영역이다. 이에 반해 네거티브 시공간에 있는 에너지는 자기적 성질을 갖는 것으로 구별할 수 있는데, 이는 자전기(ME) 복사로 기술한다.[10] 자전기 복사는 광속보다도 빨라 기존의 전자기(EM)파 검출과는 상호작용을 일으키지 않는다. 네거티브 시공간 에너지는 자기적 성질 외에도 아주 흥미 있는 성질이 많다. 그 하나가 네거티브 엔트로피를 증가시키는 경향이다. 틸러-아인슈타인 모델에서는 에테르 에너지는 자기적 성질과 네거티브 엔트로피 증대와 관계가 있다고 생각했다. 즉 에테르체 에너지는 세포의 규칙성이나 조직화를 진행하는 작용을 지닌다. 사후에 몸이 부패하는 것은 에테르체가 몸에서 떠남과 동시에 네거티브 엔트로피를 증대시키는 힘을 잃기 때문이다. 일단 에테르의 조직력이 소실되면 포지티브 엔트로피에 따라 세포의 파괴,

용해라는 나선계단을 내려가게 된다. 에테르 에너지 · 물질의 이러한 자기적 성질과 네거티브 엔트로피적 성질은 사이킥 치유사의 에너지장과 관련 있는 성질이다. 치유사는 조직화를 촉진하는 에테르 에너지를 풍부하게 갖는 것 같다. 그리고 공명현상을 이용해서 그 일부를 환자 몸 안으로 전송한다고 생각한다.

치유사가 만들어내는 에너지장도 네거티브 시공간 에너지의 작용에 의한 것으로, 물에도 자기장과 같은 영향을 주지만 역시 기존의 전자파 검출기로는 검출할 수가 없다. 그러나 스미스 박사의 실험 이후, 새로운 측정 장치가 개발되고 있어서 치유사가 형성하는 에너지장의 자기적 성질을 확인할 수 있도록 돕는다. 스미스 박사의 실험에서는 고감도의 가우스미터를 가지고도 치유사 손의 자장을 검출할 수 없었다. 그러나 존 짐머만 박사[11]에 의한 SQUID(초전도 양자 간섭계)를 이용한 실험에서는 극히 미세한 자장도 검출할 수 있어서 시술 중인 치유사 주위에서 자장의 증대를 확인할 수 있었다. 치유사의 손 주위에 생긴 자장의 강도는 보통 인체에서 측정되는 값의 100배였지만, 스미스 박사의 효소 반응속도 실험에서 사용된 자기장의 강도에 비교하면 훨씬 미약한 것이다. 그러나 거의 검출되지 않을 정도로 미약한 그 치유의 에너지장이 생물학적 시스템에 대해서는 강한 자장으로만 가능한 강력한 작용을 한 것이다.

이처럼 규정하기 힘든 에테르장의 성질은 치유사가 만들어내는 에너지장이 몹시 미약해 측정을 통해서 그 존재를 검출하려는 과학자는, 메스머 시대의 벤자민 프랭클린이 직면한 것과 같은 어려움에 부딪힌다. 현재 에테르체가 실재하는 증거 자료를 과학적 방법으로 수집하려면 효소계 등의 생물학적 체계, 결정화 현상 같은 물리학적 체계, 고전압 사진 체계로 관찰하는 전자 체계에 대한 이차적 효과를 관찰하는 방법밖에 없다. 치유에너지나 에테르 에너지장의 실재를 간접적으로 나타내는 지표가 되는 것은 어떤 계의 내부에 규칙성을 증가시키는 작용, 즉 네거티브 엔트로피를 증가시키는 힘일 것이다.

이제는 많은 연구자가 치유에너지에 네거티브 엔트로피 증대 작용이 있다는 사실을 이해하게 되었다. 스미스 박사의 연구는 치유사의 영향으로 다른 효소계가 모두 생체의 조직화와 에너지 균형이 양호해지는 쪽으로 변화한다는 사실을 입증해주었다. 효소계의 반응속도를 높임으로써 치유사는 환자의 몸에 내재된 자가 치유력을 향상시키고 있다. 실은 자가 치유력이라는 개념도 아직 의학에서 인지되지 않은 중요한 원리의 하나이다. 의사는 약물이나 외과적 치료, 영양 보급 등의 다양한 치료를 하지만, 환자 본인이 가지고 있는 치유작용의 원리를 잘 지원할 수 있을 때만 성공할 수 있다. 치유사는 환자의 에너지계 전체가 항상성으로 복귀하는 데 필요한 에너지를 주입할 수 있다. 치유사가 환자에게 주입한 에너지는 네거티브 엔트로피를 갖고 있어서 자기 조직화를 촉진하며, 그 때문에 세포는 선택적으로 조준된 발현 과정을 거쳐 무질서 속에서 규칙성을 만들어 간다.

1982년 치유사의 에너지가 네거티브 엔트로피를 갖는지 알아보기 위한 실험이 이루어졌다. 실험은 스미스 박사의 '자기장과 효소에 관한 연구'에 참가했던 치유사 올가 워럴(Olga Warrall)의 도움을 받아 오리건주에서 실시했다. 어떤 학제 간 연구모임의 자기장과 효소에 관한 실험이다.[12] 그들의 목적은 치유사가 생체의 자기 조직화 능력을 높인다는 가설을 검증하는 것이었다. 그들의 추측이 맞는다면 치유사의 영향이 벨루소프-자보틴스키 반응(Belousov-Zhabotinskii reaction, B-Z 반응)이라는 특수 화학반응으로도 나타나야 한다. B-Z 반응에서 약품은 얇은 페트리접시의 용액 속에서 나선을 그리면서 두 가지 다른 형태를 오간다. 그 안에 색소를 섞으면 관찰자는 용액이 빨강에서 파랑으로 되었다가 빨강으로 되돌아오는 식의 변화를 보게 된다. 이 반응은 산일구조(Dissipative Structure)[13]라고 부르는 특수한 상태에서만 일어난다. 일리야 프리고진(Ilya Prigogine)은 산일 구조에 대한 공로로 1977년 노벨 화학상을 받았다. 이 이론은 B-Z 반응과 같은 반응계가 엔트로피나 무질서함으로 생기는 새로운 결합을 이용해서 어떻게 높은 규칙성을 획득하는지를 설명하는 참신한 수학적 모델이다.

연구팀의 관심은 치유사가 자율적인 화학 반응계인 B-Z 반응과 같은 엔트로피 변화에 영향을 줄 수 있느냐였다. 그래서 치유사인 워럴에게 B-Z 반응에 어떤 영향을 가하라고 지시했다. 연구결과 치유사가 처리한 용액이 대조군의 변화 속도보다 두 배 빨랐다고 한다. 다른 실험에서는 두 비커 속 용액 색인 적-청-적이라는 변화가 워럴의 처리 뒤에 동시화되었다. 연구단의 결론은 치유사가 만들어낸 에너지장은 네거티브 엔트로피 법칙에 따라서 무기질에도 높은 규칙성을 부여할 수 있다는 것이다. 이 결론은 자외선으로 손상을 입은 효소의 구조와 기능이 워럴과 같은 치유사에 의해 회복된다는 사실을 증명한 스미스 박사의 실험과 일치한다. 식물의 성장이나 마우스의 상처 치료 촉진도 세포계의 조직성과 규칙성을 높이는 치유사의 작용 때문이지 않을까?

치유의 생물학적 작용에 대한 다양한 실험 자료는 치유사가 확실하게 환자에게 에너지 효과를 준다는 가설을 지지하고 있다. 지금까지의 실험에서 인간만 검토대상으로 한 것은 아니다. 실험 대상으로부터 암시나 신념의 효과를 제거하기 위해 동물, 식물, 효소 등을 이용하였다. 치유사와 인간 이외의 대상 사이에 에너지 교환이 성립한다는 사실이 확인된 지금, 치유사와 질병에 걸린 인간 사이에서 무슨 일이 일어나는지 누구나 알고 싶을 것이다.

치유사가 생물에게 측정 가능한 영향을 준다는 사실이 성립한다면 치유능력 일반에 관한 중요한 의문이 생긴다. '치유사는 태어날 때부터 희귀한

재능을 부여받은 우수한 집단일까? 그렇지 않다면 다른 기능처럼 교육을 통해 발달시킬 수 있을까? 만약 그렇다면 어떻게 가르쳐야 할까? 과학적 의료기술의 완전을 위해 에너지요법을 의료종사자의 교육에 집어넣을 수 있을까?' 등등. 이런 의문에 대해서는 최근에야 겨우 의미가 있는 답변을 할 수 있게 되었다. 그 상황은 일취월장하는 의학계의 저류에도 미묘한 변화가 일어나고 있다는 사실을 반영한다. 사이킥 힐링이 의학교육이나 간호교육 과목으로 어떻게 채택되기 시작하는지 그 실례를 소개하고자 한다.

크리거의 치유사와 헤모글로빈 관찰: 치유접촉의 발전

사이킥 치유의 생물학적 효과에 관한 버나드 그래드 박사의 연구가 발표되자, 미래 연구의 방향성을 제시하는 그의 업적에 여러 연구자가 관심을 보이기 시작했다. 그 가운데 당시 뉴욕대학 간호학 교수였던 돌로레스 크리거(Dolores Krieger) 박사도 있었다. 크리거는 치유사가 처리한 물로 재배한 식물에서 엽록체가 증가했다는 관찰결과에 특별한 관심을 보였다.[14]

식물의 엽록체는 인간 몸으로 치자면 헤모글로빈과 같은 생화학적 성질을 갖는 색소 분자다. 엽록체의 중심 금속 원자는 마그네슘이고 헤모글로빈의 중심 금속 원자는 철이라는 점이 다르지만, 두 분자 모두 금속 원자 주위에 포르피린(porphyrin) 고리 구조를 갖는다는 점에서는 비슷하다. 크리거 박사는 헤모글로빈이 식물의 엽록체와 닮은 구조를 하고 있다면, 치유사 에너지를 접한 사람의 몸에 헤모글로빈이 증가할지도 모른다고 생각했다. 또 혈액 속 헤모글로빈의 양은 생명 유지에 크게 기여하기 때문에 생화학적 측정의 지표로도 뛰어날 수 있다고 생각했다.

헤모글로빈 분자 중심부에 있는 철 원자를 포함한 고리 부분을 헴 (heme)이라고 하는데, 주로 세 가지 작용을 한다. 헤모글로빈의 역할 가운데 가장 중요한 헴의 기능은 생명의 근원인 산소를 폐에서 온몸의 조직으로 수송하는 것이다. 두 번째는 세포의 미토콘드리아 내의 사이토크롬 사슬에도 존재해 전자 전달계에서 운반체 분자로도 기능한다. 헴 그룹은 미토콘드리아의 작용을 통해 전자에 새로운 대사 에너지 중간 물질(ATP)를 합성시킨다. 이 과정에서 최종적으로 헤모글로빈이 운반한 산소가 동원된다. 세 번째는 간 등의 장기에 존재하는 사이토크롬 산화 경로에도 관여한다. 간은 여러 가지 잠재적 독소나 그 대사물질을 분해해서 몸 밖으로 배출하는 작업을 한다. 이처럼 헴은 우리 몸의 건강과 각 장기의 적절한 활동을 위해 빼놓을 수 없는 분자이고, 헤모글로빈 분자가 직접 측정하기 쉽다는 점에 착안해 치유에너지가 인간에게 주는 영향을 조사하는 지표로 헤모글로빈을 이용하려고 했다.

크리거 박사는 이 조사를 심리적 영향을 배제한 분석적 방법으로 진행하고자 했다. 그래드 박사나 스미스 박사의 실험에서는 병든 식물이나 상처받은 마우스, 파괴된 효소 등을 '환자'로 이용했는데, 크리거 박사는 그러한 결과를 바탕으로 치유사와 환자 사이에는 확실한 에너지 효과가 작용한다고 확신했다. 그는 인간 이외의 시스템을 대상으로 한 이러한 실험을 바탕으로 인간에 대한 치유에너지 효과를 확인할 수 있는 실험 시스템을 구성하려고 했다.

그래드 박사와 공동연구를 종료한 에스테바니는 얼마 지나지 않은

1971년, 그런 실험에 참여해달라는 의뢰를 받았다. 연구자는 의사 오텔리아 벵스템(Otelia Bengsstem)과 투시 능력자 도라 쿤츠(Dora Kunz)로, 실험을 통해 치유의 과정을 해명하고자 했다. 크리거 박사도 동료 연구원으로 이 연구동아리 그룹에 참가하여 의료 전문가로서의 기술을 제공했다.

이 연구는 뉴욕주 벅셔 산록 목장을 무대로 다양한 질병을 지닌 여러 환자를 피험자로 해서 진행되었다.[15] 실험에서는 실험군으로 19명의 환자, 대조군으로 9명의 환자가 참가했다. 피험자의 나이나 성별의 분포에 커다란 편차는 없었다. 실험군은 에스테바니의 안수요법을 직접 받았고, 대조군은 아무런 치료도 받지 않았다. 실험군 사람들은 에스테바니에 의한 치유접촉 이외에도 에스테바니의 자기에너지로 '충전'된 솜뭉치(그래드 박사의 갑상샘 종양 마우스 실험에서 사용된 것과 같은 것)가 주어졌다. 그중에는 실험 종료 후 1년이 지난 뒤에도 아직 솜에서 에너지가 흘러나오는 것을 느꼈다고 보고한 환자도 있다. 크리거 박사는 치유 처치 전후로 두 집단 환자의 헤모글로빈 양을 측정했다. 박사는 자신의 처음 가설대로 치유사의 치료를 받은 실험군 환자의 헤모글로빈 양이 대조군 환자와 비교해 대폭 증가했음을 확인했다.

크리거 박사의 실험은 1973년에 다시 이루어졌다. 두 번째 실험은 첫 번째 실험 내용에 대한 비판에 대응하기 위해서 전보다도 많은 피험자를 모집해 훨씬 엄밀한 대조군을 준비했다.[16] 실험군으로 46명의 환자, 대조군으로 33명의 환자가 참가했다. 두 번째 실험에서도 거의 같은 결과를 얻었다. 에스테바니에 의한 안수 치료 후 실험군 환자의 헤모글로빈의 양은 대조군과 비교해 현저하게 증가한다는 것을 알았다. 치유에너지가 헤모글로빈 증가를 촉진하는 경향이 매우 강해서, 화학요법에 의한 골수 억제로 빈혈이 일어났어야 할 암 환자한테서도 헤모글로빈 양의 증가가 관찰되었다.

크리거 박사는 결과에 크게 만족했다. 환자의 헤모글로빈 양의 변화를 측정함으로써 치유사가 환자에게 생체에너지적 변화를 유발한다는 자신의 가설에 대한 생화학적인 증거를 입수할 수 있었다. 에스테바니와 함께 실시한 두 번의 실험 모두에서 헤모글로빈 증가가 인정된 사실은 치유사 에너지에 의해 유발되는 생체에너지적 및 생리학적 변화가 확실히 존재한다는 사실을 입증하고 있다. 또 놀랍게도 헤모글로빈 변화에 덧붙여 에스테바니의 치료를 받은 대부분 환자에게서 자각 증상의 개선 또는 소실이 인지되었다. 그 환자들의 병명에는 이미 알고 있는 모든 장기의 질환, 즉 췌장염, 뇌종양, 폐기종, 다발성 내분비 기능 이상, 만성 관절 류머티즘, 울혈성 심부전 등이 포함되어 있었다. 에스테바니의 치료를 받은 다양한 질환 환자 대부분은 눈에 띄게 좋아졌다. 헤모글로빈 증가는 치유사와 환자 사이의 어떤 종류의 상호작용에 의한 생체에너지적 변화를 반영하는 게 분명했지만, 이런 변화만 발생한 것이 아니었다.

헤모글로빈 측정은 어떤 연구실 설비에서든 간단하게 실시할 수 있으므로 크리거 박사는 치유에너지의 상호작용을 분석하기 위한 높은 신뢰성을 갖는 척도를 손에 넣게 되었다. 그러나 안수요법의 진정한 에너지 효과를 확인하는 데는 성공했지만, 아직 답을 얻지 못한 큰 문제가 남아 있었다. 치유사는 무언가 필요해서 그 같은 능력을 지니고 태어나는 걸까? 특별한 교육과정을 거치면 그 능력을 익힐 수 있을까? 박사는 간호학의 관점에서 그 독특한 치유기술을 습득할 수 있을지 강한 관심을 품었다. 박사는 에스테바니에게 보통 사람에게 치유기술을 가르칠 수 있는지 물어보았다. 그의 결론은 다른 사람을 치유하는 능력은 배울 수 있는 게 아니라 갖고 태어난다는 것이었다. 그러나 크리거 박사의 첫 번째 연구에 참여했던 투시 능력자인 도라 쿤츠는 다소 다른 견해를 갖고 있었다.

쿤츠는 치유기술을 가르치기 위한 워크숍을 열어 치유기술을 습득하고 싫어 하는 사람은 누구나 수강할 수 있게 했다. 크리거 박사도 열성적으로 초기 훈련생으로 참가했다. 쿤츠의 유례없는 능력은 투시를 통해 사람들의 미세에너지적 상호작용을 관찰하고, 차크라나 오라의 에너지장이 막힌 부위를 관찰해 진단할 수 있었다.[17] 쿤츠는 투시 능력을 구사하여 치유 과정을 과학적으로 연구하고, 치유사와 환자 사이에서 발생하는 미세에너지의 상호작용을 비교해왔다. 그는 뛰어난 직관 능력뿐만 아니라 치유기술에 관한 고도의 신비적 지식을 갖고 있었으며 신지학회 회장을 역임하기도 했다. 도움을 청하는 사람들을 자신의 손으로 구하는 방법을 익히고자 하는 크리거에게 쿤츠는 훌륭한 교사였다.

크리거 박사는 쿤츠의 치유 교육을 받은 뒤, 많은 치료 종사자가 이 방법을 습득해야 하는 것이 아닌가 생각했다. 박사는 동료 간호사를 위해 안수요법 습득 교과과정을 만들었다. 또 치유접촉을 통해 일어나는 치료적 상호작용의 합리적 설명을 다른 의료종사자에게 하기 위해 동서고금의 사상에서 지식을 수집했다. 사이킥 힐링이라는 용어는 많은 의료종사자에게 부정적인 반응을 일으키는 표현이어서 치유의 과정을 나타내는 보다 받아들이기 쉬운 이름을 고안하기로 했다. 새로운 이름은 '치유접촉(therapeutic touch)'으로 낙찰되었다. 이 명칭은 기술의 내용을 정확하게 표현하고 있을 뿐만 아니라, 호기심만큼 의심도 많은 간호사들의 편견을 자극하지 않았다. 치유접촉의 첫 학습은 크리거 박사가 근무하는 뉴욕대학의 석사과정 간호사들을 대상으로 실시되었다. 치유에 관한 크리거 박사의 강좌는 '간호의 프런티어: 치료의 장(Therapeutic Field)의 상호작용에 관한 잠재능력 획득'이라는 제목으로 실시되었다.

치유의 작용원리를 연구하기 시작한 크리거 박사는 힌두교나 요가에서 쓰는 프라나라는 개념에 도달했다. 그리고 환경 속에서 흡수되는 프라나가 햇빛의 미세에너지 성분에 의해 수송되는 일종의 생명 에너지라는 사실을 이해하기 시작했다. 건강한 사람에게는 그 프라나가 풍부하게 있는 것이 아닐까? 반대로 질병이 있는 사람은 상대적으로 프라나가 부족한 것이 아닐까? 이 경우의 프라나는 물리적 에너지와 닮은 미세에너지라고 생각해도 좋다. 안수요법에서 치유는 축전지 충전을 위한 코드와 같은 역할을 하고 있다. 치유사의 에너지계는 말하자면 충전이 된 축전지(고전압)이고, 그 고전압 축전지가 환자의 저전압 미세에너지계를 활성화(증폭)하기 위해 이용된다. 치유에너지의 흐름은 고전압에서 저전압으로 흐르는 전류 같은 것이다. 이 표면적인 유사성을 받아들여 치유에너지를 '초전기'라고 칭하는 치유사들도 있다.

크리거 박사의 수업을 들은 간호사들은 조금씩 안수요법을 할 수 있게 되었다. 크리거 박사 자신도 훈련하면 할수록 치유사로서의 능력이 좋아진다는 사실을 발견했다. 실제로 해보면 치유는 미세에너지 버전의 근육훈련이라고도 말할 수 있다. 시간과 노력을 들이면 들일수록 치유 기능이 향상된다. 그렇게 많은 사람은 아니었지만 크리거 박사의 학급에서 훈련을 받은 간호사들은 서서히 병동 업무 중에 환자에게 치유를 실천하기 시작했다. 그중에는 다소 위화감을 느끼는 환자도 있었지만, 표준 치료에 치유접촉을 추가하였을 때 환자의 회복이 빨라지는 것처럼 보였다. 간호사들은 치료의 원인이 치유접촉에 있다는 사실을 단정적으로 보여주기 위해 '크리거 신봉자'라는 이름을 윗옷에 인쇄해서 입었다. 그리고 시험적 치료 희망자 전원에게 치유접촉으로 봉사했다. 때로는 병든 들개나 들고양이가 치료 대상이 되기도 했는데, 그때에도 극적인 치료 효과를 보인 사례가 있었다.

크리거 박사는 육성된 치유간호사들이 제각각 모아온 결과를 관찰하면서 사이킥 능력은 타고나지 않아도 얼마든지 치유기술을 습득할 수 있다는 강한 확신을 얻게 되었다. 그리고 치유접촉은 원래 인간에게 내재된 능력으로, 환자를 치유하고 돕고 싶다는 강한 의지의 건강한 사람이라면 누구나 발휘할 수 있는 능력이라고 결론지었다. 다만 그러한 잠재능력이 있는 사람일지라도 진정한 치유사가 되려면 제대로 된 교육을 받을 필요가 있다. 언뜻 단순해 보여도 치유접촉을 실제 의식적으로 시행하는 일은 꽤 복잡한 작업이기 때문이다.

크리거 박사는 에스테바니가 환자 몸에서 일으킨 생리학적 변화와 똑같은 변화를 치유간호사도 일으킬 수 있다고 믿었다. 이전의 연구에서 두드러졌던 헤모글로빈의 양 증가 효과가 치유간호사에게도 재현된다면 안수요법의 습득 가능성이 증명되고, 연구실 검사로 그 효과가 평가될 수 있게 된다. 크리거 박사는 치유간호사가 환자에게 일으키는 생리학적 변화의 크기를 추정하기 위한 연구 수순을 설계했다.

크리거 박사는 자신의 지휘하에 있는 병원의 간호사와 뉴욕시 다른 의료시설의 간호사를 연구대상으로 했다. 최종적으로 32명의 정규 간호사와 64명의 환자에게 에스테바니와 함께 진행했던 실험 내용을 실시했다. 물론 에스테바니 같은 태생적 치유사 대신 크리거 박사가 주최한 '간호의 프런티어' 과정에서 훈련받은 치유간호사를 실험대상으로 했다. 64명의 환자집단을 32명씩 두 집단으로 나누었다. 즉, 실험집단 환자는 훈련된 16명의 간호사에게 치유접촉을 받는 일 이외에는 대조군과 똑같은 간호를 받게 하였다. 치유 전후에 양쪽 집단 환자의 헤모글로빈의 양을 측정하였다.

실험 개시 시점과 실험 종료 시의 헤모글로빈의 차이를 비교한 결과 대조군에서는 헤모글로빈의 양에 특별한 변화가 인지되지 않았다. 그러나 치유간호사의 간호를 받은 환자는 통계적으로 보아 헤모글로빈의 양이 유의미하게 증가했다. 통계적 검토 결과, 이 변화가 우연히 일어날 확률은 1000

분의 1 이하였다. 크리거 박사는 이 실험을 통해 훈련받은 치유간호사도 환자의 헤모글로빈의 양을 대조군보다 현저하게 증가시킬 수 있음을 보여준 것이다.[18]

1979년 크리거 박사는 『치유접촉』을 출판했다. 책의 내용은 뉴욕대학에서 강의를 받은 간호사들의 경험에 바탕을 두고 있다. 크리거 박사는 이 책에서 350명의 간호사가 석사과정과 박사과정의 일환으로 그녀의 '간호의 프런티어' 강좌를 수강했다고 한다. 나아가 미국과 캐나다 여러 대학의 의료 교육 교과과정을 개설해 4천 명의 의료관계자에게 치유접촉을 가르쳤다고 한다. 크리거 박사에게 배운 많은 학생이 현재도 계속 다른 의료종사자나 일반인들에게 치유접촉을 가르치고 있다.

병원에서 실시되는 이 치유의 기법에서 수많은 응용법이 생겨나고 있다. 뉴욕에 있는 신생아 병동에서는 미숙아에 대한 의료의 일환으로 간호사가 치유접촉을 시작했다. 다른 의료관계자도 시술을 받은 신생아의 경이적인 발달과 체중 증가 속도에 놀라 망설이면서도 관심을 보이기 시작했다. 점차 신생아 병동의 의사나 간호사 전원이 훈련을 받아 치료에 치유접촉을 이용하게 되었다. 내 자식의 건강을 위해 가능한 모든 치료 기회를 주고 싶어 하는 부모 중에서도 치유접촉을 배운 사람이 나타나기 시작했다. 뉴욕 시내의 또 다른 구급병원에서는 환각을 호소하는 약물 의존증 환자를 진정시키기 위해 응급실 의사와 간호사들이 치유접촉을 이용하기 시작했다. 그러고 진정제 사용량이 감소한다는 흥미 있는 결과를 얻었다. 의학계에서도 치유접촉에 지대한 관심을 갖기 시작했다는 것은 국립보건연구소(NIH) 같은 정부 기관에서 연구비를 지원하게 되었다는 사실에서도 알 수 있다.

크리거 박사의 노력으로 사이킥 힐링은 의료종사자가 손에 넣은 도구의 하나로 확실한 위치를 얻어가고 있다. 수많은 현대 의학과 교정요법

(osteopathic) 교육기관이 교육과정에 치유접촉을 검토하고 있다. 소위 '생체 자기치유(magnetic healing)'는 메스머 시대에서 시작해서 오랜 역사를 갖는 치료법이다. 그러나 '사이킥 힐링'이라는 용어에는 폭넓고 다양한 현상이 포함되어 있다. 올가 워럴처럼 자신의 방법은 사이킥 힐링이 아닌 영성 치유(spiritual healing)라고 주장하는 치유사도 존재한다. 확실히 그 두 방법 사이에는 미묘한 차이점이 있다. 여러 치유 체험의 차이를 이해하려면 인간의 미세 에너지 해부학의 수준에서 이런 현상을 재고할 필요가 있다.

자기치유에서 영적 치유로: 치유에너지의 다차원적 모델

이 장의 시작에서 다루었듯이 안수요법에 관련된 에너지는 자기장과 몹시 비슷한 특징을 갖는다. 이런 치유에너지를 측정하기 위해 고안된 실험결과, 네거티브 엔트로피 작용을 포함해서 자성(magnetism)과 흥미로운 유사점이 있다는 사실이 밝혀졌다. 에스테바니나 치유접촉 전문가에 의한 치유는 환자에게 직접 손을 대고 치료하는 경우가 많았다. 이런 종류의 치료에서는 때로 물이나 유기물(솜)처럼 치유에너지를 흡수해 환자에게 전달할 수 있는 매개물을 이용하기도 했다. 그중에는 '원격치료'처럼 치유사와 멀리 떨어진 곳에 있는 환자에게 치유에너지를 전달하는 방법도 있다.

로버트 밀러 박사는 자기장과 치유에너지의 유사점에 관해 연구했다. 박사의 실험 대부분은 올가와 앰브로즈 워럴(Ambrose Worrall)의 협력을 얻어 이루어졌다. 워럴 부부 손에서 발산하는 미세에너지는 물의 표면장력을 감소시키고 황산동의 결정 석출 과정에 변화를 일으켰다. 처리된 물로 재배한 식물의 성장을 촉진하기도 했다. 그러나 그런 작용은 강력한 자기장을 이용해서도 재현할 수 있었다. 밀로와 워럴 부부의 실험 중에서도 가장 중요한 연구는 원격치료의 효과 측정이다. 그 결과 얻어진 치유에너지의 놀랄 만한 특성은 치유 과정의 에너지 차원을 이해하는 데 시사하는 바가 크다.

워럴 부부는 안수요법보다는 치유적 의식 상태에 들어가서 마음속으로 환자를 품고 기도하는 방식을 취하곤 했다. 사이킥 힐링을 연구하는 심리학자인 로렌스 레샨(Lawrence LeShan) 박사는 이런 의식 상태를 '투시적 현실(clairvoyant reality)'이라고 표현했다. 이런 의식 상태에 들어가면 거리를 두고 떨어져 있는 사람과 사람의 지각 경계가 사라진다. 종종 다른 사람이나 세계와의 분리감은 사라지고 모든 생명과 신성에 의한 내적 감각이 그것을 대신한다.[19] 밀러 박사는 이미 워럴 부부와 같은 치유사에 의해 충전된 물을 매개로 하면 식물에 성장촉진 에너지가 주어진다는 사실을 확인했다. 이어서 원격치료라는 다른 유형의 심적 치유에 의해서도 식물의 성장에 영향이 있는지 시험해 보기로 했다.

밀러 박사는 호밀의 성장률을 측정하기 위해 특별한 기록장치를 제작했다(미국 농무부의 H. 클로이터가 처음 사용했다). 측정하고자 하는 풀 꼭대기에 작은 지렛대를 부착해 식물이 성장하면 지렛대가 올라가도록 했다. 이런 식으로 신호의 변화가 천천히 움직이는 기록용지에 기록된다. 이 장치는 한 시간에 약 0.0245mm라는 미미한 성장도 정확하게 측정할 수 있다. 밀러 박사는 워럴 부부에게 매일 오후 9시 기도 시간에 목초 싹을 떠올리는 특수 실험의 참가를 의뢰했다. 이 실험에서 변한 것은 워럴 부부가 볼티모어 집에서 약 600마일이나 떨어진 조지아주 애틀랜타에 있는 밀러 박사 연구소를 향해 치유한다는 점이었다.

실험에 앞서 호밀의 싹을 앞에서 말한 변환기에 접속시켜서 싹이 일정한 속도로 자라고 있음을 확인했다. 기록계는 지속적인 곡선(slope)을 그렸는데, 그 안정된 성장률은 1시간에 약 0.015mm였다. 밖에서 오는 물리적 인자가 치유실험에 영향을 주지 못하도록 실험실은 자물쇠를 걸어 폐쇄했다. 정확하게 오후 9시가 되면 워럴 부부의 기도 시간에 대응해서 식물에서 나온 자료는 증가하기 시작했다.[20] 기록계에 나타난 호밀의 성장률은 아침까지 약 1.29mm로 증가해 있었다. 840%의 엄청난 증가였다. 그 뒤 성장률은 서서히 저하했지만 처음 값으로 돌아가지는 않았다. 그 치유를 어떻게 하는지에 대한 질문에 워럴 부부는 이렇게 대답하였다. "기도 중에 그 식물들이 빛과 에너지에 둘러싸여 있는 모습을 떠올렸습니다."

밀러 박사는 그 실험결과에 고무되어 치유사가 갖는 에너지 효과를 간접적으로 측정하기 위한 새로운 방법을 생각하기 시작했다. 그리고 이번에는 극소 에너지 소립자가 만드는 궤적을 측정하기 위한 특수한 '안개상자'를 이용한 실험을 했다. 안개상자 내부에는 냉각된 알코올 증기가 함유되었고, 관찰자는 하전된 소립자가 통과할 때에 이온화된 분자에 의하여 만들어지는 '안개의 흔적'을 볼 수 있게 하였다. 밀러 박사는 워럴 부인에게 의뢰해 안개상자 위에 손을 대고 내부의 증기에 영향을 주도록 했다. 부인은 직접 상자에는 손대지 않고 환자를 상대할 때처럼 양손으로 감싸듯이 하여 치유적 의식 상태에 들어갔다. 그러자 부인의 양손과 나란한 방향으로 파동의 패턴이 만들어지는 것이 기록되었다. 워럴 부인이 손 위치를 90도 바꾸면 그 파형도 원래 위치에서 정확하게 90도 회전한 장소로 이동했다. 비슷한 현상이 투시 능력자인 잉고 스완과 두 사람의 물리학자 실험에서도 일어났다.

밀러 박사는 워럴 부인에게 볼티모어 자택에 있으면서 안개상자 주위에 손을 덮고 있는 이미지에 집중해 달라는 식으로 같은 실험을 반복했다. 안개상자 내부의 모든 변화는 비디오로 담았다. 월러 부인이 손을 안개상자 주위에 두고 안수하는 장면을 연상하는 순간, 실제로 부인이 안개상자 옆에서 손을 얹었을 때와 똑같은 파형이 나타났다. 워럴 부인이 손을 움직여서 안개상자의 이곳저곳에 손을 얹는 장면을 상상하자, 앞의 실험과 마찬가지로 다시금 손의 움직임에 따라 파형이 이동하는 현상이 보였다. 그 파형의 움직임은 실험이 끝나고도 8분 정도 계속되었다. 워럴 부인은 또다시 지난번 싹으로 했던 실험 때와 똑같이 대략 600마일 떨어진 장소에서 안개상자에 영향을 미친 것이다.[21]

밀러 박사의 안개상자 실험이나 목초실험 결과는 치유 과정의 차원에 관한 새로운 정보를 가져다주었다. 초기 실험에서는 치유사가 실험실에 직접 있어야 했지만, 이번 실험에서는 치유사가 몇백 마일 떨어져 있어도 똑같은 현상이 측정되었다. 이 사실에서 다른 조건을 더 설정한 실험을 한다면 보다 광범위한 다차원 에너지의 효과가 관찰될 수 있을지도 모른다.

600마일이나 떨어진 곳에서 에너지 변화를 일으키는 워럴 부인의 능력은 치유가 전자기에너지를 통한 것이 아니라는 증거가 된다. 전자기에너지의 강도가 거리 제곱에 비례하여 줄어든다는 사실은 '역제곱 법칙'으로 잘 알려져 있다. 이 법칙은 전자기에너지나 정전기에너지, 중력 등에 대해 성립한다. 그러나 우리는 지금까지 과거 전자기학 이론으로는 설명할 수 없을 것 같은 실험결과를 몇 번이고 눈으로 보아왔다. 네거티브 시공간에너지(ME, 자전기에너지)에 관한 틸러-아인슈타인 모델에 의하면, 이 세계에는 광속 이상의 속도로 운동하는 에너지가 존재해도 이상하지 않다. 틸러의 모델에서 에테르 에너지는 광속~광속의 10^{10}의 속도로 이동한다고 가정한다. 아스트랄 에너지(자기에너지의 다른 형태)는 광속의 10^{10}~10^{20}의 속도로 이동한다고 한다. 이처럼 믿기 어려운 속도에 도달한다면 우주도 눈 깜짝할 사이에 뛰어넘을 수 있다. 예컨대 워럴 부인의 에너지작용이 600마일이나 떨어진 장소에 한순간에 도달한 이유는 간단하게 설명될 수 있다. 또 자전기에너지가 치유사 머리에서 실험 현장(또는 환자)으로 이동하기까지의 소요시간은 생각하자마자라고 할 수도 있다. 이와 같은 에너지는 에테르 에너지, 아스트랄 에너지, 그리고 더 고차 에너지 수준에서의 파동적 특성의 드러남이라고 할 수 있을 것이다.

치유사가 이용하는 파동의 주파수에 따라 치유가 일어나는 에너지 수준은 다양하다고 생각된다. 그 한편에 '자기치유(magnetic healing)'라고 부르는 치료법이 존재한다. 어쩌면 200년 전 메스머가 연구한 치료법도 그 일종일지 모른다. 이런 종류의 치유는 환자의 몸과 치유사의 직접적인 손 접촉이 필수이다. 또는 물이나 솜 등 무언가 중간적인 에너지 저장 매체가 필요하다 (크리거 박사가 가르친 간호사들은 에스테바니에 의한 실험에서처럼 솜뭉치에 에너지를 충전시켜서 환자에게 갖고 있도록 했다). 한편 그와는 별도로 영적 치유라고 부르는 치료법도 있다. 영적 치유 치료사는 명상을 통해 '신의 힘'에 자신의 의식을 동조시킨다. 그리고 환자에게 손을 얹고 의식적으로 에너지를 투사한다.

어느 방법에서든 치유사는 '자신은 고차의 근원에서 오는 에너지의 매체 또는 통로가 되고 있을 뿐이다'라고 표현하는 경우가 많다. 그리고 치유사 대부분은 그 에너지가 신의 수준의 원천을 갖는다고 생각한다. 치유사는 그 고차 에너지를 환자의 심신에 보내기 위한 일종의 파동적 안내자 역할을 하는 것이다. 어느 치유법이 되었든 환자의 미세에너지 체계와 생리학적 체계에 대해 에너지가 주입되고, 그 에너지의 도움으로 질병의 완화나 항상성의 회복이 일어날 수 있다는 것이다.

안수를 통해서 환자에게 옮겨진 에너지가 효소를 비롯한 신체 체계에 측정 가능한 영향을 준다는 사실은 이미 입증되었다. 치유사 에너지가 갖는 네거티브 엔트로피적 특성은 변성되어 활성을 잃은 단백질 분자를 재생시켜 다시 활동 상태로 되돌리는 작용을 한다. 분자 수준에 영향을 미치는 치유의 연구에 이어 효소의 반응 속도에도 선택적으로 영향을 미치는 치유사의 능력 연구가 진행되었다. 치유사는 세포의 저장에너지를 증대시키는 효소에 영향을 주거나 감소시키는 효소에 영향을 주어서 그 반응속도를 조절할 수 있다. 그런데 치유사가 만들어내는 효소 변화의 방향은 항상 체세포의 지성(intelligence)이 보여주는 방향과 일치하는 것 같다.

치유사가 발하는 에너지의 성질은 강력한 자장과 많이 닮았고, 네거티브 엔트로피를 증가시키도 한다. 어느 쪽 성질이든 에테르 에너지의 추정된 성질과 상당히 일치하고 있다. 환자의 에테르체를 향해 특정한 주파수를 갖는 에테르나 더 고차의 에너지를 공급함으로써 치유 효과를 얻는 치유사가 존재한다 해도 이상하지 않다. 에테르체가 홀로그램의 에너지 틀이라는 사실은 앞에서도 언급했다. 이 틀은 몸의 분자 · 세포계를 보조하고, 적정한 조직화와 에너지 균형을 가져다주는 일종의 공간적 파동 안내자로 작용한다. 따라서 에테르체의 틀이 건전하게 질서를 유지하고 있는 한, 몸은 건강한 상태를 유지할 수 있다. 그러나 여러 원인으로 에테르체의 틀이 왜곡되고 조직적인 패턴이 파괴되면 몸은 서서히 질병으로 가는 길을 따르게 된다. 에테르체의 틀이 갖는 조직화 능력은 육체 체계의 세포 수준에서 질서 또는 작용을 조절하고 있다. 그리고 죽음과 더불어 에테르체의 영향이 완전하게 끊어지면 분자 구성 성분은 혼돈의 무기물 상태로 돌아간다.

우리의 내재된 에테르체 틀은 파동적 안내자로서 생명에너지를 몸으로 유입하는 일을 조절하고 있다. 질병의 패턴은 세포 수준에서 현재화하기 이전에 먼저 에너지 수준에서 발생한다. 에테르체에서 발생하는 기능부전의 미세에너지 변화는 육체·세포의 변화보다 몇 주에서 몇 달 앞서 발생할 가능성이 있다. 그렇다면 육체에 나타난 질병의 치료를 촉진하기 위해 왜곡된 에테르체를 재구축하고 건강한 패턴으로 이끄는 것은 이치에 맞는 일이다. 육체 수준의 치료를 위해서 더 고차 미세에너지 성분에 영향을 주는 것도 가능하다. 이러한 방법이 왜 유효한지를 이해하려면 육체에 에너지를 공급하고 있는 고차 파동에너지계의 성질에 대해 지금까지의 설명을 다시 읽어보길 바란다.

자기치유는 주로 에테르체와 육체의 수준에서 작용하는 것 같다. 치유사의 손을 통해 환자의 몸에 직접 에너지가 흘러 들어간다. 손바닥에는 마이너 차크라가 몇 개 존재하고 있어서 그곳이 몸 안팎의 에너지 흐름의 중심이 되고 있다. 그러나 영적 치유의 경우는 물질적 수준이나 에테르 수준뿐만 아니라 더 높은 수준에서도 상호작용하고 있다고 생각된다.

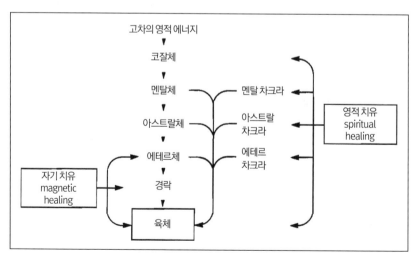

〈그림 27〉 **치유의 다차원 모델**

에드워드 배치 박사 시대부터 의사들은 상념이나 감정이 전부는 아닐지라도 많은 질병의 원인이 되고, 또 질병의 진행에 중요한 역할을 하고 있다고 느꼈다. 감정은 에테르체에 에너지를 공급하는 아스트랄체에 영향을 줌으로써 미세에너지 수준에 작용하고 있다. 억울함 등의 감정장애가 원인이 되어 본래 몸에 내재한 방어체계의 활동이 억제된다는 것은 모두 밝혀지고 있다. 면역억제 상태는 몸 전체의 약화를 초래해 바이러스나 세균 등의 외래 병원체나 암세포 등의 내적 병인에 의한 질병을 끌어오기 쉽다. 아스트랄체 수준의 왜곡은 서서히 에테르 수준, 물질적 수준에 나타나게 된다. 감정체, 즉 아스트랄체 수준의 변화가 육체의 질병으로 현재화하기까지 몇 주일에서 몇 개월 걸리는 것은 그 때문이다.

또 멘탈체 이상에 의한 에너지의 왜곡도 육체의 적정한 기능을 방해할 가능성이 있다. 높은 수준에서 낮은 수준으로 순차적으로 하강하는 미세에너지의 작용으로 높은 주파수 에너지의 신호 변환, 전달이 일어나서 결국은 육체에 영향을 미쳐 발현된다. 그 과정은 코잘체 수준에서 멘탈체 수준, 아스트랄체 수준, 에테르체 수준으로 내려가면서 파동 주파수를 전달해 마침내 육체-에테르체 경계면을 통해 육체에 이른다. 여기서 알아두어야 할 것은, 육체와 에테르 수준에서의 질병은 치료할 수 있다 해도 질병의 궁극적 원인이 높은 수준에서 유래했다면 생체자기치유는 길게 볼 때 효과적이지 못하다는 점이다.

생체자기 형태의 치료로는 장기적인 치료 효과는 기대할 수 없다는 실례를 필리핀의 심령수술 치료에서 볼 수 있다. 치료차 필리핀을 방문하고, 치료 뒤에 본국으로 돌아가 병원에서 완치 판정을 받은 암 환자가 적지 않다. 그런데 이들 환자 가운데 일부는 몇 년 뒤에 다른 부위에 암이 재발해 치료차 같은 심령수술 치료사를 찾았다. 일반적으로는 처음 치료를 했을 때는 현미경 크기였던 작은 암이 커졌을 뿐이라고 해석되는 사례이지만, 미세에 너지 수준에서 고찰하자면 육체-에테르 수준만 상대했던 그 치료사가 원래 종양 형성에 관여했던 아스트랄·멘탈 수준의 에너지 패턴을 무시했을 가 능성을 생각해 볼 수 있다.

영성치유는 자기치유와는 달리 질병의 근본적인 치료를 목적으로 하 고, 미세체나 차크라 같은 고차 에너지 수준에 작용하는 데 목표를 두고 있 다. 영적 치유사는 여러 주파수에 대응할 수 있는 전원처럼 동시에 몇 단계 수준의 에너지를 환자에게 주입한다. 환자와 치유사의 차크라 사이에 일시 적인 에너지 연계가 형성된다는 가설도 세울 수 있다. 차크라끼리 결합함으 로써 다양한 주파수의 미세에너지의 직접적인 공명 전송이 쉬워진다고 생 각할 수 있기 때문이다. 그 결과 환자의 다차원의 에너지 구조가 변화되어 몸과 마음과 영성이 완전한 균형 상태로 복귀하는 것이다. 생체자기 치유사 대부분이 몸 수준에서 치료하는 데 비해 영성 치유사는 보통 정신과 신체의 여러 수준에 작용한다.

에테르 에너지나 그 이상의 고차 에너지는 네거티브 시공간에 속하므 로 모든 시간과 공간의 제한을 관통해서 작용한다는 성질을 갖고 있다. 지각 으로 한정된 일상적 의식은 통상의 포지티브 시공간 안에 갇혀 있지만, 고차 원에서 작용하는 에너지는 이런 포지티브 시공간을 초월한다. 그러나 영성 치유가 만들고 있는 수준의 주파수는 고차의 자아가 존재하고 작용하는 수 준까지 도달하는 경우가 많다.

이들 고차 주파수 에너지가 갖는 초월적 성질은 밀러 박사가 올가 워 럴, 앰브로즈 워럴과 함께 실시한 실험으로 증명되었다. 앞에서 보았듯이 워 럴 부부는 고차원과 연계되는 의식 상태가 되어 600마일 이상 떨어진 장소 에 심어진 호밀의 성장 속도를 올리는 데 성공했다. 치유에너지는 네거티브 시공간이라는 전혀 다른 시스템 안에서 작용하고 있어, 실험실과 치유사 사이에 있는 포지티브 시공간의 먼 거리는 상관이 없다. 워럴 부인이 볼티모어 자택에 있으면서 애틀랜타의 안개상자 속에 파형을 일으킨 것도 그러한 고차 에너지의 성질을 보이는 것이다.

워럴 부인이 작용을 가한 것이 아스트랄체 수준이었거나 보다 높은 수준이었을 가능성도 부정할 수 없다. 아스트랄체도 어떤 장소에서 사고를 집중하는 것만으로 먼 거리를 일순간에 이동할 수 있기 때문이다. 그러한 아스트랄 영역의 기질적 특징은 물질 수준의 기질보다 훨씬 가소성이 크다는 것이다. 만약 워럴 부인이 자신의 아스트랄체를 이용했다고 가정한다면 부인은 환자의 아스트랄체와 직접 정보를 교환했을 가능성이 있다. 그래서 엘머 그린(Elmer Green) 박사 부부와 노먼 쉴리 박사는 부인의 원격치료 과정을 실험적으로 연구하기 위해 부인이 원격지에 있는 환자의 생물학적 리듬에 어떤 영향을 미칠 수 있는지를 조사했다. 워럴 부인은 환자와 떨어진 방에 앉아서 뇌파계(EEG), 심전도 기록장치(EKG), 피부전기저항측정기(GSR)뿐만 아니라 생리학적 장치로도 측정을 받았다. 워럴 부인이 환자의 목 부분에 아스트랄 수준에서 작용하고 있는 연상을 떠올린 사이 환자는 실제로 목 부분에 열감과 콕콕 찌르는 감각을 느꼈다고 보고했다. 그러나 더 눈여겨봐야 할 대목은 치유 과정에 치유사와 환자의 뇌파 변화를 비롯한 생물학적 율동의 변화가 동기화되었다는 사실이다.

영국에서는 맥스웰 케이드(Maxwell Cade)라는 연구자가 치유사와 환자 사이의 비슷한 생체리듬(바이오리듬) 동조 현상을 보고했다. 케이드는 '마음의 거울(Mind Mirror)'라는 컴퓨터화된 뇌파스펙트럼 해석장치를 이용해 연구했다. 그 결과 뛰어난 치유사 뇌파에서만 보이는 복잡하고 특징적인 패턴을 발견했고, 그 파형이 그 치유사에 의해 치료 중인 환자의 뇌파에서도 관찰된다는 것을 알았다.[22] 케이드는 이 독특한 공시성 패턴을 측정했는데, 치유사가 환자와 떨어진 장소에서 치료해도 직접 환자와 접촉해서 치료할 때와 똑같은 파형이 나타났다. 직접 실시하는 안수요법이든 원격치료든 치유사는 환자의 생물학적 리듬에 동조할 수 있다는 관찰결과에서 치료할 때의 에너지 공명이라는 가설과 함께, 고차 에너지를 전송하는 뛰어난 치유사에게 환자와의 거리는 아무런 장애가 되지 않는다는 사실을 반복해서 보여주었다. 그러한 영적 치유사들은 주로 육체의 분자 세포 구조를 지지하고, 조직화하고, 영향을 주는 인간의 고차 에너지 영역인 네거티브 시공간 수준에서 작용하고 있다.

질병이 결코 육체 수준에서만 발생하는 것이 아니라 다차원 에너지 구조 내의 수많은 수준에서도 발생할 수 있다는 사실을 잊어선 안 된다. 외부에는 세균, 바이러스, 환경 유해인자, 발암물질 등 수많은 병원체가 존재하지만, 심신이 모두 건강한 사람에게는 그것들이 그다지 큰 영향을 주지 않는다. 숙주의 저항력이라는 중요한 개념은 질병이 외적 요인과 내적 요인의 조합에 의해 일어난다는 사실을 말해준다. 비타민이나 적절한 영양이 발암물질의 작용에 대한 몸의 방어반응을 보조하고 있음은 명백하지만, 내적 요인은 현대 의학의 의사가 생각하고 있는 것 이상으로 중요하다. 단순히 물리화학적 요소만이 아니라 영적 의식의 영역을 포함한 고차 에너지라는 요소도 고려할 필요가 있다.

인간 의식의 영적인 여러 수준 가운데에는 지성이나 감정의 왜곡에 영향을 받지 않는 완전성과 에너지 균형이 갖추어진 수준이 존재한다. 그러한 고차 수준에서는 영혼이 육체를 총괄하는 에너지에 작용하고 있다. 윤회 사상에서 육체는 물질계에서 한때의 탈것이라고 한다. 우리의 육체적 자아는 화학물질이라는 옷을 몸에 걸친 영혼의 현현일지도 모른다. 이는 대부분 의사가 아직 이해하지 못하는 인간의 다른 측면이지만, 결국 미래의 영적 의사들이 다루게 될 것이다.

솔직히 말한다면 생각 물질이나 감정 물질, 다양한 신체 발현형의 바탕이 되는 고밀도 물질을 이용해서 활동하는 '영혼의 의식'을 인정하는 의사나 심리학자가 없다는 사실이 놀랍다. 그들이 본연의 임무를 다하고 있다면 생명의 이데아와 내적 목적을 식별하는 것이 당연하기 때문이다. 내적 목적이란 그들이 상대하고 있는 형태에 영혼을 불어넣는 목표이고 이데아의 현현을 돕는 것이다. 알기 쉽게 말해 육체나 감정체가 질병에 걸려도 내적 존재나 내적 이데아는 아주 건강해 병든 몸의 기능, 패턴, 물질을 치유하고 있다는 사실이다. 의학은 그 사실을 기본적인 전제로 해야 한다. 그것이 생명과 그 발현에 관한 가장 기본적인 법칙이다.

육체와 정신의 질병에 관한 생체자기적 고찰 가운데에는 의학 혁명의 초점이 되고, 다른 과학 분야에도 혁명을 일으킬 수 있는 것이 존재한다. 여러 의미에서 영혼의 의식을 발견하고 나아가 물질과의 관계를 이해하는 방향으로 과학계 전체를 이끌어가는 것은 의학과 심리학의 역할이다. 그들은 물질의 미세에너지 수준을 직접 다루는 분야이기 때문이다.[23]

이번 장에서 본 대로 치유능력이 인간의 타고난 힘이라는 사실을 보여주는 증거는 더 늘고 있다. 치유가 일어날 수 있는 수준은 물질 · 에테르 수준에서의 순수한 육체적 치유에서 고차 자아에 의한 육체나 육체적 자아의 통합을 목적으로 한 영적 수준의 치유까지 여러 방면에 걸쳐 있다. 과학은 예수 시대로 거슬러 올라가는 성경의 예언자가 남겼던 사건들을 증명하는 단계에까지 진보해 왔다고 할 수 있다. 예수는 일찍이 이렇게 말했다. "내가 행한 일은 너희도 할 수 있다. 너희라면 더 잘할 수 있을 것이다."

크리거 박사는 다른 이를 돕고 싶은 깊은 내적 욕구가 발현한 것이 치유능력이라고 설명한다. 그것은 순수한 자비이고 최고의 사랑 표현이다. 치료사들이 더 많은 치유를 이끌어내려면 무조건적 사랑을 통해 체험된 환자와 치유사 사이의 일체감을 목표로 해야 한다. 더 많은 의료종사자가 자신에게 주어진 치유능력을 자각하고 활성화한다면, 우리 사회에서 치료시설의 의미도 크게 변할 것이다. 부득이하게 분리된 인간 존재의 물질적 수준과 영적 수준의 관계가 새로운 시대와 함께 많은 과학자나 신학자에 의해 회복되어 감에 따라 우리 문명은 진실로 다차원의 관점에서 건강과 질병을 깊게 이해할 수 있게 될 것이다.

| KEY POINT TO REMEMBER |
요점 정리

1 안수요법은 전 세계적으로 수천 년 동안 이어져 왔다. 18세기 말경 프란츠 메스머는 자기적 성질(magnetic nature)을 갖는 미세한 생명에너지가 치유사의 손과 환자 사이에 흐른다고 말했다. 메스머는 또 물에 넣은 그 미세에너지가 치료가 필요한 환자에게 전송될 수 있음도 발견했다.

2 1960년대 버나드 그래드 박사는 실험을 통해 안수요법의 에너지가 물에 저장될 수 있음을 입증했다. 그래드 박사는 더 의욕적으로 연구를 진행해 그 미세에너지가 식물의 성장과 마우스의 상처 치료를 촉진하고, 동물의 갑상샘종을 예방하는 효과를 가져온다는 사실도 보여주었다. 그래드 박사가 했던 상처 치료 실험은 다른 연구소에서도 반복되었다.

3 로버트 밀러 박사는 치유사가 처리한 물과 자기로 처리한 물의 놀랄 만한 유사점을 밝혀내서, 치유에너지는 자기적 성질을 갖고 있다는 메스머의 설을 뒷받침하였다. 또 밀러 박사는 둘 다 물의 표면장력이나 수소 결합력을 저하하는 작용, 황산동의 결정화 패턴을 변화시키는 작용에는 차이가 없음을 보여주었다.

4 저스타 스미스 박사도 1970년대 초에 용액 속의 효소 활성에 미
치는 영향이 치유 처리된 물과 자기로 처리된 물이 같다는 사실
을 보여주었다.

5 스미스 박사는 여러 가지 효소로 치유에너지의 영향 변화를 연
구해서 그 변화가 항상 세포의 건강 상태 향상 쪽으로 작용한다
는 사실을 발견했다.

6 스미스 박사는 치유사가 변성된 효소를 회복시킬 수 있다는 사
실도 발견했다. 이것은 치유에너지에는 네거티브 엔트로피 작용
이 있다는 사실, 즉 계의 질서를 높이는 작용이 있음을 뜻한다.

7 스미스 박사는 치유실험 중에 예민한 자장검출장치를 사용해
치유사가 방출하는 자장을 측정하려고 했지만, 아무것도 검출할
수 없었다. 그러나 존 짐머만에 의한 초고감도 SQUID(초전도양자간섭계)
자기검출장치를 사용한 1980년대 전반기의 연구에서는 시술 중인 치
유사의 손에서 방출되는 자장이 미약하지만 측정할 수 있을 정도로 증
가한다는 사실을 증명했다. 이같이 안수요법의 에너지는 자기와 매우
닮은 성질을 갖고 있고, 몇 가지 생물학적 체계에 주는 영향의 강도는
강력한 자장과 다르지 않다. 다만 기존 방법으로 그것을 검출하는 것은
대단히 어렵다.

8 치유사가 방출하는 에너지의 특징은 네거티브 엔트로피 성질을 갖고 있고, 질적으로도 자기장과 같다는 데에 있다. 그러나 이것은 기존의 전자기 검출장치로는 잘 측정되지 않는다. 그러한 특징은 포지티브와 네거티브 시공간에 관한 틸러-아인슈타인 모델로 예측할 수 있다. '자전기에너지' 즉 '네거티브 시공간 에너지'의 특징과 일치한다.

9 돌로레스 크리거 박사는 치유사에게 처리를 받은 식물의 엽록체 함유량이 늘어나는 것과 마찬가지로 치유사에게 치료를 받은 환자는 헤모글로빈의 양이 늘어난다는 것을 보여주었다. 치유에너지가 인간에 미치는 영향을 측정하는 데 헤모글로빈은 그 생화학적 효과의 정량적 측정을 가능케 했던 최초의 파라미터 가운데 하나이다.

10 더 나아가서 돌로레스 크리거 박사는 훈련을 받으면 누구나 치유를 할 수 있다는 사실을 보여주었다. 박사가 양성한 간호사 치유사들은 천부적인 치유사와 똑같이 환자에게 헤모글로빈의 양을 증가시키는 데에 성공해, 치유가 인간 본연의 잠재능력이고 학습 가능함을 증명했다.

11 밀러 박사는 초능력자 올가 워럴과 앰브로즈 워럴 부부와
공동연구로 치유에너지가 약 600마일(1,000km) 떨어진 생물, 무생물 체계에 영향을 미친다는 사실을 증명했다.

12 치유에너지의 다양성은 현상의 스펙트럼에 따라 발생한다.
안수요법은 정확하게는 '자기치료'라고 표현해야 한다. 그 작용은 육체-에테르체 수준의 조정에 관계되는 경향이 있고, 치료는 치료사가 환자에게 손을 가까이하는 형태로 실시된다. 그에 비해 '영적 치유'는 육체-에테르 수준에서 작용할 뿐만 아니라 아스트랄 수준, 멘탈 수준, 더 나아가 고차 수준의 기능장애도 조정한다. 게다가 영적 치유는 환자가 옆에 없어도 이루어지기 때문에 치유사와 환자가 멀리 떨어져 있어도 된다.

| VIBRATIONAL MEDICINE |

크리스탈과 미세에너지계

고대 치유 기술의
재발견

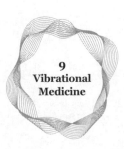

지금까지 각 장을 통해 다차원 존재로서의 인간을 사실적으로 그려보려고 노력했다. 인간이란 여러 파동 주파수로 된 많은 에너지체가 중첩되어 구성된 것이다. 빛을 닮은 고주파수의 여러 에너지체와 몸의 차크라가 상호결합해서 지고한 수준의 존재로부터 에너지와 정보를 받고 있다. 영혼 수준에 존재하는 에너지와 정보는 변환되어 물질계까지 내려간다. 변환된 정보는 물질계의 분자나 세포 속에서 의식적 자아로 드러나게 된다. 선형적 표현 수준에 있는 현재의 물질로서의 뇌에는 한계가 있어 우리의 의식은 외관상 고정된 시공간의 틀에 갇혀 있다. 다차원의 우주는 우리들의 미숙한 통찰력으로는 헤아릴 수 없는 것이다.

　고차 에너지는 대부분 사람의 눈으로 볼 수 없는 영역에 속하지만, 투시 능력이 있는 일부 행운아는 매우 간단하게 그 영역의 아름다움을 볼 수 있다. 그러나 인간의 잠재력을 한정하는 것은 인간 스스로 내린 정의일 뿐이다. 지금까지는 특수한 투시 능력자에게만 보이던 많은 것들이 기술이 진보하면서 누구나 볼 수 있게 된 것을 보면, 지금은 볼 수 없는 존재도 언젠가는 볼 수 있는 날이 올 것이다. 기술의 진화가 우리를 새로운 단계로 밀어 올려 불가시 영역이 가시화되는 기회가 점점 늘어나고 있다. 예컨대 전자에너지의 변환에 크리스털을 이용하는 지식은 신기술의 발전에 중요한 역할을 했다. 크리스털 기술이 사용됨으로써 일렉트로닉스 시스템이 발달하고, 과학자들이 우주를 이해하는 방법이 비약적으로 발전했다. 집적회로에 사용된 실리콘 기술과 컴퓨터시스템의 발달로 기억이나 정보 저장량을 확대하기 위한 도구를 간단하게 이용할 수 있게 되었다. 인간은 크리스털 기술 덕분에 새로운 방법으로 많은 지식을 조작하고 변환할 수 있게 되었다.

의식이나 우주 자체에 관한 인간의 사고를 혁명적으로 변환할 수 있는 과학의 대발견에 크리스털은 중요한 역할을 해왔다. 예컨대 1960년대 초 벨연구소 과학자가 처음으로 레이저를 개발했을 때는 루비 크리스털이 불가결한 요소였다. 제1장에서 보았듯이 레이저 모델과 그것을 사용해 생산하는 홀로그램은 홀로그램 모델을 만들어내는 바탕이 되었다. 홀로그램에 특징적으로 나타나는 에너지 간섭 패턴은 신경과학자 칼 프리브람(Karl Pribram) 등에 의해 뇌의 기억저장 구조의 한 측면을 설명하기 위해 이용되었다. 홀로그램 모델은 더 나아가 다차원의 우주를 인식하기 위한 새로운 방법을 우리에게 제공해주었다.

레이저와 홀로그램을 이용한 정보저장 기술에 관한 연구는 크리스털의 새로운 활용법을 가져다주었다. 1970년대 전반, 독일 함부르크에 있는 필립스연구소에서는 시범용 홀로그램 영화를 니오브산 리튬 크리스털에 기록하는 데 성공했다. 그 뒤 테네시주 오크리지 국립연구소에서 니오브산 크리스털과 비슷한 크리스털을 연구한 결과, 하나의 크리스털 속에 수천 개 이상의 삼차원 영상을 저장할 수 있는 가능성을 발견했다. 크리스털을 아주 조금 회전시키는 것만으로도 새로운 영상을 기록할 여지가 생겼다. 이 발견에 기초한 응용연구가 목표로 해야 할 것은 방대한 정보를 특제 크리스털 속에 홀로그램 영상으로 저장하는 기술이다. 문헌의 보존 수단으로서의 가능성도 크게 검토되어야 한다. 미국 전역의 사회보장사업 정보를 니오브산 크리스털에 기록할 수도 있고, 기술이나 인문 관련 도서관의 모든 정보를 통째로 기록하는 것도 불가능하지 않기 때문이다.[1]

레이저와 홀로그램의 이론적 의미와는 별개로 의학이나 외과수술에서의 레이저 응용은 주파수 특이적 에너지를 이용한 레이저 침술 치료에 이용되고 있다. 또 레이저 관련 통신기술의 진보는 광섬유 전선을 이용한 대량 정보의 장거리 전송에 새로운 방법을 가져왔다. 갈륨비소 같은 크리스털로 성냥 머리 정도의 작은 고체 레이저 발생 장치를 만들 수 있다. LED를 이용해서 정보를 표시하는 장치도 만들 수 있다.

그 후 과학은 액정(liquid crystal)이라는 새로운 크리스털에 관심을 쏟기 시작했다. 액정 기술의 실험은 값싼 온도 피드백 장치, 디스플레이, 소형 컬러텔레비전 등을 만들어냈다. 전류 자극으로 규칙적으로 진동하는 수정 크리스털(quartz crystals)을 이용해서 그것을 액정표시기(LCD) 기술과 연계해 정확하고 싼 시계를 아주 간단히 제조하게 되었다. 나아가 인공액정 연구가 진행된 결과 생물학자들은 인간의 세포막 등의 세포 구조물 대부분도 액정이라는 사실을 인식하게 되었다.

전자기학(electromagnetism)의 지식 덕분에 인류는 천연 크리스털이나 보석의 성질, 그것을 치료에 응용하는 연구 기회를 손에 넣었다. 과학자는 크리스털의 성장 과정을 연구해서 특수한 에너지 특성을 갖는 순도 높은 크리스털을 인공적으로 만들기 시작했다. 태양전지에 이용되는 실리콘 등의 인공 크리스털을 활용해 지상이나 우주 공간에서 사용하는 하이테크 장치에 태양에너지를 전기로 바꿔 공급할 수 있게 되었다.

통신, 정보 저장, 태양광 발전을 위한 크리스털 응용과 산업과 의학에서의 레이저 응용은 우리에게 보석이나 무기물에 뜻밖의 이용가치가 있다는 사실을 깨닫게 했다. 현대 지식인들은 시야가 좁아 그 같은 크리스털 기술의 발달은 우리 문명에서 비롯되었다고 굳게 믿는다. 일반적으로 현재 과학자는 고대문명의 기술 수준이 낮다고 생각하는 경향이 있다. 그러나 고도로 발달한 마야문명의 천문력이나 고대 바그다드에서 발굴된 전지, 해저 침몰선에서 인양한 항법 계산기의 예를 보면, 현대문명의 독선적인 생각의 반영이라는 사실을 알 수 있다. 아틀란티스라는 이름의 고대문명은 현대의 기술 수준을 능가할 정도로 뛰어난 크리스털 기술을 자랑했다. 신화나 전설의 상세한 연구는 필수적이다. 신화에 숨겨져 있는 정보는 현대에서 크리스털 관련 기술의 발달을 정확하게 예언하고 있기 때문이다. 현대의 기술에서 같은 결과가 재현되기 시작하고서야 겨우 고대의 장치, 이미지, 언어, 유적의 가치를 인정하는 것이 현대인이다.

크리스털 테크놀로지의 숨겨진 역사: 잃어버린 대륙의 실리콘밸리, 아틀란티스

고대에 아틀란티스 대륙이 있었다는 전설을 못 들은 사람은 드물 것이다. 지금은 멸망해 사라지고 없지만, 그 대륙의 위대한 문명에 관한 이야기는 수없이 많다. 아틀란티스에 대해서는 1970년대 말까지 한정하더라도 6,000권이

넘는 책이 출판되었다. 과거에는 이런 종류의 이야기는 극단적인 의심의 눈길로 바라보았다. 그러나 그 대륙이 일찍이 대서양상에 존재했고, 예기치 않은 해일 때문에 문명이 파괴되어 해저에 가라앉았다는 설을 지지하는 정보는 지금까지 상당히 쌓여 있다.

만일 그것이 단순한 우화라고 해도 아틀란티스 전설은 지나치게 발달한 기술력과 자만심에 의해 자멸할 것이라는 예언이 맞아떨어졌다는 점이 중요하다. 현대문명도 당시의 아틀란티스와 같은 원숙기에 들어서고 있어 그 전설을 웃음거리로 치부할 수만은 없다. 우리는 언제든 핵무기에 의한 파괴와 핵겨울을 경험해도 이상하지 않을 위기에 처해 있다. 어떤 사람은 미국을 새로운 아틀란티스라고 부른다. 이러한 설의 신빙성을 확인하고 고대 아틀란티스와 현대 미국의 공통점을 비교하려면, 일찍이 문명의 꽃을 피운 위대한 문명을 둘러싼 전설에 대해 알 필요가 있다.

아틀란티스는 현재의 대서양에 일찍이 존재했던 대륙으로 알려져 있다. 현대 고고학자들에 의하면 인류 문명은 최근 수천 년 동안 발달한 것이라고 하지만, 전설에 의하면 아틀란티스 문명은 적어도 기원전 15만 년 전부터 대략 기원전 1만 년 전까지 번영했다고 한다. 어쩌면 성경에 기록되어 있는 것처럼 홍수에 의해 바다 밑으로 가라앉은 것인지도 모른다. 비전 문헌에 의하면 아틀란티스는 한 번에 파괴된 것이 아니라 그 이전에 일어났던 두 번의 인위적 대변동 때문에 몇 개의 작은 대륙으로 분열되었다고 한다. 그리고 마지막에 홍수로 사라진 것이 기원전 1만 년 전이라는 것이다.

아틀란티스 문명은 10만 년 이상 이어졌다고 하는데, 처음에는 순수한 농경사회이었던 것 같다. 그리고 수천 년 동안 문화와 사회가 진보해 왔다. 아틀란티스의 과학기술은 마지막 3만 년 남짓한 기간에 최고 수준으로 발달했던 것 같다. 아틀란티스의 황금시대라고도 하는 최전성기에는 건축, 공학,

천문학, 농업, 치료 등 모든 면에서 고도로 발달한 문명으로 성장했다.

아틀란티스의 발달한 기술은 현대문명이 성취한 것과는 상당히 다른 양상이었다. 즉 현대과학이 석탄과 석유의 잠재에너지를 꺼내 열과 빛, 전력으로 바꾸어 편리한 일상생활을 하는 데 반해, 아틀란티스 사람들은 의식과 생명력이 있는 고차 에너지에 바탕을 둔 기술을 활용했다.

아틀란티스 인은 '생명력'이라고 부르는 것을 조절할 수 있었다. 우리가 석탄에서 열에너지를 꺼내서 교통기관의 동력으로 사용하듯이, 아틀란티스 인은 미발달한 배아가 갖는 생명에너지의 이용법을 알고 있었다. 다음의 예에서 얼마간 그 의미를 알 수 있을 것이다. 여기에 한 알의 씨앗이 있다고 하자. 그 내부에는 에너지가 잠들어 있다. 그 에너지가 발아의 원동력이 되는 것이다. 자연의 힘은 씨앗 안에서 잠자고 있는 에너지를 불러낸다. 그러나 현대인은 자연의 힘을 마음대로 깨우지 못하기 때문에 자연의 힘으로 발아시키기 위해 씨앗을 땅속에 묻어야 한다. 그러나 아틀란티스 인은 무언가 다른 방법으로 그것을 했던 것 같다. 그들은 종자의 에너지를 기계적인 힘으로 바꾸는 방법을 알았다. 그것은 우리가 석유로부터 얻을 수 있는 열에너지를 운동에너지로 변환하는 것과 같은 것이다.

아틀란티스 시대에는 식물을 식품으로 재배했을 뿐 아니라 내부에 잠자는 에너지를 상업이나 산업에 이용하기 위해서도 재배했다. 마치 우리가 석유 안에 잠자는 에너지를 운동에너지로 바꾸는 장치로 교통기관을 움직이듯이 아틀란티스 인들은 식물의 종자를 태워 생명력을 기계적으로 이용할 수 있게 바꾸는 장치를 갖고 있었다.[2]

플라워에센스 관련 장에서 언급했듯이, 꽃이나 보석 등의 파동 에센스를 이용한 치유법의 뿌리가 아틀란티스 문명이라는 설이 있다. 그 설에 의하면 아틀란티스 문명 초기에는 질병 치료를 위해 플라워에센스나 그 비슷한 레미디를 만들었다고 한다. 고도로 발달한 문명에서 흔히 나타나는 스트레스 관련 질환은 아틀란티스에서 그 근원을 찾을 수 있다고도 한다. 그렇다면 초기 동종요법이나 파동의학 레미디의 기원은 현재 통합의학의 치료사들이 알고 있는 것보다도 훨씬 이전으로 올라갈 수도 있다.

아틀란티스에서는 플라워에센스를 치료 시스템의 일부로 이용했다. 이는 당시 정통파 의사들은 질병의 원인을 미세에너지에서 찾으려고 했기 때문이다. 섭취할 꽃은 물 위에 띄워서 떠오르는 태양의 프라나 에너지로 비추었다. 아틀란티스 인은 자연과 적절하게 조화를 이루지 못해 지구상에서 처음으로 많은 질병에 시달려야 했다.

아틀란티스 시대 사람들은 세 계층으로 나눌 수 있다. '순수하게 영적인' 인간, 물질적 과학과 영적 과학을 통합하는 '성직자', 그리고 '순수하게 물질주의적' 인간이다. 순수하게 물질주의적 인간들은 물질적인 탐구에만 몰두했다. 생명의 기원을 물질적으로 해명하는 데 종사하는 동안 자신들의 문명 기반을 잊고 있었다. 이 세 종류의 입장이 나중의 동종요법의학과 이종요법의학 그리고 영적의학의 기반이 된다. 동종요법의학이나 이종요법의학에서 떨어져나와 영적인 길을 걷던 순수한 영적 인간들은 플라워에센스를 이용해 그것과 잘 조화를 이루었다. 영적인 길과 물질적인 길의 중간을 걷던 성직자들은 동종요법의학을 많이 이용하였다. 물질주의자에게는 이종요법의학이 아주 친숙했다.[3]

흥미롭게도 물질주의 즉 이종요법의학의 실천자는 소수파 집단이었던 듯싶다. 아틀란티스 인들은 약물요법보다는 파동의학 치료를 지향하는 경향이 있었던 것 같다. 하지만 소수파이기는 해도 현대와 같은 이종의학 학파도 존재했던 것 같다. 아틀란티스 문명의 붕괴 후, 인간의 문화는 의학적으로 보면 아틀란티스와는 정반대의 길을 걸어온 것으로 보인다. 현대문명에서 동종의학은 소수파이고, 표준적인 치료법은 물질적인 이종의학이다.

아틀란티스 인들은 동종요법 레미디나 플라워에센스를 잘 사용했지만, 크리스털의 치유능력에 대해서도 풍부한 지식을 갖고 있었다고 한다. 아틀란티스 인들이 생명력을 이용해 여러 장치를 구동하기 위한 지식을 갖고 있었던 것 같다는 점은 이미 언급했다. 그리고 세련된 아틀란티스 문명의 대부분은 크리스털의 에너지학적 응용, 특히 수정 크리스털의 응용에 기반을 두고 있다. 아틀란티스 인들도 비행선을 포함한 여러 가지 교통수단을 갖고 있었다고 한다. 다른 많은 이동장치처럼 비행선도 '거대 크리스털(great crystal)'로 알려진 복수의 에너지원에 의해 아주 멀리 떨어진 곳에서 에너지를 공급받았다. 이런 크리스털을 '파이어스톤(firestones)'이라고도 했는데, 자른 면에 특수 절단 처리가 가해져 태양에너지를 이용 가능한 동력으로 전환할 수 있었다. 이 크리스털 에너지는 아주 멀리까지 보낼 수 있어 비행선 등의 탈것을 구동하는 데 이용되었다.

크리스털로 햇빛을 붙잡아 변환하는 원리는 어렵지 않게 이해할 수 있다. 오늘날 전자계산기, 손목시계, 발전소 등 실리콘 태양전지가 널리 이용되고 있다. 이용 가능한 에너지를 멀리 떨어진 곳으로 전송한다는 생각은 전자기학의 마술사라고 일컬어지는 니콜라 테슬라가 20세기 초에 고안했다. 아틀란티스 인들은 크리스털이 갖는 에너지적 특성에 접근하기 위한 고도의 기술을 가지고 있었다. 아틀란티스 인들은 크리스털을 특정한 목적을 위해 특정한 품질과 크기로 만들 수 있었다. 아틀란티스 시대의 놀라운 기술 대부분은 거대 크리스털을 만들기 위해 비슷한 에너지 원리를 이용한 작은 크리스털들의 에너지 공급을 통해 가능했다.

아틀란티스 문명의 주요 발견 중 하나는 햇빛에 있는 엄청난 힘이었다. 비행선과 커뮤니케이션 시스템을 위한 에너지는 크리스털을 통해 햇빛으로부터 입수할 수 있었다. 그들은 플라워에센스와 보석 일릭서 개발로 햇빛의 미세에너지 특성을 자연계의 파동과 융합시키는 데 성공했다. 또 햇빛에 함유된 프라나가 모든 생물 세포에 미세에너지적으로 중요하다는 사실도 알았다. 빛이 크리스털 프리즘을 통과할 때 생기는 '색'이 치료에 응용될 수 있다는 사실이나 높은 옥타브의 색 광선에 치유작용이 있다는 것도 알고 있었다.

많은 문명이 그랬던 것처럼 아틀란티스 문명도 기술 진보의 최전성기에 도달했다. 그들은 사회 유지와 창조를 위해 태양에너지를 이용했다. 현대 인간은 가장 중요한 이 요소를 무시하고 태양에너지를 당연하게 생각하며 살고 있다. 우리는 태양이 생명에 주는 혜택을 거의 의식하지 못하고 살지만, 아틀란티스 인들은 그것을 다 알고 활용했다. 아틀란티스 사람들은 태양에너지를 교통수단, 건축, 치료 등에 이용하였을 뿐 아니라 영적 생활의 거의 모든 면에서 응용했다. 그리고 경의를 표하고 그 에너지를 사용했다. 그들이 그것을 알았던 것은 세포를 구성하는 물질이 태양으로부터 에너지를 공급받아 각각의 세포 내부에 신성이 깃들어 있다는 사실을 깨달았기 때문이다. 그들은 태양이 갖는 에너지 공급 인자와 지구에 사는 생명의 상호관계를 알았던 것이다.[4]

현대의 수정 크리스털의 응용은 전자회로가 전기에너지를 운반하는 것과 관련된 데 비해 아틀란티스 인은 크리스털의 미세에너지적 응용, 즉 네거티브 시공간 에너지를 이용하는 법을 개발했다고 생각된다. 조명, 정보전달, 교통 등의 일상생활을 편리하게 하는 크리스털의 이용뿐만 아니라 치료 도구로서의 크리스털 에너지 이용법도 널리 연구했던 것 같다. 현대에는 레이저 수술을 위해 다양한 인공 크리스털을 사용하지만, 아틀란티스에서는 치료뿐만 아니라 진단에도 크리스털을 이용하였다.

아틀란티스 인은 질병의 원인이 육체가 아니라 고차 신체에 있음을 알고 있었다. 따라서 육체가 아니라 늘 고차 신체에 대한 치료를 시도했다. 질병에 걸리면 환자를 치유사원의 치유실로 옮겼다. 특수한 크리스털계의 석재로 만들어진 치유실은 석재의 형태와 각도가 태양의 힘을 확산시켜 다채로운 색과 에너지를 포함한 광선이 쏟아져 들어오도록 했다. 환자는 방 중앙에 누워 질병의 종류에 따라 적합한 색의 광선을 쏘였다.

진화된 영혼의 높은 의식 상태에 있던 당시의 성직자들은 환자에 대한 아카식 레코드를 읽기도 한다. 이는 질병의 원인이 현세에만 있는 게 아니라 몇 개의 전생으로 거슬러 올라가기도 한다고 생각하기 때문이다. 성직자는 질병의 진정한 원인을 찾아 고치려고 한 것이다.[5]

아틀란티스는 수천 년 동안 강대한 문명으로 군림했다. 그러나 테크놀로지 시대 초기에는 거대 크리스털에서 각지로 전송되는 에너지 수준이 지나치게 높게 설정되어 있었다. 아틀란티스는 그 인공적 에너지와 지구 에너지 환경의 균형 붕괴가 원인이 되어 대지진으로 흔들리게 되었다. 기술 대부분을 잃게 되고 대륙은 몇 개 대륙으로 분할되었다. 아틀란티스는 기술 오용으로 인한 예기치 못한 재해에다가 전쟁으로 새로운 붕괴를 맞았다. 게다가 크리스털의 오용과 핵무기의 사용이 붕괴를 재촉하게 된다.

전설에 의하면 아틀란티스의 멸망 이유는 문명 안에 이데올로기 대립이 발생한 것도 연관이 있다. 한 세력은 역사적으로도 오래된 세력으로, 영적 방향을 추구하는 사람들의 집단이었다. 그들은 모든 생명이 만물을 포함한 유일무이한 창조주 즉 신의 힘과 연계되어 통합되어 있다고 믿었다. 그리고 간결하게 '하나의 법칙'이라는 사상원리에 따라 생활했다. 하나의 법칙에 따라 생활하는 사람들은 사사로움이 없는 정신과 이타심으로 살았다. 그 주위 사람들의 정신적, 신체적 조건을 향상시켜 줄 유일신의 현현인 우주의 힘과 지구의 힘의 균형을 유지하는 데 늘 힘을 쏟았다. 그 집단의 대립세력으로 존재한 것이 전설상의 '벨리알(belial)의 자식들'이라는 집단이었다. 그들은 극히 물질주의적이고 자기중심적인 인간으로 쾌락과 권력을 추구하는 경향이 있었다. 그리고 '하나의 법칙에' 따르는 사람들이 발견한 기술을 파괴와 물질적 목적을 위해 사용했다.

경건한 사원 대부분이 벨리알 자식들의 영향으로 죄의 사원으로 타락했다. 그곳에서는 육체적 욕망을 채우기 위해 영적인 법칙이 이용되었다. 아틀란티스 인은 현대인보다도 사이킥 능력이 발달했지만, 벨리알의 자식들이 그 능력을 오용했기 때문에 각지에서 항쟁이 일어나게 된다. 항쟁은 특권계급 사람들과 지배계급으로 오르려는 사람들 사이의 마찰로 발전했다. 생명력의 유전자공학에 대한 응용지식이 오용되어 육체적으로는 강하지만 추하고 무지한 돌연변이 인종이 만들어졌다. 돌연변이 인종은 노동자로 취급되거나 때로는 '물건'으로 불렸다. 저급한 일들은 대부분 노예처럼 혹사당하는 '물건'들이 하게 되어 일종의 카스트제도가 만들어지게 되었다.

두 세력의 대립은 한층 더 격화되었다. 겉으로는 하나의 법칙을 따르는 사람들이 우세해 보였지만 벨리알의 자식들은 점차 세력을 확대해 갔다. 그리고 마침내 내란이 발발했다. 태양의 크리스털은 무자비하게도 탄압, 고문, 형벌의 수단으로 이용되었고, 일반 대중 사이에서 '공포의 크리스털'로 알려지게 되었다. 기원전 1만700년경에는 벨리알의 자식들에 의해 사회 도덕과 인간의 존엄에 관한 새로운 법이 제정되었는데, 자신들 이외의 생명에 대한 존엄성을 경시하는 내용이었다. 물질주의자들에 의한 크리스털을 비롯한 기술의 오용이 아틀란티스 대지를 뒤흔드는 대재앙의 발발을 불러왔다.

아틀란티스 문명은 왜 멸망했을까? 다른 모든 문명이 그랬던 것처럼 '인간의 잘못' 때문이다. 아틀란티스 인들은 높은 단계까지 도달해 우주의 힘에 접근할 수 있었지만, 우리 시대의 이해를 훨씬 뛰어넘을 정도의 사이킥 능력을 적절히 사용할 만한 동기가 부족했다. 진화의 결과로 얻어진 지식을 창조주의 의지나 그 신성한 계획을 실현하기 위해서가 아니라 자신들의 욕망을 충족시키기 위해 이용했다. 개인적인 만족과 이익을 위해 또는 권력을 손에 넣고 부를 축적하고 다른 이를 지배하기 위해 그 지식을 오용했고, 자기 목적을 달성하기 위해 어떤 대가도 거리끼지 않았다. 아틀란티스 인에게 주어진 능력이 애초에는 건설적인 목적을 위해 활용되었지만, 결국에는 파괴를 위해 사용되었다. 이렇게 아틀란티스 문명은 몰락하고 파도에 휩쓸려 사라졌다.[6]

유일신의 가르침에 따르던 사람들은 타고난 투시 능력으로 마지막 남은 땅까지 파괴되어 아틀란티스가 붕괴하는 사태가 점점 다가오고 있음을 감지했다. 그들은 문명이 붕괴하기 직전까지 갔던 이전의 인위적 재해의 경험으로 강력한 힘을 갖는 크리스털이 오용되면 결국은 환경에 커다란 영향을 미친다는 사실도 알고 있었다. 하나의 법칙에 따르는 사람들은 아틀란티스에서 탈출할 의지를 가진 동료를 세 집단으로 나누어 예상되는 대재앙에 대비했다. 일부 사람들은 원래 교류가 있던 이집트로 향하기로 했다. 나머지 사람들은 북미, 현재 페루와 유카탄반도라고 부르는 중남미 지역으로 향할 예정이었다. 인류의 장래를 위해 그들은 보존할 수 있을 만한 기술과 기록을 간직한 레코드 크리스털을 대량으로 반출했다. 무사히 살아서 목적지에 도착하면 신천지에 하나의 법칙의 신앙을 도입하기로 목표를 세웠다. 그 레코드 크리스털은 이집트와 남미, 유카탄반도의 피라미드 내부에 있는 작은 방에 지금도 안치되어 있다고 한다.

기원전 9,600년경, 아틀란티스 문명을 바닷속에 침몰시킨 최후의 대재앙이 일어났다. 어떤 기록에 의하면 지축의 이동으로 극지의 빙하가 녹은 것이 홍수의 원인이 아니었을까 한다. 대지진이나 지축변동에 더해 극지의 빙하가 녹아 대홍수가 일어나면 세계의 육지 경계선이 바뀌는 것은 너무나 당연하다.

아틀란티스가 바닷속으로 침몰한 시기, 즉 기원전 9,600년경 전후로 실제 대홍수가 발생했다는 사실을 지지하는 정보는 현존한다. 아틀란티스 문명 붕괴에 관한 현대 지식의 정보원은 대개 플라톤의 저서에서 나온다. 플라톤은 기원전 4세기경의 그리스인이지만 아틀란티스에 관한 지식은 그의 조상에 해당하는 솔론이라는 인물의 저서에서 배웠다. 솔론은 플라톤보다 200년 전(기원전 600년)에 살았던 아테네의 대법학자였다. 솔론이 아틀란티스에 관한 지식을 얻은 것은 이집트 여행을 할 때 대화를 나눈 이집트인 사제로부터였다고 전해진다. 그 사제는 솔론에게 아틀란티스 문명을 바다에 가라앉힌 대홍수는 기원전 9,600년경에 일어났다고 말한다. 아틀란티스 인의 일부가 이집트로 이주했다는 전설이 옳다면, 그 이집트인 사제 이야기의 신빙성에 한몫하게 될지도 모른다.

고대 기상조건에 관한 연구에 의하면 아틀란티스 홍수가 일어난 시기는 이집트인 사제가 말한 연대와 정확하게 일치한다.[7] 1975년 9월, 마이애미대학 과학자들은 「사이언스」 잡지에 그 시대에 발생한 넓은 지역에 걸친 대홍수에 대해서 다음과 같이 보고했다. 고대 기상학자 체사레 에밀리아니(Cesare Emiliani)는 동료 교수와 함께 멕시코만 퇴적 토사 중심부를 조사한 결과, 그 퇴적물에는 조개 화석이 포함되어 있었는데 화석의 형성 단계에서 조개를 둘러쌌던 물의 산소 동위원소가 북극의 해수 또는 담수에서 유래한 것이라고 결론을 내렸다. 그 화석 표본을 바탕으로 계산한 결과, 퇴적층이 형성되었을 즈음의 멕시코만 염분농도가 20% 감소했다는 사실이 판명되었다. 더구나 그들은 탄소연대측정법으로 그 화석이 기원전 9,600년 전후에 형성된 것이라고 판정했다. 아틀란티스 문명의 멸망 시기와 일치한다.

이 정보는 어떤 온난화 효과에 의해 담수를 포함한 북극의 얼음이 녹았다는 기록에 신빙성을 더하는 정보이다. 온난화 효과를 일으키는 원인은 몇 가지로 생각할 수 있는데, 지축의 이동도 그 원인이 될 수 있다. 거대한 얼음층이 갑자기 남쪽으로 밀리기 시작해 현재의 북미 근처까지 확산되었다. 빙하는 급속히 녹기 시작하고, 녹아내린 빙하에서 흘러나온 물은 미시시피강을 타고 멕시코만으로 흘러 들어가 만의 염분농도를 떨어뜨린다. 동시에 발생한 물은 허드슨만이나 북대서양으로 역류해 해수면을 극적으로 상승시켜 아틀란티스와 같은 해안 저지대에 대홍수가 발생했다.

독자 대부분은 전설에 지나지 않는다고 생각하겠지만 아틀란티스의 전설은 현대문명과 파동의학 연구에 있어서 매우 중요하다. 아틀란티스 문화에는 통합의학적 치유를 지향하는 현대 운동의 싹에 해당하는 것이 보이기

때문이다. 윤회라는 관점에서 보면 아틀란티스에서 동종요법이나 플라워에
센스를 추진하고, 이종요법적인 소수파 물질주의자를 백안시했던 사람들이
현대의 다수파인 약물요법이나 외과적 요법의 추진자로 환생했다고 생각할
수도 있다. 아직 부와 권력을 좇아 계속 투쟁하고 있는 일군의 사람들이 그
것을 알면 틀림없이 빈정거릴 것이다. 이것도 영혼은 사물의 모든 면을 경험
하기 위해 몇 번이라도 바꿔 태어난다는 윤회의 본보기일지 모른다.

아틀란티스의 이야기는 기술을 개인의 권력과 일부 세력의 확대를 위
해 이용하는 것의 어리석음을 경고하고 있다는 점에서도 중요하다. 오늘날
미국은 기술 면에서나 이데올로기 면에서 압도적인 힘을 갖고 세계에 군림
하고 있다. 정보 전달, 태양에너지, 레이저 개발 등의 분야에서 아틀란티스
에서 유래하는 아이디어 대부분이 다시 현실화했다. 우리는 크리스털이 갖
는 진정한 잠재적 에너지의 존재를 깨달았을 뿐이다. 현대과학이 밝히려고
한 사실은 실로 빙산의 일각에 지나지 않는다. 원자력에너지가 그렇듯이 기
술은 치유에도 파괴에도 이용될 수 있다. 알베르트 아인슈타인 같은 일부 과
학자들은 지식을 세상에 제공할 때 심각하게 고민했는데, 이는 엄청난 힘을
가진 에너지가 가져다줄 이익과 함께 내재된 위험을 잘 알았기 때문이다.

아틀란티스의 전설은 SF의 영역이라고 생각하던 크리스털 치료기술에
대한 소개로는 참으로 적절하다. 전설에 의하면 아틀란티스 인은 크리스털
에너지를 치료에 응용할 수 있는 원리를 수없이 발견했다. 또 미세에너지의
조작에 바탕을 둔 고도의 기술을 발달시켜 그 에너지가 인간의 여러 고차 신
체(빛의 신체)와 같은 수준에서 작용한다는 사실을 이해하고 있었다. 그들은
육체와 미세체의 진정한 연관 관계를 알고 있었고, 그 지식에 기초한 치유
기술을 개발했던 것 같다.

전설상의 아틀란티스 문명은 멀지 않은 장래에 사실로 밝혀질 가능성

도 있다. 아틀란티스 신관이 안전한 장소에 안치했다고 하는 홀로그램으로 암호화된 레코드 크리스털을 곧 발견할지도 모른다. 흥미롭게도 우리 기술은 이제 비로소 아틀란티스의 '크리스털 도서관'에 보존되어 있다는 지식을 해독할 수 있는 단계까지 와 있다. 미국이나 지구 자체가 진입하고 있는 이 새로운 시대는 아틀란티스 황금기 후반의 거울상을 되비치고 있다고 해도 좋을 정도이다. 당시 아틀란티스처럼 산업 우선의 물질주의자와 영성 우선의 전일론자(holist)의 대립에 직면해 있다. 우리가 향하고 있는 미래는 핵무기에 의한 대량파괴도 평화적인 뉴에이지 운동도 가능하다. 과거 인류의 실패를 거울삼아 자신의 오류로 인한 불이익을 경험한 과거 문명의 교훈을 활용할 수 있기를 기대한다. 다행인지 불행인지 우리도 아틀란티스 인들이 희망하던 미래일지도 모르는 방향, 인간 진화에서 최후로 일어날 수 있는 방향을 향하고 있다. 고도로 발전된 문명의 도구는 다시 그것을 적절하게 이용할 수 있을 만큼 충분히 영적으로 진화된 사람들이 쓰게 될 시대를 맞이한 것이다.

이와 관련해 최근 이집트 스핑크스와 대피라미드 부근에서 고고학적 발굴이 이루어졌는데, 에드가 케이시재단과 스탠포드대학 연구팀 그리고 이집트가 그 일을 지휘했다. 발굴 장소는 케이시가 리딩을 통해 얻었던 사이킥 정보에 기초해 결정되었다. 그 장소에서 '기록의 피라미드'로 통하는 지하도의 일부로 추정되는 아스완 화강암 지붕이 발견되었다. 레코드 크리스털을 보관한 아틀란티스의 타임캡슐이 발견되는 날을 기다리고 있다는 피라미드이다. 이집트의 기록의 피라미드와 같은 장소에서 그 타임캡슐이 정말로 발견된다면, 인류의 역사 대부분은 다시 써야 할지도 모른다. 크리스털에 의한 치료 연구는 이렇게 환상과 현실의 틈새를 엿보는 듯한 관점에서 이루어지고 있다.

수정 크리스털 치유:
질병을 변화시키는 고대 도구의 재발견

수정 크리스털(Quartz crystal)은 현대사회에 보급된 전자기기에 쓰이고 있다. 이미 언급했듯이 수정 크리스털은 시계의 중추부이다. 수정 크리스털이 편리한 이유는 수정이 전류 자극을 받으면 매우 규칙적으로 진동을 반복하기 때문에 시간 단위의 길이를 계측할 때 적합한 기준이 될 수 있기 때문이다. 수정 크리스털의 이 같은 특성이 압전 효과(piezoelectric effect)이다. 기계적인 힘이 가해지면 수정 크리스털은 측정 가능한 전위를 발생한다. 또는 거꾸로 크리스털에 전류를 흘리면 크리스털이 기계적인 운동을 시작한다. 대부분 전자장치는 수정을 판 모양으로 얇게 썬 것을 사용한다. 판들은 크기와 두께로 결정되는 각각의 공명주파수를 갖고 있다. 그 크리스털 판에 교류 전류를 통전하면 전하는 앞뒤로 반복해서 크리스털 공명주파수로 진동하기 시작한다.

이것은 많은 전자장치에 이용되고 있는 크리스털 진동부가 일으키는 기본적인 현상이다. 이것으로 정확한 에너지 주파수를 발생시켜 유지할 수 있는 것이다. 압전 효과의 또 한 가지 예는 오디오 장치에서 볼 수 있다. 레코드 바늘에 붙어있는 크리스털은 레코드판 홈의 패턴이 만든 기계적 진동을 전기적 진동으로 변환한다. 그 전기적 진동이 레코드 플레이어의 전자기술에 의해 음악이나 언어로 변환된다.

사실 수정 크리스털은 이산화규소(SiO_2)로 구성되어 있다. 수정 크리스털은 많은 전자장치의 부품으로 이용되고 있지만, 컴퓨터나 태양 기술에 이용되고 있는 것은 원소인 실리콘(규소)의 크리스털이다. 과학자는 이 형성 단계에서 정확한 양의 다른 원소를 섞어 특수한 실리콘 결정을 제조한다. 부가된 원소의 영향에 의해 더욱 독특한 전도성, 광학 특성, 열전도성을 갖는 다양한 실리콘 크리스털의 변종들을 만들 수 있게 되었다. 이 과정을 '도핑'이라고 하는데, 도핑을 통해서 특수한 에너지 전도성을 갖는 크리스털을 만들수 있다.

실리콘 크리스털의 전자적 특성을 연구 주제로 선택하는 과학자가 늘고 있는데, 미세에너지 조작기술에서도 최대의 가능성을 갖는 것이 수정 크리스털이다. 모든 크리스털 구조는 수학적으로 정확하면서도 규칙적이고 정연한 원자의 격자구조를 취하고 있다. 또 다양한 격자구조 이외에 크리스털 구조는 나선 배열이 겹쳐서 짜여 있다고 생각하는 과학자도 있다. 크리스털은 자연에서 가장 규칙적인 구조로 엔트로피가 최저인 상태를 보여준다.

크리스털 구조는 열, 빛, 압력, 소리, 전기, 감마선, 마이크로파, 생체전기, 심지어 의식에너지까지 포함한 다양한 에너지에 대해 독특한 반응을 정확하게 반복한다. 그 다양한 에너지 입력에 반응해서 크리스털의 분자구조는 독특한 양상으로 진동을 시작하고, 그 결과 특정한 진동 주파수 에너지를 방출한다.

수정 크리스털을 이용하면 다양한 패턴의 에너지를 여러 가지 방법으로 처리할 수 있다. 이 같은 기능은 무척 다양해서 수용, 반사, 굴절, 확대, 변환, 증폭, 집속, 변이, 전이, 저장, 정전용량, 안정화, 변조, 조정, 전달, 투과 등을 열거할 수 있다.[8]

이 장에서 특히 논하고 싶은 것은 이러한 수정 크리스털의 기능을 인간의 미세에너지 치료에 응용할 수는 없을까 하는 것이다. IBM의 책임 연구원으로 27년간 근무한 크리스털 연구가 마르셀 보겔(Marcel Vogel) 박사는 다음과 같이 말했다.

크리스털은 완전성과 균형을 내부 구조에 지닌 중성 물질이다. 적절한 형태로 자른 크리스털에 인간의 정신이 들어가서 그 구조의 완전성과 관계를 맺을 때 크리스털은 그 사람의 정신적 힘을 확장시키고 증폭하는 파동을 방출한다. 이것은 레이저 광선처럼 고도로 집속한 결맞은 에너지를 방출해서 물체나 사람들에게 자유롭게 전달된다.

크리스털은 의사소통에도 이용될 수 있지만, 가장 고차적 사용 목적은 (······) 아픔이나 괴로움을 제거하여 인류복지에 공헌하는 것이다. 치유사는 적절한 훈련을 통해 환자의 육체적 질병 패턴을 발현하는 부정적 상념체를 제거할 수 있다.

사이킥 능력자들이 곧잘 지적하듯이 사람이 감정적으로 처져 있을 때 먼저 미세에너지체에 약점이 생기고 마침내 질병이 형성되기 시작한다. 그러나 치유사는 외과의가 종양을 절제하듯이 바르게 자른 크리스털로 환자 에너지체의 부정적인 패턴을 제거할 수 있다. 그 결과 환자의 육체도 완전한 상태로 복귀한다.[9]

보겔 박사가 제시한 개념의 중요한 부분은 수정 크리스털이 치유사의 자연 에너지를 증폭해서 투사작용을 한다는 데에 있다. 치유사가 만드는 에너지장의 미세에너지는 레이저와 마찬가지로 응집해서 집속한다. 일반적인 빛은 응집한 상태가 아니어서 에너지 다발이 동시에 여러 방향으로 무작위로 운동한다. 루비를 이용한 레이저는 빛다발을 크리스털의 작용으로 조직화하여 결맞고 규칙적인 다발 상태로 만들어 증폭 효과를 높임으로써 막대한 에너지 작용이 주어진다. 수정 크리스털도 치유사의 에너지에 마찬가지로 작용한다고 생각된다. 보겔 박사의 저서를 계속 인용해 보자.

사이킥 치유사는 자신의 손에서 방출되는 에너지 또는 생체에너지장의 조작에 익숙해져야 한다. 자연스러운 상태에서 방출된 에너지는 크리스털의 사용에서 얻을 수 있는 것과 같은 결맞는 상태가 아니기 때문이다. 크리스털은 레이저와 똑같이 작용한다. 즉 크리스털은 산란된 에너지의 다발을 붙들어서 에너지장을 결맞는 단일 방향성 상태로 변화시켜서 막대한 힘을 발생한다.

크리스털은 애정을 갖고 사용하면 정신에너지를 결맞게 하는 작용이 있다. 크리스털은 에너지 치유를 바라는 사람의 생명에너지에 정확히 맞는 패턴으로 변형시켜서 치유를 증진하도록 작용한다.[10]

수많은 치유사가 천부적인 치유능력을 증폭시키기 위해 수정 크리스털을 선택한다. 앞 장에서 소개한 치유접촉을 탄생시킨 돌로레스 크리거 박사도 치유에너지를 강화하기 위해 수정 크리스털을 사용하고 있다. 박사는 이 기법을 심리학자이자 치유사인 미국 원주민인 오 신나(Oh Shinnah)한테 배웠다. 흥미롭게도 많은 미국 원주민 치유사를 비롯해 세계 여러 부족의 샤먼들이 권능 물질(power object)의 하나로 수정 크리스털을 갖고 있다. 남미의 히바로(Hibaro) 족에서 오스트레일리아의 여러 부족에 이르기까지 광범위한 사람들이 수정 크리스털을 최고의 강력한 힘으로 여긴다.[11]

수정 크리스털은 치유사의 미세에너지를 집속시키는 작용 외에도 여러 가지 에너지 작용을 한다. 수정 크리스털을 통해 집속된 치유에너지는 환자의 몸에 들어가면 에너지 균형이 제일 필요한 부위에 분포된다. 집속된 에너지는 마치 몸의 내적 지성에 따르듯이 항상 필요로 하는 부위를 향한다. 치료할 때 치유사는 수정 크리스털을 쥐고 손을 환자 몸에 댄다. 그렇게 하면 치유에너지가 손바닥 차크라를 통해 환자에게 전달된다. 에너지는 크리스털을 통과할 때 증폭되어 환자의 미세체 속에서 에너지 재조직화가 필요한 부위로 향한다. 크리스털에는 에너지 분포를 적정화하는 역할이 자연스럽게 내재해 있어, 통증을 느끼는 부위의 체표에 크리스털을 직접 놓아두는 치료를 해도 좋다.

수정 크리스털은 기능장애를 일으켜 '막힌' 차크라를 정화해서 그 균형을 조절하는 데도 효과가 있다. 차크라를 정화할 때는 특정 차크라에 대응하는 부위에 크리스털을 놓고 크리스털을 통해 에너지를 주입한다. '정화'라는 작업은 치유사의 에너지나 차크라의 균형 조절이 필요한 환자 자신의 에너지에 의해 진행할 수 있는 것 같다. 치유사를 활력 넘치는 에너지원에 비유한다면, 그 치유사가 자신의 손바닥에 의식을 집중하는 사이에 손바닥의 차크라에서 미세에너지가 방출되어 크리스털을 통과해 환자의 불균형한 차크라에 다다른다. 거꾸로 환자 자신이 크리스털 끝을 자신의 차크라 위에 대고 차크라를 정화할 수도 있다. 이 기법을 이용하면 차크라를 통해 몸속 에너지를 밖으로 끌어내서 크리스털에 주입할 수도 있다.

크리스털 치유는 많은 시각화기법(visualization techniques)의 테크닉과 병행할 수도 있다. 예컨대 차크라 위에 크리스털을 대고 들숨과 함께 특정 색깔의 빛이 갖는 에너지를 들이쉬는 광경을 연상하고(백색광이 가장 효과적), 그 빛이 차크라를 통과해 날숨과 함께 내뱉는 장면을 시각화한다. 이 방법은 소리나 만트라를 병행하면 더 효과적이다. 예컨대 차크라를 통해 에너지를 날숨과 함께 내뱉으면서 다양한 만트라를 할 수 있다. 또 소리를 빛에너지로 시각화해서 그것을 창문으로 상징되는 차크라를 통해 몸에 주입해 특정 부위로 끌어들인다.

크리스털 치유사 다엘 워커(Dael Walker)가 이용하고 있는 또 다른 차크라 조정 방법은 환자와 치유사가 공동작업을 하는 것이다. 치유사는 환자의 주요 차크라 위에 크리스털을 순차적으로 놓아 그 크리스털을 통해 환자에게 에너지를 보내고, 환자는 자신의 차크라 에너지 균형을 표시하는 반원형 에너지 측정기를 시각화하도록 지시받는다. 측정기에는 0에서 180도까지의 눈금이 있다. 환자는 측정기 바늘이 차크라의 완전한 균형과 정렬, 즉 건강을 나타내는 90도를 가리키고 있다고 시각화한다. 왕관 차크라에서 시작해서 각 차크라 위로 차례차례 크리스털을 움직여 간다. 그리고 바늘이 서서히 완전한 균형을 향해 간다고 시각화한다. 바늘의 이미지가 수직 위치에서 안정될 때 환자는 치유사에게 신호를 보낸다. 이를 확인한 치유사는 각 차크라가 안정될 때까지 차례로 그 작업을 계속한다.

대체로 크리스털에 의해 전달된 치유에너지는 미세체 에너지 수준에서 작용한다고 생각된다. 크리스털은 치유사 에너지가 최초의 기능장애를 바로잡는 데 도움을 준다. 육체 수준의 질병이 발생하기 전에 대개 에테르체 수준에 변화가 생긴다. 앞에서 언급했듯이 멘탈체 수준이나 아스트랄체 수준의 에너지는 에테르체에도 정보를 전달한다. 감정 장애의 에너지 패턴은 아스트랄체의 변화를 이끌어내고, 그다음으로 에테르 수준의 에너지 패턴이 변화된다. 그리고 마지막으로 육체의 변화로 고정된다.

크리스털을 통해 방출된 치유에너지에 의해 아스트랄체 수준 또는 에테르체 수준의 교정이 이루어지면 미세에너지 틀(template)이 바로잡혀 조직의 정상적인 성장이나 통증의 완화 등 각 에너지 수준의 협동작업이 일어나기 쉬워진다. 크리스털 치유나 미세에너지 치유의 문제점 가운데 하나로 질병의 재발을 들 수 있다. 환자의 미세에너지장에서 나온 부정적인 상념체로 인해 특정한 통증이나 질병이 몇 번이고 발생한다. 이 상념체는 오랫동안 간직해온 괴로운 생각이나 감정이 에너지로 드러난 것이다. 이 상념체는 무의식 수준에서 시작되며, 당사자가 적극적으로 말하거나 해결하려고 하지 않는 문제와 관련된 경우가 많다. 상념체는 특정 감정으로 형성되는 경우도 흔히 있다. 상념체를 만들어낸 감정이 강렬하면 할수록 그 상념체는 그 사람의 오라 에너지장에 고착되어 좀처럼 떨어지지 않는다. 그런 경우 병적인 상념체를 녹여낼 크리스털로 증폭된 에너지를 환자에게 보내도 환자는 또 다른 상념체를 만들어내기 때문에 똑같은 질병을 다시 일으키게 된다. 환자의 감정적, 정신적 패턴이 변하지 않는 한 그것은 계속된다. 이 주제는 제8장에서 자기치유와 영성치유 기법에서도 논의된 바 있다.

사이킥 힐링(심령치유) 또는 크리스털 치유를 받은 뒤의 재발은 아직 적당한 형태로 표현되지 않는 의식 에너지장이나 미세에너지장과 관계된 중요한 문제를 포함하고 있다. 가장 좋은 치유(치유 효과가 지속하는 것)는 단일 치료법이 아니라 여러 접근 방법의 병행이 필요하다. 앞으로 진정한 홀리스틱 힐링센터 같은 시설이 세워지면 그곳에서는 영양 지도와 척추교정을 포함한 물리치료, 다양한 미세에너지 치료법, 환자 자신에 의한 스트레스 대처를 돕는 심리요법 등을 활용한 다차원적 접근을 시도할 수 있을 것이다.

수정 크리스털 치료에서 또 한 가지 흥미로운 응용으로 치유 상념체를 크리스털로 프로그래밍하는 방법이다. 치유사가 수정 크리스털을 손에 쥐고 그 현장에 없는 환자에게 에너지를 보내는 이미지를 떠올리는 방법이다. 치유사는 자신이 보내는 특정 에너지를 환자 몸의 특정 부위로 흘러 들어가는 '색깔'과 '흐름'으로 시각화한다. 치유사는 또 건강하고 완전한 자기 자신의 존재를 떠올림으로써 환자의 전반적인 생명력이 증진한다는 이미지에도 집중한다. 따라서 이 경우 멀리 떨어진 곳에 있는 환자는 두 가지의 작용 원리를 통해 치유에너지를 받아들이게 된다. 수정 크리스털은 사념에너지의 증폭기로서 자전기(ME) 에너지 수준에서 작용하기 때문에 치유사의 지향성 사념에너지 주파수를 증폭해 순식간에 멀리 떨어진 환자에게 보낼 수 있다. 또 수정 크리스털은 특정한 주파수 특성의 치유에너지를 흡수하기 때문에 일종의 사념에너지 축전지로도 작용하는 것 같다. 치유사는 투사하고 싶은 에너지 패턴을 수정 크리스털에 충전시킨 뒤 그 크리스털을 손에 쥐도록 환자에게 지시한다. 치유사가 없어도 크리스털에 충전된 치유에너지는 환자 손에서 방출된다. 몇 분 또는 몇 시간에 걸쳐서 크리스털에 충전된 치유에너지는 환자가 손에 쥔 순간 방출된다. 크리스털이 이런 형태로 이용될 때는 전기 충전기와 마찬가지로 미약한 에너지를 오랜 시간 걸려 축적하지만 그 에너지는 한 번의 강력한 전달로 '방전'된다.

치유를 일으키는 상념체를 수용하고 보존하는 크리스털의 능력은 플로피디스크와 같은 컴퓨터 외부 자기 레코더와 닮았다. 크리스털은 의식의 고차 에너지를 이용한 특수한 정보로 프로그램된다. 치유사의 마음에 떠오르는 사고 또는 연상이 명석하면 할수록 크리스털에 축적되는 에너지 정보 이미지도 정확해진다. 크리스털에 프로그램되는 에너지 기능은 한 번에 하나만으로 한정할 필요가 있다(기록용 크리스털처럼 한 개의 크리스털에는 대량의 에너지 정보를 축적할 수 있다. 그러나 그 경우 모든 데이터는 똑같은 정보기능과 관계된 것이다).

크리스털 에너지 메모리에는 자기디스크처럼 한 번에 한 종류의 자료밖에 입력되지 않는다. 크리스털을 새로운 에너지 상념체나 에너지 기능으로 충전하려면 우선 기존 정보를 지워 없애야 한다. 자기디스크에 새로운 정보를 집어넣으려면 기존 내용을 지우는 것과 같다. 일반적으로 크리스털을 개인용 또는 치료용으로 사용할 때에는 처음 크리스털에 남아있는 오래된 파동에너지를 소거해 기존 프로그램에 의한 오류가 발생하지 않도록 할 필요가 있다.

이 에너지 프로그램의 소거를 완전하게 할 몇 가지 방법이 있다. 옛날부터 해왔던 방법으로는 직사광선에 며칠 동안 쪼인 다음 1~2일 소금에 넣는다. 그리고 2~7일 정도 땅속에 묻거나 소금물에 넣는다. 또는 2~7일 정도 땅속에 묻거나 소금물에 담근다. 그리고 1~7일 정도 흐르는 물에 놓아두는 방법이 있다. 그러나 시간을 줄일 수 있는 가장 빠른 방법은 사발에 증류수나 샘물을 넣고 박하(Pennyroyal) 에센스를 몇 방울 떨어뜨리고 그 안에 크리스털을 놓아두는 것이다. 다른 방법들은 몇 시간에서 며칠 걸리지만, 이 방법은 몇 분 만에 끝난다. 이 작업에 의해 크리스털의 기존 에너지를 씻어내고 소지자의 소망과 의식에 따른 에너지 기능을 받아들이도록 할 수 있다. 따라서 어떤 크리스털이든 가끔 씻어낼 필요가 있다.

수정 크리스털은 이같이 치유사가 없어도 치유 효과를 가져다주는 특수한 에너지 특성이 있다. 크리스털은 부정적인 에너지를 흡수하고 긍정적이고 유익한 주파수만을 전달할 수 있으므로 자연의 미세에너지 순화장치로 여겨진다.

치유에 사용되는 크리스털은 그 자신의 힘과 에너지를 갖고 있어 치유가 필요한 사람들이 가까이하는 것만으로도 작용한다. 크리스털은 손에 쥐는 것만으로도 특정한 질병에 대한 프로그램화를 받아들인다. 그리고 치유사의 의도를 증폭하고 그 순수성을 통해 자연과 정신의 힘을 결합해 치유에너지를 보낸다. 게다가 크리스털은 외부 도움 없이 통증을 줄이고, 파동 수준을 상승시켜 명석함을 높이고, 감정의 부침을 조정하고, 부조화한 에너지를 멀리하고, 음이온을 배출하고, 양이온을 모으며 꿈의 내용에도 작용한다.[12]

수정 크리스털이 인간에게 미치는 작용 중 일부는 인간의 몸속에 있는 크리스털 구조물 사이에서 생기는 공명효과와 관계가 있다. 앞서 말했듯이 과학의 진보는 액정이라는 새로운 크리스털 종류의 존재를 인식하기 시작했는데, 그 특징은 한편으로는 결정체이고 또 한편으로는 유체의 성질을 보여준다는 데 있다. 생물학의 최근 견해에 따르면 인체 내부의 많은 물질이나 막도 액정과 닮은 기능을 하는 것 같다. 미세에너지 관점에서 말하자면 육체 수준으로 볼 수 있는 많은 고체, 액체의 크리스털 구조는 신경 내의 미세에너지나 체내에서 생명력의 흐름을 조절하는 역할을 하고 있다. 다시 라이어슨의 채널 정보를 인용해 보자.

순환기계와 신경계 중간에는 이 두 계 사이의 극성에 의해 전자기적 흐름이 생긴다. 두 계 사이에는 밀접한 연결이 있어 함께 생명력과 의식에 관계하는데, 그 상세한 내용은 아직 현대과학으로도 충분히 이해되지 않는다. 생명력은 주로 혈액을 통해 작용하고 의식은 주로 뇌와 신경계를 통해 작용한다. 어느 계나 크리스털과 같은 특성과 전자기적 흐름 양쪽을 포함하고 있다. 혈액 속의 세포, 특히 적혈구와 백혈구는 크리스털과 같은 특성이 강하고 신경계는 전자기적 흐름과 같은 특성이 강하다. 생명력과 의식은 그들의 성질을 잘 이용해 육체에 진입하고 자극한다.

육체와 미세체에는 파동 레미디의 효과를 높이는 다양한 크리스털과 같은 구조가 존재한다. 육체에서는 세포 내의 염류, 지방조직, 림프구, 적혈구, 백혈구, 솔방울샘 등이 여기에 포함된다. 크리스털 같은 구조는 완벽한 체계를 이루고 있지만, 현대 의학의 힘으로는 아직 잘 식별되지도 않고 충분하게 이해되지도 않는다.

크리스털 구조물은 교감신경의 공명에도 관계된다. 육체와 미세체, 에테르가 갖는 크리스털의 성질은 각종 파동의학 레미디, 특히 플라워에센스와 보석요법의 크리스털 성질과 조화를 이룬다. 이들의 신체적 특성은 파동의학 레미디가 갖는 생명력을 흡수할 때 인식할 수 있는 수준으로까지 증폭된다. 실제로 이러한 크리스털 성질은 대부분의 에테르 에너지가 육체를 침투할 때의 중계점이 된다. 그 덕분에 여러 에너지가 적절한 주파수로 균형 있게 안배되고, 이것이 자극되어 몸속의 독소가 배출되어 건강해진다. 라디오 전파의 주파수가 라디오 내부의 크리스털에 작용할 때도 마찬가지이다. 그때 크리스털은 전파의 에너지를 흡수해서 높은 주파수와 공명을 일으켜 몸이 감지할 수 있는 음성 주파수대로 장치에 전달한다.[13]

이 정보가 주는 흥미로운 발견은 어떤 의미에서 인간은 살아있는 크리스털이라는 점이다. 인간 에너지계의 어떤 측면에는 천연 수정 크리스털처럼 변화하는 특성이 있다. 천연 수정 크리스털로 몸을 치료할 때 에너지의 이동이 일어나는 이유 중 하나는 수정 크리스털이나 수정 같은 특성의 세포 크리스털 사이의 공명효과에 의한 것이다. 이러한 생체크리스털의 요소에는 전신을 둘러싼 특수한 에너지 회로를 흐르는 생명력의 한 측면을 증폭하는 작용이 있다. 생체 크리스털계는 고차 파동에너지의 체내 입력에 깊이 관여해 있다.

몸의 크리스털 구조물과 상호작용을 일으키는 또 한 가지 방법으로 보석 일릭서가 있다. 보석 일릭서에는 직사광선에 노출해 물에 각인시킨 특정 크리스털의 에너지가 포함되어 있다. 보석 일릭서를 복용하면 그 에너지가 직접 환자의 미세에너지계로 이동한다. 크리스털로 만들어진 일릭서는 쿤달리니 과정과 깊은 관계가 있는 솔방울샘과 척수의 크리스털 구조에 대한 공명효과가 있어서 명상효과의 강화나 강력한 영적 각성을 달성하는 데 도움이 된다고 한다.

자기 혼자 사용하는 경우, 수정 크리스털은 명상의 보조 도구로 걸맞다. 명상을 통해 영적 각성을 얻기 위해 특정 수정 크리스털을 사용할 때는 한 가지 목적에만 국한해야 한다. 즉 그 크리스털은 반드시 명상만을 위해 사용해야지 다른 목적으로는 사용할 수 없다는 것이다. 치유를 목적으로 크리스털을 사용할 때에는 별도의 크리스털을 골라야 할 것이다. 또 일반적으로 명상용 크리스털은 자신 이외의 누군가와 공유해서는 안 된다. 크리스털에는 그 소지자 특유의 에너지 주파수가 프로그램된다. 다른 사람이 크리스털을 쥐거나 명상에 사용하면 그 크리스털에 바람직하지 않은 불협화 상념과 에너지가 각인될 수 있다.

수정 크리스털 한 개를 사용해 명상할 때에는 크리스털을 왼손에 쥐는 것이 바람직하다. 그 이유는 왼손이 신경학적으로 우뇌와 연결되어 있기 때문이다. 우뇌와 솔방울샘 사이에는 크리스털 같은 결합이 존재하기 때문에, 그것이 고차 자아의 고차 의식에너지장에 동조되는 것 같다. 왼손에 크리스털을 쥠으로써 크리스털에서 복사된 미세에너지는 고차 자아에 동조하는 우뇌와 연계된 미세에너지 회로를 향해 직접 입력된다. 크리스털과 시각화를 병행한 명상 기법은 수정 크리스털과 직접 결합할 수 있는 우뇌의 성질을 이용한 것이다.

왼손에 하나를 쥐는 방법 이외에 두 개의 크리스털을 사용하는 방법도 있다. 양손에 하나씩 크리스털을 쥐고 명상하는 방법이다. 단극 결정(한쪽 끝만 뾰족한 모양으로 성장시킨 결정)을 두 개 사용할 때, 오른손의 결정은 끝을 몸 바깥쪽으로 향하게 하고, 왼손에 쥔 결정은 끝을 자신의 몸쪽으로 향하게 한다. 그렇게 하면 양손을 잇는 자연의 에너지 회로가 성립되어서 에너지가 왼손바닥으로 들어와서 오른손으로 방출된다.

양극 크리스털(양 끝이 뾰족한 모양으로 성장한 결정)은 명상용으로 특히 편리하다. 양극 크리스털은 단극보다 강력하고 미세에너지 회로와의 결합성이 뛰어나다. 많은 크리스털을 사용한 다양한 기하학적 배치에 관한 연구가 이루어지고 있다. 어떤 기하학적 배치든 각각의 가치와 응용 면이 있다. 예컨대 약간 작은 크리스털을 제3의 눈 차크라에 테이프로 붙이면 양손의 크리스털과 합쳐 삼각형 회로가 만들어진다. 또 크리스털로 특별한 기하학적 명상 공간을 구성해서 그 가운데 앉아서 강력한 증폭 효과를 얻을 수도 있다. 예를 들면 삼각형과 역삼각형을 겹쳐 다윗의 별 모양으로 여섯 개의 크리스털을 배치하면 그 배치에서 발생한 특수한 미세에너지장과 동시에 지구 환경에 포함된 눈에 보이지 않는 에너지 격자 패턴을 주위에 발생시킬 수 있다. 그 격자 패턴에는 잠재적으로 의식이나 치유, 나아가 산업 등에 응용할 수 있는 에너지의 통로가 숨겨져 있다. 격자 패턴은 크리스털을 오른손에 쥐고 끝이 바깥쪽으로 향하게 배치된 개개의 크리스털을 점과 점을 잇듯이 향하게 하면 활성화된다.

이 과정은 들숨과 함께 왕관 차크라에서 백색광과 같은 에너지를 끌어들인다는 이미지를 떠올리면 한층 강화된다. 끌어들인 에너지는 날숨 사이에 심장 차크라를 통과해서 오른손의 크리스털을 통해 밖으로 배출된다. 그 과정 동안 격자를 형성하는 크리스털들은 사용자의 의도와 상념에너지에 이어져 있다. 사용자는 크리스털들을 결합하고 있는 에너지의 통로(또는 빛의 통로)를 바람직한 기하학적 패턴이 될 때까지 이미지 안에서 만들어갈 수 있다. 기하학적 패턴을 구성할 때 그 중심에 에너지 패턴을 증폭할 수 있는 크리스털을 놓으면 그 크리스털이 배의 닻과 같은 안정화 작용을 해 특히 에너지 증폭 효과가 강해진다.

이같이 여러 크리스털을 특수한 기하학적 패턴으로 배치하면 '격자계

(gridwork system)'14라고 하는 통일 에너지장이 발생한다. 그 계는 여러 크리스털이 갖는 에너지를 통합해서 협동 효과가 발현된다. 크리스털을 그러한 배열로 사용하는 경우는 크리스털과 인간의 에너지 역학에 관련된 신성 기하학적 원리에 바탕을 두고 있다. 격자계를 만들 때의 기본 원리는 프로그램된 크리스털을 각기 다른 모든 크리스털과 강력하게 공명할 수 있는 조화로운 배열에 따라서 배치하는 것이다. 각 크리스털의 주파수는 동시에 연못에 던진 돌들이 만들어내는 여러 동심원 모양의 파문처럼 서로 간섭을 일으킨다. 그리고 교차하는 파문은 역동적인 에너지의 만다라를 만들어낸다. 고리의 중심에 앉아 크리스털을 그 같은 배열로 이용할 때는 미세에너지의 알맞은 통합, 집속, 방향을 보조하는 '초점 크리스털(focal crystal)'을 손에 쥐는 것이 가장 좋은 방법이다.

크리스털의 기하학적 배열법에는 수많은 변형이 있는데 특정한 질병의 치료에 응용할 수 있는 것도 있다. 크리스털의 기하학적 패턴으로 치료를 하려면 여러 개의 크리스털이 필요하다. 치료 대상이 되는 질환의 종류와 병증의 정도에 따라 두드러진 치료 효과를 발휘하기 위해서 치료사가 아주 강력한 에너지장을 형성하는 에너지 격자를 형성할 수 있다.15

의식에 다양한 효과를 미침으로써 다른 형태의 에너지 격자가 만들어진다. 에너지 격자는 원형의 만다라가 될 수도 있고 장방형이 될 수도 있다. 단순한 격자 패턴은 명상실의 네 구석에 크리스털을 놓기만 해도 만들 수 있다. 거기에 다섯 번째 크리스털을 방 중앙에 놓거나 천장에서 내려뜨려도 좋다. 이 경우에도 또 하나의 크리스털을 사용해서 능동적 시각화기법을 시행하거나 강한 목적의식을 갖는 것 등으로 에너지 격자를 활성화할 수 있다. 명상효과를 증폭하려면 명상자의 의식에 특정한 작용을 미칠 수 있는 크리스털 기하학 격자를 만들면 좋다. 그 격자의 중심에 앉아 초점 크리스털을 손에 쥠으로써 명상하는 사람이 실제로 격자의 에너지 네트워크의 일부가 된다. 명상효과를 증폭하려면 크리스털 격자 패턴 속에 앉는 것 외에도 시각화기법을 포함한 여러 가지 방법이 있다.

앞서 언급하였듯이 크리스털을 활용해 명상할 때 시각화기법을 이용하면 좋은 결과를 얻을 수 있는 것은 우뇌와 고차 자아가 결합하고 있기 때문이다. 강력한 밀교의 심벌이나 원형적 심벌 사용에 바탕을 둔 명상 이미지 요법은 많다. 그러한 심벌이나 이미지를 내면으로 향하도록 이용함으로써 명상자는 명상용 크리스털의 에너지를 창조적으로 탐구할 수 있게 된다. 크리스털 명상 기법이나 파동의 동조를 일으킬 때는 명상자가 우선 자신을 지키도록 둘러싸는 흰색 빛의 공 모양을 시각화할 필요가 있다. 그렇게 함으로써 에너지를 교란하는 외부로부터의 영향을 차단하는 데 도움이 된다.

크리스털 에너지 탐구에 효과적인 기법의 하나로 이미지 속에서 자신을 축소해서 크리스털의 절단면 중 하나를 문으로 생각하고 그 문을 열고 크리스털의 내부로 들어간다고 상상하는 방법이 있다. 크리스털 내부에서는 여러 가지 연상법을 응용할 수 있다. 예컨대 명상자는 크리스털을 통해 흘러들어오는 에너지를 느끼면서 크리스털 내부의 자연풍경을 즐기듯이 여행할 수 있다. 또 크리스털 내부의 복도를 따라서 표지를 붙인 문이 나란히 있다고 떠올리는 방법도 좋다. 예컨대 복도에 나서면 도서관이라는 표지가 붙은 문 앞에 서 있다고 상상한다. 그리고 그 문을 열고 안으로 들어갔다고 하자. 실내에는 벽에 많은 선반이 늘어서 있는 것이 보일 것이다. 선반에 책은 없고 크리스털이 줄줄이 놓여있다. 자신이 알고 싶어 하는 주제를 떠올려본다. 특정 주제에 대해 생각하면서 어떤 크리스털이 자신에게 필요한 정보를 제공해줄 것인지 생각해보자. 선반으로 눈을 돌리면 어떤 크리스털이 반짝이고 있다는 것을 깨닫게 된다. 그 크리스털에 다가가보자. 그것을 집어 들어 자신이 알고 싶은 주제에 대한 정보를 얻기 위해 질문해보자. 그 '크리스털 도서관'은 감각과 영상, 때로는 소리에 의한 전달로 알고 싶어 하는 사람의 마음에 직접 작용한다.

이 기법은 원래 내적 심벌의 조작에 관한 방법이지만 자신의 자아나 고차 자아에 대한 가치 있는 정보를 얻는 데도 유용하다. 크리스털을 명상에 이용하고 있다는 것에서도 알 수 있듯이 시각적 이미지의 심벌리즘에는 우뇌에 숨겨진 잠재능력을 해방하는 힘이 있다. 좌뇌의 선형·언어 모드와 반대로 우뇌는 상징적·은유적 정보를 처리하고 있다. 심벌이 감추고 있는 의미와 힘을 이용한다는 사실은 왜 꿈의 해석이 사이킥한 내적 잠재력에 접근하는 열쇠가 되는지를 설명해 준다. 상징적 연상은 우뇌와 고차 자아의 연계를 활성화하기 때문에 크리스털을 이용한 명상 중에 상징적 이미지를 사용하면 영혼의 정보은행에 저장된 방대한 정보에 접근하기 쉬워진다.

광물계의 새로운 전망:
자연의 7가지 크리스털 시스템

그러나 수정 크리스털은 치유, 에너지의 활성화, 고차 의식에의 접근 등의 목적에 이용할 수 있는 수많은 보석 가운데 하나에 지나지 않는다. 우리가 지금까지 이야기한 크리스털이란 석영과(quartz family)에 속하는 수정이다. 석영과에 속하는 모든 크리스털은 이산화규소로 이루어져 있다. 이산화규소의 혼합물 가운데는 미량의 다른 원소가 섞여 있어 수정에는 여러 가지 색이나 종류가 있다. 예컨대 자수정(amethyst)은 보라색을 띠는데, 이는 결정 구조 내에 극미량의 망간을 함유하기 때문이다. 자수정 외에도 연수정, 황수정, 홍수정, 녹수정, 청수정, 내부에 함유 광물을 지닌 침수정(rutilated quartz), 전기석(tourmalinated quartz) 등이 있다. 어떤 종류의 수정이든 각각 독특한 미세에너지 특성과 치유 효과가 있다. 수정은 지구 광물계를 구성하는 크리스털의 한 유형에 지나지 않는다.

광물계는 현교적(물질적) 측면과 비의적(영적) 측면 모두를 갖는 자연계에 존재하는 수많은 영역 가운데 하나이다. 자연계를 구성하는 모든 '계'는 창조주의 성스러운 의식 에너지가 각각 독특한 양식으로 발현된 것이다. 식물계에서는 지상에서 번성하는 다채로운 배색과 다양한 모습을 보이는 많은 꽃에서 현교적 측면을 볼 수 있다. 반면에 꽃의 미세에너지나 플라워에센스가 갖는 인간의 의식을 변용시키는 능력에서는 비의적 또는 영적 측면을 볼 수 있다. 광물계에서 현교적인 측면은 지구상의 온갖 장소에서 산출되는 크리스털이나 보석의 무수한 색채와 형태로 볼 수 있고, 이것은 자연계에서 일어나는 크리스털의 성장 과정에서 크기나 형태의 다양성을 통해 생긴다. 한편 광물계의 영적인 측면은 크리스털을 성립하고 있는 내부의 기하학적 구조를 통해 발현된다. 그러한 결정(크리스털)의 내부 형태, 즉 내부 분자구조의 대칭성에 관한 연구는 '결정학'이라고 알려져 있다. 크리스털, 보석, 암석은 결정학자들에 의해서 그 분자 배열의 대칭에서 오는 특수한 규칙성에 따라서 계통적으로 분류된다. 크리스털은 결정계를 구성하는 일곱 가지 양식으로 분류되고, 이들 일곱 항목은 결정 격자구조의 기하학적인 차이점에 바탕을 두고 확정되었다. 그 항목은 삼사정계, 단사정계, 사방정계, 정방정계, 육방정계, 입방정계, 삼방정계라는 일곱 종류이다.

광물학자는 삼방정계를 육방정계의 일부로 간주하기도 하지만, 육방정계와 삼방정계는 고체 에너지 기질이 다른 수준에서 친화성을 갖고 있으므로 이 책에서는 달리 독립된 부류로 취급하였다. 그 특징은 일곱 주요 차크라의 특징에서 볼 수 있던 것과 똑같다.

모든 결정계(크리스털 시스템)는 광물계의 특정한 에너지 계층과 친화성이 있고 미세에너지적 공명을 일으키고 있다. 자연계에서 각 광물 계층은 어떤 종류의 성스러운 상념체 또는 에너지 패턴을 내재하고 있고, 그 도움으로 크리스털의 조직성이 형태를 이룬다. 크리스털의 원자 배열 패턴은 에테르 수준(또는 더 고차 에너지 수준)에서 생기는 미세에너지 수준에서 미리 조직화해 있다. 크리스털에서 보이는 이러한 조정 과정은 세포의 활동이나 육체의 조직화 현상의 발현에 우선해서 존재한다. 인간의 에테르체 구성과 같은 과정일 것이다. 크리스털도 생물체처럼 성장하고 확대되는 성질을 갖고 있다. 크리스털이 성장함에 따라 원자는 결정계에 내재된 에테르 에너지의 안내를 받듯이 적절한 공간적 위치로 향한다. 에테르체가 물질을 감싸고 침투한다는 개념은 인간계만이 아니고 광물계에서도 성립한다. 크리스털과 세포의 에테르체 수준 사이에 발생하는 공명효과에 강력한 힘이 감추어져 있는 것은 그 때문이다. 에너지가 돌에서 방출되고 또 흡수되는 것은 크리스털이 갖는 에테르체의 구조에 의한 것이다. 예컨대 우라늄광에서는 광물이 에너지를 방출하는 원리가 확실하게 보이고, 납을 보면 에너지를 흡수하는 능력이 있다는 것을 알 수 있다.

제4장의 끝부분에서 잠깐 다루었듯이 인간 수준에서 원자 수준에 이르기까지 물질의 모든 측면에는 의식이 존재한다. 의식의 질적, 양적 특성은 각각 존재와 발현 수준에 따라서 다르다. 모든 물질은 결정화된 빛의 발현이고 순수의식 그 자체인 창조주의 에너지 발현이기도 하다. 이곳에서 창조설을 선택할지 진화론을 선택할지는 당면한 문제가 되지 않는다. 빅뱅에서 유

래하든 위대한 신의 사념에서 유래하든 그곳으로부터 만물이 형태를 형성해온 우주에너지야말로 순수한 의식에너지이고 그것을 우리는 신이라고 부르기 때문이다.

몇몇 비전 문헌에서 신은 '만유'라고 표현되어 있다. 신의 몸은 우주라는 주단을 짜기 위한 베틀과 실 그 자체이기 때문이다. 소립자 수준에 이르기까지 모든 물질은 동결된 빛의 입자 즉 일종의 초점이 모아진 작은 에너지장으로 되어있다. 그 기본적인 에너지 단위 가운데에 의식이 존재하고 있다. 그것은 우주라는 건축물을 만드는 벽돌의 주원료이다. 이 기본적인 에너지 특성은 창조의 모든 측면에 반영되어 있다. 원자나 전자처럼 에너지가 입자화된 모든 것은 우리가 통상 생각하는 인간의 의식과는 상당히 다르지만 역시 원초적인 형태의 의식인 것이다.

모든 원자에 일종의 의식이 깃들어 있다는 전제를 받아들일 수 있다면, 크리스털이 그렇듯이 원자에 머무는 의식과 같은 것이 결합, 융합함으로써 명확한 파동 패턴을 표현하는 에너지 덩어리가 만들어진다고 생각하는 것이 어려울 것도 없다. 자연계에서는 그 성질이 '끌어당김의 법칙'으로 알려진 것으로, 같은 구조 또는 같은 파동을 갖는 원자가 집합해서 조화롭게 진동하고 그리하여 물질의 형태 즉 원자의 집합체가 형성된다는 것이다. 이런저런 크리스털의 진동 패턴은 자연의 다른 계에 존재하는 특정한 계층과 에너지적 관계를 갖고 그것에 대응하고 있다. 따라서 광물계의 일곱 층 각각이 인간의 미세한 에너지 구조의 일곱 차크라에 대응하는 것이다.

지구에는 왜 이처럼 다양한 보석이나 광물이 존재하고 있는지 의심해 본 적이 있는가? 자연의 모든 계에서 볼 수 있듯이 질의 향상과 의식의 확대를 기본 목록으로 하는 끝없는 형태형성 과정이 거기에 존재할 수 있는 것이 아닐까? 이들 광물의 원자를 생각할 때 각각의 계에 대응하는 '의식'의 발현형이라는 것이 존재할 수 있는 것은 아닐까? 만약 존재한다면 태양계는 모든 형태의 집합체이고 위대한 존재의 몸 그 자체라는 개념을 어렴풋이나마 느낄 수 있을 것이다. 그 '위대한 존재'는 태양계를 통해서 자기를 표현하고 중심이 될 목적을 실현하기 위해서 태양계를 이용한다.

"인간은 대우주 가운데 소우주일 수밖에 없다." 위에서처럼 아래에서 도라는 신비주의적 가르침을 상기하면서 극소 원자 내부에도 태양계가 있어서, 그 종류는 중심 전하의 주위를 도는 전자의 배치나 수에 의해서 달라진다는 사실을 알게 되면 이 주제가 형태와 표현을 바꾸면서 무한히 반복되고 있음을 알 수 있을 것이다. 그리고 우리도 또 '전일(ONE WHOLE)'의 일부를 이루는 '모두(ALL)'인 것을 알 수 있을 것이다.[16]

이 기록은 어떤 의미에서 의식이 여러 가지 물질과 물리적 표현을 통해 진화한다는 기본적인 전제를 언급하고 있음과 동시에 아틀란티스 인들이 '하나의 법칙(Law of One)'으로 불렀다고 하는 것을 반복하는 것이기도 하다. 창조 단계에서는 모든 것이 동일한 의식에너지로 된 것인 이상, 우리는 모두 눈에 보이지 않는 통일원리의 발현형이다. 이것은 우리가 단일 신적인 근원의식에서 다양하게 발현된 것이므로 소우주 수준에서 대우주 수준에 걸쳐 반복되는 특수한 기하학적 형태와 배열을 통해서 그 근원의식을 발현하고 있다는 것이다. 모든 생명과 물질의 구성에서 질서의 여러 수준은 눈으로 볼 수 없는 형태 법칙에 지배되고 있다. 형태를 결정하는 여러 가지 미세에너지는 원자로부터 은하계에 걸친 다양한 체계의 발현에 영향을 미치는 기하학적 패턴과 기하학적 형태의 반복으로 존재한다.

광물계의 원자는 물질계의 특정한 여러 계층에 존재하는 특수화한 상념체 또는 미세에너지 패턴으로 방향이 주어진다. 이들 계층은 인간의 일곱 차크라의 에너지 수준과 병행적 관계에 있다. 주요 차크라는 모두 각기 다른 주파수와 질을 갖는 에너지와 관련되어 있다. 어떤 차크라든 다른 미세에너지 특성이 있어 인간이 육체 수준의 표현으로서의 형태형성에도 다른 영향을 준다. 반복하지만 광물계의 일곱 계층 각각은 일곱 개의 대 차크라 에너지에 대응하고 있다.

광물계의 각 계층에 속하는 상념체는 같은 파동적 특성을 갖는 원자의 안정된 기하학적 조직화를 방향 짓고 그것에 형태를 준다. 그래서 어떤 특정 계의 패턴에 바탕을 두고 형성되는 크리스털에는 어떤 종류의 공통된 파동 에너지 또는 미세에너지 특성이 있다. 그러나 같은 종류의 크리스털 시스템에 속하는 보석에너지의 특성에도 약간의 기하학적 차이가 있고, 그것이 미세한 차이를 만든다.

즉, 앞서 말한 7종류의 결정계 가운데 어느 것에 속하는 광물에는 각각 미세체의 특정 차크라나 특정 고차 에너지(또는 빛)와 연관된 특수한 미세에너지 특성이 있다. 각각의 결정계와 관련된 색채의 광선은 투시에 의해서만 지각할 수 있는 것으로, 가시광선 영역에 속하는 것까지 포함한 고차의 색채 옥타브를 이룬다.

일반적으로, 특정 시스템에 속하는 보석은 〈그림 28〉에 나열된 품질을 공유한다. 분류상 같은 틀에 있어도 각각의 크리스털에는 약간의 차이가 있다. 각각의 보석은 같은 집단(예컨대 정방정계나 육방정계)의 돌이 갖는 공통된 특성 이외에도 독특한 에너지 특성이 있다. 〈그림 28〉에 나타낸 크리스털 시스템은 몸의 7대 차크라와의 대응 관계로 분류하였다.[17] 각 계에 속하는 크리스털은 특정 차크라와의 공명현상만이 아니라 다른 차크라에도 에너지 효과가 있는 경우가 많다.

각 크리스털 시스템의 에너지 특성은 매우 흥미롭다. 예컨대 입방정계 크리스털인 다이아몬드, 석류석(garnet), 형석(fluorite)은 아주 기본적인 성질을 갖고 있다. 이들은 규모가 큰 문제, 현세적 지상적인 문제에 대처할 때의 명상 등에 이용되고, 기본적인 구성요소가 되는 에너지 패턴을 방사하는 성질을 갖고 있다. 입방정계 크리스털은 손상을 받은 세포의 회복을 돕는 에너지 패턴을 방사하고, 그 작용 수준은 DNA 등의 분자에서 골격계까지 이르고 있다. 입방정계 크리스털은 인간의 미세에너지계 가운데에서도 천골 차크라와 가장 강하게 공명하는 경향이 있다. 다이아몬드, 석류석, 형석이 입방정계 결정의 특성을 확실하게 보여주지만, 각각의 크리스털은 위에서 말한 기본적 분류를 넘는 독특한 성질도 갖고 있다.

육방정계 크리스털인 에메랄드 등의 녹주석(beryl)과의 돌, 루비(ruby), 남옥(aquamarine), 인회석(apatite)은 입방격자 배열보다도 복잡한 에너지 특성

크리스털 시스템	광선	미세에너지 특성	영향을 받는 차크라
삼사정계	노란색	완전성	왕관 차크라
단사정계	블루 바이올렛	맥동, 운동	제3의 눈 차크라
사방정계	오렌지색	보호, 포위	목 차크라
정방정계	분홍색	균형, 안정	심장 차크라
육방정계	녹색	성장, 생명력	태양신경총 차크라
입방정계	코발트블루	기본적, 땅의 성질	천골 차크라
삼방정계	빨간색	에너지 공급	뿌리 차크라

〈그림 28〉 7가지 크리스털 시스템의 미세에너지

을 가지며, 성장 과정과 생명력을 부활시키는 경향이 있다. 수정에는 육방정계와 삼방정계 양쪽의 성질이 있다고 생각되는데, 육방정계로 분류하는 것이 자연스러워 보인다. 육방정계에 속하는 크리스털은 치유, 에너지의 조절, 정보의 전달, 정보의 저장에도 이용될 수 있다. 이들 크리스털의 에너지는 '봉사적'인 일과 관계되는 경우도 많다. 이 크리스털 군의 응용범위는 대단히 넓다. 이들은 내장·내분비샘, 경혈·경락으로 치유에너지를 모으는 데 도움을 준다. 모든 차크라와 미세체의 에너지를 재조정하는 작용도 있다. 의식에 작용해서 창조성이나 직관력을 발달시키고, 사이킥 능력을 강화하고, 깊은 명상에 들어갈 수 있도록 하고, 고차 자아와의 조화를 촉진할 수도 있다. 육방정계의 결정은 모든 차크라에 작용하지만 가장 강하게 공명하는 것은 태양신경총 차크라이다.

정방정계에는 지르콘, 몰리브덴연광, 황동광과 같은 돌이 있다. 이들은 균형을 조정하는 크리스털로 에너지를 절반 방출하고 절반 수용하는 성질이 있다. 이 분류에 속하는 크리스털은 대지의 부정적인 에너지를 대부분 흡수하고 긍정적인 파동을 강화하는 성질이 있다. 흡수된 부정적인 에너지는 돌 속에서 긍정적인 성질의 에너지로 바뀔 수 있다. 그래서 정방정계 돌은 심장 차크라에 대응한다. 심장-마음이 갖는 긍정적이고 보호적인 측면과 조잡하고 부정적인 측면 양쪽을 통해서 영혼의 성질을 안정화시키는 작용이 있다. 정방정계 크리스털은 대지로 향하는 파동을 매개해 기본적 구조와 고차원 구조의 연결을 만들어낸다. 정방정계의 형태는 기본적인 삼면 피라미드로 구성된다. 그 기본적 피라미드 구조와 신성 기하학적 형태의 일치는 정방정계 결정이 고차원 수준에 쉽게 동조하도록 하는 이유 가운데 하나이다.

사방정계 돌로는 감람석, 황옥, 금록석 등이 있는데 에너지 패턴, 당면 과제, 다양한 문제, 상념체를 둘러싸는 독특한 측면이 있다. 멀리 있는 것을 끌어당기고 가까운 것은 멀리 투사하는 성질이 있다. 다시 말해서 이 돌들은 초점을 벗어난 듯한 쟁점에 대한 거시적인 시야를 갖도록 돕는다. 그리고 확장된 시야는 상관없는 것을 제거한다. 이 크리스털들은 의식의 확장을 돕고 그렇게 확장된 의식은 소우주의 관점에서 대우주의 관점으로, 그리고 그 역으로의 전환을 가능하게 한다. 사방정계 크리스털은 다양한 수준의 경험을 통해 문제가 해결될 수 있을 때까지 그 사용자가 당면한 과제를 떼내어 돌 속에 '축적'해 둘 수 있다. 그러한 측면은 문제 해결에는 불가결한 부분이다. 장애물을 회피하는 것만으로는 문제 해결 능력을 발달시킬 수 없다. 인생의 과제는 그 가운데 감추어진 의미를 완전하게 파악할 수 있을 때까지는 해결되지 않은 채 그곳에 머문다. 모든 과제는 우리 내면의 갈등이 표면화된 것으로, 거기에는 영혼의 성장을 위한 잠재적 교훈이 포함되어 있다. 사방정계 크리스털은 에너지를 둘러싸는 특성뿐만 아니라 보호적 요소를 주는 특성도 갖고 있다. 이 결정계는 목 차크라와 관계가 깊다. 이 차크라는 인간 의지의 중추라고 생각되며, 과제의 수용 또는 거절과 관련된 작용이 있다.

단사정계 크리스털에는 남동석, 비취, 공작석, 월장석 등이 있다. 이것들은 끊임없이 맥동하는 독특한 성질이 있어서 지속적인 수축과 확대를 반복한다. 이 크리스털들은 성장을 위한 시스템을 갖고 있어 확대를 계속하다가 어떤 점까지 가면 파괴되고 다시 확대를 계속한다. 이 맥동이라는 성질은 모든 생명에게 중요한 것이다. 그것은 활동과 성장을 자극하고 의식의 확대와 수축을 가져온다. 또 성장·확대를 계속하는 단사정계 크리스털에는 지향성이라는 측면이 있다. 그들은 내적 비전에서의 장애물을 제거하는 힘이 되어 나아가야 할 길을 지시해 준다. 그리고 고차 에너지 수준에서 작용해 사소한 문제를 해결하고 길을 열어 준다. 단사정계 크리스털은 인간의 차크라 네트워크에서 제3의 눈 차크라와 대응하고 있다. 이런 종류의 크리스털을 제3의 눈 차크라에 대면 다차원에 걸친 영적인 자신이나 타인을 인식할 수 있게 된다.

삼사정계 크리스털에는 터키석, 장미휘석 등이 있는데, 내부의 트라이어드 구조는 '완전성'을 나타내고 있다. 이 트라이어드(triad) 형태는 자연계나 우주의 계층 구조 속에서 반복해서 나타난다. 삼사정계 크리스털에는 전체성, 완전성이라는 측면이 있어서 인간의 음양 에너지의 균형을 돕는다. 즉 극성을 갖는 에너지 균형을 잡아주는 것이다. 그 성질에 의해 삼사정계의 보석은 한쪽으로 쏠려 불균형 상태에 있는 퍼스낼리티나 행동을 안정시키는 데 효과가 있다. 이 돌들을 사용하면 고차 영적 수준에서의 질서에 동조하기 쉬워진다. 삼사정계 크리스털은 인간에게서 최고 에너지 수준을 갖는 왕관 차크라와 대응한다. 삼사정계 돌과 왕관 차크라 에너지를 통해서 사람은 최고도의 이해에 도달하고, 최고의 것을 타인에게 주거나 최고의 것을 받아들여 최고의 것을 달성할 수 있게 된다.

마지막으로 삼방정계 크리스털은 혈석, 홍옥수, 마노, 자수정 등이 대표적이다. 삼방정계 돌에는 항상 에너지를 방출하는 크리스털이 포함되어 있다. 그것들은 끊임없이 미세에너지 수준에서 회전하고 있고, 긍정적이지도 부정적이지도 않은 안정된 자연의 에너지를 방출하고 있다. 따라서 삼방정계에 속하는 크리스털은 인체의 미세에너지 균형을 회복시키는 데 도움이 된다. 예를 들면 경락계와 같은 구성 체계에 특정 에너지가 부족할 때 특히 효과가 있다. 미세에너지계뿐만 아니라 뇌의 에너지 균형을 바로잡는 작용도 있다. 삼방정계 크리스털의 성질은 육방정계 크리스털과 공통된 에너지적 성질을 갖고 있지만, 삼방정계 크리스털의 응용범위가 육방정계보다 폭넓다. 이들은 에너지의 목적 지향성이 강한 크리스털로, 육방정계의 크리스털보다 예리함이나 명석함을 달성하는 데 도움이 된다. 따라서 영적 수행을 할 때 몸의 다차원적 에너지계를 정리하는 데 효과적이다. 삼방정계 크리스털은 쿤달리니 에너지와 관련된 미골 차크라(뿌리 차크라)와 대응하고 있다. 나중에 언급하겠지만 차크라나 쿤달리니 에너지를 모으려면 삼방정계의 그 같은 성질을 지닌 혈석이 아주 중요하다.

크리스털의 7가지 분류는 보석이나 돌의 미세에너지적 특성을 이해하는 데 유용한 틀이다. 그러나 같은 분류에 속하는 보석이라고 해도 각자 독자성이 있고 수학적 대칭성에서 약간의 차이가 있다. 그 때문에 에너지 특성에서도 약간의 차이가 생긴다. 7종류 크리스털의 분류를 이해하는 것은 중요하다. 이들 크리스털 내부에는 인간을 포함한 자연계 곳곳에서 볼 수 있는 대칭성과 조직화의 반복적 패턴이 표현되고 있기 때문이다. 크리스털의 미세에너지적 특성은 물론 그 구조와 조직도 에테르 수준에서의 크리스털의 형태에서 유래한다는 사실을 잘 인식해둘 필요가 있다.

차크라 내의 에너지 수준과 광물계의 에테르 구조의 형성을 돕고 있는 물질 수준 사이에는 미묘한 대응 관계가 성립한다. 각 계층의 모든 크리스털 구조는 독특한 과정에 의해서 인간 의식 에너지의 변용을 돕는 힘이 있다. 그러나 중요한 것은 분류보다는 개개의 크리스털이나 돌의 작용이다. 크리스털 각각이 영성, 에너지, 치유에 대해서 독특한 특성을 갖고 균형과 전체성의 탐구에 도움을 준다.

대지의 숨겨진 선물: 보석과 돌의 영적 · 치유적 특성

보석이나 돌이 어떻게 미세에너지 수준의 치유에 작용하는지 이해하려면, 보석 하나하나가 갖는 성질을 음미하는 것이 최선이다. 어떤 보석이나 돌이든 각각 특정한 에너지 특성이 있지만, 이 책에서는 고차 의식의 발달이나 미세체에 대한 작용에 의한 육체의 균형조정을 보조하는 기능에 대해서만 살펴보기로 한다.

독특한 특성을 갖는 수정 크리스털과 관련이 깊은 돌로는 삼방정계 크리스털인 자수정을 들 수 있다. 자수정은 석영의 일종으로 크리스털 내에 함유된 미량의 망간 원소 등에 의해 다양한 자주색을 띠게 된다. 자수정은 예부터 왕가에서 예찬한 돌로 왕자의 돌이라고 여겼다. 자수정은 비전 문헌에는 '변용을 가져다주는 보라의 불꽃'이라는 신성한 계급에 속하는 것으로 표기되어 있다. 물질적, 정신적, 영적 모든 면에서 자수정은 연금술 과정을 보여주는 보석이기 때문이다.

역사적으로 연금술은 비금속을 귀금속으로 변형시키기 위한 시도로 이해되었다. 물질 수준에서 그것은 납을 금으로 바꾸는 과정으로 상징되었지만, 영적 수준에서 그 과정은 육체적 자아의 고차 자아로의 변형을 의미한다. 물질성, 정신성, 영성이라는 삼위일체의 각 수준에 작용하는 자수정은 강력한 활성화 작용과 변형유발 작용이 있다. 또 낮은 자아의 표현에서 내적 신성의 발현에 이르기까지 습관, 말하기, 사고과정, 감정의 변형에도 작용한다.

치유의 돌로서의 자수정은 아주 효과적이다. 그러나 다른 수정 크리스털과 마찬가지로 치료에는 그 돌을 통해 에너지를 보내는 치료사의 존재가 필요하다. 자수정을 몸에 지닌 사람은 물질적 성질의 에너지와 고차의 정신적인 에너지 모두를 흡수할 수 있다. 자수정은 또 낮은 에너지를 무디게 해서 고차의 영적 수준으로 끌어올려 부정적인 성질을 갖는 에너지를 회복시킬 수 있다. 자수정에는 모든 미세에너지의 치료 작용을 순화하고 증폭하는 성질이 있다. 치유에너지를 받고 싶은 사람이 자수정을 몸에 대면 에너지 수신의 초점으로 작용한다. 치유사가 몸에 접촉하면 치유사의 정신에너지가 자수정을 통해 환자에게 집중적으로 작용한다. 치유사와 환자의 거리가 멀리 떨어진 경우에도 양쪽이 자수정을 몸에 대면 효과가 높아진다.

자수정의 파동 주파수는 매우 높아서 모든 존재의 생명력과 직접 결합한다. 보라 색깔을 방사하는 자수정은 자외선의 스펙트럼과도 관계가 있다. 자외선이 세포의 복제에 깊이 관여한다는 사실은 최근에 발견되었다. 세포 수준에서 생명 활동에 이용되는 자외선 스펙트럼은 '유사분열 방사선'이라고 한다. 보라색은 정화를 나타내는 색의 하나로 많은 불순물을 제거할 수 있다.

자수정은 생명력의 흐름과 관계가 있어 혈액을 매개체로 해서 생명 에너지를 수송하는 정맥과 동맥에도 영향을 준다. 특히 동맥 위에 자수정을 놓았을 때 혈류의 힘에 대해 미세에너지 필터 역할을 한다. 자수정이 혈액에 작용할 때는 특정한 차크라에 대응하는 에테르체를 매개로 해서 작용한다. 장애 부위에 자수정을 올려놓는 것이 가장 효과적이지만 혈액이 재생되는 심장 부근에 놓는 것도 좋다. 정맥혈전증이나 혈전성정맥염 등에서 혈전을 녹여야 할 때도 자수정은 효과가 있다. 자수정을 혈전 생성 부위 위에 놓으면, 혈전 용해 과정이 진행되어 혈전이 사라질 때 혈전 일부가 떨어져나가 폐색전증을 일으킬 위험성이 적지 않다. 자수정을 사용할 때에는 질병이 존재하는 혈관 위에 10분 정도 놓아두었다가 천천히 심장 쪽으로 이동시키면 좋다.

자수정은 에테르 에너지를 재충전하는 데 도움이 된다. 자수정의 성질은 치유사, 특히 원격치료를 하는 치유사에게는 특별한 의미가 있다. 자수정을 에테르체의 충전용으로 사용할 때에는 밝은 햇살 아래에서 돌을 머리 위에 쥐고 있어야 한다. 그렇게 해야 태양의 미세에너지가 자수정을 통해 왕관 차크라에 쏟아진다. 충전을 끝낸 치유사는 돌을 제3의 눈 차크라 위에 두고 멀리서 치료를 기다리는 환자를 향해 흡수된 에너지를 방사한다. 이 돌은 치유에너지가 환자의 몸에 들어가 질병 부위를 찾아낼 수 있어서 치유사에게는 아주 가치 있는 방법이다. 이 방법은 골절 치료에 크게 도움이 될 것이다.

이 지극히 고귀한 돌에는 지구 전체의 건강과 치유와 안녕을 북돋는 힘이 있다. 자수정 중심부에는 사랑의 파동이 들어있어서 그것이 몸의 모든 부분을 하나로 통합시킨다. 자수정에는 고통을 기쁨으로 바꾸는 힘과 신속하게 조화를 회복시키는 힘이 있다. 또 물질의 분자구조를 변화시키는 힘도 있다. 자수정을 통해 집중된 햇빛은 큰 이용가치가 있는데, 지구 밖에서 쏟아져 들어오는 에너지 광선을 강화하는 작용이 있다. 자수정을 달빛에 쪼여서 쓸 수도 있다. 달에서 반사되는 광선은 아스트랄체와 영성체에 영향을 주고 햇빛은 육체에 영향을 준다.

자수정은 물질적 측면과 영적 측면 모두에서 몸에 좋은 영향을 주는데, 이때 모든 사람이 받아들일 수 있는 목적에 사용하는 것이 중요하다. 또 그것을 사용하는 사람의 인격이 흠잡을 데 없어야 하는 점도 중요하다. 돌 자체는 죽은 것이 아니라고 해도 에너지의 중계국에 지나지 않고, 본인의 에너지가 원천이 되기 때문이다.[18]

혈관이나 생명력의 흐름에 작용하는 이용가치가 높은 보석에는 육방정계 돌인 루비도 있다. 루비에는 혈류를 촉진하는 기능이 있어, 에너지 정화 장치로서가 아니라 체내 여러 부분의 혈액순환을 촉진한다. 루비는 자수정처럼 혈전에도 작용한다. 하지만 그 작용 기전은 자수정과 다르다. 자수정은 치유사가 자신의 에너지를 통과시켜 환자의 혈전을 녹이는 데에 사용하지만, 루비는 프리즘과의 조합을 통해 작용한다.

　　환자 근처의 테이블에 프리즘을 두어 굴절된 백색광이나 태양광이 환자에 닿도록 한다. 프리즘을 통과한 빛은 자연의 무지개 같은 스펙트럼으로 분광되어 벽에 빛의 띠를 투사한다. 그때 반드시 무지개의 모든 색이 환자의 몸에 투영될 필요는 없다. 루비는 색채 옥타브의 미묘한 배음이나 고차의 화음을 끄집어낼 수 있다고 한다. 그래서 혈전이나 혈관 벽에 붙은 콜레스테롤을 녹일 수 있다. 이런 종류의 치료에 가장 자주 쓰이는 것이 브릴리언트 커트로 연마한 루비이다. 루비는 환자의 막힌 동맥이나 정맥 부위에 돌 끝을 지향하고 이동시킨다. 혈전 치료를 할 때는 혈전이 있는 정맥 위에 루비를 올려놓고 심장을 향해서 가볍게 쓰다듬듯이 움직인다. 이 방법은 자수정의 경우와 같다.

　　루비에는 시력의 안정을 유지하는 흥미로운 측면도 있다. 루비 에너지는 저하된 시력을 회복시키지는 못하지만, 현재의 시력을 유지하도록 돕는다. 루비의 에너지가 국소 혈류를 증가시켜서 안구 주변의 미소 순환을 개선함으로써 그런 효과가 나타난다. 혈관 세포를 안정화함으로써 혈관 자체도 강화된다. 질병의 단계와 상관없이 루비가 안구의 혈류를 유지하는 것은 이런 작용 덕분이다. 루비의 에너지는 특히 당뇨병 환자에게 효과적이다. 당뇨병 후기에는 망막의 모세혈관이 손상을 입어서 진행성 시력 저하가 생기며, 심할 경우 실명할 수도 있다.

루비에는 온몸의 혈류를 조절하는 차크라에 대응한 정화작용이 있다. 특히 심장 차크라와 태양신경총 차크라, 그리고 그 아래에 있는 차크라에 강하게 작용한다. 루비에는 태양신경총과 밀접하게 관련된 아스트랄체의 에너지를 활성시키고, 태양신경총 차크라를 자극하는 작용이 있다.

영적인 관점에서 보면 루비의 심장 차크라에 대한 작용은 이 돌의 '사랑'에 관계된 내적 특성과 깊은 관련이 있다. 이 보석의 원석 에너지에는 특별한 특징이 있어서 자기 또는 타인에 대한 사랑이나 자신에게 숨겨진 가능성을 믿는 느낌에 집중할 수 있게 한다.

사랑은 루비가 반사할 수 있는 특질이다. 이 특별한 돌에는 사랑의 필요를 채워주는 힘이 있다. 자기애가 부족한 사람은 이런 특성을 가진 루비색 돌을 몸에 지니면 명상하기가 쉬워진다. 자기애의 부족이 가져오는 정신적 외상들을 극복하는 데 필요한 에너지를 루비를 이용한 명상으로 얻을 수 있다.

또 루비는 용기라는 특질을 내포하고 있다. 싸움을 불사하는 용기가 아니라 늘 진실을 추구하는 용기, 바른 생각을 고수하는 용기, 자신의 최고 가능성을 실현하는 용기를 강화한다. 용기는 루비가 갖춘 중요한 특성으로 용맹이라고도 할 수 있다.[19]

심장 차크라에 영향을 미치는 또 하나의 돌은 육방정계 돌인 에메랄드이다. 에메랄드는 심장이 질병의 영향을 받을 때마다 영적이든 정신적이든 육체적이든 심장 센터의 에너지를 강화하고 통합하는 데 효과적일 수 있다. 심장 차크라에 관계된 모든 고차 에너지 성분을 통합해서 전일감을 가져다주는 능력이 내재해 있다. 에메랄드의 에너지에 사랑의 파동을 가지고 있기 때문이다. 고차원계에서는 사랑이 단순한 감정이 아니라 일정한 파동 주파수를 갖는 에너지이다. 그것은 에메랄드에 집어넣을 수도 있고 에메랄드를 통해서 투사할 수도 있다. 또 에메랄드는 육체의 심장 센터에도 작용한다.

에메랄드에는 심장 차크라에 미치는 영향 이외에도 태양신경총 차크라의 불균형에서 오는 문제를 해결하는 힘이 있다. 태양신경총 차크라는 아스트랄체와 강하게 결합해 있어 감정 장애 대부분은 이 에너지 중추의 장애에서 온다. 보석 일릭서 형태로 에메랄드 에너지가 주어지면 무의식적 불안감이 줄어들고 정서적 균형이 잡혀 자아가 안정된다.

태양신경총 차크라의 에너지 혼란에 기인하는 질환이 많다. 그중 하나로 당뇨병이 있다. 이는 췌장이 태양신경총 차크라의 지배를 받기 때문이다. 당뇨병 체질에서 벗어나는 데 에메랄드를 이용할 수 있다. 에메랄드는 몸의 파동 공명률을 상승시켜 당뇨병에서 벗어날 수 있게 한다. 당뇨병을 치료하기 위해서 에메랄드를 이용할 경우, 두 손가락으로 큰 에메랄드를 집어 햇빛을 통과시켜서 환자에게 쏘아준다. 이 방법을 쓰면 췌장과 마찬가지로 태양신경총 차크라와 에너지 결합이 있는 부신이 자극받아서 스트레스 대처능력을 향상시킨다.

에메랄드에는 척추뼈의 전위나 요통을 치유하는 힘도 있어 요통을 호소하는 사람은 에메랄드 파동에 의해서 육체적 힘을 회복할 수 있다. 예를 들어 에메랄드로 직접 척추를 교정하는 것이 아니라, 뼈 조직을 만드는 원천인 에너지 기질에 작용해서 현재 상태의 좋은 면을 강화하는 것이다. 또 척추에서 갈라져 나가는 척추신경을 자극함으로써 좌골신경통 증상을 완화할 수도 있다.

거의 모든 차크라에 작용하는 유일한 돌로 혈석(bloodstone)이 있다. 혈석은 모든 시대에 걸쳐 신비주의 역할을 해 왔는데, 쿤달리니 파워가 자리하는 장소로 알려진 미골 차크라(뿌리 차크라)를 자극하는 힘이 가장 강하다. 혈석을 가지고 미골 차크라를 자극하면 동시에 보다 높은 쪽의 차크라를 자극하는 에너지 패턴도 방출된다. 이 때문에 이 돌을 바르게 이용하면 쿤달리니 파워가 바른 순서대로 척추를 따라 상승해 간다. 이 강력한 에너지는 위험이 수반되기 때문에 의식이 각성되지 않은 사람은 손대지 않는 편이 낫다. 치유사가 혈석을 가지고 치료에 임할 때도 날카로운 직관의 안내에 따라서 언제 어떻게 사용할 것인지를 결정할 필요가 있다.

혈석은 숙련자가 가지고 있으면 에테르체와 고차 에너지체의 모든 차크라를 정렬시키는 뜻하지 않은 효과를 가져올 수 있다. 이 돌도 다른 돌과 마찬가지로 그 응용법에 대한 내적 지식 없이 사용하면 아무 소용이 없다.

혈석을 이용한 치료의 특징은 인간의 각 센터의 정렬, 존재의 정렬, 여러 에너지체들의 정렬로 정의할 수 있다. 치료 효과가 몸에 완전히 나타나기 위해서는 많은 영역에서의 영적 수준의 정렬이 필요하다. 이 돌은 특정한 질병에 대해 작용할 뿐만 아니라 모든 에너지체를 정렬시키는 데 효과를 발휘한다. 개개의 에너지체가 갖는 에너지 패턴은 어느 정도 흩어져서 나타나는데, 혈석의 파동에너지는 개개의 에너지체를 활성화해서 자석이 철분을 끌어당기듯이 에너지체를 정리하는 기능이 있다.[20]

혈석을 치료에 사용할 때는 손에 쥐고 자신의 위장 위에 얹는다. 척추를 따라서 각 척추뼈 위에서 원을 그리듯이 하면서 천천히 척추의 에너지를 끌어올린다. 혈석은 이름 그대로 혈액의 이상, 특히 뇌출혈이나 응고에 관련된 이상에 효과가 있다. 이런 치료를 할 때는 치유사가 자신의 손에 돌을 들고 환자의 내부 출혈 부위 차크라에 대는 방법을 쓴다. 예를 들어 질출혈일 때는 환자를 위를 보고 눕게 하고 돌을 미골 차크라 위에 댄다. 출혈성 궤양일 때는 태양신경총 차크라 위에 댄다. 치유사의 손에서 나온 에너지는 돌을 매개로 해서 차크라에 도달한다. 치료 시간은 치유사의 직관에 따라서 정한다.

혈석을 이용한 치료의 중요한 핵심 가운데 하나는 환자로부터 피드백을 받는 것이다. 예를 들면 치유사가 손을 대고 있는 부위의 국소 감각을 환자에게 바로 이야기하도록 하는데, 그때 마음속에 떠오르는 이미지도 함께 이야기하게 하는 방법이 있다. 환자의 심적 이미지에 특정 색이나 형태가 나타나고, 질병 부위에 에너지가 주입되면 그것이 서서히 변해 간다는 보고가 많다. 환자나 질병의 종류에 따라서 내용이 달라지지만, 처음에는 막연한 진흙 같은 이미지나 들쭉날쭉한 이미지를 떠올리는 경우가 적지 않다. 환자가 품고 있는 이미지 색이 밝아지고 주파수가 높아짐에 따라 치유사는 상위의 차크라로 손을 옮겨간다. 예를 들면 어두운 계통의 색에서 녹색이나 노란색을 거쳐서 남색이나 보라, 흰색으로 변해 간다. 치유사는 환자로부터 피드백을 얻어가면서 직관으로 작업을 계속해 가지만, 예상외의 결과나 이미지가 출현하기도 한다. 모든 환자가 이런 이미지를 보는 것은 아니지만 그런 이미지는 치유사의 치료를 돕는 정보로 크게 유용하다.

이런 기법은 치유사가 본래 가지고 있는 에너지를 증폭해서 치료 에너지에 새로운 자질을 덧붙이는 데 도움이 된다. 물론 보석이나 돌의 임상적 응용을 확인하기 위해서는 더 많은 실험적 검토가 필요하다. 몇몇 연구 그룹이 공동으로 돌, 보석의 임상적 응용을 연구할 필요도 있다. 개개의 사용법에 대해서는 이미 많은 기록이 있지만, 누가 사용하든 같은 결과가 나온다고는 할 수 없기 때문이다. 돌에는 각각의 성질이 있고 같은 돌이라도 사람에 따라서 효과가 다르다는 사실도 알아둘 필요가 있다. 또 돌이나 보석의 치료 효과는 치유사의 에너지 특성과 돌의 미세에너지 특성의 상승효과에서 나온다고 하는 사실도 염두에 둘 필요가 있다.

수정 크리스털처럼 여러 가지 다른 보석을 사용하면 그곳에서 공명 복합체가 형성된다. 그리하여 고유의 에너지가 격자계 패턴을 형성해서 치유나 명상의 질을 바꾸는 주파수가 생긴다. 또 돌과 보석을 조합해서 사용할 수도 있다. 다이아몬드와 같은 크리스털은 천연 에너지 증폭기로, 다른 보석과 병용하면 그 보석의 미세에너지 힘이 증폭한다. 보석이 갖는 에너지 특성을 변화시키는 또 다른 인자는 형태이다. 어떤 종류의 보석은 어떤 특수한 형태로 절단했을 때에 최고의 효과를 발휘한다. 섞여 있는 광물에 의한 미묘한 색조의 차이도 독특한 에너지 특성을 만들어내는 원인이 된다. 예컨대 자수정은 강한 보라색을 띠는 것부터 거의 투명한 것까지 매우 다양하다. 같은 자수정이라도 그 에너지 특성은 색조에 따라 다르다.

보석과 크리스털의 응용은 보석일릭서의 제작으로 더욱 확대된다. 이것은 앞에서 소개한 물의 결정 구조 특유의 에너지와 치유 특성을 새겨넣는 방법이다. 일반적으로 귀금속은 아주 고가이므로 이것은 매우 경제적인 방법이기도 하다. 또 라디오닉스 장치와 조합한 사용도 크리스털 에너지의 새로운 이용 방법이라고 할 수 있다. 라디오닉스 장치로 환자에게 필요한 특정 주파수 에너지를 판정해 적당한 크리스털을 선택한 다음, 라디오닉스 요법으로 환자에게 맞는 에너지를 전사할 수 있다. 크리스털의 에너지는 '증거물 파동 안내'를 사용해서 환자에게 발신할 수도 있다.[21] 그렇게 하면 환자는 보석에 직접 접촉하지 않고도 치료 효과를 얻을 수 있다.

크리스털은 이 책에서 소개한 다른 방법과 마찬가지로 에테르 에너지의 조작에 바탕을 둔 치유의 새로운 기술을 일거에 해방하는 열쇠를 쥐고 있다. 크리스털은 그 특수한 기하학적 패턴에 의해 보편적인 에너지 패턴에 접근할 수 있고, 또 과학이 해명하기 시작한 주파수 영역에도 접근할 수 있다. 크리스털의 규칙적 패턴과 그 에테르 에너지장과의 관계는 영구자석의 규칙적인 분자구조와 그 주위에 형성되는 자장의 관계처럼 보이지만, 과학자들은 아직 그 사실을 이해하지 못한다. 고유의 에테르 에너지장을 내재하고 있는 크리스털은 틸러 박사가 자전기(ME)라고 부르는 에너지의 원천일 가능성이 있다.

물고기가 물속에서 살듯이 우리는 주파수의 바다에서 살고 있다. 물고기는 자신이 이동할 때의 매체인 물의 엄청난 이용가치를 알아차리지 못한다. 인간도 마찬가지로 자신이 사는 방대한 주파수 바다가 갖는 가능성에 대해 전혀 알지 못한다. 많은 주파수가 기하학적 패턴 속을 관통해서 작용하고 있다. 기하학적 패턴이 변하면 그 발현계도 변한다. 크리스털은 주파수의 기하학적 패턴을 변화시키는 물질이다. 그 주파수 패턴은 크든 작든 안정되어 있지만, 여기에서 알아두어야 할 것은 크리스털은 강력한 기하학적 크리스털의 힘을 갖고 있어서 그것이 주파수 패턴을 변화시킨다는 것이다. 그래서 인간의 목적에 맞는 에너지를 방출하도록 방향을 조절할 수 있다.

크리스털은 규칙적으로 배열된 분자구조를 하고 있다. 자석도 규칙적인 분자구조를 하고 있고 그것이 자력선을 만들어낸다. 자석에는 '물리적 극성'이라고 하는 아주 규칙적인 성질이 있다. 크리스털에도 정신적, 영적 극성이라고 할 수 있는 성질이 있다. 크리스털의 규칙적인 분자 배열은 에테르 에너지장을 발생시킨다. 에테르 에너지장은 전자장과 흡사하다. 자장이 전기의 발생에 중요한 역할을 하듯이 크리스털의 에테르 에너지장은 자전기 에너지(ME)의 발생에 중요한 역할을 맡고 있다.

물질계에서의 자성은 같은 양의 플러스와 마이너스의 전기가 일시적으로 또는 영구적으로 어떤 일정한 패턴을 유지하는 것이다. 자계 안에 전도체를 두고 자계의 방향을 적당한 각도로 움직임에 따라 자석을 플러스 전기와 마이너스 전기로 나눌 수 있다. 영구자석은 플러스와 마이너스 전기가 같은 양으로 존재해서 영속적인 소용돌이 패턴을 구성하는 것이다. 크리스털도 같은 양의 플러스와 마이너스 에너지를 갖는 비전기적 극성을 지닌 자석이다. 그 에너지는 전자에너지와 같기도 하고 반대이기도 하다. 그 유도전기 에너지는 정신적, 영적인 극성을 갖는 한편, 전자에너지는 물질적 극성을 갖는다. 금속이 전기에게 중요한 존재이듯이 이 새로운 에너지의 활용에는 크리스털이 중요한 역할을 한다.

크리스털의 형태는 우주에서 에너지 형성 방식의 열쇠가 되는 패턴이고, 에너지를 건설적인 방향으로 해방하기 위한 중요한 수단이다. 원자폭탄은 에너지를 파괴적 방향으로 해방하는 방식(left-hand-path method)이었다. 크리스털의 형태에 관한 지식은 에너지 해방의 올바른 방식(right-hand-path method)이라고 할 수 있다. 그것은 크리스털의 형태와 소리를 이용하는 것으로, 가청영역의 소리, 고주파 음, 저주파 음을 사용해서 여러 힘을 조작하고 방향을 잡는 것이다. 우리는 이미 크리스털의 절단으로 여러 주파수에서 특정한 음향효과를 얻는 방법을 발견했다. 그 방법으로 에너지의 여러 주파수를 이용할 수도 있다. 인간은 아직 창조성의 미개척 영역에 있다. 그렇지만 진정한 창조적 영역으로 발을 들여놓을 날이 다가오고 있다. 크리스털의 형태를 이용해서 에너지를 해방하고, 방향을 잡고, 조절하여 물질을 변화시키는 방법을 발견할 것이다. 우주가 소리에 의해 창조되었다는 사실을 떠올리기 바란다. 아주 가까운 미래에 과학자들도 틀림없이 이 사실을 알아차릴 것이다.

자석은 '물질'의 극성을 갖고 크리스털은 '정신-영혼'의 극성을 갖는다. 창조는 언제나 이 둘 사이에서 생긴다. 그렇다면 자석의 바른 조합에서 에너지의 창조적인 효과가 생길 가능성이 있다. 새로운 에너지체계의 구성요소는 크리스털에 조사했던 빛과 자석에서 발생하는 자력선이다. 미래의 조명은 빛나는 크리스털이 될 것이다. 크리스털의 형태를 매개로 한 에너지체계가 구축되고, 크리스털의 종류에 따라 에너지의 질과 양이 조절될 것이다. 이 시스템은 현재 우리가 사용하고 있는 시스템에서는 빼놓을 수 없는 전선이 필요 없게 된다. 그 에너지체계에서 발생한 빛은 인간의 육체와 에테르체에 부드럽고 아름다운 것이 된다. 크리스털로 구성되는 자전기 에너지 유닛이 만들어내는 최초의 제품은 역시 '빛'일 것이다. 그리고 그 빛은 열과 기계적 운동으로도 바꿀 수 있다. 레이저 빛의 발견은 일련의 새로운 발견의 단서에 지나지 않는다.[22]

크리스털과 소리의 결합 방법은 치유를 촉진하는 음파침(sonopuncture)의 예에서 볼 수 있다. 크리스털을 이용한 다양한 음향 주파수의 활용은 전혀 다른 새로운 치료법의 첫걸음이다. 소리의 파동에너지 패턴은 우주에서 물질의 발현과 조직화 패턴을 이해하는 열쇠를 쥐고 있다. 태초에 말씀이 있었다고 하는데, 언어란 발성에 의한 소리의 파동에너지 패턴이다. 과학자가 소리의 파동에너지 패턴과 물질의 구조 관계를 이해하기 시작하면 전혀 새로운 우주관에 눈떠서 에너지 치유나 기술에 대한 응용에 혁신이 일어날 것이다.

한 가지 더 중요한 점은 물질과 영혼이 에너지 발현의 근본적인 극성이라는 사실이다. 이 두 가지 발현양식은 상보적이고 동시에 대립적이기도 하다. 물질적 극성은 전자기에너지, 즉 육체의 에너지와 관계된다. 영적인 극성과 관계된 것은 자전기에너지와 에테르 에너지이다. 자전기에너지의 발생원이자 에너지 주파수의 조절장치이기도 한 크리스털을 이용함으로써 영적 에너지를 다루는 신기술이 가능해져 치유 효과를 더 높일 수 있다.

보석이나 크리스털을 이용해 치유를 촉진하고 의식의 미세에너지에 작용하는 방법은 상당히 다양화되어 있다. 인류는 크리스털로 전기에너지와 미세에너지를 다루는 새로운 국면을 맞이한 듯하다. 이러한 전개는 마치 최초로 고도로 발달한 크리스털 문명을 구축했던 아틀란티스 인의 전생과 관련이 있는 것 같다. 의료나 산업에 대한 크리스털계의 응용에는 헤아릴 수 없는 혜택이 기대되지만 동시에 내재하는 위험성도 무시할 수 없다.

이 장의 서두에서 소개했던 아틀란티스 문명의 전설은 인간의 힘과 지구의 자연적인 에너지가 갖는 힘의 균형을 유지하고, 또 우리들의 저차 자아의 에너지 수준과 고차 자아의 에너지 수준의 균형을 유지하는 것의 중요성을 생각하게 하는 경종이다. 우리에게 자연의 은혜를 가져다주는 성스러운 에너지의 내적 연결을 잊을 때, 인류는 이미 이 지상에서 번영할 수 없는 쪽으로 자연의 균형이 기울어버릴 염려가 있다.

바르게 사용한다면 대지에 잠들어 있는 광물계로부터의 선물에는 의식의 향상과 치유처럼 인류에게 헤아릴 수 없는 혜택이 있다. 영성에 눈뜬 미래의 과학자나 의사·치유사들은 그러한 가능성을 개발해야 한다. 그리고 직관적이고 책임 있는 방법으로 크리스털 에너지를 연구하기 위해 노력해야 할 것이다. 모든 사람에게 잠들어 있는 고차 자아의 지혜에 접근하는 방법만 몸에 익힌다면 우리는 아틀란티스 인들이 소원했던 평화적 공생과 영적 각성이라는 새로운 단계에 도달할 것이다.

| KEY POINT TO REMEMBER |
요점 정리

1 전자공학, 레이저공학, 정보 보전에 있어서 크리스털 기술의 연구개발은 20세기 후반 과학혁명에서 초미의 중요성을 갖고 있다.

2 고대 아틀란티스는 크리스털 기술을 고도로 발달시킨 전설상의 문명이다. 그러나 그 문명은 현대과학이 중시하고 있는 것과는 다른 크리스털의 특성을 이용했다. 그들은 미세에너지나 생명 에너지를 조작하기 위한 크리스털 시스템을 이용했다고 전해진다. 그리고 연구를 통해서 그 성과를 치유나 기술 혁신에 응용했다고 한다.

3 아틀란티스 인들은 크리스털, 플라워에센스, 동종요법 등을 기반으로 한 치료체계를 발달시켰다고 한다. 그들은 질병의 발병에 있어서 미세에너지적인 측면을 중시해 그 불균형을 바로잡기 위한 파동의학 요법을 시도했다. 이종의학 전문가들은 소수의 급진파로 생각되었다.

4 수정 크리스털에는 독특한 특성이 있어서 전기에너지와 미세에너지 모두를 전달, 변환, 저장할 수 있다. 치유사는 자신의 치유에너지장을 증폭하고 결 맞는 에너지를 환자에게 주는 데 크리스털을 이용한다.

5 치유에너지는 치유사의 상념에 영향을 받는다. 따라서 크리스털로 증폭된 에너지를 환자의 특정한 신체 부위에 쏘아서 각 미세체와 생리학적 신체의 균형을 회복하기 위해 몇 가지 시각화기법이 이용된다.

6 수정 크리스털은 미세에너지를 증폭하고, 미세에너지를 사용해서 프로그램화할 수도 있다. 미세에너지란 네거티브 시공간 속에서 활동하는 자전기에너지이다.

7 수정 크리스털이나 그 밖의 파동의학적 기법으로 몸에 이송된 미세에너지는 공명을 통해 흡수되며, 몸속의 세포 구성요소 네트워크로 수정과 같은 속성을 지닌 생체크리스털계에 동화된다.

8 다수의 크리스털이 기하학적으로 배치되고 상념에너지의 '목표 지향'에 의해서 활성화된 것을 '격자계(gridwork system)'라고 부른 다. 배열된 크리스털이 만드는 격자는 개개 크리스털의 에너지 잠재력 을 끌어올리는 특성이 있다. 그 결과 크리스털은 매우 효과적인 치유 도구이자 명상 도구가 된다.

9 지구에서 생산되는 여러 가지 크리스털과 광물은 공통의 기하 학적 대칭성을 갖고 있고, 그 차이에 의해 7종류의 결정계(크리스 털 시스템)로 분류될 수 있다. 어떤 결정계든 각각의 에너지적 특징을 갖 고 있고, 에테르 수준에서의 형태형성 장과 공명한다. 그리고 어떤 결 정계든 각각 7종류의 주 차크라와 에너지적 관계를 맺고 있다.

10 하나하나의 크리스털은 소속된 기하학적 분류에 공통된 에너지 특성을 갖지만, 한편으로는 독자적인 치료 특성도 있다.

11 크리스털은 차크라 등의 미세에너지 및 생리학적 체계에 작용한다. 치유의 과정을 촉진하는 데 다양한 종류의 크리 스털을 사용해서 에테르 수준 및 더 상위 수준의 에너지 패턴을 재편 성할 수 있다고 생각한다.

12 크리스털의 사용법으로는 환자의 몸에 직접 사용하거나 햇빛을 이용한 보석요법으로 사용하는 법, 그리고 환자가 복용하는 법 등 여러 가지가 있다.

13 수정 크리스털 이외의 보석에도 각각 독특한 치유 특성이 있다. 그것들은 치유사 자신의 에너지장을 변환하고 증폭할 수 있다.

14 자석에는 규칙적인 분자 배열이 있어서 그것이 자장을 발생시킨다. 크리스털도 마찬가지로 규칙적인 원자 배열을 하지만, 그것이 발생시키는 것은 에테르 에너지장이다. 자석은 물질적인 극성의 규칙적인 배열을 드러내고 전자기에너지를 만들어낸다. 크리스털은 영적인 극성의 가장 규칙적인 배열을 드러내고 자전기에너지를 만들어낸다.

CHAPTER
10

| VIBRATIONAL MEDICINE |

생명의 상호 연결망

인간과 차크라의
관계

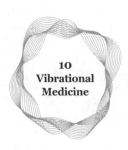

인간의 본질이 다차원적 존재라는 사실을 앞의 장들에서 반복해서 이야기했다. 육체는 상호작용하고 있는 많은 에너지장 가운데 가장 밀도가 높다. 각각의 에너지장, 즉 다차원에 걸친 빛의 몸은 에너지 실(energy threads)로 된 복잡한 네트워크를 매개로 물질적인 세포 구조에 연결된다. 이 생명 에너지의 통합망은 세포성장 패턴과 인간의식의 확장에 대한 유도 효과를 통해 고차 파동의 힘이 육체에 전개되도록 한다.

　이 다차원적 네트워크의 존재를 통해 다양한 파동의 특성을 갖는 에너지가 몸에 유입되고, 세포 수준과 장기 수준의 활동에 영향을 미친다. 유입된 미세에너지는 최초의 중계점에서 하강해서 세포기질과 통합되는데, 그 중계점으로서의 독자 기능을 맡는 것이 차크라로 알려진 중추이다. 차크라는 특정 주파수 특성을 갖는 파동에너지만 처리한다. 차크라는 또 에테르 수준, 아스트랄 수준 나아가 고차 파동에너지 수준의 정보를 변환시켜 내분비계를 매개로 생물학적인 변화로 나타난다.

내분비계는 세포의 유전자 발현에서 중추신경계의 활동에 이르기까지 광범위한 생리학적 변화를 조절하고 있는 주요한 조절 체계이다. 따라서 차크라는 내분비계의 기능을 통해 뇌에 작용함으로써 우리의 기분이나 행동에도 영향을 미칠 수 있다. 정신신경면역학의 최근 연구에 의하면 뇌, 내분비계, 면역계 사이에는 지금까지의 이해를 넘는 깊은 상호관계가 존재한다고 한다. 스트레스나 우울증, 면역력 저하 사이에 관련이 있다는 사실도 점점 더 깊이 인식할 수 있게 되었다.[1] 차크라는 또 여러 의식 상태의 변화에서도 중요한 역할을 맡고 있다. 그 영향력은 특히 감정의 변화에 바탕을 두고 강하게 발휘된다. 차크라와 미세에너지계가 정상적으로 활동할 때에는 감정의 균형이 잘 잡혀 있는 경우가 많다. 이런 점에서 볼 때 차크라 연구가 진전되면 감정이 질병이나 건강을 초래하는 원인으로 설명될 수 있을 것이다.

질병과 웰니스의 새 모델: 차크라 기능장애 질병

차크라는 인간과 다차원적 우주를 연결하는 특수한 에너지 중계점이다. 그리고 그 기능은 여러 수준에서 밝혀지고 있다. 차크라는 미세체에 접속된 다차원 세계의 입구이기도 하다. 그곳에서 받아들인 고차의 파동에너지는 차크라에 의해 처리되고 흡수되어 육체에 변화를 가져온다. 몸에는 전신에 분포된 부(minor) 차크라라고 부르는 것도 있지만, 여기서는 일곱 개의 주요 차크라의 기능에 대해서만 논의하려고 한다. 주요 차크라란 차크라 가운데서도 주요한 신경총이나 내분비샘과 결합한 것을 말한다.

제4장의 〈그림 11〉에서 보았듯이 각각의 차크라는 각 장기계와 관련되어 있다. 예컨대 심장 차크라는 심장 및 순환기계와 관련 있고, 목 차크라는 기관지나 갑상샘과 관련 있다. 각 장기계의 균형과 세포의 기능이 적정하게 유지되려면 각각의 차크라가 바르게 기능할 필요가 있다. 그렇다고 모든 질병을 차크라의 기능장애로 설명할 수 있는 것은 아니다. 몸 밖에는 여러 가지 유해 환경인자, 화학적 인자, 세균, 바이러스 등 신체 질환을 일으키는 인자가 수없이 존재하기 때문이다.

차크라는 몸속의 장기계에 공급되는 생명 에너지의 유동량을 조절한다. 차크라가 바르게 기능하고 있을 때는 장기계가 강화되고 균형이 유지된다. 거꾸로 차크라에 이상이 생기면 몸속 특정 부위의 기능이 저하될 가능성이 있다. 육체와 미세체 내부에는 서로 연동된 많은 항상성 기구가 협동하여 개인의 건강상태를 유지하고 있다. 어느 쪽 체계든 한쪽의 체계와 조화를 이루며 작용하고 있고, 에너지가 흐르는 계층 구조의 순서에 따라서 배열되어

차크라	신경총	장기계	내분비샘
뿌리(미골)	천골·미골 신경총	생식기계	생식샘
천골(비장/생식샘)	천골신경총	비뇨생식계	라이디히세포
태양신경총	태양신경총	소화기계	부신
심장	심장신경총	순환기계	흉선
목(인후)	흉추신경절, 연수	호흡기계	갑상샘
미간(제3의 눈)	시상하부, 뇌하수체	자율신경계	뇌하수체
정수리	대뇌피질, 솔방울샘	중추신경계, 중추 컨트롤	솔방울샘

〈그림 11〉 **차크라의 신경생리학 및 내분비 관계**

있다. 우리가 관찰할 수 있는 변화는 육체에서의 변화뿐이지만, 육체는 최종 산물에 불과하다. 육체에서 변화가 일어났다면 더 고차 에너지 수준에서도 똑같은 변화가 일어나고 있다. 이번 장의 목적은 차크라 에너지 균형의 흐트러짐이 어떤 과정을 거쳐서 육체의 변화 즉 건강이나 질병을 초래하는지 집중해 살펴보는 것이다.

요점은 육체의 각 부위에 분배되는 '양육적' 미세에너지가 차크라를 통해서 공급된다는 점이다. 그 에너지는 때때로 우주 에너지, 프라나 등으로 부르기도 하는데, 그 본질은 생명 에너지가 발현된 것이다. 프라나가 어떤 장애도 없이 전신의 에너지 통로나 세포 분자계를 흐르고 있을 때는 육체의 생명력은 탈 없이 유지된다. 예컨대 소화기계는 식품이 함유한 영양소라는 형태로 화학적 에너지나 분자 수준의 세포 구성요소를 흡수하지만, 동시에 차크라, 경락계와의 연결을 통해서 파동에너지를 흡수한다. 이 파동에너지도 실은 몸의 적절한 성장에 빼놓을 수 없는 역할을 한다.

영양소가 분자 수준에서 세포의 성장과 항상성을 증진하는 한편, 파동에너지 즉 미세에너지의 흐름은 차크라나 경락계를 통해서 운반되어 에테르체의 안정성이나 통합성을 유지하는 작용을 한다. 에테르체는 육체가 성장하기 위한 에너지 틀로 기능하고 있어, 에테르 수준에서의 에너지 변화는 세포 수준의 변화보다도 먼저 발견된다. 따라서 에테르체를 건전하게 유지하는 것이 대단히 중요하다.

미세에너지는 정수리 부분에 있는 왕관 차크라에서 몸속으로 흘러든다. 차크라는 몸의 중심축을 이루는 척수나 신경절과 밀접하게 연결되어 있어서 유입된 에너지는 왕관 차크라에서 아래쪽으로 흘러간다. 그리고 에너지가 필요한 몸 부위로 미세에너지를 분배한다. 각 차크라는 다른 파동에너지의 주파수대에 대응하고 있다. 이것은 프리즘에 입사된 빛이 굴절되어 무지개색으로 분광되는 모습에 비유할 수 있다. 백색의 빛에는 모든 색이 내재해 있다. 마찬가지로 왕관 차크라에 들어온 우주 에너지가 굴절함으로써 단일 고차 에너지로부터 7개의 파동에너지 흐름이 생긴다. 여러 가지 파동적 '색채'를 갖는 미세에너지는 그 '색채'의 주파수에 대응한 차크라에 분배된다.

미세에너지가 차크라에 도달하면 그 에너지는 생리적 정보로 변환된다. 미세에너지는 각 차크라와 이어져 있는 내분비샘에서 호르몬의 형태를 취한 신호로 변환된다. 호르몬의 작용은 강력해서 혈류에 방출되는 양이 극미량이어도 온몸에 영향을 준다. 나아가 차크라는 몸속 같은 영역에서 같은 주파수로 공명하는 장기들에도 생명 에너지를 분배한다.

몸속의 각 장기는 독자적인 주파수를 갖는다. 주파수가 비슷한 장기는 같은 곳에 모여 있는 경향이 있다. 또 떨어져 있어도 생리학적으로 강하게 이어져 있기도 하다. 예컨대 태양신경총 차크라는 태양신경총과 관계가 깊은 장기와 밀접하게 이어져 있다. 그 안에는 위나 췌장, 쓸개, 간 등이 포함된다. 이들 각 장기는 소화의 초기 과정에 관여한다. 태양신경총 차크라에서 소화기로 분배된 미세에너지는 소화 기능을 건강하게 유지하는 데 도움을 준다. 따라서 태양신경총 차크라에서 생명 에너지의 흐름에 이상이 생기면 소화성 궤양이나 담석, 췌장염 등의 소화기계질환이 발생한다. 차크라의 기능장애 원인은 감정적, 정신적, 영적 문제, 행동 패턴 상의 문제 등 태양신경총 차크라의 기능과 연결된 많은 문제를 포함하고 있어 매우 중요하다.

지금까지 살펴보았듯이 차크라는 단순한 미세에너지 변환장치가 아니다. 오히려 미세체 쪽에 소속되어 심령(사이킥) 지각을 관장하는 특별한 기관으로 생각해야 한다. 각각의 차크라는 각기 다른 사이킥 능력과 연관되어 있다. 예를 들면 제3의 눈 차크라는 직관적 통찰력이나 예지력과 관계가 있고,

목 차크라는 원격 청각(초청각)을 사용할 때 기능한다. 심장 차크라도 원격투시와 관계가 있다. 차크라가 고차 지각에 관여한다고 여기는 이유는 차크라가 에테르체, 아스트랄체, 멘탈체 그리고 더 고차 수준의 에너지체에서 보내온 파동에너지를 최초로 받아들이는 기관이기 때문이다. 사실 차크라는 각수준의 미세체에 있는 에너지 중추와 서로 겹쳐서 존재한다. 예컨대 멘탈, 아스트랄, 에테르 차크라 모두 같은 공간을 점유하고 있다. 멘탈 수준이나 고차 영적 파동 수준에 기원을 갖는 미세에너지는 멘탈 차크라에서 처리된 뒤 아스트랄 수준으로 내려보낸다. 멘탈 수준에서 아스트랄 수준으로 내려간 에너지와 직접 아스트랄 수준에서 입력된 에너지는 아스트랄 차크라에서 함께 처리되어 더 아래 수준에서 앞에서와 같은 과정을 반복한다. 에너지는 에테르 차크라를 통해서 더 아래의 에너지 수준으로까지 내려간다. 그리고 그 과정은 파동에너지가 나디를 통해 육체 구석구석까지 지배하는 신경과 내분비계 중추에 분배될 때까지 계속된다.

제7 차크라, 왕관 차크라

각 차크라는 사이킥한 지각 이외에도 인간의 의식 발달에 관한 감정적·영적 이슈에 관계한다. 예컨대 일곱 번째 차크라인 왕관 차크라는 미세체의 최상위 파동 중추임과 동시에 깊은 내적 탐구, 소위 영적 탐구의 영역과도 밀접하게 관련되어 있다. 이 차크라는 인생의 의미를 탐구하는 종교적, 영적 탐구를 할 때나 진화하는 의식체로서의 자기 기원을 내적으로 탐구할 때 매우 활발해진다. 왕관 차크라가 개발되면 최고의 의식 수준에 도달할 수 있게 된다고 한다. 이 중추를 의식적으로 활성화함으로써 영적인 완성 상태에 한 걸음 더 다가갈 수 있다.

　　육체 수준에서 본다면 왕관 차크라의 기능은 대뇌피질을 포함한 신경계 활동에 관여한다고 볼 수 있다. 또 왕관 차크라가 적당하게 활성화되면 좌뇌와 우뇌의 동기화에 영향을 준다. 왕관 차크라는 솔방울샘과도 이어져 있다. 왕관 차크라가 충분히 깨어 있으려면 몸, 마음, 정신의 균형이 필요하다. 제7 차크라가 열려 있는 사람을 관찰하면 이 차크라 센터가 솔방울샘과 좌우 대뇌반구 사이의 에너지 극성을 대표한다. 왕관 차크라의 에너지 흐름 이상 징후는 조현병 등 다양한 뇌기능장애로 나타날 수 있다.

제6 차크라, 제3의 눈 차크라

제6 차크라란 미간 차크라인데 흔히 '제3의 눈 차크라'라고 부른다. 과거 신비주의자들 사이에서는 이 차크라가 솔방울샘과 결합해 있다고 생각했다. 흥미롭게도 진화의 관점에서 보면 파충류와 같은 하등 척추동물도 제3의 눈이 존재한 흔적이 있고, 해부학적으로도 솔방울샘과 확실하게 연결되어 있다. 더 자세히 관찰하면 렌즈 같은 구조와 망막 같은 광수용기로 된 완전한 구조가 갖추어져 있음을 알 수 있다. 제7 차크라가 활성화할 때 제6 차크라는 솔방울샘과 뇌하수체라는 두 기관 사이의 에너지 극성으로 관찰된다. 제7 차크라가 개발되어 있지 않을 때는 제6 차크라는 뇌하수체와 연수 사이의 에너지 극성으로 관찰된다.[2]

제3의 눈 차크라는 직관의 자리로, 소위 원격투시와 관계된 미세 기관이다. 직관의 예리함이나 의식의 각성 수준은 이 차크라의 활동성에 좌우된다. 제3의 눈 차크라는 여러 가지 명상 수행으로 발달시킬 수 있는 사이킥한 중추의 하나이다. 제3의 눈이 고도로 발달한 사람은 '내적 시야'의 체득이 가능해진다. 이것도 의식의 한 국면을 관찰하기 위한 기법이다. 이런 종류의 시각적 능력의 본질은 각성 의식이 내면 깊게 들어가는 능력인데, 외적 세계나 내적 세계에서 일어나는 일의 근본 원인을 고차의 관점에서 명석하게 꿰뚫어볼 수 있다. clairvoyance라는 말은 프랑스어로 통찰력, 혜안, 뛰어난 시야를 뜻한다.

신체 수준에서 보면 제3의 눈 차크라는 솔방울샘, 뇌하수체, 척수, 그리고 눈, 귀, 부비강 등과 깊은 관련이 있다. 제3의 눈 차크라의 장애로 일어나는 질환은 영혼의 발달에 중요한 사항인데도 당사자가 의도적으로 주시하려고 하지 않는 문제와 관련해 발생하는 경향이 있다. 차크라에서의 이러한 에너지 블록 문제는 부비강의 장애, 백내장, 내분비 이상 등 다양한 신체적 이상으로 드러난다. 이는 이 차크라가 뇌하수체 기능과도 관계가 있기 때문이다.

제5 차크라, 목 차크라

다섯 번째 차크라인 목(인후) 차크라는 목의 내분비샘을 포함한 주요 장기에 영향을 미친다. 그 안에는 갑상샘, 부갑상샘, 구강, 성대, 기관, 경추 등이 포함된다. 또 목 차크라는 부교감신경과도 관계가 있다. 자율신경에 속하는 부교감신경 대부분은 열 번째 뇌 신경인 미주신경에서 유래하는데, 이 미주신경은 뇌간부에서 나와 목을 지나 심장, 폐, 복부 장기를 지배한다. 부갑상샘도 목 차크라에서 에너지를 받는데, 이는 부갑상샘호르몬을 분비해서 온몸 골세포의 칼슘대사를 조절한다. 갑상샘은 온몸의 세포에서 기초 대사활동을 조절하는 갑상샘호르몬을 생산하는데, 동시에 티로칼시토닌이라는 호르몬도 생산한다. 이 호르몬은 부갑상샘호르몬과는 반대로 온몸의 칼슘대사와 골대사에 작용한다. 목 차크라는 별개로 골세포에 작용하는 갑상샘과 부갑상샘 양쪽에 에너지를 주고 있어 전반적인 골격계의 활동에 관여한다고 생각된다. 또 이 차크라는 입이나 성대 부근에 위치해 의사소통과도 관계가 있다고 한다. 사이킥한 수준에서는 아스트랄 수준의 청각이라고 일컬어지는 원격 청각을 사용할 때 활동한다.

목 차크라의 기능장애는 물질적·감정적 수준에서의 의사소통의 어려움이 반영된 것일 수 있다. 사람들 앞에서 자신을 표현하는 데 어려움을 겪는 사람에게서 목 차크라의 장애가 발견되기도 한다. 자기 표현상의 문제는 대부분 감정적인 문제가 원인이라고 생각한다. 목 차크라는 언어나 노래 창작 등의 창조력을 담당하는 부위이기도 하다. 대화나 음성은 우리가 파동적으로 통신하고 새로운 아이디어를 언어로 표현하기 위한 수단이다. 자기를 창조적으로 표현하지 않는 사람, 자기표현이 어려운 사람은 목 차크라가 막혀 있을 수 있다.

목 차크라는 의사소통 이외에도 의지를 담당하는 중추로 알려져 있다. 여기에서는 '자기표현이 어렵다'는 것이 '다른 사람과 진심으로 교류하려는 의지가 부족한 경향이 있다'라는 문제점으로 드러난다. 의지력을 조정하는 목 차크라의 기능은 자기가 필요한 것을 인식하는 능력과도 관계가 있다. 차크라의 에너지 흐름에 장애가 생기면 목 차크라에 에너지 공급을 의존하고 있는 장기의 세포 활동에 이상이 발생한다. 즉 목 차크라의 기능장애로 인후두염, 갑상샘염, 부갑상샘종양, 인후암 등에 걸릴 수 있다.

목 차크라 주위의 장기에 발생하는 질병 유형은 많은 부수적 요인에 의해서 바뀌게 된다. 특정한 차크라에서의 에너지 막힘은 여러 질병의 공통 원인이 되지만, 정반대의 상황도 불균형을 만들어낸다. 즉 차크라를 흐르는 에너지가 과잉되어도 질병을 일으킨다. 차크라가 막혀 에너지가 부족하면 변성 질환이나 기능 저하를 동반한 질환(갑상샘기능저하증 등)을 일으키지만, 에너지 과잉은 염증성 질환(갑상샘기능항진을 동반하는 갑상샘염)이나 악성 신생물(갑상샘암 등)을 만든다. 차크라의 기능장애에 대해서는 뒤에서 더 상세하게 다루기로 한다.

제4 차크라, 심장 차크라

제4의 차크라는 심장 차크라로, 인간의 미세에너지체 가운데 가장 중요한 차크라 중 하나이다. 그 이유는 심장 차크라가 사랑을 표현하는 능력의 본질적 부분을 담당하고 있기 때문이다. 이때 사랑은 자기애와 타인에 대한 사랑 모두를 포함한다. 사랑은 친구나 지인에 대한 동료애로 나타나기도 하고, 연인들의 감정적인 사랑이나 영적인 사랑으로 나타난다. 영적인 사랑의 최고 형태는 말할 것도 없이 조건 없는 타인에 대한 사랑이다. 사랑은 물질계에 태어나 사는 동안 배워야 할 중요한 과제 중 하나이다. 이 과제 과정에서 어려움에 직면하게 되면 심장 차크라에 이상이 생기고, 그 결과 물질적 장기인 심장에도 장애를 초래하게 된다.

심장 차크라의 내적 잠재력, 소위 내적 심장 센터를 발달시키는 데 어려움을 경험하는 사람이 많은 것을 보면, 심장질환으로 많은 사람이 죽는 것도 이해가 된다. 흡연과 높은 콜레스테롤 수치가 심장질환의 위험 요소임은 분명하지만, 대부분 의사나 환자가 심장질환과 심장 차크라 또는 사랑의 표현 능력과의 에너지적 연관성을 인식하지 못하는 것은 얄궂은 일이다. 환자가 이 중요한 정신에너지적 관계성을 알게 되면, 의사가 애초에 심장질환에 걸리기 쉬운 에너지 불균형을 일으키는 태도와 의식을 치유하는 데 도움이 될 수 있다.

심장 차크라는 심장과 관련되어 있을 뿐만 아니라, 기관지, 폐, 유선에도 양육적 미세에너지를 공급하고 순환기 전체의 기능에 영향을 주고 있다. 심장 차크라의 에너지 균형이 흐트러지면 관상동맥질환이나 심근경색뿐만 아니라 매년 수십만 명이 쓰러지는 뇌졸중도 초래할 수 있다. 심장 차크라에 에너지 공급이 부족해지면 기능이 저하된 심장 내부에 혈류가 가득 차게 된다. 심방 등에 혈류가 저하되면 혈전이 생긴다. 혈전이 혈액순환을 통해 뇌

의 소동맥까지 운반되어 동맥을 가로막으면 생명의 근원인 산소(및 프라나)가
뇌 조직에 도달하지 못해 뇌졸중에 걸린다. 참고로, 이는 심장 차크라의 기
능장애가 뇌졸중이 되어 나타나는 메커니즘의 한 예에 지나지 않는다. 심장
차크라를 흐르는 미세에너지의 양은 개개인의 삶에서 중시하는 사랑의 중
요성과 그 개개인의 필요도가 어느 정도인지를 반영하는 것이다.

이런 사고방식이 이해되면 천식 같은 소아질환의 치료에도 응용할 수
있다. 흔히 천식은 아이를 과보호하는 부모 밑에서 나온다. 그 결과 심장 차
크라에 이상을 초래한다. 심장 차크라가 기관지에 영향을 미치면 균형을 잃
은 에너지는 기도의 경련과 호흡곤란을 일으킨다. 이런 경향은 아이의 내적
갈등이 있으면 더 심해진다.

아래쪽 네 차크라 에너지는 고대에 사대 원소라 했던 지수화풍(地水火風)
을 상징한다. 심장 차크라는 산소를 체내로 받아들여 온몸으로 보내는 심장
이나 폐와 이어져 있어서 바람(風)의 원소를 상징한다. 태양신경총 차크라는
불의 원소와 관련이 있다. 물이 상징하는 것은 천골 차크라이고, 땅의 원소
가 상징하는 것은 뿌리 차크라이다. 아래 네 차크라가 물질계를 상징하는 데
반해, 위쪽 세 차크라는 에테르체나 더 고차의 창조적 에너지와 관련이 있
다. 심장 차크라는 하위 에너지와 고위의 영적 에너지를 이어주는 중간 차크
라이다. 그리고 바람의 원소처럼 하늘과 땅을 이어준다.

심장 차크라는 사랑과 자비의 표현과 밀접하게 이어져 있어 심신 양육
과 깊은 관련이 있어 보인다. 심장 차크라에 관계된 대부분의 장기는 자양
공급 및 온몸의 생명력 증진에 관계된다. 폐는 외계로부터 산소와 프라나를
흡수한다. 심장은 혈액을 폐로 보내 폐에서 흡수된 산소와 프라나를 온몸으
로 분배한다. 소화기계는 더 많은 영양소가 혈액에 더해져서 혈액순환에 의
해 온몸에 전해진다. 유선도 심장 차크라 수준에서 존재한다. 어쩌면 유선은

다른 사람을 양육하기 위해 발달한 인체 내 유일한 기관일 것이다.

　다른 사람뿐만 아니라 자기를 양육하는 능력도 중요한데, 이것에도 심장 차크라가 갖는 사랑의 본성 발달과 관련되어 있다. 사람이 성장하여 자기와 타자를 조건 없이 사랑하게 되면서 심장 차크라는 더 많은 양육 에너지를 온몸에 공급할 수 있게 된다. 천식은 심장 차크라의 기능장애에 의한 질환으로, 실제로는 타인으로부터 받은 양육적 에너지의 과잉 상태이다. 부모의 지나친 사랑이 어린아이의 자립심 발달에 장애가 되어 심장 차크라의 균형이 깨지고, 기관지가 비정상적으로 자극받아 생명 유지에 필요한 산소 공급조차 부족해진 결과이다. 에너지적 자양분의 부족이 부정적 영향을 미친다는 것은 말할 필요가 없지만, 긍정적인 에너지의 지나침도 모자람만 못하다. 어린아이는 과다한 양육 에너지에 눌려서 실제로 호흡곤란을 호소하게 된다.

　심장 차크라는 심리 수준에서 다양한 사랑의 대상과의 인연과 관계된 감정을 지배하고 있다. 사랑하는 사람을 생각하는 것만으로도 가슴이 두근거리는 통제할 수 없는 감정적 경험은 누구나 몸으로 기억하고 있을 것이다. 그 감각은 사랑의 감정, 특히 낭만적 사랑의 감정에 자극되어 심장 차크라에 에너지가 유입되어 일어난다. 앞에서 언급한 심신에 대한 양육 작용은 사랑, 자비, 공감과 같은 여러 감정에 의해서 일어난다. 자기 이외의 것을 길러내는 힘은 타자에 대한 사랑과 공감의 강도를 반영한 것이고, 또 신체적으로나 영적으로 성장하고 싶어 하는 타고난 욕구의 반영이기도 하다. 타자에 대한 자비와 공감의 발달은 심장 차크라를 열어서 고차 의식을 발달시키기 위한 첫걸음이다. 자기 인격에 그러한 요소가 부족한 경우는 심장 차크라에 무언가가 막혀 있을 가능성이 있다.

　흉선도 심장 차크라와 연계된 장기 가운데 가장 중요한 것 중 하나이다. 오랫동안 성장과 함께 흉선이 축소되어 기능이 저하되는 현상을 정상이라고 생각해 왔다. 그러나 의사가 심장 차크라와 흉선 사이의 에너지 관계를 이해하면 그런 생각은 대폭 수정될지도 모른다. 즉, 나이 들면서 흉선이 축소 변화하는 게 보편적이지 않다는 견해도 있을 수 있다. 성장 후에 흉선이 두드러지게 퇴화한 사람은 고독, 우울, 심장 차크라의 막힘, 내분비 기능 저하가 수반된 경우가 종종 있다. 현재 발전 중인 정신신경면역학은 감정의 변화와 면역력 사이의 미세에너지적 관계도 밝혀야 할 것이다. 그들은 감정과 질병의 생리학적 관계를 탐구하기 시작했지만, 거기에는 차크라라고 하는 아직 충분하게 파악되지 않은 난해한 면역학적 특성도 관련되어 있을 것이다.

오늘날 의학은 흉선이 면역응답 조절에 중요한 역할을 맡고 있음을 확인했다. 일찍이 흉선은 소아기에 T림프구가 특수한 면역학적 능력을 위해 미리 프로그램된 것이라고 생각했다. 이 특수한 활성화 작업은 성장 과정상 아직 림프구가 흉선 내에 머물러 급속하게 성장하는 시기에 일어난다. 연구자들은 근래 흉선에서 분비되는 강력한 조절 호르몬을 발견했다. 이 흉선호르몬은 티모신이라고도 하는데, 여러 종류의 T림프구 작용을 높임으로써 평생 질병을 퇴치하는 개인의 면역 저항력을 좌우한다.

이는 흉선의 분비기능을 조절함으로써 면역 이상과 관련된 질환을 치료할 수 있게 될지도 모른다는 사실을 뜻한다. 예컨대 만성 관절류머티즘은 면역세포가 자기의 몸을 공격하는 자가면역질환의 하나다. 그 질환은 실험적으로는 방사선으로 흉선의 활동을 억제하여 치료할 수도 있다. 확실한 면역 이상 질환이 다수 존재하지만, 의사들은 다른 많은 질환에서도 면역학적인 요소가 존재하는 증거를 밝히기 시작했다. 이들 질환은 지금까지 이런 몸의 기능과는 관련지어 생각하지 않았다. 예를 들어 관상동맥질환의 발병에도 면역계가 관련되어 있다는 사실을 최근 연구를 통해 알게 되었는데, 이 질환은 원래 콜레스테롤, 식습관, 고혈압, 흡연과 깊은 관계가 있다고 생각했다. 그러나 원발성 난소기능부전이나 부신위축, 특정 유형의 소아당뇨병과 같은 기능 저하를 초래하는 많은 질환의 원인도 자가면역응답에 의한 선세포(glandular)의 파괴와 연관 지어 생각하기 시작했다. 여기에서 중요한 점은 많은 다양한 질병이 흉선에 의한 면역조절의 영향을 간접적으로 받을 수 있다는 것이다. 그리고 그 흉선 자체가 심장 차크라의 영향을 받는다.

감정과 질병의 관계를 연구해 온 많은 과학자는 억울함과 비탄의 감정이 면역력 억제와 강하게 관련되어 있음을 확인하고 있다. 암 환자와 계속 접촉해 온 심리학자 대부분이 환자의 생활에서 흥미로운 공통점을 찾아냈다. 로렌스 레샨[3]의 연구에서는 많은 환자가 암으로 진단되기까지 약 12개월~18개월 사이에 배우자를 잃었다는 사실을 알아냈다. 그 환자들은 오랜 슬픔과 비탄, 우울증 때문에 정상적인 면역감시 기구가 억제되었을 가능성이 있다. 면역감시 기구란 우발적으로 생긴 단일 암세포를 재빨리 발견하고 파괴하는 우리 몸의 체계이다. 이처럼 비탄으로 면역력이 저하되었다면 정상적인 면역력이라면 쉽게 격퇴했을 종양이 면역계의 감시를 벗어나서 성장할 틈을 주게 된 것인지도 모른다. 어떤 원인이든 면역억제 상태에 있는 환자의 암 발병률이 약간 높아진다는 사실은 이전부터 알려져 있다. 자신의 아이가 백혈병이라는 사실을 선고받고 슬픔에 빠진 부모 역시 면역억제 상태에 떨어져 있는 사실을 혈액검사로 밝혀낸 과학자도 있다. 이러한 증례는 비탄, 억압, 우울증 상태가 몸속 면역 방어체계에 주는 영향을 설명하는 것이다.

그러나 흉선, 더 나아가서 몸의 면역저항력 조절과 관련된 결정적 요인이 심장 차크라를 흐르는 미세에너지(프라나)에 있다는 사실은 아직 받아들여지지 않고 있다. 흉선은 티모신 이외에도 티모포에틴 같은 호르몬을 분비한다. 이들은 온몸의 림프구 활동을 조절한다. 흉선의 영향을 받는 것은 T림프구 또는 T세포라고 하는 세포군이다. T세포라는 이름의 유래는 그 세포들이 세포 프로그램 초기 과정에서 특수한 면역응답 능력을 흉선에서 학습하기 때문이다.

T림프구는 다시 보조 T세포와 억제 T세포 등으로 분류된다. 보조 T세포는 항체의 생산이나 외부에서 침입한 비자기(non-self) 단백질을 몰아내는 일을 돕는다. 또 암세포를 파괴한다고 알려진 특수 림프구인 킬러 T세포도 존재한다. 이들 세포는 소위 면역감시 기구를 구성하고 있고, 세균이나 바이러스뿐만 아니라 암세포 자체를 발견하는 임무를 수행할 수 있다. 그러나 가장 중요한 T세포는 억제 T세포이다. 이 세포는 면역응답 강도를 조절해서 비자기 단백질만 공격하도록 다른 림프구에 지시하면서 감시견처럼 지키고 있다. 억제 T세포의 수와 기능이 떨어지면 이러한 자기조절 기능도 떨어진다. 그리고 면역계가 자기 자신을 공격하기 시작한다. 이 때문에 의학에서 많은 사례가 인지되고 있는 자가면역질환이 생긴다.

자가면역 관련 질환은 매우 다양하다. 이들 질환에서는 DNA나 여러 장기가 생산한 단백질에 대한 항체를 림프구가 만들어낸다. 즉, 말 그대로 몸의 면역계가 자기 자신에 대해 공격을 개시하는 것이다. 대표적 자가면역질환이 만성 관절류머티즘이다. 그 외에도 낭창, 중증 근무력증, 다발성경화증, 하시모토 갑상샘염, 부신 부전증, 원발성난소기능부전, 일부 소아당뇨병 등이 있다.

이런 질병들 가운데 일부는 바이러스 감염의 관여를 시사하는 증거도 나온다. 특정 바이러스가 몸속 단백질을 약간 변화시켜 면역계에는 외래 단백질처럼 보이기도 한다고 주장한 과학자도 있다. 면역계는 외래 단백질(외래 항원)과 닮은 단백질이 존재하면 바이러스 감염으로 변화된 단백질을 공격함과 동시에 정상적인 단백질까지도 공격하기 시작한다. 또 바이러스 감염을 일으키기 쉬운 사람이나 자가면역 응답이 일어나기 쉬운 체질의 사람이 있음을 보여주는 의견도 있다. 예컨대 소아당뇨병 환자 가운데에는 췌장이 바이러스 침략을 받는 증거가 인지됨과 동시에 췌장을 공격하는 항체가 검출되기도 한다. 같은 질환을 갖는 환자는 HLA 타입이라고 부르는 공통 유전자 환경을 배경으로 갖고 있고, 이는 개인 간의 면역학적 유사를 측정하는 지표로도 이용되고 있다. 이런 환자(소아)의 전신을 순환하는 혈액 속에서는 췌장의 인슐린 생산 세포에 대한 항체가 검출된다.

바이러스 가운데에는 면역계 세포 내에 서식하면서 면역체계 세포를 파괴하는 유형도 있다. 그 결과 바이러스 감염을 받은 몸 전체의 방어력이 떨어져 다른 병원체 공격도 받기 쉬워진다. 가장 격렬한 논의를 불러일으킨 현대병의 하나인 에이즈는 바이러스 감염으로 T세포가 감소하고 면역억제가 진행되는 질환이다. 에이즈는 좋아하는 T세포만 감염시키는 바이러스가 불러일으키는 질병이라는 사실도 확인되었다. 또 항체를 생산하는 B 림프구만 감염시키는 헤르페스 관련 바이러스도 있을 수 있음을 시사하는 추가 정보도 있다.

바이러스가 몸의 질병 과정에서 방아쇠 역할을 한다는 사실과 직접 관계없이, 어떤 미세에너지적 인자가 갖추어져 있으면 병원체와의 조우로 인해 면역질환을 일으키기 쉬워진다. 바이러스에 감염되어도 중증 질환을 앓는 사람은 많지 않다. 면역 방어 기구가 건전한 사람은 바이러스를 제거하거나 인플루엔자 정도의 가벼운 증상에서 저지할 수 있기 때문이다.

강력한 면역 저항력을 가지려면 흉선의 작용을 돕고 있는 심장 차크라에 건강한 미세에너지를 공급할 필요가 있다. 자신이나 타인에 대한 사랑이 표현되지 못하여 심장 차크라를 흐르는 프라나 흐름이 차단되어 있을 때 흉선에 도달하는 생명 에너지도 줄어든다. 때로는 생명 에너지의 부족이 흉선 자체의 병으로 나타나기도 한다. 예컨대 신경근 접합부에 대한 자가항체가 생산되는(그 때문에 전신의 근력 저하를 불러옴) 중증근무력증에는 흉선 악성종양의 일종인 흉선종이 합병될 확률도 높다.

심장 차크라의 장애 때문에 흉선 기능이 망가지면 심각한 바이러스 감염증에 걸리기 쉬워진다. 몸속에는 바이러스 제거 작업만을 전문으로 하는 T세포가 존재하지만, T세포는 멀리 있는 다른 림프구가 분비한 림포카인이라고 부른 호르몬 물질의 영향을 받고 있다. 당연히 흉선에서 분비되는 티모신 같은 면역조절 호르몬의 영향도 받고 있다. 이 물질들은 혈류를 타고 온몸으로 운반된다. 심장 차크라가 막힌 상태에서는 특정 바이러스의 감염을 계기로 면역 관련 질환을 유발하기 쉬운 미세에너지 상태가 된다. 바이러스 감염은 이러한 자가면역 및 기타 면역 관련 질병 발달의 부차적인 역할만 할 수 있다.

질병의 발생 원인은 오히려 애정표현이나 심장 차크라와 관련된 감정 장애에 있는 것 같다. 심장 차크라의 막힘은 사랑을 표현하는 능력의 결여로 발생한다. 그리고 가장 빈번하게 차크라의 장애를 일으키는 것은 자기에 대한 사랑의 결여인 듯하다. 자기를 사랑하는 능력은 많은 심리학자가 지적하고 있는 것 이상으로 중요하다. 부정적인 자기 이미지를 마음속에 감춘 채 지내면, 심장 차크라에서 흉선을 따라 이상이 발생해 현대 심리학자가 상상하는 것 이상의 심리학적 손상을 초래할 수 있다.

질병이 있는 사람들의 몸을 보면 비정상인 차크라가 하나만이 아니라는 사실을 알 수 있다. 어떤 차크라를 흐르는 에너지가 막히면 그 하위 차크라에 과잉 에너지가 유입된다. 예컨대 심장 차크라가 막히면 그 아래 태양신경총 차크라에 과잉 에너지가 흘러들어 포화상태가 된다. 에너지 막힘이라는 현상은 강에 흘러드는 통나무 묶음에 비유할 수 있다. 통나무가 쌓임에 따라서 강이 막혀 그 유역은 홍수가 발생한다. 제일 아래 뿌리 차크라에서 만들어진 쿤달리니 에너지는 척추를 타고 올라가 왕관 차크라로 향하는데, 그 도중의 차크라에 차례차례 에너지를 공급하고 간다. 상위 차크라가 막혀 있으면 갈 곳을 잃은 에너지는 배수구를 찾게 되고, 하위 차크라에 에너지 울체가 생긴다. 질병 있는 사람의 기능장애를 초래하고 있는 차크라가 여럿인 것은 감정적 장애가 여럿인 경우가 많기 때문이다. 각 차크라의 장애는 적절하게 표현되지 않았던 특정 감정과 관련이 있다. 각각의 감정적, 영적 문제가 각각 다른 수준의 차크라에서 에너지적으로 처리되고 있다.

감정적 문제나 영적 문제는 비탄과 환희라는 상반되는 감정을 둘러싼 것으로, 그것이 적절하게 표현되지 않을 때 심장 차크라의 기능장애를 초래한다. 인생이 비탄, 고독, 우울로 점철되어 주위 사람들에게 사랑을 표현할 수 없게 된 경우에도 심장 차크라의 균형이 깨진다. 이러한 상황은 특히 부모나 배우자와의 이별이나 사별을 경험한 사람, 악성 질환으로 가족을 잃은 사람에게 일어나기 쉽다. 사랑하는 사람과의 사별이 부르는 스트레스 상태는 적절한 행동을 취하지 못했다거나, 미연에 막지 못했다는 죄책감도 한 원인이 된다. 남은 사람은 필요 이상으로 강한 자책감에 시달리는 경향이 있다. 개중에는 그 이후 모든 즐거움의 감정이 사라지는 사람도 있다. 이 같은 감정적·영적 수준의 불균형이 심장 차크라를 통과하는 에너지의 흐름을 막아 버리는 것이다. 그리고 그 에너지 장애는 흉선에서 세포 이상으로 발현된다.

흉선은 질환으로부터 온몸을 지키는 많은 세포에 영향을 미치고 있어서 기능에 이상이 생기면 면역 저항력의 저하를 일으키고, 그 결과 다양한 세균과 바이러스 감염증에 걸리기 쉬워진다. 흉선은 또 특정 림프구, 특히 보조 T세포와 억제 T세포에 영향을 미치고 있어 특정 장기의 특이한 장애를 불러일으키기도 한다. 의사들은 보조 T세포와 자가면역질환의 관련성을 알아내기 위해 면밀하게 연구했다. 보조 T세포가 잘 기능하지 않아 면역계의 자가 공격을 제지할 수 없게 되면, 면역계의 조절을 벗어난 체내의 특정 부위를 향해 격렬한 공격을 계속하게 된다.

심장 차크라-흉선의 다양한 장애 때문에 억제 T세포만 선택적으로 억제되기도 한다. 그때는 전신의 내분비기관도 장애를 입게 된다. 심장 차크라-흉선에서 떨어져 있는 내분비기관에 대한 자가면역반응의 영향은 자가면역성 갑상샘염, 부신 부전, 원발성 난소기능장애에서 볼 수 있다. 자가면역응답으로 특정 내분비기관이 망가진 환자한테서는 심장 차크라 및 면역학적 이상이 있는 내분비기관에 미세에너지 균형 장애가 발생하고 있다. 예컨대 자가면역성 부신 부전은 심장 차크라와 함께 태양신경총 차크라의 기능부전과 관계가 있다. 원발성 난소기능 장애는 심장 차크라, 천골 차크라(생식샘 차크라라고도 함)의 미세에너지 장애와 관계가 있다.

생식샘 차크라 장애와 관계있어 보이는 또 다른 질병이 에이즈이다. 에이즈와 동성애를 관련짓는 주요한 점은 환자의 성교 빈도가 높다는 데에 있다. 그 빈도는 게이인 남성에게서 특히 높아진다. 진정한 사랑을 갖지 않은 채 하룻밤의 정사를 계속 반복하는 생활을 하고 있으면 생식샘 차크라에 과잉 에너지가 축적되어 간다. 물론 그것만으로 에이즈가 발병하는 것은 아니지만, 성교 빈도가 늘어나면 에이즈 바이러스를 만날 기회도 많아진다. 동성애는 사회로부터 부정적인 눈총을 받기 때문에 그들은 무의식중에 부정적인 자아상을 품게 되고 자기에 대한 사랑을 잃어간다. 그것이 길어지면 심장 차크라의 균형이 무너지기 쉬워지고, 심장 차크라에서의 부정적 에너지 변화로 흉선 기능이 저하되어 에이즈 바이러스에 감염되기 쉬워진다.

에이즈 바이러스에 감염되면 질병에 잘 걸리는 이유는 림프구에 영향을 미치기 때문이다. 특히 에이즈 바이러스는 보조 T세포라는 T림프구에 영향을 미친다. 에이즈 진단 기준의 하나인 검사항목은 보조 T세포와 억제 T세포 수의 비율이다. 에이즈는 이 비율이 정상인과 반대이다. 보조 T세포 및 킬러 T세포 수가 감소함으로써 카포시육종 등의 악성종양만큼이나 바이러스와 세균의 감염을 받기 쉬워진다. 비전(秘傳)의 관점에서 보면 림프구 수의 감소와 관련이 있는 HIV(인체면역결핍바이러스) 감염뿐만 아니라 심장 차크라 · 흉선계의 기능장애와도 관련이 있어 보인다. 이 계의 장애는 중증감염증의 발병률을 높인다. 에이즈 환자는 HIV 감염과도 관계가 있고, 미세체의 심장 차크라, 생식샘 차크라 등에 에너지 블록을 만들어 가는 것 같다. 미래의 치유사나 의사들은 말할 것도 없이 심장 차크라에서의 미세에너지 장애 및 사랑의 표현 문제에 관련된 질병을 점점 더 중시하게 될 것이다.

제3 차크라, 태양신경총 차크라

제3 차크라는 태양신경총 차크라이다. 이 에너지 중추는 블록을 일으키기 쉽고 그 장애도 매우 흥미롭다. 앞에서 언급했듯이 태양신경총 차크라는 대부분 소화나 해독과 관련된 주요 장기에 에너지를 공급하고 있다. 그 가운데에는 위나 췌장, 간장, 쓸개, 비장, 부신, 허리뼈, 소화기 일반이 포함된다(단 소장, 대장은 다음 절에서 이야기할 제2 차크라와 연결되어 있음).

감정적 관점이나 영적인 관점에서 보면 태양신경총 차크라는 '개인의 힘'과 연계되어 있다. 여기에서 말하는 개인의 힘이란 자기 인생을 생각한 대로 개척한다는 느낌이다. 또 타인과의 관계 속에서 자기를 어떻게 보는가 하는 점과도 관계되어 있다. 과연 세상 사람들은 자신의 인생을 조절할 수 있다고 생각하는 것일까? 주위와의 관계를 기분 좋게 느끼고 있을까? 아니면 다른 이의 변덕에 휘둘리고만 있을까? 피해의식을 갖는 사람들은 자기 인생을 조절할 수 있다고 생각하지 못하고, 다른 이에게 이용당하지 않을까 생각해 곧잘 태양신경총 차크라의 기능장애를 겪는다. 온통 세상을 고생과 불행이 끊이지 않는 무대로 보는 것을 멈추고, 이 우주가 자기를 양육해주는 안락한 장이라고 느낄 수 있다면 태양신경총 차크라를 흐르는 미세에너지 의 흐름은 크게 변할 것이다.

쉴새 없이 돌아가는 현 세계는 개인의 몸, 마음, 정신에 대한 부담이 급 격하게 늘고 있어 스트레스에서 유래하는 태양신경총 차크라의 막힘이 질 병을 발생시키는 과정을 쉽게 관찰할 수 있다. 지배욕, 분노, 학대라는 요인 도 태양신경총 차크라의 이상과 관계가 있다. 분노의 감정은 아무 죄도 없는 이웃이나 동료에게 향하던 본인의 내면적인 무력감의 표현인 경우가 많다. 또 태양신경총 차크라에 에너지가 적체해 있는 사람의 아이는 곧잘 그러한 사람의 희생양이 된다. 이것은 태양신경총 에너지의 오용이라 할 수 있다.

앞에서 언급했듯이 상징적으로 태양신경총 차크라는 4원소 가운데 불 (火)에 해당한다. 태양신경총이 있는 몸 부위는 문자 그대로 작은 태양과 같 고, 화학적 산화 반응을 거쳐 음식을 연소시키는 일종의 내적 불꽃이라고 할 수 있다. 그러나 그 내적 불꽃의 조절이 적절하게 일어나지 않으면, 불꽃은 이 차크라에 관련된 주위의 장기에까지 미쳐 타버린 장기에는 구멍이 뚫린 다. 십이지장궤양이 그 예이다.

태양신경총 차크라는 분노나 공격성 등의 자리로도 생각된다. 이러한 감정은 곧잘 개인의 힘, 인생의 조정 능력에 의해서 변화해 간다. 이 차크라 와 관련된 문제가 미해결인 상태라면 마음속에 갈등이 생겨서 다른 이를 지 배하고 관리하는 일만을 생각하게 된다. 그러면 문제는 지배와 복종 사이의 갈등으로 바뀌어 간다. 이처럼 태양신경총 차크라와 관계된 문제를 안고 있는 사람은 공격성 및 독단적 기질이 밖으로 향해 폭군처럼 되거나, 정반대의 발현양식을 취해 공포심으로 온순하고 순종적인 성격이 된다. 태양신경총 차크라에 장애가 있는 사람은 당사자가 처해 있는 상황에 따라 두 가지 유형 사이를 갈팡질팡한다. 소화성궤양으로 진단된 환자의 심리 상태를 연구한 몇몇 논문에 의하면, 대부분은 높은 관리직 위치에서 중책을 맡아 부심하지만 저변에서는 수동적이고 의존적이고 순종적인 성향을 보여준다.

태양신경총 차크라의 불균형은 여기에서 에너지를 받는 모든 소화기 관에 영향을 미친다. 예컨대 위에서 말한 관리직 사람은 부하로부터 심하게 치받치게 되어 직장 스트레스가 늘기 시작하면, 자신이 삶의 방식을 바꿀 수 없다는 무력감이 치밀어 올라 쉽게 위궤양이나 십이지장궤양을 일으킨다. 태양신경총 차크라는 부신에도 이어져 있다(비전 문헌 가운데는 부신이 뿌리 차크라와 결합된 경우도 있다). 부신은 스트레스 하의 호르몬 분비에 있어서 중요한 역할을 맡고 있다. 태양신경총 차크라에 막힘이 생기면 이상이 생겨 부신이 위축되고 피로나 체력 저하가 눈에 띄게 심해진다.

태양신경총 차크라의 이상과 관계있는 또 하나의 질환은 당뇨병이다. 기존 의학에서는 당뇨병의 미세에너지적 측면이 지적된 적은 없었지만, 이러한 관점은 질병 경과의 병리학에서 매우 중요하다. 당뇨병 환자에게서는 개인의 힘의 저하가 보이는데, 이것은 상징적으로 말해 인생에서 감미로운 행복감이 사라졌다는 느낌과 관계가 있다. 태양신경총 차크라의 균형 장애는 과거에 대한 집착이나 후회에도 반영된다. 또 자기 컨트롤의 내적 결핍이 원인이 되어 균형 장애가 발생하기도 한다. 모든 당뇨병 환자가 과거에 매달리는 무력하고 서러운 사람이라는 것은 아니지만, 마음의 감정적 갈등 대부분은 일상의식으로 자각되거나 언어로 표현되지 않은 채 차크라의 기능에 영향을 미친다.

차크라의 균형 장애에 의해 발생하는 질환 대부분은 오래된 두루마리에 잘못 기록된 자료 때문이다. 그 자료는 개인의 유년기 무의식 세계에 프로그램되어 있다. 그 자료는 무의식에서 반복적으로 재생되어 이미 현실 상황에 맞지 않게 된 메시지를 타인의 소리나 자기의 잘못된 상념이라는 형태로 늘 본인에게 전해준다. 그 내용이 현실에 비추어서 부적절한 것이라도 무의식에서는 신체적 자기 이미지나 자기에 대한 가치관을 만들어낼 때 참고로 이용된다. 차크라에 있는 막힘이나 균형 장애를 바로잡으려면 무의식 세계가 자동으로 전달하는 부정적 메시지의 정체를 인식하고 그것을 정정할 필요가 있다. 이를 해결하기 위한 가장 단순하고 강력한 방법은 언어로 표현한 자기 긍정적 선언이다. 긍정적 언어를 반복함으로써 공포심이나 죄의식 등을 포함한 부적당한 연상을 말소하고, 안정감이나 자부심을 포함한 메시지로 다시 프로그램을 짠다.

제2 차크라, 천골 차크라

제2 차크라는 배꼽 차크라, 생식샘 차크라, 비장 차크라, 천골 차크라라는 여러 이름으로 불린다. 이 차크라는 성 활동과 관련된 미세에너지 자리이다. 이 차크라와 비장의 관계에 대해서는 문헌에 따라 관점이 조금 다르다. 찰스 리드비터(Charles Leadbeater) 같은 투시가에 의하면 제2 차크라는 비장을 지배한다고 한다. 그러나 실제로는 태양신경총 차크라와 뿌리 차크라 사이에 존재하는 두 개의 주된 차크라일 가능성도 있다. 비장 차크라는 물질적 기관인 비장과 관계되어 있는데, 비전 문헌에는 미세에너지체의 구석구석에 프라나 및 생명 에너지를 공급하는 수송로라고 되어 있다. 이 부위에 대해서만 동양과 서양에서 두 가지 다른 차크라계가 독자적으로 관찰되고, 각각 다른 장기와 관련해 왔음을 보여주는 증거가 있다. 이 두 차크라계가 합쳐져서 새로운 차크라계가 만들어진다. 그러나 여기에서 논의를 진행하기 위해 일단 제2 차크라를 천골 차크라로 부르기로 한다.

천골 차크라는 생식샘과 생식기, 방광, 대장, 맹장, 그리고 허리뼈와 관련이 있다. 정신에너지의 관점에서 보면 천골 차크라는 관능적인 감정이나 성욕의 발현과 관련되어 있다. 개인 생활에서 감정 에너지나 성적 에너지가 어떤 비율을 차지하고 있는가에 따라서 그 차크라를 흐르는 에너지 종류와 최적 에너지 유량은 바뀐다. 성에 대해 어떤 태도를 취하느냐에 따라 성 에너지는 각 사람의 삶에 긍정적으로도 부정적으로도 작용할 수 있다. 동양의 일부(탄트라, 요가 등에 있는) 명상법은 성 에너지의 흐름이 신비적 체험의 원천이라고도 한다. 그러나 고차 영성이나 창조성 탐구를 소홀히 하고 성의 추구에 지나치게 매달리면 거꾸로 부정적 에너지 작용 및 생리적 작용을 부르게 된다. 에너지의 중심이 천골 차크라에 편재해 있는 사람은 인간관계를 성적, 관능적 측면으로만 생각하게 되어 상대를 성의 대상으로만 간주하는 경향이 있다.

천골 차크라의 성 에너지는 정소와 난소의 라이디히세포에서의 호르몬 분비기능에도 관계된다. 라이디히세포는 테스토스테론이라는 호르몬을 분비하는 세포다. 이 호르몬은 남녀를 불문하고 리비도 즉 성욕의 발현과 관련되어 있다. 이 차크라는 상징적으로는 '물(水)' 원소와 관계가 있다고 하는데, 이는 성교 절정에서의 체액 방출을 상징하고 있기 때문이다. 더구나 이 차크라는 생식샘, 오줌 배설을 담당하는 비뇨생식관, 수분을 흡수하는 중요한 부위인 대장과 연계되어 있다.

자궁암이나 자궁경부암이 발생한 여성에게서 흔히 천골 차크라의 장애나 기능장애가 발견된다. 천골 차크라 기능장애가 원인이 되어 일어날 수 있는 질환으로는 대장염, 과민성 장염, 방광암, 소장의 흡수 장애, 전립선염, 요통, 성적 기능장애 등을 들 수 있다. 이런 질환 대부분은 세포의 기능장애를 일으킬 수 있는 여러 육체적 요인이 관계되어 있다. 그 일례로 흡연과 방광 암의 관계를 들 수 있다. 천골 차크라의 미세에너지 이상은 인체가 발암 인 자에 노출될 때에 특히 강하게 작용해 방광암 등의 발병 준비 상태를 초래한 다. 인체가 바이러스나 화학물질 등의 환경인자에 노출되었을 때 가장 크게 손상을 받는 부위는 생리적 · 정신적 에너지 사슬의 가장 약한 고리에 의해 결정된다. 즉 에너지 불균형이 가장 큰 주요 차크라와 관계된 장기가 그 영 향을 받는다.

제1 차크라, 뿌리 차크라

제1 차크라는 뿌리 차크라, 미골 차크라, 기저 차크라 등으로 부른다. 그 이 름이 나타내듯이 뿌리 차크라는 인간과 대지의 유대 강도와 자기 행동에 대 한 파악 정도를 반영한다. 대지와 강한 유대를 맺고 매일 지상 생활을 뜻있 게 살아나가는 능력은 이 뿌리 차크라를 흐르는 에너지의 양에 나타난다. 한 마디로 '땅에 발을 딛고 살고 있는가?'라는 문제이다. 이러한 기본적 능력은 매일매일의 필요에 따라 순간순간 내리는 선택을 어떻게 잘 구사하여 사는 가와 관계된다. 상징적으로 뿌리 차크라는 '땅(地)'의 원소를 나타내고 있고, 저주파수의 농밀한 존재 영역을 반영한다.

심리적 관점에서 보면 뿌리 차크라는 세상을 살아가기 위한 본능과 관 계있다. 뿌리 차크라는 육체적 외상에 대한 공포감이나 소위 투쟁-도주 반 응의 근저에 있는 원시적인 원동력과 이어져 있다. 뿌리 차크라가 개인의 생 존능력이나 투쟁-도주 반응과 이어져 있어 뿌리 차크라와 부신 기능의 관계 를 운운하는 문헌도 있다. 부신은 스트레스 부하가 걸렸을 때 아드레날린을 분비하는 대표적인 기관이다. 부신피질로부터는 코르티코스테로이드 호르몬이 분비되는데, 앞서 이야기했듯이 부신피질의 기능에는 태양신경총 차크라가 관계될 가능성도 있어 뿌리 차크라는 오히려 부신피질의 아드레날린 분비 쪽과 관계될 가능성이 있다.

뿌리 차크라에 과잉 에너지가 집중된 사람은 망상적이거나 매사에 방어적인 경향을 보인다. 이처럼 뿌리 차크라에 에너지가 지나치게 집중되면 약육강식의 정신상태를 유발한다. 반대로 뿌리 차크라의 활동이 떨어져도 여러 가지 해로운 영향을 미친다. 예컨대 이 차크라는 '살려는 의지'에 관계된다.

뿌리 차크라는 곧이어 상세하게 설명할 쿤달리니의 자리로도 여겨진다. 쿤달리니는 상징적으로는 똬리를 틀고 천골, 꼬리뼈 근처에 자리 잡은 뱀에 비유된다. 용수철처럼 도사린 뱀은 당장이라도 덤벼들 듯 기회를 엿보는 뱀의 모습을 상징하고, 발현되는 강력한 잠재적 미세에너지를 나타낸다. 여기에서 적절한 명상과 의식변화를 달성시킬 때만 쿤달리니 에너지는 척수를 따라서 바르게 위로 올라가 도중의 차크라를 활성화하면서 왕관 차크라까지 도달한다. 쿤달리니는 창조적인 힘의 발현으로 수행자의 차크라를 정렬시키고, 각 중추로부터 누적된 스트레스를 해방시켜 고차의식 상태로 이끌어 간다.

신체 수준에서 뿌리 차크라는 척추를 비롯해 직장, 항문, 요도 등의 배설기관 및 천골(엉치뼈)과 관계가 있다. 항문이나 요도괄약근 죄임 정도의 이상(치핵이나 직장의 터진 상처)은 뿌리 차크라의 기능장애와 관련된 경우가 많다. 이 차크라에 연관된 육체적 구조는 배출 과정을 상징한다. 천골 차크라는 소장, 대장에 관계하고 있어서 제1 차크라와 제2 차크라는 밀접한 관계가 있다. 천골 차크라에 지배되는 기관의 생리학적 작용은 흡수, 동화, 저장을 나타내고, 뿌리 차크라에 관계된 기관은 소화된 물질을 배출한다. 소화, 흡수 및 배설이라는 두 가지의 기능은 몸의 항상성 유지를 위해 늘 조화롭게 운영될 필요가 있다. 필요한 물질은 흡수해야 하고, 불필요한 노폐물은 배출해야 한다. 노폐물의 배출이 완전하지 않으면 몸속에 독소가 축적된다. 비전의 관점에서 고찰한다면 이 두 가지 차크라의 기능장애는 '과거를 청산하지 않고 혼미해진 상태'의 반영을 뜻한다. 아주 오래된 비현실적인 생각이나 프로그램들이 테이프를 반복 재생한다는 앞서 언급한 비유가 어울리는 예일 것이다. 대장이나 직장, 항문조임근 관련 질환은 제1, 제2 차크라 기능장애의 발현으로, 말하자면 쓰레기통을 비울 수 없는 상태와 닮았다. 변비는 오래된 것을 배출할 수 없는 상태를 반영하지만, 설사를 동반한 질환은(공포 따위 때문에) 음식을 깔끔하게 소화하지 못하고 '버리게' 되는 상태를 반영한다.

몇몇 비전 문헌에 의하면 뿌리 차크라에는 생식샘과 라이디히세포를 이어주는 역할도 있다고 한다. 제2절에서 다루었듯이 라이디히세포는 에스트로겐이나 테스토스테론이란 성호르몬을 분비하고 있고, 남성의 정소나 여성의 난소, 부신피질에서도 발견된다. 생식샘은 제1 차크라와 제2 차크라 양쪽에 결합해 있는 것 같다. 어느 쪽에 강하게 결합하는지는 동서양의 견해가 갈린다. 그러나 생식샘이 갖는 작용의 이중성을 고려한다면 동서의 차이에도 의미가 없는 것은 아니다. 즉 뿌리 차크라 수준은 정자나 난자의 형성이란 생식샘의 생식기능에 작용해서 새로운 생명을 분만하기 위한 성분이된다. 한편 천골 차크라 수준에서는 생식샘의 라이디히세포로부터 분비되는 남성호르몬이 리비도를 자극한다.

신비주의적 관점에서 보면 뿌리 차크라에서 방출되는 우주의 창조적 에너지는 새로운 생명을 분만하는 생식이나 참신한 발상, 발명에 의한 예술적 창조성의 원동력이 된다. 창조적 표현의 예로는 문장이나 그림, 조각, 또는 새로운 사상의 현실화 등이 있다. 뿌리 차크라의 강력한 에너지는 아이를 낳는 원동력이기도 하지만 시나 음악을 만들어내기도 한다. 어떤 표현형이든 창조력이 각각 다른 방향으로 발현한 것에 지나지 않는다. 뿌리 차크라가 방출시킨 쿤달리니 에너지는 용광로의 연료처럼 강렬한 힘으로 창조성을 자극하면서 고차 에너지 중추로 올라간다. 예컨대 목 차크라는 더욱 세련된 예술성, 창조성을 담당하는 자리로 작용한다. 그 에너지가 잘 제어되어 적절하게 해방되면 쿤달리니 에너지는 상위의 각 차크라를 동조시켜 더 세련된 창조성의 발현이나 고차 의식 상태에 도달할 수 있게 한다.

차크라 다이내믹과
개인 진화의 영적 학습 과제

위와 같이 7개의 주요 차크라는 각각 특정한 감정적, 영적 학습 과제와 관련되어 있다. 차크라는 온몸의 장기, 내분비샘, 신경계와 연결되어 생명 에너지를 보내고 육체를 활성화하지만, 장기 등에 흘러 들어간 미세에너지의 양은 각각의 차크라와 관련된 학습 과제를 개인이 어느 정도 할 수 있는지에 따라 달라진다. 육체는 그 미세에너지에 의해서 건강상태를 유지하고 있으므로 부적절한 행동 유형, 자기혐오가 기억된 과거의 메시지가 들어있는 테이프, 공포, 죄악감 등에 의해 차크라에 이상이 초래되면, 그곳에서 생명 에너지를 받고 있던 장기에도 영향이 미친다. 특정한 과제의 습득을 회피하면 점차 차크라가 막히게 되고 관련된 장기에 대한 생명 에너지의 공급이 저해된다.

차크라의 기능장애로 미세에너지가 부족해지면 관련 장기에 변성 질환이나 파괴적인 종양성 질병이 발생한다. 반대로 특정 감정 문제에 지나치게 붙잡혀 있으면 차크라의 에너지 과잉 상태가 발생한다. 차크라의 활동 과잉은 분비샘에 대한 과잉 자극이나 염증을 일으키기도 하고 세포의 이상증식(종양)을 발생시키기도 한다. 개개의 차크라에 관련된 학습 과제와 에너지 기능에 대해서는 〈그림 29〉를 참고하길 바란다.

그림에서 알 수 있듯이 아래의 두 차크라인 뿌리 차크라와 천골 차크라는 생리학적 작용과 관계된다. 흡수, 동화, 배설, 생식 등 생물의 기본적인 과정과 관계되어 있다. 이 수준에서의 기본 학습 과제는 땅에 발이 닿은 상태, 대지와의 관계, 성욕과 생존 본능에 관련된 것이다. 바꿔 말하면 영성의 발달 과정에서 보면 지상적인 부분으로, 의식이 높은 목표에 도달하기 위해서는 확실하게 습득하지 않으면 안 되는 과제이다. 이 두 차크라가 처리하는 미세에너지의 힘은 쿤달리니와 일반적인 프라나의 흐름이다. 프라나는 온몸을 구석구석 돌아다니지만, 제2 차크라(비장 차크라)는 받아들인 프라나를

	차크라	위치	내적측면	힘	성질
1	뿌리(미골)	척추 하부	접지(接地)	쿤달리니	생리적
2	천골(비장/생식샘)	배꼽 아래	감정, 성욕	프라나	
3	태양신경총	상복부	개인의 힘	저차 아스트랄	개인적
4	심장	흉부	사랑	고차 아스트랄	
5	목(인후)	경부	대화, 의지	저차 멘탈	
6	미간(제3의 눈)	이마	직관, 내적시각	상위 영력	영적
7	왕관	정수리	영적 탐구		

〈그림 29〉 **차크라의 미세에너지 역학**

전신으로 분배하는 작용의 중심이라고 생각된다. 쿤달리니 에너지는 창조, 현재화, 고차 의식 형성을 위한 기본적인 에너지이다. 쿤달리니 에너지나 프라나는 육체-에테르체 경계면과 에테르 에너지 전반에 밀접한 관계를 갖는 에너지이다.

제3 차크라, 제4 차크라, 제5 차크라는 개인의 성장, 계별화와 관련되어 있다. 그 안에는 자신과의 관계, 다른 사람과의 외적 관계에 있어서 인격 확립, 사랑의 발달(자기와 타인을 향한 사랑을 표현하는 능력), 의지력(규율)의 습득과 소통 능력의 학습도 포함된다. 이 세 차크라는 주파수가 낮은 순에서 저차 아스트랄 에너지, 고차 아스트랄 에너지, 저차 멘탈 에너지를 처리한다. 생리학적으로 이들 차크라는 소화, 정화, 순환, 호흡, 면역력, 그리고 자기의 통합 유지와 관계된다.

나아가 고차 주 차크라, 즉 미간 차크라와 왕관 차크라는 기본적으로는 영성과 관계된다. 미간 차크라는 고차의 영적 에너지가 제3의 눈으로 향하게 돕는다. 이때 고차의 멘탈 수준에서 그 상위의 코잘 수준 및 고차의 파동 에너지 수준으로 주파수가 조정된다. 미간 차크라를 통해 외계의 미세에너지가 흡수되면 직관력도 높아져 물질을 넘어선 수준에서 주위를 관찰할 수 있게 된다(즉 원격투시). 왕관 차크라는 이름 그대로 최고 높은 차크라이다. 이 차크라가 활발해지는 것은 인생의 본질에 관한 내적 탐구에 정신을 집중할 때, 명상이나 영적 수준의 능동적 탐구를 일으킬 때이다.

현실적으로 뿌리 차크라, 천골 차크라, 태양신경총 차크라는 생리적, 현세적인 조합을 형성하고, 목 차크라, 미간 차크라, 왕관 차크라는 상위의 영적 조합을 형성하고 있다. 목 차크라는 원격 청각의 작용 원리를 통해서 고차의 파동을 수신하고, 심장 차크라는 하위의 세 차크라와 상위의 세 차크라를 연결하는 다리 역할이다. 이 다리는 고차의 사랑이 발현될 때만 효과적으로 활동해 양쪽 에너지를 융합할 수 있다. 심장 차크라의 궁극적인 작용은 무조건적 사랑과 그리스도 의식의 능동적 실현이다. 심장 차크라의 영적인 측면을 더 발달시켜 현재화하면 심장이나 각 장기뿐만 아니라 육체의 모든 질병을 없애는 것도 불가능하지는 않게 된다.

쿤달리니 에너지와 깨달음 추구: 차크라의 기능과 고차 의식의 발달

이제까지 주 차크라와 인체의 정상적인 기능을 연결하는 미세에너지 경로에 대해 살펴보았다. 각각의 주요 차크라는 인체의 통합 생리 시스템의 건강과 항상성 유지를 위한 영양 에너지를 제공한다. 개인의 감정적 성숙도와 영적 발달도는 각 차크라 기능 및 개방도와 직접 관계된다. 즉 차크라를 흐르는 에너지 유량이 육체의 장기에 생리학적 영향을 주는 것이다. 차크라가 장애를 입으면 각 장기는 중추에서 에너지를 받기가 힘들어진다. 질병의 발생 부위와 자아에 얽힌 감정 장애의 유형 사이에는 상징적인 관련성이 있다. 감정적인 문제나 영적인 문제가 신체적 질환의 원인이 되는 이유를 이해하기 위해서 차크라가 신체적 질환이나 정신적 질환에 어떤 영향을 주는지 알아둘 필요가 있다.

만약 의사가 감정적 장애나 영적 장애가 간접적으로 장기의 장애에 영향을 미친다는 사실을 이해하게 되면, 약물요법이나 외과적 치료뿐만 아니라 심리요법의 중요성에도 더 관심을 기울이게 될 것이다. 통상의학은 발현된 질환을 치료할 때 필요한 수단이지만, 파동의학 치료는 그 효과를 높일 수 있다. 각종 유형의 미세에너지 요법, 즉 플라워에센스, 보석요법, 크리스털요법, 색채요법 등은 차크라나 미세체에 작용해 에너지 균형의 회복을 돕는다. 파동의학의 커다란 가능성을 현대 의학의 의사가 이해할 수 없는 것은 차크라나 미세체 및 그 질병과의 관계에 대한 지식이 부족하기 때문이다.

차크라를 개방하고, 활성화하고, 정화하기 위한 가장 단순하고 강력한 방법 가운데 하나는 역시 명상이다. 명상은 많은 사람이 이완법으로 활용하고 있는 기법이지만, 사실은 그 이상의 것이다. 명상에는 심신의 이완뿐만 아니라 고차 자아의 에너지를 향해 마음을 여는 작용이 있다. 현실 자아가 갖는 일상의 자질구레한 일에 일희일비하는 불안정한 마음이 정화되고 고차 수준의 정보가 의식적으로 처리될 수 있다. 명상에는 여러 가지 방법이 있다. 어떤 방법을 택하든 어느 정도의 효과는 얻을 수 있지만, 다른 방법보다 훨씬 강력한 내면적 소통의 가속작용을 하는 명상이 있다.

고차원의 정보를 받아들이는 입력 경로는 우뇌에 있다. 그런데 인간의 뇌는 일상생활에서는 곧잘 좌뇌 위주로 사용되기 때문에 사람들은 논리적, 분석적, 언어적 사고를 하는 경향이 있다. 공립학교의 교과과정은 읽기, 쓰기, 셈하기 등 좌뇌의 기능을 강화하는 내용 중심으로 되어있다. 우리가 좌뇌의 의식을 사용해서 현실 세계를 관찰할 때, 주위의 사물은 언어적 의미가 있는 존재로 인식된다. 그러나 잠잘 때는 우뇌가 활발히 움직여 정보는 상징적인 의미가 있는 존재로 이해된다. 우뇌의 정보처리 과정에서는 사물이 문자 그대로의 의미보다는 그것이 상징하고 있는 것이 무엇인가 하는 점에 중점이 놓인다.

수면 중에는 의식의 스위치가 꺼져 우뇌 우위가 된다. 꿈은 상징적이고 다의적이지만, 그로부터 최적의 해석을 선택할 수 있다는 이점이 있다. 수면

중에 고차 자아는 육체 자아와 연락을 취하려고 한다. 그 목적은 통상 의식 수준에서 표면화되어 있는 감정적인 문제나 영적인 문제 해결에 도움이 되는 정보를 전하기 위해서이다. 고차 자아가 현실 자아에 직접 연결하는 데 실패했을 때, 그 정보는 꿈속에서 상징적 언어의 형태로 기록된다. 그 꿈의 의미를 해석할 수 있다면 상당히 중요한 의미를 알게 된다. 꿈에서는 일이나 인간관계 등 삶 전반에 관한 자기의 솔직한 생각이나 감정이 속속들이 드러난다. 꿈의 의미를 바르게 이해하게 되면 자신의 의식 밑에서 펼쳐지는 정신 활동을 파악할 수 있다. 앞서 이야기한 끊임없이 재생되는 부정적 메시지 테이프를 꿈을 통해서 수정할 수도 있다.

이러한 잠재의식 테이프의 어려운 점은 심층의 무의식 수준에서 정보를 주고받게 된다는 데 있다. 그곳은 일상의 각성된 의식이 출입할 수 있는 영역이 아니다. 잠재의식은 일상의 의식보다 하부에서 작용하고 있는데, 조금 원시적이며 여섯 살 정도의 논리 능력 수준밖에 안 된다. 무의식에는 우리가 깨어 있을 때 체험한 내용이 모두 기록되어 있고, 그때 인격이나 가치관, 자존심에 관한 특정 메시지가 선택적으로 강조되어 있다. 한편 고차 자아나 초의식은 일상 의식보다 높은 수준에서 작용하고 있다. 고차 자아는 일상 의식으로는 인지되지 않을 듯한 곤란한 상황을 파악할 수 있고, 우리의 수많은 문제에 대합 답을 갖고 있다. 고차 자아는 잠재의식 수준에서 부정적인 자기 이미지 테이프를 반복 재생해 자기의 진정한 가능성 발휘가 저해되고 있을 때도 냉정하게 깨어 있다. 고차 자아는 그곳에서 상징적 소통의 하나인 꿈을 통해 당사자의 의식적 자아와 연락을 취하려고 하지만 좀처럼 잘되지 않는다. 초의식은 설정을 잘못한 인생 프로그램이나 감정적 장애 덕분에 당사자가 매일 각종 문제나 질병으로 얼마나 고생하고 있는지를 꿈속에서 은유적 언어로 말하고 있다.

고차 자아의 내적 소통을 효율적으로 하기 위한 또 한 가지 방법은 명상이다. 명상은 의식적인 사고 프로그램을 갖는 마음을 재가동해서 생체 컴퓨터인 뇌가 고차의 파동에너지 정보를 받아들여 처리, 분석하기 쉬운 환경을 만든다. 명상을 계속하면 고차 자아에 대한 접근을 쉽게 할 뿐 아니라 온몸의 미세에너지 구조가 변한다. 특히 차크라는 서서히 활성화되고 정화되어 마지막으로는 뿌리 차크라의 쿤달리니 에너지도 척수의 미세에너지 경로를 따라 올라가 왕관 차크라에 도달할 수 있게 된다.

몸의 대부분 차크라는 발달 과정에서 자연스럽게 조금씩 열린다. 차크라의 개방도는 다른 사람과의 소통 능력, 아이디어들을 창조적이고 예술적으로 표현하는 능력, 자기와 타인을 사랑하는 능력, 인생의 고차원적 의미를 요구하는 절실함 등에 의해 바뀌어 간다. 감정적으로 상처를 받으면 차크라 어느 곳인가에 장애가 발생하고 인간적인 성장이 저해된다. 차크라가 막혀 있으면 척수를 따라 올라가 상위의 차크라로 향하는 창조적인 쿤달리니 에너지의 흐름이 방해를 받는다. 삶의 과정에서 받는 여러 가지 스트레스는 미세체의 특정 영역과 관련된 육체의 근골격계 영역에 새겨진다.

명상을 매일 계속하면 몇 년 뒤에는 쿤달리니 에너지의 상승이 시작되어 뿌리 차크라에서 왕관 차크라까지 순서를 따라 개발되기 시작한다. 차크라가 개발되어 감에 따라 줄곧 따라다니던 막연한 스트레스가 조금씩 해소된다. 차크라의 에너지 장애가 해소되는 것은 쿤달리니 에너지의 정화와 해방에 의한 것이지만, 각 차크라의 활동을 바르게 유지하기 위해 감정적인 과제나 영적인 과제를 달성해가는 것과도 관계된다. 명상을 습관화함으로써 에너지 장애의 원인을 쉽게 찾을 수 있고, 인생의 중요한 과제 습득에도 도움이 된다. 명상이라는 행위를 통해 고차 자아가 발산하고 있는 내적 지혜에 귀를 기울이게 되어 중요한 정보가 의식적 자아에 확실하게 전달되기 때문이다.

명상은 학습이나 소통과 관계된 미세에너지 경로의 형성에 도움을 주고, 고차 파동 구조에 축적된 지식을 육체적 자아의식에 이어준다. 다만, 효과는 명상의 방법에 따라 약간 차이가 있고, 그 차이에 따라 의식의 성장 정도도 얼마간 달라진다. 예컨대 다양한 목소리나 만트라를 반복하면 강력한 효과가 생긴다. 한마디로 만트라를 반복 염송함으로써 마음으로부터 사고(思考)가 제거되는 것이다. 잠시 좌뇌의 활동이 멈추고, 의식이 침잠한 상태에 이를 수 있다. 미세에너지 수준에서 보면 특정 만트라는 매우 특수한 음향 파동에너지를 갖는 신호로, 의식을 높은 영적 수준으로 끌어올리는 작용이 있다. 어떤 종류의 만트라는 소리 내어 읽음으로써 신경계에 미묘한 영향을 주는 것 같다. 이처럼 명상에 수반되는 뇌의 변화가 의식 구조의 진화를 초래해 고차 파동에너지의 입력을 처리할 수 있게 된다. 예컨대 초월명상(TM) 수련에서는 만트라를 수동적 명상 기법의 하나로 간주한다.

그런데 여기에서 명상 기법의 또 하나의 기둥인 능동적 명상에 대해서도 알아둘 필요가 있다.[4,5] 이 명상 체계에는 창조적 연상법과 시각화기법이 포함된다. 숙달된 명상가는 자주 자신의 고차 학습 학교에 참가하고 있다는 이미지를 떠올림으로써 '내적 교사'와 공동작업을 통해 실제로 아스트랄 수준의 학습을 진행할 수 있다. 또 한 가지 능동적 명상법은 여러 종류의 이완법을 이용함으로써 의식과 육체를 고요히 가라앉혀서 고차 자아에 직접 의식을 향하는 방법이다. 예컨대 자기 인생의 과거, 현재, 미래에 대해 고차 자아에게 질문하고 싶어 하는 명상가는 언어나 이미지, 또는 감각 형태로 찾아오는 정보에 조용히 의식을 기울인다. 또 다른 능동적 명상법으로 고차 자아와의 내적 대화를 통해 고차 학습에 전념하는 방법이 있다. 이 방법은 오라장[6] 및 차크라[7]의 정화작용이 있는 이미지 훈련법과 조합시킬 수 있다. 이 방법으로 육체와 미세체의 조정이 가능해진다.

수정 크리스털을 이용하는 능동적 명상법도 있다. 수정 크리스털은 의식 에너지의 증폭 장치이다. 명상하는 동안 양손에 크리스털을 쥐고, 제3의 눈 차크라에도 크리스털을 올려놓는다. 예컨대 미세에너지가 다양한 색깔의 광선이나 백색광의 형태로 자신의 몸에 들어오는 것을 연상하는 방법이 있다. 이렇게 몸에 받아들인 에너지는 몸의 파동 공명을 상승시켜 의식 주파수의 차원을 끌어올린다. 크리스털을 이용한 시각화기법은 명상과 조합해서 할 수도 있다. 흔히 명상가 자신이 작아져 크리스털 속으로 들어가는 이미지 등을 사용한다. 선택한 시각적 이미지에 따라서는 크리스털의 내적 구조를 갖는 '지식의 방' 이미지가 나타나기도 한다.[8] 이 독특한 지식의 방은 도서관 같은 공간이 있어서 현세나 과거 생의 정보를 보여줄 뿐만 아니라, 어떤 역사 관련 항목이든 검색할 수 있다. 도서관 이미지를 사용하면 상상력을 통해 고차의 인지 과정에 쉽게 접근할 수 있다. 시각화기법은 명상과 조합해서 사용함으로써 인간에 내재한 생체 컴퓨터의 재프로그래밍(바이오피드백이나 자율훈련법과 같은)뿐만 아니라 일상 의식이 접근하기 어려운 잠재의식 부분에 접근할 수 있다. 시각화와 이미지법은 사고에 감추어진 힘을 해방하는 열쇠를 쥐고 있다.

크리스털 도서관과 같은 시각적 이미지는 고차 의식이 이용할 수 있는 자원과 감추어진 잠재력을 해방할 수 있는 효과적인 수단이다. 상상력은 고차 수준의 실재 세계로 들어서는 입구이기도 하다. 또 상징적 이미지를 떠올리는 능력도 창조성과 통찰력의 내적 근원에 접속하는 열쇠를 쥐고 있다. 명상은 고차 자아와 고차 지식에 접속하는 방법으로, 명상을 통해 항상 내면으로 되돌아옴으로써 타인과의 관계나 자신의 본질이 분명하게 이해될 수 있다.

극복해야 할 장애를 알고 그 극복에 필요한 활성화를 위한 에너지에 대해 배우면 물질계에서의 생활이 몹시 즐거워진다. 목표를 달성하는 데 필요한 도구와 에너지가 이미 손안에 있다는 사실을 알고 있으면 좋을 것이다. 흔히 자신의 '보수유지 매뉴얼'을 갖지 않고 태어난 것은 인간의 불행이라고 하지만, 어떤 의미에서는 명상을 통해 보수유지 매뉴얼과 같은 가치의 정보에 접속할 수 있는 의식 상태에 들어갈 수 있다.

필요한 정보는 이미 고차 '기억은행'에 축적되어 있다. 그러나 문제는 자물쇠를 풀기 위한 특별한 암호를 입력하지 못하는 한 우리의 통상적인 자아가 마음의 생체 컴퓨터를 통해서 그 정보에 접속하는 것은 거의 불가능하다. 명상의 이점은 그 특별 암호를 의식의 메커니즘에 입력해서 잠재의식이나 초의식의 기억은행에 접속함으로써 자기의 감추어진 면을 상세하게 아는 데에 있다. 즉 상징적 이미지를 처리함으로써 우뇌의 문을 열어 고차의 각성 수준에 이를 수 있는 것이다. 이러한 방법으로 인생 도정에서 생기는 여러 장애나 스트레스 배후에 있는 원인을 깊이 이해할 수 있게 된다.

특히 스스로 만들었던 장애가 극복됨에 따라 내재된 창조적 에너지의 흐름을 차단하는 장애가 소멸하고 쿤달리니 에너지가 상승하기 쉬워진다. 사실 대부분 장애는 외부에 있기보다는 자신에 대한 잘못된 인식 때문이다. 진실을 가로막는 장애를 없애면 자기가 빛의, 사랑의, 창조주 에너지의 현현이라는 것을 실감하게 된다. 명상이라는 강력한 수단으로 고차의 진실을 자각하면 인생에서 고통이라고 생각했던 것도 물질계에 연출되고 있는 현상의 하나일 뿐이라는 사실을 이해하게 될 것이다.

명상, 윤회, 질병:
카르마에너지 저장고로서의 차크라

윤회의 굴레를 도는 동안 인간은 소위 지구라는 학교에 태어나서 인생의 더 높은 가치에 대해 배우고 동료를 돕고 봉사하는 일을 배워간다. 그 길을 걷는 동안 직면하는 대부분 장애는 자신의 사고방식이 원인이 되어 나타나는 것들이다. 현실에 대한 잘못된 인식을 반영하는 것으로, 우리 자신이 장애를 만들어내는 것이다. 인식의 오류에 의해 다른 사람들과 어울릴 수 없게 되고 신체적 질병까지 얻게 된다.

인식 오류의 종류에 따라서 특정 학습 과제를 담당하는 차크라와 공명하기 쉬운 장기 계통에 질병이 생긴다. 가장 습득하기 어려운 과제 가운데 하나로 사랑의 표현과 수용이 있다. 문제가 되는 것은 사랑의 존재에 대한 자각을 저해하는 인식 장애이다. 즉 자신을 사랑하고 있는 사람들에게 둘러싸여 있으면서도 세계에 대한 내적 공포를 주위 사람들에게 투사하고, 세계를 위협으로 느낀 나머지 사랑의 존재를 인지하지 못한다. 주위의 애정을 느끼거나 자기 자신을 사랑하는 과제를 습득할 수 없을 때, 심장 차크라의 에너지 블록은 심장, 흉선, 기관지나 폐의 장애로 나타날 가능성이 있다.

흥미로운 점은 과제를 습득할 수 없는 상태가 반드시 이번 생에 시작된 것이 아닐 수도 있다는 것이다. 현재의 신체적 질환이 과거 생에서 넘어온 것일지도 모른다. 무언가 이상한 공포증으로 고통받는 환자에게는 최면을 이용한 전생 퇴행요법이 효과적인 경우가 있는데, 심적 외상의 원인이 된 정서적 체험에서 벗어나게 할 수도 있다. 환자가 그 공포증을 전생부터 끌고 왔다는 사실을 상기시키자마자 즉시 증상은 사라져 버린다. 전생 관련 특정

신체적 질환으로 고통받는 경우는 다른 에너지장과도 관계되어 있을 가능성이 크다. 질병의 카르마적 발생 배후에 있는 메커니즘으로 차크라가 있다. 예컨대 심장 차크라에 관계된 중요한 과제를 아직 습득하지 못한 사람은 불균형의 에너지 경향성을 지닌 채 내세로 윤회하게 될지도 모른다.

에테르체, 아스트랄체를 포함한 미세에너지체는 발생 과정에서 육체에 앞서서 형성된다. 태아의 에테르체, 아스트랄체 내부에 성장하는 차크라는 영혼의 전생에서 물려받은 에너지의 영향을 받고 있다. 만약 태아의 차크라에 특정 장기의 발달을 유지하는 데 필요한 에너지가 부족하면 그 장기의 세포 구축이 미발달인 채로 끝난다. 이처럼 과거 생에 사랑의 표현능력이 부족했거나 철저한 부정적 태도(경직된 마음)로 살아와서 심장 차크라에 심각한 막힘이 있는 경우는 이번 생에 선천성 심장질환으로 나타나기도 한다.[9] 카르마에서 유래하는 질병은 유아기의 발달 이상이 많지만, 중년이 되어 증상이 발생하기도 한다. 충전된 전기처럼 차크라는 카르마 에너지를 축적하는 충전기이기도 하다. 전생에서 영혼의 성장에 관한 미세에너지를 흡수, 보존하는 성질을 갖고 있어서 습득하지 못한 영적 과제가 있다는 것을 본인이 깨닫도록 육체에 질병을 일으킨다고 생각할 수도 있다. 이 같은 질병은 현세에 있는 동안에 극복해야 할 문제나 장애로 본인의 자아에 제시된다. 그런 만큼 질병은 장애물임과 동시에 자기 변혁 또는 영적 전환의 기회가 될 수 있다. 이는 'dis-ease(편치 않음)'의 원인인 질병 배후에 있는 신비적인 의미를 당사자가 깨달을 수 있는지에 달렸다.[10]

질병이 전생과 관계가 있다는 등의 주장은 좀처럼 받아들이기 어렵다. 이를 이해하기 위해서는 우선 인간의 미세에너지 구조와 윤회전생의 현실성을 바르게 인식할 필요가 있다. 질병의 배후에 있는 참뜻을 이해하고 올바른 건강을 이루기 위해 공부해야 함을 깨닫는 데 명상은 강력한 도구가 될 수 있다. 명상은 서로 연결된 육체, 아스트랄체, 멘탈체, 그리고 더 높은 영적 자아들의 본질을 이해하는 열쇠를 쥐고 있다.

이 지구에 일시적으로 들러서 경험을 쌓아가는 영혼은 사랑, 봉사, 돌봄이라고 하는 이타적 행동을 통해서 자기의 보다 높은 영적 특성을 이해해 간다. 육체적 자아가 영혼의 발달을 위한 가장 기본적인 과제를 습득하는 데 어려움을 느낄 때 학습 경험을 위해 신체의 질환이 주어진다. 자아 안에 있는 표현에 대한 막힘의 종류에 따라 장애를 가져오는 차크라가 달라진다. 이때 차크라를 흐르는 미세에너지의 이상은 특정한 신체적 질환으로 변환된다. 질병에 걸릴 수밖에 없었던 육체적 자아는 명상을 통해 질병의 숨겨진 참뜻을 이해해 간다. 문제가 되었던 감정적, 영적 기능장애를 바로잡을 수 있게 되면 질병은 개선되거나 완치되기도 한다. 물론 카르마에는 다른 요소도 있어서 그렇게 단순한 도식으로 말할 수는 없지만, 기본적으로는 그렇게 생각해도 크게 틀리지 않을 것이다.

명상의 진정한 목적은 '깨달음(지혜)'을 얻는 데에 있다. 여기에 말하는 깨달음이란 '의식 구조에 대한 보다 우주적 또는 에너지적 시야로, 모든 생명과의 일체성을 실감하고 물질계의 배후에 있는 영적 활동을 이해하는 상태'라고 정의할 수 있다. 이 고차적인 지각을 얻게 되면 자기 인생의 의미를 타인이나 우주와의 연계 속에서 이해할 수 있게 된다. 우주적 시야란 그러한 것이다. 궁극적으로 인간은 명상을 통해 '창조주인 신'에 접근하고, 신에 대한 깊은 이해를 얻을 수 있게 된다.

깨달음에 이르는 과정은 주 차크라의 바른 정렬 및 기능과 밀접하게 연계된다. 우리는 모든 주 차크라가 개발되어 에테르체가 갖는 생명력이 충분하게 발휘될 때, 최적의 건강상태를 유지하고 고차 의식 수준으로 생활하기 시작한다. 자아가 보다 높은 영적 의미를 탐구하는 방향으로 향할 때, 기독교, 유대교, 힌두교, 불교 또는 다른 어떤 종교를 통한 것이든 일곱 주 차크라의 각성에 이르는 길이 된다. 명상은 단순히 이 알아차림의 과정을 증폭시킬 뿐이다. 명상은 차크라의 개방을 촉진하고, 차크라를 육체 및 미세체에 맞추어 정렬시키는 작용이 있다. 헌신이나 기도만으로는 얻을 수 없는 직접적이고도 빠른 방법이다.

명상과 깨달음의 생리학적 의미: 벤토프 모델과 신체-쿤달리니 증후군

여러 연구기관이 보고했듯이 명상에는 차크라의 미세에너지 활성화 이외에도 생리작용이 인정된다. 마하리시유럽연구대학(Maharishi European Research University)의 과학자들은 장기간 초월명상을 실천해 온 사람들은 명상 중 뇌파의 위상이 동조된다는 사실을 보고했다.[11] 즉 명상가의 좌뇌와 우뇌에서 만들어지는 전기적 활동은 보통 사람의 뇌파보다도 규칙적이고 조화롭다는 것이다.

뇌파는 현재 진행 중인 뇌 활동을 간접적으로 반영하고 있다. 집속된 뇌파가 의미하는 것은 집속된 레이저와 집속되지 않은 촛불을 비교하면 잘 알 수 있다. 광파가 레이저처럼 유도되어 진행할 때 그 에너지는 엄청난 강도로 증폭된다. 뇌파도 집속되면 될수록 정신에너지의 방향성이 강해지는 경향이 있다. 명상 이력이 긴 수행자는 좌뇌와 우뇌의 뛰어난 상호작용과 협동작업이 인지되는데, 이것이 사고의 유연성과 창조성을 향상시킨다.

요가와 같은 명상을 오랫동안 지속하면 자율신경계의 조정력이 높아지게 된다. 수많은 서양 과학자가 스와미 라마 같은 수행자의 특수한 능력을 연구해 왔다. 그리고 그들이 심박수, 피부 온도, 혈류 등을 선택적으로 조절하는 능력이 있음을 입증했다. 많은 연구를 통해 일부 요가적 명상 수행법이 천식 등의 질병에 치유 효과가 있음도 밝혀졌다. 프라나야마(요가의 특수한 호흡법) 및 요가 명상법을 실천하는 천식 환자는 발작 횟수가 감소하고 호흡곤란 정도가 가벼워져서 자신이 호흡을 조정할 수 있게 된다.

명상이 몸에 대해 '급성 효과'와 '지속 효과'를 갖는다는 사실이 과학자들에 의해 뒷받침되었다. 명상의 생리학적 연구에 새로운 통찰을 불러일으킨 과학자로 이차크 벤토프가 있다. 그는 오랫동안 초월명상 수행을 계속하면서 자신의 몸이 어떻게 변화하는지 연구했다. '발리스토카디오그래피(ballistocadiography)'라는 특별한 심박계로 깊은 명상 상태에서 뇌와 심장의 활동에 변화가 나타난다는 사실을 발견했다.[12] 그는 이 연구를 바탕으로 뇌와 심장의 특수한 연계를 통해 명상이 뇌와 몸의 활동에 장기적 영향을 주는 현상을 모형화하고, 이를 신체-쿤달리니(physio-kundalini) 모델이라고 이름 지었다.

벤토프는 육체의 생리 기구 일부에서 규칙적으로 진동하는 특수한 시스템을 발견했다. 명상 중에는 이 시스템의 활동이 심장이 보내는 혈액 박출로 유지되고 있다. 벤토프에 의하면 깊은 명상 상태에서는 발리스토카디오그래피에 의해 검출되는 몸의 규칙적인 상하 진동이 존재한다. 명상 중에는 온몸에 걸쳐서 그 느린 미세진동이 규칙적이 되고 강화된다. 명상 중에 호흡 주기가 변화하듯이 심장 박출 리듬도 변화한다.

심근이 수축할 때 대동맥(최대 동맥으로 혈액을 심장에서 말초조직으로 보내는 역할을 함)을 통해 맥파가 생긴다는 사실은 잘 알려져 있다. 맥파 선두가 대동맥 분기부(대동맥 하지로 향하는 좌우의 가느다란 동맥으로 나뉘는 부위)에 도달할 때는 반대 방향으로 향하는 반사파도 생긴다. 벤토프는 대동맥 분기부와 심장 사이에 존재하는 기묘한 피드백 경로를 발견했다. 그리고 깊은 명상 상태에서는 이 경로가 심장의 펌프 활동뿐만 아니라 호흡의 주기적 활동도 제어하고 있음을 알았다. 심장에서 보내진 혈액이 대동맥 분기부에 도달하면 심장에 신호가 보내지고, 심장은 반사파의 끝이 대동맥변에 도달하는 순간에 정확히 시간을 맞춰 다음번 수축을 시작한다. 이는 같은 장소에서 동시에 오가는 파의 끝이 존재한다는 사실을 의미한다. 대동맥 내를 하강하는 맥압의 위상과 반사파의 위상이 일치할 때는 정상파가 생긴다. 이 정상파의 활동은 대개 7헤르츠의 주파수와 일치된다. 순환기계에서 볼 수 있는 이 특수한 진동은 벤토프가 탁월한 명상가에게서 찾아낸 상하 운동과 같은 것이었다. 심장과 대동맥 사이의 진동계에 생기는 이 미세한 상하 운동은 명상을 통해 활성화되는 일련의 체내 진동자의 최초 운동으로, 이 최초 진동자가 진동하면 다른 진동자도 공명을 일으켜서 진동하기 시작한다.

몸의 미세한 상하 운동으로 뇌 자체도 두개골 내부에서 상하로 흔들린다. 몸의 상하 운동은 0.003~0.009mm 정도로 아주 미약하지만, 신경계의 변화를 이끌어내는 데는 충분하다. 머리의 상하 운동으로 뇌와 두개골 사이에 미약한 충격이 생긴다. 이 운동은 두개골이라는 폐쇄 공간 내에서 반향 음파, 그리고 어쩌면 전자파인 평면파를 만들어낸다. 두개골 내의 평면파는 뇌실이라는 액체로 충만한 뇌 내의 공동(空洞)에 집중된다. 제3뇌실이나 측뇌실에서는 평면파의 반사에 의한 소리의 정상파가 생긴다. 그러한 정상파의 기본 진동수는 뇌실의 형태와 길이의 함수이다. 흥미로운 것은 그 결과 생긴 진동이 주위의 뇌 조직에 전달되고 중이(中耳) 신경에 도달하여 곧잘 명상가에게 '내면의 소리'로 지각된다는 사실이다. 많은 명상가에게 들리는 내면의 소리의 주파수를 확인한 결과, 그것은 벤토프가 그의 진동자 모델에 바탕을 두고 예측한 주파수와 많이 닮았다.

이 일련의 진동자 루프에서 가장 중요한 것은 마지막으로 진동을 시작하는 진동자이다. 벤토프 모델의 진동자 루프 마지막에 있는 것은 대뇌피질이다. 대뇌 심부의 공동인 뇌실에서 생긴 정상파는 좌우 대뇌피질을 연결하고 있는 굵은 신경섬유 다발(즉 뇌량)을 상하로 진동시킨다. 뇌실에서 전달된 이 신경 활동은 대뇌 감각 영역에 수반된 루프를 따라간다.

뇌 내의 감각 영역은 몸의 각 부위에 대응한 기능 지도가 있다. 감각 영

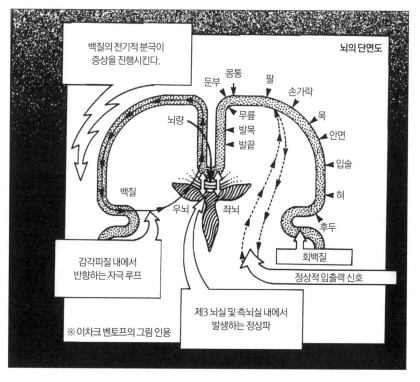

백질의 전기적 분극이 증상을 진행시킨다.

뇌의 단면도

둔부　몸통　팔　손가락

뇌량　무릎　목

　발목　안면

　발끝　입술

백질　혀

우뇌　좌뇌　후두

감각피질 내에서 반향하는 자극 루프

회백질

정상적 입출력 신호

※ 이차크 벤토프의 그림 인용

제3 뇌실 및 측뇌실 내에서 발생하는 정상파

〈그림 30〉 **신체 – 쿤달리니 증후군에 대한 감각 신경적 토대**

역에서는 예컨대 발가락 끝의 감각을 관장하는 회백질은 발목의 감각을 관장하는 회백질 바로 옆에 있다. 몸 구석구석까지 이처럼 배열되어 있다. 손가락, 머리, 안면, 혀 등 특정한 촉각 자극의 감각 처리에 관계된 부위는 회백질의 비교적 넓은 면적을 차지하고 있다. 어느 대뇌피질이든 몸의 반대쪽에서 오는 감각을 처리하고 있다. 즉 우뇌는 좌반신에서 오는 감각 입력을, 좌뇌는 우반신에서 오는 감각을 취급한다. 대뇌의 감각 영역을 직접 자극하는 방법은 초기 신경학자가 뇌의 기능 지도를 만들려고 사용했는데, 자극을 받으면 몸의 특정 부위를 실제로 건드린 듯이 느껴진다고 한다.

벤토프 모델은 심장에서 박출된 리듬에 의해 액체로 채워져 있는 뇌실에서 생기는 음파의 진동은 그 위에 있는 신경조직에 기계적이고 전기적인 자극을 일으킨다. 제3뇌실이나 측뇌실 바로 위에는 감각 영역의 하부나 두뇌 양반구를 연결하는 뇌량이 있다. 감각 영역의 하부에 존재하는 뇌량의 바로 위에는 발가락 끝에 대응하는 감각 영역이 존재한다. 음파에 의한 기계적 자극은 감각 영역 내에서 탈분극(신경 발화)을 일으킨다. 전기적 흥분은 감각 영역을 상행하여 발가락 끝에서 발목, 무릎, 엉덩이, 몸통 그리고 머리로 전해진다. 마지막에는 일주를 마치고 뇌량 상의 출발점으로 되돌아온다.

벤토프는 수행을 많이 쌓은 뛰어난 명상가에게는 명상을 통해 뇌의 감각 영역에 대한 주기적인 전기자극이 일어난다는 가설을 세웠다. 그리고 전파가 회백질 내를 진행함에 따라 자극이 되는 전류 방향을 따라서 회백질이 분극된다고 가정했다. 뇌 조직의 분극은 발가락 끝에서 시작해 정수리로 끝나는 순서로 신체 부위에 여러 가지 감각을 일으킨다. 명상 과정은 좌뇌보다 우뇌에 더 영향을 주는 것 같고, 이러한 감각은 대개 좌반신에서 시작하는 경우가 많다.

사실 벤토프 모델은 많은 명상가가 자각하는 좌반신에서 점진적으로 일어나는 특유의 증상을 설명하기 위해 고안된 것이었다. 의사인 리 사넬라 (Lee Sanella)는 명상 경력이 많은 명상가를 중심으로 왼발부터 시작해서 위쪽으로 진행하는 신경 증상을 호소하는 다수의 환자를 조사했다. 많은 환자가 발끝에서 시작해 하퇴를 거쳐 뒷목에 이르는 날카로운 통증이나 이상 감각을 호소했다. 또 귓전을 울리는 소리, 기적 같은 고음이 머릿속에서 들려온다고 보고하는 사람도 많았다. 그 뒤 그들은 눈부시게 환한 빛이 쏟아져 들어오는 듯한 감각, 그리고 뭐라 할 수 없는 더없는 행복감을 느꼈다고 한다. 사넬라는 이러한 증상의 진행을 '신체-쿤달리니 증후군' 또는 '신체-쿤달리니 복합체'라고 이름 지었다. 오랜 명상 체험자나 자연발생적인 쿤달리니 각성 체험에 의한 강력한 사이킥 체험자들도 같은 증상을 호소했다. 사넬라는 명상가들이 체험하는 이러한 부작용은 해방된 쿤달리니 에너지와 관계가 있는 것이 아닐까 생각했다. 벤토프는 명상 중에 뇌가 받는 영향이라는 관점에서 이해하기 힘든 이 증상 복합체를 일원적으로 이해하려고 했던 것이다.

벤토프의 심장-뇌 공명 모델은 발의 통증이 쿤달리니 에너지의 부산물이라는 이유를 설명하기 위해 이용되었다. 증상의 진행은 뿌리 차크라에서의 쿤달리니 에너지의 해방과 관계가 있는데, 실제로는 쿤달리니 에너지는 척수를 통과해 왕관 차크라까지 도달한다. 그 도중에 불순물이나 차크라 막힘의 원인이 되는 것이 방출되고 타버린다. 개중에는 쿤달리니를 가는 필라멘트를 흐르는 전류에 비유하는 사람도 있다. 쿤달리니 에너지 흐름은 저항이 높은 곳에 다가가면 전구에서 보듯이 빛이나 열 감각을 만든다. 왕관 차크라로 향해 흐르는 에너지에서 차크라 막힘은 정화해야 할 저항 부위가 되는 것이다.

벤토프는 미세에너지 수준의 움직임에 더하여, 매일 하는 명상 수행에서 쿤달리니 에너지가 활성화되면 중추신경계에서 부가적인 변화가 일어난다는 가설을 세웠다. 그러한 변화는 뇌실 내의 진동파에 의해 일어나게 되는 대뇌피질의 분극화와 관계가 있다. 명상은 공명을 통해서 조율된 진동자계를 활성화하고, 그 계는 심장의 박출에 수반하는 진동에너지의 음향적 영향으로 강화된다. 명상가가 아주 깊은 명상 상태에 이르면 호흡수는 낮아지고 호흡 자체도 얕아진다. 그리고 심장의 활동은 뇌의 활동에 동조하기 시작해 뇌와 공명적 연계가 만들어진다. 진동을 계속하는 뇌 내 전류 회로는 감각 영역을 형성하는 회백질이 순환적 자극의 루프 안에서 완전히 분극화되었을 때 완성된다.

감정적 스트레스가 오랫동안 지속되어 특정 차크라나 신체 각 부위에 쌓이게 되면 뇌 조직 자체에도 그에 반응하는 에너지 장애가 생길 가능성이 있다.[13] 진동으로 유발된 흐름이 앞의 공진회로를 이동함에 따라서 분극된다. 그 느린 흐름이 감각 영역의 조직 속 저항이 강한 곳에 도달하면, 신호는 그곳을 통과해서 다음 영역에 도달할 때까지 몇 번이고 그 부위를 자극한다. 이 과정은 뇌 내의 고리 모양 회로가 오래된 스트레스가 있는 곳이나 에너지 흐름의 막힘을 제거할 때까지 계속된다. 느린 흐름이 스트레스나 막힘이 있는 어떤 곳에 이르면 그것에 동반되어 몸의 관련 부위에 통증이 느껴진다. 그 통증은 대뇌피질 수준에서 발생하지만, 본인에게는 몸의 어떤 부위에 생긴 통증처럼 느껴진다.

유도전류에 최초로 마주친 대뇌피질 영역은 발과 발가락 끝에 대응하는 부위이기 때문에 이 영역에 장애가 있는 명상가는 발에 이상한 감각을 경험한다. 사넬라와 벤토프는 신체-쿤달리니 증후군을 일으킨 명상가 대부분이 맨 처음 발의 증상, 특히 왼쪽 엄지발가락의 통증을 호소한다는 사실을 알아차렸다. 반복되는 자극 전류가 감각 영역 가운데 발에 관한 영역에 있는 스트레스를 해방하는 것으로, 그 위 수준에 있는 저항도 해방되어 간다. 이

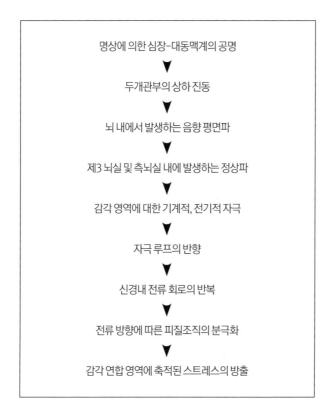

명상에 의한 심장-대동맥계의 공명

▼

두개관부의 상하 진동

▼

뇌 내에서 발생하는 음향 평면파

▼

제3 뇌실 및 측뇌실 내에 발생하는 정상파

▼

감각 영역에 대한 기계적, 전기적 자극

▼

자극 루프의 반향

▼

신경내 전류 회로의 반복

▼

전류 방향에 따른 피질조직의 분극화

▼

감각 연합 영역에 축적된 스트레스의 방출

〈그림 31〉 **신경자극 루프의 형성**

현상으로 통증이 발가락 끝에서 시작해 장딴지에 이르고 척수로 이동해 가는 이유를 설명할 수 있다.

　대뇌의 운동피질은 수의운동을 조절하고 있는 부위인데, 그곳은 감각 영역에 인접한 가늘고 긴 영역이다. 이들 영역을 합쳐서 체성감각 운동영역이라고 부르기도 한다. 분명히 신체-쿤달리니 증후군을 호소하는 환자 대부분은 근육 경련이나 머리나 목 근육의 불수의근 운동을 경험한다. 이 현상은 공진하는 자극의 회로 루프에 수반한 감각 영역 가까이에 생긴 전류에 의한 교차 자극으로 설명할 수 있을 것이다.

감각 영역에 축적되었던 스트레스가 해방되면 전류는 차례로 뇌 내에 완전한 자극 루프를 형성하기 시작한다. 지속적인 명상 수행은 오랜 시간에 걸쳐 이 루프의 완성을 돕는다. 한번 루프가 형성되어 반복 자극을 받을 수 있게 되면 전류의 강도가 높아진다. 전류가 흐르는 경로에 가장 접근한 뇌조직은 대뇌변연계로, 그곳에는 쾌감 중추도 있다. 그 영역들은 뇌의 비교적 심부에 존재하고 있는데, 인공적으로 자극하면 최고의 쾌감이 유발된다. 벤토프는 감각 영역을 통한 전류 루프가 형성되어 그 회로로부터 모든 스트레스가 해방될 때, 이 루프 형태의 회로를 흐르는 에너지는 틀림없이 그 부근에 있는 쾌감 중추도 자극한다고 추측하였다. 그는 명상가가 매일 정진을 거듭한 결과 쾌감이나 무한한 행복감을 경험하는 것은 그 때문일 것이라고 추측했다.

명상으로 유발되어 대뇌피질과 변연계에 만들어지는 공진회로에는 '발화(킨들링)' 현상이 관계되어 있다. 발화란 감정이나 공간 기억의 중추인 대뇌변연계에 대해서 반복적으로 생기는 미약한 전기자극의 영향을 표현한 것이다. 이름대로 발화는 불을 일으키기 위한 불쏘시개처럼 작용한다. 이 경우불이라는 것은 변연계가 특수한 경로에 있는, 즉시 반응하는 신경세포의 흥분을 가리킨다. 발화는 본래 간질 발작의 모델을 작성하는 데 사용하던 개념으로, 실험적으로 관찰된 현상이었지만 나중에 생화학적 연구 결과로 부정되었다. 과학자는 타우린이라는 아미노산이 간질 발작을 억제한다는 사실을 발견했다. 그러나 이것도 나중에 발화로 일어나는 신경학적 현상 그 자체에는 영향을 미치지 않는다는 사실이 판명되었다. 발화는 간질 모델로서의 자리는 잃었지만, 쿤달리니 현상과 어떤 관계가 있을 수 있다고 생각한 과학자가 있었다.[14]

변연계의 특정 영역을 반복해서 자극하면 변연계에 있는 특수한 신경로를 따라 신경세포의 전기적 흥분이 일어난다. 그 뒤의 변화를 추적하자 그 전기적 흥분으로 가까운 신경조직의 발화가 일어남을 알았다. 또 발화에는 그 경로를 따라 존재하는 신경세포의 탈분극(흥분)의 역치를 저하하는 작용이 있다. 그 결과 아주 작은 자극으로도 '간질'파를 일으킬 수 있다. 간질 작용은 전기적으로 불안정한 신경세포의 발화 즉 에너지 방전이 원인이 되어 일어나는데, 이 방전은 산불처럼 일시에 퍼져 전기적 흥분의 거친 폭풍이 광범위하게 불게 된다. 그러나 발화의 경우에는 특정 신경 세포군에 자극된 뒤 똑같은 전기적인 폭풍이 주위에 영향을 주지 않고 변연계 내의 일정한 경로를 따라 일정하게 이동해 간다고 여겨진다.

발화는 변연계 내부에서만 발생하고 대뇌피질이나 시상, 뇌간부에서는 보이지 않는 것 같다. 쿤달리니 효과의 뿌리에는 변연계가 공명 자극을 받는 현상이 관계되어 있다고 말하는 연구자도 있다. 명상 중 뇌에 관한 벤토프의 모델에 따르면, 감각 영역을 통해 루프 모양의 자극 회로가 형성되었을 때 발화는 이미 작동하고 있다. 그리하여 감각 영역을 포함하는 회로가 공진 패턴을 일으키기 시작하면 루프는 더욱 확대되어 편도체 복합체와 같은 측두엽 내의 변연계 구조물로 말려 들어간다는 사실을 고려할 수 있다.

감각 영역 자극 루프 가까이에 있는 편도체 등의 쾌감 중추를 담당하는 장인 변연계 조직을 반복해서 자극하면, 변연계 내의 특수한 경로가 부활하기도 한다. 즉 편도체 등의 변연계 조직에 대한 반복 자극으로 발화 효과가 생긴다. 그 효과로 조직 흥분의 역치가 떨어져 더 활발해진다. 이처럼 감각 영역을 통하는 루프가 형성되면 명상 수련을 쌓아갈수록 변연계를 통과하는 에너지 경로와 쾌감 중추는 쉽게 흥분하게 된다. 이상을 정리하면 명상을 통한 심장-뇌 공명효과에 의한 변연계의 발화 현상은 뇌라는 하드웨어에 새로운 배선을 깔아주는 것이라고 할 수 있다.

발화 효과는 변연계 쾌감 중추에 대한 자극에 이어서 좌우 양측 대뇌를 활성화하는 방전패턴을 형성한다. 예컨대 한쪽 편도체를 자극하면 신경의 방전은 반대쪽에도 미쳐 상대편의 편도체도 활성화된다. 거기에서 방전 패턴은 순서대로 이동해서 해마에 도달한다. 이것은 공간적으로 기억에 깊게 관련된 변연계의 구조물이다. 나아가서 그곳에서 시각 정보의 처리장인 후두엽으로 이동하고, 마지막에는 결단이나 미래의 예상 등과 관계된 전두엽에 이른다.

이처럼 감각 영역 루프로부터의 자극에 의한 특수한 회로로 변연계가 활성화되면 마지막으로 후두엽이 부활해 비일상적인 시각적 체험이 일어나기도 한다. 신체-쿤달리니 증후군을 극복하고 명상을 계속한 수행자는 눈이 부신 빛을 보는 듯한 시각적 체험을 하는데, '지고체험(至高體驗)'이라고 부르기도 한다.

벤토프 모델에 따르면 감각 영역에서 유발되어 생기는 이 에너지 회로는 신경계 내에 축적된 스트레스를 명상과 쿤달리니 에너지에 의해 방출하기 위한 생리학적 구조라고 할 수 있다. 앞에서 언급했듯이 명상이라는 행위는 분석적이고 이론적인 좌뇌보다 직관적이고 상징적으로 인식하는 우뇌와 관련이 있다. 이에 대응해서 공진 루프에서의 변화는 좌뇌보다 우뇌에서 일찍 일어난다. 우뇌가 지배하는 것은 좌반신이기 때문에 대부분 명상가가 신체-쿤달리니 증후군으로부터 오는 통증이나 이상 감각을 좌반신에서 먼저 느끼는 이유가 될 것이다. 다만 통증이나 이상 감각이 모든 명상가에게 나타나지는 않는다. 어쩌면 증상이 나타나는 것은 체내 및 신경계 내에 커다란 스트레스가 축적된 경우일 것이다. 몸속 및 신경계 내에 실제로 사소한 스트레스도 존재하지 않는 사람에게는 신체-쿤달리니 증후군에 의한 몸의 이상 감각은 거의 없고, 명상으로 활성화된 스트레스의 해방 과정에 몸이 크게 영향받지 않는다.

벤토프는 신체-쿤달리니 현상이 자연적으로 발생한다고도 했다. 부분적으로는 자연스런 명상 과정에 의해 뇌를 자극하는 4~7헤르츠 주파수의 음성적, 기계적, 전자기적 자극을 지속해서 받기 때문으로 생각되기도 한다. 이 같은 환경에서 오는 진동에너지의 발생원은 전기제품이나 낡은 자동차 서스펜션, 심지어는 에어컨 같은 것이다. 이 같은 진동에너지에 의한 자극이 축적되기 때문에 특히 민감한 신경계를 지닌 사람은 신체-쿤달리니 증후군이 자연적으로 발생할 수 있다. 이는 환경 에너지에 의한 자극이 아니라도 발생할 수 있다고 생각된다. 쿤달리니 에너지가 상승해서 차크라가 미숙한 채 열려 활성화되어 일반적으로는 오랜 명상 체험 뒤에 일어나는 상행성 에너지 입력을 신경계가 통합하지 못할 때 생긴다. 벤토프에 의하면 자연발생적으로 쿤달리니가 활성화되는 유형의 사람은 명상가보다 강한 증상이 오래 계속되는 경향이 있다고 한다.

쿤달리니는 명상 수련 과정에 생기는 현상으로, 그때까지 육체나 미세체에 축적되어 온 스트레스 방출에 작용한다. 또 쿤달리니는 인간이 고차 수준에서 오는 파동에너지의 입력에 동조해서 창조적 표현을 하는 경로를 넓히기 위한 수단이 되기도 한다. 한번 대뇌피질 내의 고리가 완성되면 스트레스 해소뿐만 아니라 그 이후의 뇌와 몸의 스트레스 처리도 쉬워진다. 신경계의 이 변용 과정을 통해 쿤달리니는 신속하게 심신의 스트레스를 제거하고 나아가 새로운 스트레스 축적도 예방한다. 오랫동안 축적된 스트레스가 제거됨에 따라서 뇌 내에 새로운 신경로가 형성된다. 달리 말하자면 뇌가 재조직화되어 에너지와 정보를 처리하는 새로운 방법을 만들어낸다고 할 수 있다. 이 새로운 회로는 미지의 능력이나 가능성을 개화시킬 수 있는 준비일지도 모른다.

변연계는 감각 영역의 고리에서 유입된 자극에 영향을 받지만, 자율신경계의 활동에도 깊게 연결되어 있다. 벤토프는 명상이나 신체-쿤달리니 반응으로 형성된 새로운 신경의 결합으로 뇌척수와 자율신경계의 결합이 견고해지고 의식적으로 조정하기 쉬운 상태가 된다고 생각한다. 호흡이나 심장박동 등은 무의식적인 자율신경 기능이지만, 잠재적으로는 이들도 대뇌피질과 의식적 사고에 의해 조절될 가능성이 감추어져 있다. 요가 수행자가 심장박동이나 혈류를 의지에 따라서 조절할 수 있다는 것은 서양 과학자가 증명하고 있다.

쿤달리니 과정으로 방출되는 에너지는 뇌와 몸의 스트레스 해방과 동시에 척수 내를 상승하면서 차크라를 활성화시킨다. 벤토프는 쿤달리니 에너지의 경로를 발가락 끝에서 하퇴를 지나 척추로 올라가고, 목 그리고 얼굴을 지나 몸 앞쪽으로 하강한다고도 묘사한다. 척추를 상승할 때에는 에너지에 의해 차크라의 깊은 부위가 자극되는데, 이 부위는 척수를 따라 분포된 신경총과 관련이 있다. 에너지가 머리를 지난 뒤 흉부 및 복부 전면을 하강할 때에는 차크라의 앞부분이 자극된다. 이 부위가 자극되면 차크라에 대응하는 신체 전면 부위에 쑤시는 듯한 통증을 느끼는 경우가 있다. 쿤달리니 에너지가 통과되는 경로는 뇌 내 감각 운동영역 내의 고리를 분극 전류가 흘러가는 경로를 반영하는데, 어느 쪽이든 명상 과정에 의해 활성화된다.

흥미롭게도 벤토프가 보고한 에너지 경로는 고대 인도의 요가 문헌에 기록되어 있는 고전적 쿤달리니 경로와는 다르다. 그러나 도교의 행법에 관한 문헌[15]에 기록되어 있는 소주천이라는 침구-경락 에너지의 경로와 유사하다. 투시 능력자의 관찰 결과에 더해 고성능 미세에너지 측정장치를 사용할 수 있게 되면 명상의 실천이나 쿤달리니 에너지의 활성화에 의한 생리학적, 파동의학적 변화에 대한 새로운 지식을 얻을 수 있을 것이다. 미래의 연구는 아마 벤토프의 모델을 검출 가능한 뇌 내 변화라는 형태로 증명하게 될 것이다.

그러나 기억해 둘 것은 명상을 통해 다차원적 구조를 갖는 인간에게 육체 수준만이 아니라 파동에너지 수준에서도 많은 변화가 일어난다는 점이다. 벤토프 모델이 주장하고 있는 것은 뇌 기능의 '물질적' 측면에서 신경계에 내재한 스트레스 방출기구에 의해 어떤 현상이 일어나는지를 설명하는데 지나지 않는다. 그러나 이 모델은 깊은 명상을 통해 공명현상이 생길 때 보이는 심장과 뇌라는 두 장기의 독특한 에너지적 관계의 특이한 견해를 보여준다.

명상은 뇌 내 회로를 변화시키고 심장과 폐 활동의 동기 현상, 차크라의 활성화 등을 초래하는데, 여기에 덧붙여 인간의 의식 진화에도 큰 영향을 준다. 명상을 통해 우리의 일상 의식에서 분리되었던 많은 비밀이 다시 밝혀지게 될 것이다. 그중에는 각자의 인생에서 선택된 특정한 과제에 대한 해답도 포함해 있다. 육체적 자아가 대처해야 할 과제의 내용이나 그 이해에 대한 장애를 밝혀감에 따라 우리는 아스트랄 수준, 멘탈 수준, 영적인 수준의 존재에 작용할 수 있는 보다 좋은 방법을 몸에 익히게 된다. 지각의 막힘이 해소되고 기능장애가 있는 행동이 변화되면, 고차 수준에서 발생한 병적 상태부터 치유되고 차례로 축소될 것이다. 우리가 차크라의 기능이나 인간의 의식 발달 및 자기표현과의 관계에 대해 눈을 돌리게 되면 차례차례 새로운 식견이 얻어지고 미래의 치유사·의사들의 질병관이나 치료관도 변해갈 것이다.

| KEY POINT TO REMEMBER |

요점 정리

1 주 차크라는 특수한 에너지 변환장치로 미세에너지를 거두어들 여 몸의 주요한 내분비계, 신경 센터, 기타 기관들에 배분한다.

2 각 차크라의 기능은 의식이 갖는 여러 가지 측면 특히 감정과 관 계된다. 감정은 이 에너지 중추들을 통과하는 에너지의 흐름에 영향을 준다. 감정적 문제를 포함해서 아스트랄체에 기능장애가 생기 면 특정 차크라와 그곳을 통과하는 미세에너지의 흐름이 변화한다.

3 7개의 주 차크라 모두가 특정한 감정적, 영적 문제의 영향으로 바르게 기능하지 않을 염려가 있다. 해결 안 된 감정적 문제를 풀지 못한 채 지내면 차크라의 기능장애가 발생한다. 이 같은 차크라 기능장애가 있으면 그 차크라와 연계된 몸의 장기나 내분비 기관에 양 육 미세에너지가 공급되지 않게 된다. 차크라의 막힘이 만성화되면 세 포의 균형 장애에 이어서 질환이 나타난다.

4 여러 차크라를 통해 변형된 미세에너지가 흐르는 것은 만성적 스트레스가 몸에 부정적인 영향을 미치는 한 가지 기제이다.

5 어쩌면 최대의 차크라 기능장애는 심장 차크라의 장애일 것이다. 이 차크라는 자기와 타자에 대한 사랑을 담당하는 부위이기 때문이다. 심장 차크라는 심장 및 혈액순환, 폐, 흉선 등의 몸 장기에 양육 미세에너지를 공급한다. 심장 차크라의 만성화된 기능장애는 심장병, 뇌졸중, 폐 질환 또는 여러 가지 면역 이상을 일으켜서 몸이 세균이나 바이러스, 암세포에 대해 무방비 상태가 되게 한다.

6 차크라는 태아의 발달 중인 장기에도 에너지를 보내고 있어서 과거 생에서 갖고 온 중대한 감정적 장애가 있으면 카르마에서 유래하는 선천성 장애가 발생하게 된다. 이처럼 카르마에서 유래한 질환은 유소년기에 발병하거나 지연 효과에 의해 인생 중반기에 발병한다.

7 명상은 차크라를 개방하고 활성화하고 정화하기 위한 중요한 방법이다. 특히 적극적 시각화기법과 병행하면 효과적이다.

8 뿌리 차크라(미골 차크라)는 선천적으로 내재된 강력한 쿤달리니 에너지가 저장된 곳이다. 쿤달리니 에너지는 몸속 모든 차크라를 활성화하고 정렬시키는 작용을 한다. 그리하여 차크라의 개방과 함께 영적 각성을 불러온다. 쿤달리니 에너지는 매일매일의 명상 결과로 자연스럽게 해방된다.

9 이자크 벤토프나 의사인 리 사넬라는 스트레스에 동반하는 일련의 신체적 문제와, 그것이 쿤달리니 상승에 의한 자연발생적 차크라 개방에 가져다주는 효과를 연구해 왔다. 그들은 이 신체 수준의 장애를 신체-쿤달리니 증후군이라고 이름 지었다. 이 증상은 명상을 지속적으로 실천하는 사람에게 가장 빈번히 나타나지만 자연발생적으로 나타나기도 한다.

10 벤토프는 명상 중에 활동을 시작하는 일련의 진동자를 체내에서 발견했다. 심장과 대동맥 사이에 있는 피드백 시스템을 통해 명상 중인 몸의 미약한 진동은 뇌 내의 특정 경로에서 전기적-음향적 자극을 일으킨다.

11 벤토프의 모델에 의하면 오랜 명상 수행을 통해 감각 운동 영역에 전기적 고리가 형성되어 마침내 뇌 내에 축적된 과거의 스트레스가 해방되기 시작한다. 신체-쿤달리니 증후군을 겪는 명상가가 자각하는 여러 가지의 증상은 축적된 스트레스가 뇌에서 방출될 때 발생하는 것인지도 모른다.

12 여러 해에 걸친 명상은 뇌 내에 새로운 신경 회로를 형성해서 새로운 스트레스 축적을 예방한다. 그리하여 실제로 뇌 내의 쾌감 중추를 자극한다. 이처럼 명상이나 쿤달리니 상승 과정은 벤 토프의 말대로 인간이 태생적으로 갖는 스트레스 발산기구라고 생각할 수 있다.

CHAPTER
11

| VIBRATIONAL MEDICINE |

통합치유와 인식의 대전환

새로운 시대의
의학

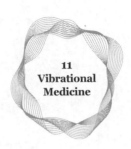

11
Vibrational
Medicine

우리는 인류사가 시작된 이래 특별한 시점에 서게 되었다. 인간은 말 그대로 새로운 시대의 서막을 올리려고 한다. 지난 30~40년간 수집한 지식과 정보의 양은 비약적으로 늘었으며, 이는 인류가 그전까지 축적했던 정보량을 능가한다. 새로운 정보체계의 출현이나 서적의 보급으로 역사를 통해 축적해 온 풍부한 지식은 전 인류의 공유재산이 되었다. 컴퓨터 등의 기기에 의해 정보의 기억, 송신이 가능해졌을 뿐만 아니라, 과거 자료를 통합해 그 존재가 알려져 있기는 하지만 아직 완전히 이해하지 못한 현상을 다른 차원에서 이해할 수 있는 데까지 과학이 발달했다.

이러한 컴퓨터 기술은 우리를 새로운 탐구 영역으로 이끌어 말 그대로 '불가시(不可視)' 영역에도 발을 들여놓을 수 있게 되었다. 새로운 관점은 인간의 심신에서 가장 깊은 곳을 이해하는 데 바로 응용되어야 할 것이다. 의사들은 전자현미경이나 CT 스캔, MRI 스캐너 같은 영상진단장치의 발달로 인간의 해부학적 구조나 생리학적 지식의 세부 사항을 얻을 수 있는 새로운 도구를 얻게 되었다. 그리고 더 중요한 사실은 그 영상진단장치가 뇌 기능에 관한 새로운 정보를 제공해줄 수 있게 되었다는 점이다. 뇌는 인간 '의식'의 자리이다. 역사가 시작된 이래 처음으로 뇌의 내부 활동에 다가갈 수 있는 시대가 찾아왔다. 또 의식의 발현에 뇌의 신경학적 구조가 어떻게 깊이 관여하고 있는지에 대한 이해도 늘어나고 있다.

여러 영역의 과학자들이 화학, 물리학, 생리학에 걸친 새로운 연관성을 찾아내기 시작했다. 노벨상 수상자인 일리야 프리고진 같은 선구자들은 많은 미지의 시스템이 따르고 있는 수학적 법칙을 찾아냈다. 프리고진의 '산일 구조론'을 과학의 여러 분야에 응용하면 화학반응과 같은 단순한 현상과 뇌같이 복잡한 신경세포 구조의 공통점이 부각된다.[1] 또 칼 프리브람(Karl Pribram) 같은 신경과학자들도 레이저 물리학이나 홀로그램의 발견에 기초해서 뇌의 정보 보존법에 대한 새로운 이해의 길을 제시하였다.[2] 물질의 미세구조를 찾는 고에너지 소립자 물리학의 진보로 자연계와 물질계의 근저를 이루는 통일성에 대한 이해도 진척되었다. 인간이 육체를 매개로 비로소 그 기능을 실현하는 존재인 한, 물질이 동결된 에너지의 한 형태라는 소립자 물리학의 발견은 과학자가 인간의 미세에너지 구조를 이해하는 데 크게 참고가 된다.

급격히 불어난 방대한 과학적 자료 앞에 현대의 사상가가 변모하고 있듯이, 현대 과학자 역시 '지각이 있는 존재'로서의 인간의 근본적 의미와 '우주에서의 자리매김'에 대한 인식을 크게 바꾸어 나가고 있다. 기존의 뉴턴역학(고전역학)에 바탕을 두는 기계론적 환원주의와는 전혀 다른 혁신적인 발상이 많이 나오고 있다. 양자역학이나 홀로그램의 연구자도 이 같은 새로운 과학의 선구자라고 할 수 있다. 이들은 인간과 환경 사이에서 성립하는 복잡한 에너지 상호작용의 연구를 진척시키고 있다. 근래 발표되었던 인기 많았던 책들이 말하듯이 우리 현대인은 뉴턴 실용주의에 뿌리박은 기계론에서 탈피해서 전체론적이고 상호 관련된 아인슈타인 우주관으로 향하는 거대한 인식 전환의 한복판에 서 있다.

우리를 둘러싼 자연계에 대한 새로운 관점이 진화함에 따라, 복잡한 에너지 모델의 관점에서 인간의 기능을 이해하기 시작했다. 그러면서 우리와 우주를 잇는 통일적인 구조가 있다는 사실에 주목하는 과학자가 많이 나타났다. 고대 중국이나 인도의 사상가들이 남긴 우주와 인간의 미세에너지적 관계론과 거의 같은 내용이다.[3] 고대 동양의 사상가는 명상과 우주의 내적 탐구를 통해 진리에 다가갔던 반면, 현대 과학자는 기계적, 전기적, 경험적 방법을 통해 결론에 도달했다는 차이가 있을 뿐이다. 명상을 통해 내적 탐구를 진척시키든 과학적 측정장치를 이용해 외계를 탐색하든 궁극적으로 얻은 결론은 놀라울 정도로 일치했다.

제1장에서 언급한 우주의 홀로그램 모델은 모든 물체 간에 작용하는 눈에 보이지 않는 에너지적 결합을 이해하는 데 새로운 기초가 된다. 고대 동양의 선인들은 항상 인간과 환경의 통합적 관계를 직관적으로 느껴 받아들일 수 있었다. 그러나 현대인들은 내적 지각에 대한 이론적 기초가 만들어지는 초기 단계이다. 아인슈타인 관점에서 보면 물질은 에너지 입자인데, 이는 인간 모두 소립자라는 부품으로 구성되어 있음을 말한다. 소우주의 관점에서 보면 우리는 똑같은 우주 에너지 입자로 구성되어 있고, 그 입자가 복잡하게 배치되어 하나하나가 개별화된 존재를 이룬다. 과학자든 종교가든 이 우주를 다양한 형태를 취하면서 계속 진화하고 있는 에너지로 간주하게 되면서 둘은 점차 공통의 토대를 발견하고 있다.[4] 어떤 의미에서 우리는 종교와 과학이 다시 융합하는 현장을 볼 수 있게 되었다고도 할 수 있다. 둘 다 우주에 대해 다시 통일된 견해를 갖기 시작했기 때문이다.

모든 생명, 모든 무기물은 이 물질 우주에 존재하는 공통된 재료로 만들어졌다. 천체물리학자의 추정에 의하면 지구 생물의 바탕이 된 물질은 태양과 아주 닮은 제2세대 또는 제3세대 행성에서 태어난 것이 아닐까 생각한다. 지구에서 보는 대량 원소의 기원은 분자 진화를 계속하는 물질 더미였다. 태양의 수소 융합으로 헬륨이 만들어지고, 헬륨의 삼중 알파 반응으로 탄소가 만들어진다. 이렇게 원소의 연쇄반응이 진행되어 행성 진화에 필요한 요소가 갖추어져 생명이 탄생한다. 그러나 이 원소들의 원천은 모두 같은 '별의 재료'이다. 우리 모두 같은 재료로 이루어져 있다. 그 재료가 우주의 '먼지'에서 온 것이든 개량된 초기 수소든, 심지어 아스트랄질이든 그 기본적인 성질이 입자로 동결된 에너지라는 데는 차이가 없다. 모든 물질은 에너지 또는 빛이 다양한 형태를 취한 것이다.

이 같은 우주의 과정을 성립시키기 위해 불가결한 최후의 재료, 그것은 행성과 생명체의 진화 과정 전체에 영향을 미치고 있는 '의식'이다. 많은 독자에게 이것이 직소 퍼즐의 마지막 한 조각이라는 사실은 좀처럼 받아들이기 힘들지 모른다. 그러나 의식은 진화의 원동력을 이루는 아주 중요한 인자이다. 사실 의식 그 자체가 에너지의 한 형태인 것이다. 의식은 에너지의 최고 수준의 형태이고, 생명이라는 과정에 통합적으로 작용을 한다. 의식이 생명 에너지의 근원적인 특성이고 그 표현형이라고 생각한다면, 이 여러 형태의 물질과 상호작용하고 다양한 물질을 통해서 외계에 작용하는 구조가 쉽게 이해된다. 실은 진화 과정에 가장 강한 추진력을 주었던 것은 물질세계를 돌아다니는 영혼이라는 존재이다.

우리는 자신들이 이어받은 눈에 보이지 않는 영적 유산에 대한 위대한 진실에 눈뜰 때 비로소 인간의 생명 현상에 대한 고차원적 측면을 진정으로 이해할 수 있게 된다. 뉴턴학파의 과학자가 시도해왔던 단순한 화학이나 물리학의 설명으로는 인간 생리현상의 직소 퍼즐을 완성할 수 없다. 생명의 방정식에 물리학이나 화학의 고차원적 요소가 더해졌을 때, 비로소 다차원적 존재로서의 인간을 구성하는 에너지계의 전체 모습이 통일적으로 이해된다. 영혼의 실재성은 과학의 법칙을 부정하지 않는다. 필요한 것은 다만 물질의 고주파 수준도 포함하도록 기존의 법칙을 확장하는 것이다. 그것은 정확하게 아인슈타인 물리학이 고전의 뉴턴역학을 포함하면서 그 적용 범위를 확장한 과정과 비슷하다.

미세에너지의 관점에서 본다면 '빛'의 성질도 재검토해서 무기질의 성질을 이해하기 위한 기본 개념으로서뿐만 아니라, 살아있는 유기체의 행동을 이해하기 위한 개념으로 확장해야 한다. 그 진전과 함께 인간에게 적용되는 새로운 의학, 심리학의 기초가 확립된다. 현실적으로는 해당 의료관계자조차 그 원리를 겨우 이해하기 시작한 단계에 지나지 않지만, 정말 한 줌에 지나지 않는 선구자적인 의사들은 에너지, 물질, 의식 사이의 진정한 관계를 바르게 이해할 수 있는 탐구를 시작했다. 기존의 의사나 과학자는 신체기능이든 정신기능이든 기계론으로 설명할 수 있다고 고집한다. 엄밀한 실험 자료에 의한 과학적 사실이 제출되지 않으면 그들을 이해시키기는 어려울 것이다. 그러나 의사이자 치유사인 새로운 집단이 내세우는 새로운 가설의 의미를 평가할 수 있는 기술이 개발될 날이 언젠가 올 것이다.

'통합 의학(holistic medicine)'에 관심을 보이는 의료 관계자가 늘어남에 따라 '통합적'이란 무엇일까 하는 질문이 점점 중요하게 되었다. 흔히 '통합적'이란 말은 건강이나 웰빙이란 뜻으로 이용되고 있지만, 원래는 마음과 몸뿐만 아니라 '다차원적 에너지'도 포함된 균형을 의미한다. 그러나 이 제3의 요소의 의미는 아직 주류 의학에서는 거의 이해받지 못하고 있다. 사실 우리가 육체라고 지각하고 있는 이 탈것을 움직여서 생명의 숨결을 불어넣고 있는 것은 영혼의 힘이다. 영혼의 존재를 부정하거나 무시하는 현대 의학 체계는 미완성일 수밖에 없다. 인간존재의 가장 기본적인 특질인 영적 수준을 잊어버렸기 때문이다. 의사가 의료 기술자를 넘어서 치유사로서의 자각이 깊어짐에 따라 건강을 좌우하는 인자로서의 영혼이 시야에 들어와야 할 것이다.

지금까지 인간이 신경, 근육, 뼈로 이루어진 물질적 존재 이상의 것임을 보여주려고 애써왔다. 인간은 다차원적인 에너지와 빛의 존재로, 육체는 역동적이고 거대한 체계의 한 요소에 지나지 않는다. 다시 말하면 인간은 몸, 마음, 영혼의 복합체로, 고차 에너지 수준과 역동적인 균형 상태를 유지하는 존재이다. 우리 육체를 형성하는 조직은 산소, 포도당, 영양소만으로는 유지되지 않는다. 고차 파동에너지의 공급을 받아 이루어지고 있다. 그 공급이 있어야 비로소 생명의 여러 특성과 창조성의 발현을 수반하는 물질적 구조가 유지된다.

미세에너지에는 계층 구조가 있어서 높은 수준에서 낮은 수준으로 하향 작용하면서 육체 수준까지 내려와야 겨우 우리 눈에 보이게 된다. 고차 파동에너지는 '의식'이라는 조직화 구조를 이루고, 이것이 시공간에 있는 물질계에서의 표현 매체로 육체를 이용한다. 우리 육체와 자아는 고차 의식의 연장으로 이 지구라는 학교에서 학습을 통해 진화하기를 바라고 있다. 더 높은 의식으로 향하는 영혼의 진화에 대한 추진력은 윤회전생의 체계를 움직이는 힘과 같다. 윤회전생 과정을 통해 육체 안으로 들어가 많은 인생을 경험함으로써 높은 의식에 도달한다. 영혼은 이같이 교육과 학습의 수단으로 물질이라는 형태를 이용한다. 육체는 유한하지만 육체를 통해 습득된 경험이나 지식은 영원히 남는다.

고차 에너지가 육체에 유입되는 작용원리는 어떻게 통제되고 있는 것일까? 그것은 차크라, 나디와 육체-에테르체 경계면(physical-etheric interface)

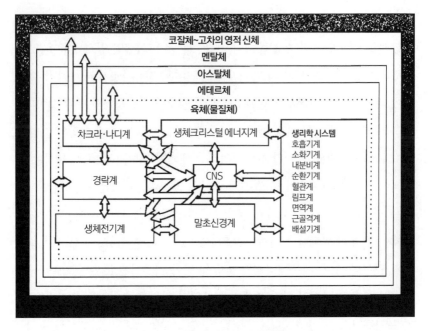

〈그림 32〉 **인간의 생체 에너지계**

을 통해서이다. 육체-에테르체 경계면은 매우 독특한 미세에너지 수준과의 연결 고리로, 그중에는 경락계도 포함되어 있다. 에테르체는 홀로그램의 에너지장이다. 이것은 성장을 위한 틀(template)로도 작용하면서 육체를 구성하는 세포 기질 내의 구조 패턴을 결정한다. 에테르 에너지는 파동의 가이드로도 기능해서 세포의 구조와 기능을 조직화한다. 그들은 파동에너지, 유전자, 분자 기구를 통해 협동하면서 생명 활동을 영위한다.

높은 주파수를 갖는 에너지가 차크라에 유입되면 나디의 정교한 네트워크를 통해 온몸의 장기에 분포된다. 이 고차 에너지는 미세에너지 수준의 영양과 조직화의 힘을 공급해서 육체를 구성하는 세포에서 분자 수준의 균형과 질서를 유지한다. 생리적, 에너지적 계층의 어느 수준에서든 장애가 발생하면 육체 수준에 장애가 발생해 질병을 일으킨다. 따라서 모든 기능이 질서정연하게 영위되어 균형이 유지되고, 고차 미세에너지와 육체의 힘이 협력하지 않는 한 건강은 유지될 수 없다. 에테르 수준이나 더 나아가 고차 에너지 수준의 구조에서 흐름에 장애가 생기면 이는 육체 수준의 세포 장애로 드러난다.

윤회라는 관점에서 본다면 질병도 지구라는 학교의 학습 과제 중 하나이다. 질병의 발생 부위나 질병의 성질은 상징적인 정보를 감추고 있는 경우가 많아 그것을 해독할 수만 있다면, 자신이 주목하지 않는 감정이나 정신 측면의 문제를 발견하는 실마리가 된다. 이 장애들은 카르마에서 유래하기도 하고, 과거 생의 트라우마 영향으로 현재까지 감정, 지성의 기반에 장애가 있음을 반영하기도 한다. 감정 수준, 지적 수준, 영적 수준의 에너지 장애를 잘 극복하면 에테르 수준의 에너지 틀이 재편성되고 차크라의 기능도 개선된다. 이처럼 육체의 장애는 근본 원인 수준에서 치유할 수 있다.

양자 수준에서는 모든 물질이 동결된 빛의 입자라는 물리학의 발견으로 다른 주파수를 갖는 물질이 같은 공간 내에 공존할 수 있다는 사실에 대한 신뢰성이 높아졌다. 라디오나 텔레비전 전파처럼 다른 주파수를 갖는 전자파가 서로 간섭하지 않고 같은 공간 안에 공존할 수 있는 것이다. 인간의 미세에너지 구조는 육체, 에테르체, 아스트랄체와 그 이상의 고주파를 갖는 파동에너지체가 상호침투해서 존재하고 있다. 이 점에 대하여는 제1장에서 홀로그램 영상과 에테르체 구조의 유사성에 대해 검토하면서 상세하게 거론했다.

홀로그램 모델에는 또 한 가지 측면을 생각할 수 있다. 그것은 이 우주가 역동적으로 변화하는 거대한 에너지 간섭패턴이라는 가설의 응용이다. 홀로그램 모델은 우주 에너지의 파동적 패턴이 체계화된 정보를 어떻게 불가시 수준에 저장할 수 있는 것인지, 어떻게 하면 그 정보에 접근해서 정보를 해독하고 다룰 수 있을지 가르쳐준다. 인체도 이 같은 에너지 패턴인 이상, 자신의 본성, 보다 큰 실재, 나아가서 우주 구조에 이르는 방대한 정보가 집적된 교재이다.

인간을 다차원적인 구조라는 관점에서 볼 수 있다면, 그것은 고차의 파동에너지체, 차크라, 나디계, 경락계 등으로 성립되어 있다는 사실과 빠르게 성장하는 새로운 대체요법 이론 대부분을 이해할 수 있게 된다. 그러한 거시적 구도가 충분하게 이해되어야 비로소 '비과학적'으로 보이는 많은 대체요법의 효과에 대한 실용적인 설명이 가능해질 것이다.

이 책의 목적은 기존 의학의 입장에서는 강한 회의적 대상이 되었던 많은 치료 기법을 통일적으로 설명하는 데 있다. 대부분의 설명이 여러 파동치료법에 할애되었는데, 독단적 견해에 갇혀 있는 기존 과학자들은 변함없이 회의적이고 편협한 반응을 보일 것이다. 저자는 이 책이 되도록 편협하지 않은 많은 과학자, 가능하다면 영적 자각을 깊게 한 과학자의 눈에 뜨이기를 기대한다. 기존 의학의 한계를 넓혀서 그 수준을 끌어올리기 위한 기초로 이 책을 이용해 주면 좋겠다.

파동치유와 통합의학: 환원주의에서 전일주의로의 점진적 전환

파동의학은 질병의 새로운 대처 방법을 제시한다. 미세에너지의학을 채택하고 있는 치료사는 인간의 구조와 기능을 통합하는 불가시 영역의 조정을 통해서 기능장애를 수정하려고 한다. 미세에너지 수준의 조정으로 치유를 이끌어낼 수 있는 근거는 '모든 물질은 에너지의 한 표현이다'라는 새로운 물리학에 있다. 일찍이 리스터와 그 선구적인 사상가들이 제기했던 '눈에 보이지 않는 병원체가 많은 질환을 일으킨다'는 가설에 회의적이던 의료계가 현미경 발명을 계기로 180도 전환했던 것처럼, 과학기술이 더 진보해서 눈에 안 보이던 것이 보이게 되었을 때 많은 과학자나 의사가 그 견해를 바꿀 것이다.

초기 생명과학에서는 인간의 구조와 기능에 대한 이해가 매우 한정적이었다. 인간의 몸을 펌프, 피스톤, 기어, 도르래로 복잡하게 이루어진 것으로 이해했다. 당시 존재하는 유일한 모델은 '기계'밖에 없었기 때문이다. 인간의 구조가 당시 과학 수준이 만들어낸 최고의 것과 비교된다는 것은 당연한 일이다. 질병의 치료법도 전통적인 방법에 따라서 약물, 습포, 하제, 외과수술이 있었다. 새로운 치료법을 제안하는 선구자도 종종 나타났지만, 그런 의사들은 가짜의사, 돌팔이로 간주했다. 그러나 연구 자료가 충분히 축적되고 새로운 치료법의 유용성이 과학적으로 증명되자 리스터, 파스퇴르 같은 사람들이 돌팔이에서 갑자기 선구자, 혁신자로 칭송받는 위치로 올라가게 되었다.

시행착오를 반복하면서 나온 여러 치료법이 '효과 있음'이라고 평가되어 보급되기도 했지만 위험시되어 묻히는 경우도 적지 않았다. 의료 현장에서 적용되는 대부분 치료법은 과학적 동의가 얻어진 것이 기반이 된다. 그리고 의학 모델이든 신개념이든 한번 인지된 치료 체계는 흡사 복음서처럼 권위적인 것으로 인정받는다. 사혈이나 하제 치료법, 거머리를 이용해서 피를 빨아내는 요법조차 전성시대가 있었다는 것이 그런 사실을 말해주고 있다.

과학적 사고가 더 정교해지면서 새로운 의학 모델이 등장했다. 그러나 유감스럽게도 인간을 정밀기계로 간주하는 견해가 현대에도 가장 유력한 모델로 의연히 존속한다. 인간이라는 위대한 구조를 구성하는 '톱니와 도르래'의 크기가 작아졌을 뿐 기본은 아무것도 바뀌지 않았다. 예컨대 인간존재의 중심인 심장을 피로도 모른 채 규칙적으로 박동하면서 온몸으로 피를 돌리는 펌프라고 생각한다. 과학적 이해가 더 깊어진다 해도 '인간은 기계'라고 생각하는 의사가 있을 것이다. 그러나 심장은 영혼이 머무르는 장소라는 모델을 선택하는 사람도 있다. 그들은 심장은 '생명력을 육체에 묶어두는 자리'라고 생각한다.[5]

일반적으로 의사들은 심장을 기계로 관찰해서 최고의 강도와 정확성을 과시하는 '체내 엔진'으로 간주한다. 그리고 그 기능을 모방한 인공심장의 개발에 도전하고 있다. 그러나 인간의 심장을 인공 대용물로 바꿔놓는 시도는 많은 문제점을 안고 있다. 가장 빈번한 부작용은 뇌경색과 그 후유증인 신경 장애이다. 신경합병증은 정도의 차이만 있을 뿐 인공심장을 장착한 환자 대부분에게 발생한다. 뇌경색의 발생률 역시 너무 높아 FDA는 심장이식 대기 환자에 대한 일시적 조치로만 인공심장을 인정하는 방침을 세웠다. 심장을 기계적 모델로 생각하면 뇌경색이 반복해서 발생하는 것은 기계적 펌프의 '무엇인가'가 혈전 형성을 촉진해 생성된 혈전이 혈관을 통해 뇌에 도달하기 때문이라고 할 수 있다. 심장외과의는 합병증 예방을 목적으로 환자에게 항응고제를 시도해 보지만 뇌경색 발생을 막지는 못한다.

이 사태를 심장 차크라라는 모델로 설명해보자. 심장 차크라는 심장으로 에테르 에너지를 보내는데, 원래 심기능이 저하한 원인 자체가 심장 차크라의 고차 에너지 수준에 있다. 흥미로운 사실로 자신과 타인에 대한 사랑을 표현할 수 없는 감정적 장애에 기인하는 심장 차크라 장애는 관상동맥질환이나 심근증 등의 심장 장애뿐만 아니라 혈액순환 부전에 의한 뇌경색도 일으킨다. 인공심장 자체에 결함이 없어도 환자의 심장 차크라가 기능장애를 일으켜 미세에너지적인 혼란이 발생함으로써 뇌경색이 일어나는 것은 아닐까?

그렇다면 환자가 나중에 심장이식을 받아 새로운 심장으로 쾌적하게 지내려면 심장 차크라의 장애를 수정하기 위한 정신에너지 기법이 필요하다고 생각한다. 여기에서 말하는 정신에너지 기법이란 단순히 명상이나 연상요법, 심리요법 같은 심리학적 치료만이 아니라 동종요법, 플라워에센스, 보석요법, 영적 치유 같은 여러 가지 미세에너지 요법을 포함한 것이다. 일반적이지는 않지만, 심장이식 등 기존의 외과적 접근과 약물요법(거부반응을 예방하기 위한 시클로스포린 같은 면역억제제를 포함)에 미세에너지 요법을 조합해서 이용하는 방법을 고려해볼 수 있다. 기계론적 모델은 확실히 치료법 선택의 폭을 제한할 가능성이 있다.

의사가 심장질환 환자를 앞에 두고 취할 수 있는 선택은 많다. 심장질환은 현대 의학의 치료법과 통합적인 치료법이 비교되는 완벽한 모델이 될 수 있다. 과거 의사는 중증 심장질환 환자에게 일반적인 것에서 약간 실험적인 것까지 몇 종류의 진료와 치료법을 구사한다. 예컨대 초음파심전도검사, 탈륨을 이용한 혈관 조형술, 스트레스 검사 등 비침습적 수단이 있다. 그런데 어떤 경우에도 빠지지 않는 검사법이 심도자 검사이다. 뢴트겐 투시하에서 삽입시킨 카테터를 통해서 심장박동을 관찰하거나 관상동맥의 협착 유무, 미묘한 심실벽 운동 등을 확인할 수 있기 때문이다.

예를 들면 콜레스테롤 축적에 의한 관상동맥 내강의 협착이 발견되었을 때, 치료를 위해 다양한 내과적, 기계적, 외과적 수단이 시도된다. 심근조직에 충분한 산소를 공급하기 위해 약물로 관상동맥을 최대 지름까지 확장하는 방법도 있다. 흉통을 비롯한 협심증의 여러 부작용이 약물요법으로 경감되지 않으면 그 밖의 다른 많은 수단이 시도된다.

기존의 협심증에 대한 차선책은 관상동맥우회술이었으나 최근에는 더 새로운 '물리적' 치료법이 이용된다. 현재 널리 이용되는 기법은 풍선혈관성형술이다. 이것은 끄트머리에 풍선을 붙인 카테터를 뢴트겐 투시하에 삽입해서 병적 변화를 일으킨 관상동맥 내강까지 도달시키는 방법이다. 그곳에 공기를 보내 풍선을 확장시킨다. 얇은 원통형 풍선은 축적된 콜레스테롤을 되밀어 혈관 내강의 확대와 함께 혈류량이 증가한다. 이 기법의 성공률은 병원에 따라 제각각이라 흉통이 재발하거나 심근경색이 발생하면 긴급 바이패스(관상동맥우회) 수술이 필요하다. 그러나 처음부터 바이패스 수술을 하는 것보다는 침습성이 적다.

어느 정도 실험적인 단계에 있는 치료법으로 레이저 혈관성형술이 있다. 레이저 광선이 혈관 현미경(angioscope)의 광파이버 속을 지나간다. 외과의는 내시경을 통해 질병 부위의 혈관 중심을 관찰할 수 있는데, 축적된 콜레스테롤층이 발견되면 레이저 광선을 쏘아서 선택적으로 흐트러뜨릴 수 있다. 이 치료 효과도 아직 증례마다 차이가 있지만, 치료에 순수한 에너지가 이용된다는 점에서는 독특하고 흥미롭다. 그러나 이 치료법의 기초가 되는 질환 모델은 여전히 기계론적인 것이다. 즉 콜레스테롤을 물리적으로 제거한다는 목적은 마찬가지여서 강력한 회전 드릴 대신 레이저를 사용하는 데 지나지 않는다.

실험적 색채가 더 농후한 치료법에 심근 내 혈관조형술(LMR)[6]이 있다. 전형적인 개흉식 바이패스 수술처럼 심장을 냉각해 심정지 상태에서 심부전 상태의 심근벽에 레이저를 조사해 몇 개의 작은 구멍을 뚫는다. 이 이론은 외부에서 만든 구멍이 치유 과정에서 심근 내부에 혈맥동이나 도관이 만들어져 혈류가 재개되고, 심근조직의 순환과 산소 공급이 개선된다는 것이다.

LMR과 레이저 혈관성형술은 순수한 레이저 에너지를 치료에 이용한다는 점에서 매우 독특하다. 이 같은 접근에서는 레이저가 외과수술 도구로 이용되고 있지만, 기존의 의학에서 에너지 의학으로 이행하는 과도기적인 방법이라고 생각할 수도 있다. 레이저 기술을 이용한 치료는 앞으로도 계속 발전해 특히 미세에너지적 접근에서 진가를 발휘하게 될 것 같다. 그 영역에서 주목해야 할 것은 '레이저 침'이나 침 치료 효과를 촉진하기 위한 저에너지 레이저의 경혈 자극이다. 이런 고도의 파동의학 치료법은 기존의 의사들이 인간을 생리학적 폐쇄계가 아니라 다차원의 전자기적 환경과 역동적 평형 관계를 유지하는 열린 에너지계로 간주할 때 자연스럽게 널리 이용될 것이다.

이제 심장질환에 관한 기존 치료법으로 말머리를 돌려보자. 지금까지는 약물요법, 혈관성형술, 바이패스 수술에 대해 살펴봤다. 다만 레이저 요법에는 다분히 실험적 요소가 남아있고 이용할 수 있는 시설이 한정되어 있다. 관상동맥 색전이나 폐색에 의한 광범위한 심근 장애에서 회복이 어렵고 잔존 심근 양도 충분하지 않을 때 취할 수 있는 수단은 대동맥 내 풍선펌프나 심장 치환밖에 없다. 그중에는 일시적인 인공심장 장착과 적당한 제공자가 나타날 경우의 심장이식이 포함된다.

지금까지 심장질환 치료술의 성패를 결정하는 것은 외과적 및 내과적 장비의 조합에 한정되었다. 이미 소개한 치료법 이외에도 관상동맥을 확장해 관 혈류를 증가시키는 여러 약물이 있다. 수축력이 저하된 심근을 강화하기도 하고 치명적인 부정맥 예방을 목적으로 사용되는 약물도 있다. 기존 의학에서는 달리 선택의 여지가 없다. 그러면 앞으로는 어떨까? 만능을 자랑하는 꿈의 강심제가 새롭게 개발되기는 쉽지 않다. 일정 수준 이하로 저하된 심장의 기능을 다시 회복시키는 방법은 거의 존재하지 않는다. 순환기계 의사는 '죽은 말을 채찍질해봐야 소용없다'는 원망을 듣는 경우가 있다. 중증 기능장애를 일으킨 심장을 회복시키려다 실패로 끝나 벽에 머리를 박고 싶을 만큼 후회를 맛보는 경우가 적지 않다. 그렇다면 마지막 기대는 심장이식 밖에 없다. 그러나 인공심장이든 생체 심장이식이든 모든 의료 센터에서 쉽게 구할 수 있는 것은 아니다.

그러나 통합의학의 관점을 갖은 의사는 여러 대체 심장질환 치료법을 알고 있다.[7] 그중에서도 가장 큰 논란이 되는 것은 킬레이션요법(chelation therapy)이다. 킬레이션요법에 대해 단순한 '화학적 드릴'이 아니냐 하는 비판도 있지만, 그 정도는 아닌 듯싶다. 킬레이션요법은 몇 주에서 몇 달 동안 EDTA라고 부르는 화학 킬레이트제를 정맥에 반복 투여하는 방법이다. 이 화학 물질은 혈액순환 중의 칼슘을 흡착할 때 경화되어 좁아진 관상동맥 등의 혈관강에서 칼슘을 제거한다.

많은 사람이 킬레이션요법이 호르몬요법이라는 사실을 이해하지 못한다. EDTA 주사는 칼슘의 농도를 조절하는 부갑상선호르몬 분비를 촉진한다. 이 호르몬은 킬레이션요법을 끝내도 며칠에서 몇 주 동안 혈관 확장을 지속시키는 작용이 있다. 예를 들면 킬레이션 치료사들 사이에서 잘 알려진 프로프라놀롤 같은 베타(β) 차단제는 부갑상선호르몬 작용을 억제하는 효과가 있어 그것이 킬레이트요법의 효과를 둔화시키는 결과를 초래한다. 프로프라놀롤 같은 약물을 사용하는 환자가 킬레이션요법을 할 때는 그 사용을 중단해야 한다.

주사약 대신 제2의 킬레이트제로 권장되던 경구 킬레이트제도 있지만, 통합의학 의사 대부분은 EDTA 요법 쪽이 강력하다고 생각한다. 흥미롭게도 일부 통합의학 의사가 킬레이션요법을 받은 환자의 심기능이 개선되었다고 보고했는데, 핵의학적 심장 스캔으로 확인된 사실인 듯싶다. 유감스러운 것은 그러한 연구가 주류 의학잡지에 실리는 일은 극히 드물고, 대부분은 통합의학 잡지에 실리고 끝나버린다.

킬레이션요법은 파동의학 치료로 분류할 수는 없지만, 일부에서는 혁신적인 화학요법이나 약물요법으로 인지하고 있다. 킬레이션요법은 콜레스테롤이나 칼슘 침착을 레이저로 태워버리거나 풍선으로 눌러 미는 대신, 화학적이거나 내분비학적으로 혈관의 경화를 억제하고 관상동맥의 혈류를 개선한다. 치료 효과는 타이밍에 좌우되기도 한다. 동맥경화가 오래된 경우는 치료 효과를 얻기 힘들다. 통합의학 의사에게 킬레이션요법은 관상동맥질환을 치료하기 위한 화학적 치료로서는 마지막 선택이다.

최근에 기존 의사 사이에서도 활발하게 논의되었던 중요한 치료법으로 식사요법이 있다. 식단 개선으로 침착된 콜레스테롤이 사라진다고 믿는 의사는 극소수일 것이다. 그러나 식사요법의 추진자였던 나탄 프리킨(Nathan Pritikin)이 죽었을 때, 그의 부검 결과는 그의 주장을 뒷받침하는 것이었다. 프리킨은 젊어서부터 관상동맥 진단을 받았다. 관상동맥의 카테터 검사 결과 그 협착도까지 확인되었다. 그러나 몇 년간의 엄격한 식사요법 뒤 죽어서 병리해부가 실시되었는데, 그의 관상동맥의 어디에서도 협착 부위를 발견할 수 없었다.

실제로 프리킨은 지방 섭취를 대폭 줄일 것을 권고했다. 또한 혈액순환 개선을 위해 식사요법 못지않게 운동의 중요도 주장했다. 그러나 식습관이나 운동습관을 바꾸는 일은 쉬운 일이 아니다. 흔히 한두 차례 발작이 일어나고서야 비로소 건강을 위해 생활개선을 시작하는 경우가 많았다.

생활습관의 개선은 기존 의학 가운데에서도 질병 치료, 예방 목적으로 도입할 수 있는 몇 안 되는 접근 방법의 하나일 것이다. 오늘날 많은 의사가 환자에게 식습관이나 운동습관을 조정하도록 지도하고 있는데, 이는 기존 의학도 전체적으로 통합 의학 쪽으로 향하고 있다는 사실을 말해준다.

그러나 통합의학의 미래는 파동의학 치료를 일상 진료에 받아들일지에 달려있다고 할 수 있다. 통합의학 의사는 인간의 건강을 '신체적, 정서적, 정신적, 영적 요소가 모두 균형 있게 잘 통합된 상태'로 이해하고 있다. 현재 심리요법이나 상담 지도를 하는 임상가 대부분은 감정적인 요인과 영적 차원을 중시한다. 그러나 우선 영적 차원과 생명력 흐름의 균형 관계를 정확하게 이해해 둘 필요가 있다. 이와 관련해서는 앞에서 다룬 바 있지만, 미래의 통합의학 의사가 건강 증진을 목적으로 미세에너지 수준의 조정을 할 때는 더 상세한 이해가 필요하다.

앞서 말했듯이 심장질환을 치료하기 위한 파동의학의 접근에는 심장 차크라에 미세에너지를 투여해서 강화하는 방법도 포함된다. 심장 차크라는 심장에 양육 에너지를 공급하고 있다. 따라서 심장질환에 수반된 약점을 보강하고, 심장 차크라로부터의 에너지 공급을 확립하는 것이 중요해진다. 차크라, 나디계, 경락계에서의 에너지 효과는 에테르 수준 즉 물질 이전의 수준에 작용해서 육체의 장기 건강을 유지한다. 그 수준에서의 변화는 세포 수준의 변화보다 상당히 앞서 발생한다. 질병을 치료할 때 가능하면 근본 원인 가까이에서 접근할 필요가 있는 것은 그 때문이다.

궁극의 치유법은 초기에 질환을 일으키는 미세에너지 수준의 비정상을 찾아 없애는 데 있다. 그것이 통상의 현대 의학과 미래의 영적 의학·통합 의학 사이의 결정적 차이점이다. 질병에 기계론 모델을 적용하는 기존 의사는 질환의 이차적인 측면을 치료하는 데 지나지 않는다. 이미 심부전에 빠진 심장의 기능을 약물적 방법이나 외과적 방법으로 어떻게든 수리하려고 하는 것이다. 최근에는 심장에 적합한 대사 환경을 조성한다는 식사요법이 권장되어 콜레스테롤 저하나 감량에 도움을 주고 있고, 금연이나 재활 목적의 운동 프로그램도 적용하고 있다. 이는 건강 추구 목적에 맞는 시도라고 생각된다. 더 나아가서 에너지의학이라는 관점을 도입함으로써 기존의 의학이 달성하지 못한 치료 효과를 가져올지도 모른다.

파동의학의 접근은 심장을 안정시키는 비파괴적 미세에너지 환경을 조절하는 데 목표를 둔다. 이는 좀 더 자연스러운 방법으로 심장의 기능 회복을 촉진한다고 할 수 있다. 심장질환에도 응용 가능한 치료법은 확실히 존재한다. 지금까지 소개한 대로 치료사의 숙련 분야에 따라 플라워에센스, 보석요법, 동종요법 등 많은 방법을 선택할 수 있다. 경락 회로 내부의 에너지 장애는 EAV 등의 진단 장치를 이용하면 분석할 수 있다. 그리고 환자에게 부족한 주파수를 주는 파동에너지 처방도 결정할 수 있다. 투여된 보석일릭서나 플라워에센스 등이 적절한지도 EAV를 이용해서 확인할 수 있다.

심장 차크라를 강화할 목적으로 색채가 갖는 에너지를 이용할 수도 있다. 심장 차크라에 효과가 있다고 생각되는 루비 등의 크리스털도 치료에 이용할 수 있다. 사이킥 또는 영적 치유도 단독으로 이용하거나 크리스털과 병행하기도 하는데, 어느 쪽이든 심장 에너지의 교정에 목적이 있다. 심장질환은 심장 차크라 이외의 차크라 장애가 원인이 되기도 한다. 환자 몸속의 차크라 기능과 에너지 패턴을 관찰하기 위해 투시 능력자와 협력할 수도 있을 것이다.

질병의 정신적, 영적 원인을 파악하기 위한 정보 수집의 한 방법으로 오라 관찰을 통한 환자의 부정적 상념체를 검출하는 방법도 쓸 수 있다. 사고 패턴이 미세한 자기에너지의 성질을 갖고 있어 그 성질을 심리요법만이 아니라 미세에너지 수준의 신체적 치료에도 이용할 수 있음은 이미 언급했다.

실제로 불활성 가스를 사용해서 환자의 오라에 포함된 부정적인 상념체를 소멸시키는 실험설계도 만들어졌다. 그러나 이 같은 실험 치료는 반복 시행할 필요가 있다. 치료 대상이 되는 상념체를 만들어내는 원인인 사고 패턴이 온몸 구석구석에 분포되어 있어, 본인의 의식이 바뀌지 않는 한 한번 지운 부정적인 상념체는 얼마든지 복제되기 때문이다. 미세에너지 수준의 문제를 진단하기 위해 투시 능력자의 관찰과 함께 라디오닉스 장치도 이용할 수 있다. 그러기 위해서는 우선 환자의 개별 차크라를 검사하는 것부터 시작해서 점차 에테르체의 특성을 조사해 가야 한다.

어쩌면 가장 강력한 치료 수단은 환자 자신의 마음을 활용한 방법일 것이다. 영적 수준을 끌어올려줄 수 있는 적극적인 '자기 선언'은 잠재의식 수준에서 반복 재생되던 부정적 메시지 테이프를 수정하는 데 크게 도움이 된다. 자기 변형적 치유의 연상도 효과가 있다. 자기 선언과 조합해서 병행한다면 한층 더 효과적이다. 앞 장에서 보았듯이 차크라의 기능장애는 종종 환자의 사고 패턴의 심리적, 영적 장애에 기인한다. 무언가 질환을 발생시킬 때에는 그 장기와 이어진 차크라가 감정장애 해소의 열쇠를 쥐는 경우가 많다.

따라서 어떤 파동의학 치료를 이용하든 차크라의 기능장애를 초래하는 부정적인 지각 패턴을 수정하려는 노력은 병행할 필요가 있다. 파동의학 치료를 하지 않고 그 치료 효과를 오래 지속시키려면 환자가 발병 이전부터 걸려있는 부정적인 미세에너지 상태를 조정해야 한다. 치료 효과를 높이기 위해서 시각화요법을 병행할 때처럼, 환자 본인의 의식이 치료를 촉진하는 쪽으로 향해 있을 때는 치료 중간에 증강 효과를 확인해야 할 것이다. 이 원리는 대체 의료뿐만 아니라 통상적인 의학 치료에서도 충분히 적용할 수 있다. 외과적 치료 및 약물요법에 이완법이나 시각화기법을 병행하는 환자는 증상이 빨리 가벼워지거나 치료 자체도 잘 될 확률이 높다.

자기 선언이나 적극적 시각화 프로그램은 막혀 있는 차크라의 수정에 효과가 있다. 그 메커니즘은 정신에너지 장애의 원인이 된 사고 패턴을 수정하는 것이다. 차크라의 기능장애를 고쳐 신체 수준보다 근본적인 수준에서 치료를 진행할 수 있다. 시종일관 물리요법과 외과적 치료만으로 신체 수준의 질환 패턴을 변화시키는 기존 의학의 방법과는 대조적이다. 에테르, 아스트랄, 그리고 더 고차 에너지 수준의 치료를 진행하면서 각 신체를 점검해 가면, 질병은 육체 수준에서 발현하기 전에 수정되고 소멸한다. 질병이 육체 수준에 나타나기 전에 소멸했음을 증명하려면 에테르체 구조에서의 병적 변화를 화면으로 볼 수 있는 장치를 개발할 필요가 있다.

이러한 진단치료체계는 미래 의학이 가야 할 궁극적인 방향이다. 아직 특별한 증상이 없을 때 환자의 에너지 상태가 질환을 발생하고 있는지 어떤지를 점검할 수 있다면 건강관리는 훨씬 쉬워진다. 그렇게 높은 진단 정밀도를 실현하려면 EAV, 라디오닉스 장치 등과 같은 미세에너지 기술의 도입이 효과적이다. 다만 라디오닉스 장치 등은 의료 종사자의 정신적, 영적 발달의 정도에 의존하고 있음을 잊어서는 안 된다.

질병 치료의 열쇠는 우선 질환 발생의 작용 원리를 이해하는 데에서 시작한다. 기존 의사도 차츰 질환의 소인이라는 개념을 이해하기 시작했다. 질병은 밖에서 침입하는 것만이 아니다. 그 원인이 우리 자신의 몸이나 생체에너지장의 상태에서 오는 경우도 흔하다. 기존 의학도 질환이 특정 병원체와 접촉했을 때만 발생하는 것은 아니라는 사실을 이해하기 시작했다. 병인은 내면에서 유래하기도 한다. 의학계에서는 근래에 이르러 점차 숙주의 방어 인자와 같은 개인의 소인 인자에 대해 인식하게 되었다.

몇 세기에 걸쳐 질환의 원인은 거의 이해되지 않았다. '눈에 보이지 않는' 병원미생물의 해로운 작용으로 질병이 발생한다는 최초의 모델에 바탕을 두고 제시된 것이 소위 감염병이라는 개념인데, 당시의 많은 의사에게 보이지 않는 존재에 의한 발병 효과라는 개념은 좀처럼 이해하기 어려웠다. 당시 외과수술에서도 미생물에 의한 발병은 상상조차 할 수 없어 수술실 환경은 청결이나 무균 환경과는 동떨어진 상태였다. 당시 외과의들은 다른 환자나 사체에 접촉한 채 다음 수술에 들어가기도 했다. 엄격한 손 씻기 규칙 등은 존재하지도 않았다. 그 결과 수술 봉합 부위에는 감염에 의한 기묘한 합병증이 차례로 발생했다. 눈에 보이지 않는 병원체의 존재가 증명된 것은 현미경이라는 신기술이 개발된 후이다. 그리고 파스퇴르, 리스터 등을 필두로 하는 선구자들의 오랜 세월에 걸친 방대한 실험 끝에 마침내 미생물이 질병의 발생과 관계가 있음을 인식하게 되었다. 내과, 외과를 비롯해 여러 의료 현장에서 손 씻기 습관과 무균 조작이 도입된 것은 그런 발견 뒤이다.

오늘날 우리는 감염병의 전모를 두 가지 요소로 이루어진 관계식으로 이해할 수 있게 되었다. 전염병은 병원체의 접촉만으로 발생하는 게 아니라, 면역학적 방어체계가 깨진 사람이 병원체와 접촉했을 때 발병한다. 물론 노출된 병원체의 감염력도 중요한 요소이다. 외인성 스트레스가 강력하면 할수록 발병할 확률이 높아진다. 유해 화학물질의 경우, 안전기준량보다 얼마나 많은 유독성을 섭취했는지로 발병 확률이 결정된다. 또 안전기준량 이하의 유해물질에 장시간 노출되어도 질병이 유발될 수 있다. 장시간 노출과 같은 영향의 작용기전은 제2장에서 언급한 동종요법에서 볼 수 있는 에너지 원리와 같다. 그렇다면 현행 유독물질에 대한 안전기준이 타당한 것인지 아닌지 의문이 생긴다. 그러나 이 주제는 이번 장 끝에서 더 논의하기로 하자. 병원체의 경우는 미생물의 전염력과 노출량이 클수록 감염 위험도는 높아진다.

거꾸로 각 사람의 면역계 상태는 질병 발생 등식 상에서는 역방향으로 작용한다. 예컨대 대량의 스테로이드를 복용 중인 환자, 화학요법 중인 암 환자나 에이즈 환자 등은 면역력이 아주 저하되어 있어서 보통 사람에게는 무해한 외부 상재균의 접촉만으로도 중증의 감염병을 일으키는 경우가 많다. 면역억제 상태의 환자에게는 아무리 약한 전염병 균에 감염되어도 치명적일 수 있다. 면역억제의 정도에는 여러 단계가 있는데, 면역저항력에 영향을 미치는 인자는 신체 수준과 미세에너지 수준 양쪽에 걸쳐 그 수를 헤아릴 수 없다.

숙주의 저항력이라는 문제를 이해하려면 우선 면역계를 담당하는 요소를 이해할 필요가 있다. 신체 수준에서 숙주의 저항력은 림프구, 림프계, 세포 내피계에 의해 유지되는 세포 수준 현상이다. 말하자면 T림프구와 B림프구 및 조직구는 연안경비대원이다. 그들은 항상 영해 내를 순찰하면서 위험한 영해 침범자의 공격을 막는다. 그러나 그들 관리하에는 더 호전적인 부대도 있어 서투르게 날뛰어 괴멸적인 타격을 주지 않도록 엄중하게 조절된다.

면역계는 몸속 세포 환경을 조정하기 위해 밤낮 가리지 않고 활동하고 있다. 면역계의 네트워크는 계속 체내 환경을 조사하면서 '비자기(非自己)'로 인식되는 단백질 등이 존재하면 즉석에서 그것을 감지한다. 그런 이상 단백질의 정체는 바이러스의 껍질 단백질, 세균의 세포벽, 암세포의 세포막 등이다. 이처럼 면역계는 전략방어체계뿐만 아니라 몸 안의 '품질관리'를 유지하기 위해 자기-비자기의 여과를 계속 실행하고 있다.

파동에너지 수준에서는 면역계의 특성이나 자기의 유지 방어 기능은 심장 차크라 · 흉선계를 흐르는 미세에너지의 양에 크게 영향을 받는다. 그런데 심장 차크라는 개인의 의식에서 정신에너지 균형의 영향을 받고 있다. 심장 차크라는 매일 인간관계에서 자기와 타자를 사랑하는 능력에 의해 영향을 받는다. 타자에 대한 사랑이 표현되지 않는 사람을 '굳은 심장'이라고 하는데, 이것을 미세에너지 수준에서 보면 심장 차크라가 막힌 상태이다. 그리고 그 상태는 심장 관상동맥의 경화를 촉진할 수 있다.

상징적인 수준에서 혈액순환은 자기와 타인의 사랑 순환과 관련 있다고 생각한다. 심장 차크라와 심장 차크라로부터 미세에너지를 받는 장기는 사랑과 관련된 개인의 특질을 강하게 반영하고 있다. 뇌 즉 생체 컴퓨터의 기억장치를 통해 부정적인 자기연상이나 메시지가 무의식 층에서 반복 재생되면 자기의 내적 연상과 심장 차크라의 균형 개방도 등이 영향을 받는다. 심장 차크라는 흉선과도 에너지로 결합해 있어 면역계와도 연결되어 있다고 생각한다. 자아와 자기애 등의 정신적, 영적 요소는 세포 수준의 발현과 몸의 자기 통일성 유지와 밀접하게 연결되어 있다.

스트레스 상태나 사랑하는 사람과의 사별 등에 의해 심장 차크라에 악영향을 주는 무의식의 감정적 갈등이 존재할 때, 그에 동반하는 면역 이상이 생겨 모든 종류의 질환 발생을 조장한다. 감정적 스트레스는 면역계를 억제하며, 무력감에 빠져있으면 바이러스, 세균, 암세포가 쉽게 몸에 스며든다. 스트레스가 높아지면 면역계의 어떤 종류의 세포를 혼란에 빠뜨리기도 한다. 면역계는 자신의 몸을 향해 공격을 시작해서 자가면역질환 상태가 된다.

면역계가 그 기능을 최대한 발휘할 수 있는지 아닌지는 생리적, 심리적 스트레스의 과다와 관련된다. 한스 셀리에 같은 선구자의 업적으로 의사들은 지난 25년 넘게 면역계에 대한 만성 스트레스의 강한 영향력을 깊이 인식할 수 있게 되었다. 스트레스 연구는 통합의학과 현대 의학이 어느 정도 접점을 찾은 연구 분야이다. 어느 그룹이든 스트레스가 심신에 악영향을 준다는 사실은 잘 이해하고 있다. 스트레스가 일시적으로 면역력을 떨어뜨린다는 사실도 공통된 인식이다. 스트레스와 심신의 관계에 관심을 끌게 된 것은 스트레스성 질환 덕분이다. 처음 '스트레스성'이라는 정의를 극히 소수의 질환에 한정했던 의사들도 서서히 환자 대부분에게서 스트레스성 증상이 확인된다는 사실을 알아차리고 있다.

기존 의사들이 스트레스가 천식 발작이나 소화성궤양, 궤양성대장염 등의 유발인자라는 사실을 인정하게 되었다고는 하지만, 심리적 요인이 그 질환에 영향을 준다는 사실을 직접 보여주려는 시도는 거의 이루어지지 않았다. 스트레스성 질환자에게 심리요법을 권하는 의사도 늘고는 있지만, 치료 내용은 변함없이 약물요법에 중점을 두고 있다. 발륨 계통의 강력한 항불안제를 제조하는 제약회사가 질환의 악화를 스트레스가 초래한다는 조사에 나섰다.

이 약품들은 급성 스트레스에 임시변통의 치료 효과가 있을지 모른다. 그러나 스트레스 반응의 원인은 무시한 채 주요한 증상만 억압할 뿐이다. 심리적 스트레스를 잘 처리하는 방법으로는 바이오피드백, 이미지요법, 점진적 긴장완화법 등이 있다. 통합의학 의사가 채택하는 대체의학의 접근은 환자에게 자기조절능력을 회복시켜 증상의 발현을 떠나보내는 것이다. 항불안제에 대한 의존성을 강화하는 현대 의학의 방법과는 전혀 다르다.

기존 약물요법의 기계론적 모델에 바탕을 둔다면 불안이나 공포, 공황 등의 감정을 억제하는 새로운 약물요법도 개발할 수 있을 것이다. 그러나 통합의학의 관점에서 볼 때 그러한 치료법을 진정한 치료라고 부를 수 있을까? 통합의학 의사의 목적은 몸과 마음과 영성의 균형을 조절하고 통합하는 데 있다. 발륨과 같은 약물은 시간에 쫓기는 의사가 귀찮은 환자를 치료하는 데 매우 편리하지만, 통합의학 모델에 바탕을 둔 보다 높은 목표 달성과는 거리가 먼 치료법이다.

20세기 내내 의사는 신체와 정신이 확실히 분리된 요소라고 생각해 왔다. 그리고 그런 가정에 기초해서 질환의 치료는 오로지 신체에만 이루어져 왔다. 그러나 정신과 신체가 기존의 생각처럼 분리된 것이 아니라는 사실을 보여주는 증거가 축적되었다. 생리학적 스트레스가 심신에 얼마나 강한 부정적인 영향을 주고, 질병 발생을 촉진하는지를 보여주는 자료는 의학을 재점검하는 원동력이 되었다. 그러나 의사가 스트레스와 질환의 관계를 새롭게 이해했다고는 하나 치료법은 여전히 몸의 치료에 중점을 두고 있다. 기존 의사들은 인간 전체를 치료하는 것이 아니라 이 특정한 장기계를 직접 치료하는 데 목표를 두고 있다.

의학의 발달과 함께 의사의 생각도 변하고 있다. 인간을 육체적, 정신적, 감정적, 그리고 영적 특성을 지닌 복잡한 시스템으로 간주하는 의사도 나오고 있다. 인본주의적인 의학의 조류는 의료에서 통합적 운동의 향방을 좌우해 왔다. 인간을 여러 부품의 집합으로 보는 환원주의적 모델은 질병의 치료법 개발에서 전면적 성공을 거둘 수 없었다. 또 건강을 관리하는 인간의 본질을 이해하는 것도 불충분했다. 인간은 내장과 신경계라는 물질적 요소를 모아 놓은 것 이상의 존재이다. 육체만 보아도 그것이 단순한 폐쇄적 시스템이 아님은 확실하기 때문이다.

인간은 육체라는 통합적인 생리학적 작용 원리를 그 일부로 하는 전체적인 존재이다. 육체는 의식 에너지의 흐름과 물질계에서의 성장과 존재를 가능하게 하는 생명력을 중개하는 복잡한 미세에너지 구조 및 네트워크와 접촉하고 있다. 이 다차원적 인간이란 물질적 및 고차원의 파동적 신체라는 탈것을 통해서 윤회전생을 반복하면서 진화하는 영혼의 현현이다. 의식의 에너지 흐름은 미세체와 육체의 협동적인 작용 원리를 통해서 활동하고 그 창조성을 표현하며, 물질계에서의 활동을 통해 자신의 본성에 대한 학습을 심화해 간다. 가까운 미래에는 영적으로 눈 뜬 의사들이 이 확대된 시야를 통해 인간을 이해하고 질병 치료를 돕게 될 것이다. 병들어 고생하는 사람들을 진실로 도와주기 위해 병인의 일부가 사람의 에너지계 특히 개인의 감정 표현 구조의 장애에 있음을 이해해야 한다. 그 장애야말로 영혼의 활동을 저해하고 개인이 더 높은 의식으로 깨달아 가는 것을 막고 있기 때문이다.

인간이 질병에 걸리는 이유와 그 질병을 치료하는 방법을 이해하려면, 인체의 복잡한 조절체계 및 물질적 형태와 상호작용하는 의식이라는 미세한 매체를 충분히 이해해야 한다. 건강과 질병에 대한 통합적인 접근은 의학의 이러한 사상 형성에 다가가기 위한 큰 걸음이다. 전일주의(holism)에 의해 우리는 감정의 여러 작용을 인간이라는 보다 큰 시야에서 통합적으로 이해해 스트레스와 질병의 미세하고 동시에 불가시한 연관 관계를 그려볼 수 있다. 신체성, 정신성, 영성이라는 많은 요소 간의 상호작용에 바탕을 둔 인간의 생리에 대해서 접근할 수 있는 다양한 체계를 이용함으로써, 의료 전문가들은 서서히 다양한 미세에너지요법을 활용하게 될 것이다. 이것이야말로 질병을 치유하고 건강과 행복을 북돋아 영적인 성장을 이어가는 길이다.

스트레스, 질병과 웰니스: 건강과 전체성의 새로운 정의

현대 의학과 통합의학의 차이점을 이해하려면 우선 양쪽의 치료 목표가 처음부터 다르다는 사실을 알아두어야 한다. 그 차이가 생기는 이유는 각각 주장하는 '건강', '기능장애', '질병'의 개념이 전혀 다르기 때문이다.

현대 의학의 전형적인 내과 의사는 환자 진료에 쫓기고 있다. 환자 대부분은 일상생활에 지장을 주는 증상 완화를 위해 의사를 찾는다. 그들이 병원을 찾는 동기는 무지근하게 아프거나 통증이 있는 경우, 기침, 감기, 피로 그리고 질병을 일으키는 여러 가지 다른 문제들 때문이다. 그러나 경제적 이유에서 치료 시간의 제약을 받는 현대 의학 의사들은 환자가 호소하는 의학적 문제를 즉석에서 해결하고 재빠르게 원래 상태로 복귀시키려고 한다.

이 몇 년 사이에 의학 교육은 '문제 중심의 관리 방식'에 중점을 두게 되었다. 이런 접근을 이용하면 의사는 한결같이 환자가 호소하는 특정 문제에만 주의를 기울이게 된다. 그 결과 그곳에서 인식된 문제점만을 해결하는 것이 당연한 치료 목표가 된다. 가령 진찰 중에 화제에 오르지 않았던 문제점이 있었더라도 그것은 문제 목록에 올라가지 않고 끝난다. 잠재적으로 중요한 환자의 생활상의 측면은 곧잘 무시된다. 시간에 쫓기는 현재의 의료 체계에서는 이 진료 체계도 편리한 면이 있지만, 이상적이라고는 말하기는 힘들다.

환자가 보고하는 증상의 경과도 중요하지만, 혈압, 간비대, 빈혈의 증후 등 환자가 의식하지 못한 문제점의 발견에 의사의 진찰은 매우 중요하다. 따라서 문제 지향적 접근 방식은 환자의 하소연을 들어주는 것뿐만 아니라 증상의 경과와 진료 소견의 평가도 포함하고 있다. 환자의 보살핌을 중시할 경우 이 정보 수집 방법은 기본적으로는 뛰어난 방법이라고 말할 수 있다. 그러나 최초 단계에서 문제점으로 인식되지 않은 환자의 생활상의 측면이 무시되는 경향이 있음은 부정할 수 없다.

의사 대부분은 환자가 증상을 자각하지 않는 상태로 되돌리려고 노력한다. 이것은 환자가 몸 상태에 대한 질문을 받았을 때, 가령 이상한 곳이 있어도 '정상'으로 판정받을 가능성이 있다고 할 수도 있다. 진찰이나 혈액검사에서 아무런 문제가 없다고 밝혀지면 환자는 정상으로 판정되어 다음 해의 정기검사 때까지 오지 않아도 된다. 그러나 문제없음이라는 상태는 '중립' 상태 즉 단순히 '증상 없음'의 상태에 지나지 않는다. 기존의 진료는 여기를 치료 목표로 하고 있어 환자가 증상을 호소하지 않거나 검사나 진찰에서 문제점이 확인되지 않으면 그 시점에서 치료가 끝난다.

여기에서 문제점으로 정의할 수 있는 사항은 모두 '관찰자의 눈'에 비친 것이고, 의사의 판정과 관계된다. 어떤 항목이 중시되어 문제로 채택될 것인지는 의사가 의심하기 나름이다. 이처럼 문제가 채택될지 아닐지는 진찰에서 의사의 질문 각도에 따라 한정되고, 또 환자의 생활에 관한 정보도 의사의 흥미를 끄는 특정한 부분에 대해서만 얻을 수 있다. 문진의 범위를 넘는 사항에 대해서는 의사의 진찰이나 의사가 주문하는 검사의 정밀도에 의존한다. 현실적으로 건강과 질병은 각각 연속적인 스펙트럼의 한 국면에 지나지 않는다. 그 중간 지점은 '문제없음'이라고 표현되는 중립 지점이다.

매일 바쁘게 사는 의사 대부분에게는 그 중립 상태가 치료 행위의 목표이다. 증상이 나타나야 겨우 중립 상태에서 병든 상태로 이행한다. 그 질병이 중증으로 발전해 손쓰기 어려운 경우의 행선지는 사망밖에 없다. 기존 의학은 이러한 한정된 범위에서의 건강과 질병의 정의는 자명한 것으로 의심하지 않는다. 의료 종사자는 인간을 생(生)과 사(死)라는 두 가지 대립 상태에 끼어있는 존재로만 인식하는 것이다. 그런 관점에서 본다면 질병이나 기능장애는 그 어디쯤엔가 위치할 뿐이다. 그러나 '살아 있다'는 것이 단순히 사람이 신체적 증상 없이 존재하고 있음을 가리키는 것일까? 중립 상태를 넘은 '생'의 상태가 존재한다는 데에는 의심의 여지가 없다. 통합의학에서는 치료의 목표가 중립 상태로의 복귀가 아니라, 최고의 건강상태 또는 '웰니스'로 표현되는 상태이다.

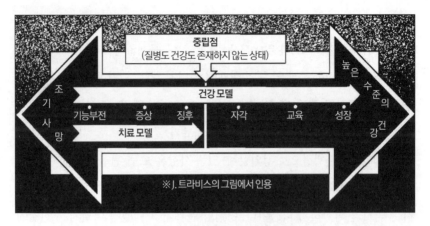

중립점
(질병도 건강도 존재하지 않는 상태)

조기사망

높은 수준의 건강

기능부전　증상　징후　자각　교육　성장

건강 모델

치료 모델

※J. 트라비스의 그림에서 인용

〈그림 33〉 **질병·웰니스 연속체**

　‘문제없음’ 상태와 ‘웰니스’ 상태 사이에는 상당한 간격이 있다. 통합 의학에서는 웰니스 상태를 ‘몸, 마음, 영혼이라는 세 요소의 통합이 최적으로 이루어지고 있는 기능 상태’라고 정의하고 있다. 웰니스 상태에 있는 사람은 행복하고 건강하고 만족해한다. 그리고 자신의 인생에 의미나 목적의식을 인지하면서 살고 있다. 기존의 건강 의미를 넘는 웰니스의 정의에는 새로운 사고방식의 습득을 즐거워하고, 자기의 이해에 새로운 의미를 인지하고, 정신적, 영적 성장을 북돋는 의식의 변혁이 담겨 있다.

　치료의 관점에서 웰니스에 초점을 맞추는 태도는 통합의학 의사가 심신 양쪽의 관점에서 의학 문제를 검토하고 있음을 의미한다. 마음이 몸에 주는 영향의 문제를 검토할 때에는 몸의 질환에 대한 감정적 반응뿐만 아니라 질환의 발생이나 악화를 초래할 염려가 있는 마음의 요인 문제도 포함한다. 통합 의학 의사는 치유사이자 심리요법가이고 교사이기도 해야 한다. 그들은 환자에게 심신상관이 얼마나 미묘한 구조인지, 얼핏 관계없어 보이는 감정과 몸의 증상이 어떻게 깊이 관련되어 있는지를 가르쳐야 할 것이다.

마음과 몸이 서로 큰 영향을 주고 있다는 것은 일반 의사도 알고 있다. 몸에 부정적인 영향을 미친 것 역시 정서적 고통을 동반한다. 몸의 질환은 감정적 스트레스의 원인이 되기도 한다. 반대로 감정적 문제가 신체적 증상의 발현에 기여하기도 한다. 통합의학 의사는 신체기능의 장애를 진단할 때 반드시 감정적 측면에도 주의를 기울인다. 그리고 환자에게 자신의 감정 상태나 가정, 직장, 인간관계에서 오는 여러 스트레스에 대해서도 묻는다. 이런 질문이 매우 중요한데도 지금까지는 다루지 않고 끝내는 경우가 많았다.

클리닉 형태의 진료 시설에서 일하는 고용직 의료 종사자의 대규모 네트워크화는 경제적인 필요성과 함께 효율 지향적 진료 활동을 조장한다. 즉, 환자와의 접촉 시간이 매우 짧고 대부분 진료 의사도 매번 달라져 더더욱 신체적 증상만 다룰 수밖에 없다. 미국에서는 HMO처럼 회비만 내면 정기검사를 받을 수 있는 조직도 있지만, 원가 절감을 이유로 진료시간이 점점 단축되고 내용도 간소화되는 것이 현실이다. 이러한 건강관리 체계의 목적은 수검자의 무증상 상태 유지를 목표로 한다. 그 이상도 그 이하도 아니다.

한편 기존 의료의 주류는 아닐지라도 환자의 감정적 요구에 응답하는 의사는 지금도 존재한다. 스트레스 상태를 재빨리 발견해서 조기에 치료를 시작하기 위한 의사 대상 교육세미나도 열리고 있다. 스트레스와 질병의 관계는 의사 대부분이 인식하고 있다. 최근 의학계에서도 스트레스가 원인이 되어 몸에 증상이 나타나기까지의 정신생리학적 경로가 존재함을 확실하게 인식하고 있다. 기존의 의사들은 스트레스와 질병의 관계를 인식하고는 있지만, 환자에 대한 접근은 제각각인 듯하다. 치료법이든 진단법이든 현대의학 의사와 통합의학 의사 사이에는 커다란 차이가 있다. 둘의 가장 큰 차이는 질병 발생에 관계하는 스트레스 요인에 대한 인식의 차이라고 말해도 좋다.

인간에게 영향을 미치는 스트레스에는 여러 종류가 있다. 심리적 스트레스는 최근 특히 눈에 띄게 거리에 넘치고 있다. 그러나 스트레스란 어느 정도 당사자의 수용 방법에 따라 달라진다는 사실을 이해해야 한다. 즉 스트레스 반응은 자기에 대한 위협을 어떻게 인식하는가에 따라 달라진다. 그 위협이 실재하기도 하지만 당사자의 의식이나 무의식 속에서만 위협으로 느껴지기도 한다.

발현되는 스트레스 증상의 강도도 개인차가 있다. 개인의 스트레스 대처법 숙달 정도에 좌우된다. 스트레스에 잘 대처하는 사람은 스트레스에 의한 신체적 증상이 적고, 면역기능도 정상으로 유지된다. 면역계가 정상적으로 활동하면 그만큼 감기나 그 밖의 감염병에도 쉽게 걸리지 않는다.

어느 정도의 스트레스는 성장에 불가피함도 알아야 한다. 예컨대 온몸을 지탱하는 골격도 지구의 중력에 저항해서 체중을 받치는 일로 끊임없이 스트레스에 노출되어 있다. 하지만 골격에 걸리는 이 스트레스는 골격의 정상적인 발달을 위해 필요한 것이다. 현미경으로 조사해보면 골화 현상은 골조직에 작용하는 역선을 따라 관찰된다. 그 골조직에서 볼 수 있는 중력이 피에조 변환을 거쳐 세포의 결정화를 일으키는 현상은 결과적으로 그 골조직이 스트레스에도 견딜 수 있는 상태로 이끈다. 만약 중력이라는 스트레스가 제거되면 오랜 우주 비행을 끝내고 귀환한 우주비행사나 병환으로 누워 있는 환자처럼 뼛속의 칼슘이 혈액 속으로 재흡수되어 부서지기 쉬운 뼈가 될 것이다.

이같이 적절한 스트레스는 건강 유지에 오히려 유용하다. 스트레스 연구의 선구자인 한스 셀리에 박사는 생체에 바람직한 스트레스를 유스트레스(eustress)라고 불렀다. 스트레스가 과도해지기 시작해 기능장애가 발생하면 환자에게 디스트레스(distress)를 일으킨다. 따라서 스트레스가 전혀 없는 환경이란 있을 수 없고 바람직하지도 않다. 어느 정도의 스트레스나 장애는 성장을 촉진하고 새로운 상황에 대한 대응책을 내놓기 위한 자극으로 작용한다. 효과적인 대처법을 취하면 장기계가 기능장애에 빠질 가능성을 최소한으로 억제할 수 있다. 그리고 스트레스에 노출된 본인도 여러 극한적인 환경 아래에서 최선의 행동을 취하게 된다. 중요한 것은 대처법이 효과적이냐 아니냐이다.

사람들 대부분은 스트레스에 대한 몸의 방어나 대처 기술을 시행착오를 겪어가며 배운다. 과거 곤란한 국면을 돌파했을 때 작용하던 반응을 새로운 국면에서도 그대로 반복한다. 그 방법이 효과적인지 해로운지 살펴보지 않고 새로운 대응책을 습득하지 않는 한 계속 옛날 방법을 반복하게 된다. 예컨대 스트레스에 직면하면 안으로 틀어박히는 사람이 있는가 하면 스트레스로부터 도망가는 사람도 있다. 조현병을 포함한 여러 정신질환은 참기 어려울 정도의 환경적 압박이나 심리적 압박에서 자기를 떼내려는 적응 수단일지도 모른다. 오로지 먹는 것만으로 스트레스를 해소하려는 사람도 있다. 스트레스를 곧잘 돌파하는 사람도 있지만, 신경질적 강박관념으로 체중에 과도한 위협을 느끼는 사람도 있다. 스트레스 대처전략은 환경에 대한 적응 수단이다. 그러나 이 같은 방법들은 뛰어난 적응법이라고 할 수 없고, 장점보다 단점이 많다.

치료라는 관점에서 보면, 환자는 스트레스 해소법을 배워 스트레스에 대한 새로운 대처법을 몸에 익힐 수 있게 된다. 실제 상황에서 이완 방법을 터득하고 있는 사람은 좀처럼 찾아볼 수 없다. 그러나 스트레스 해소법은 누구나 일상생활에서 어렵지 않게 몸에 익힐 수 있다. 스트레스성 질환으로 고생하는 사람들에게 이러한 접근은 최대의 은혜가 될 수 있다. 이런 기법을 이용하면 누구라도 감정의 안정과 평정을 키울 수 있다. 심신의 건강증진 방법은 말할 것도 없이 명상이다. 안정화 방법에는 이외에도 만트라나 점진적인 근육 이완법, 유도 이미지법 등이 있다.

스트레스 이완의 또 한 가지 방법은 활발한 운동이다. 운동은 그날의 생활이나 사고 활동으로 근육에 축적된 스트레스를 풀어내는 데 적절한 방법이라고 생각한다. 하루에 생긴 괴로움이나 불안을 없애주는 데 운동만 있는 것은 아니다. 스트레스나 번민으로 생긴 근육의 뭉침을 푸는 데 마사지요법도 좋다. 다만 이 방법은 혼자서는 실천하기가 어렵다는 안타까움이 있다.

자기 스스로 학습한 이완법의 이점은 반복해서 실행함으로써 새로운 신경 반응 패턴이 형성될 수 있다는 것이다. 차분한 분위기의 집에서 내적, 정적인 방법을 실천해가면 이완반응을 유발할 수 있는 신경계의 조건형성이 가능해진다. 신경계의 재학습이 확립되면 이완법은 직장에서도 응용할 수 있다. 이것으로 스트레스 증상이 본격적으로 발현되기 전에 근육의 뭉침을 없애고 두통을 멈추게 하는 데도 활용할 수 있게 된다.

앞 장에서 논했듯이 매일 하는 명상은 매우 효과적이고 깊은 이완 상태에 도달해 심리적 스트레스 해소법을 익히게 된다. 몇 년간 명상을 지속해서 쿤달리니의 활성화에 성공하면 궁극의 스트레스 해소법을 습득하게 된다. 쿤달리니가 활성화되면 뇌의 신경회로가 재편성되어 작은 스트레스나 트라우마가 축적되는 일이 없어진다. 신경회로에 쿤달리니 순환의 스트레스 해방계가 형성될 수 있다는 사실이 판명되면 더 많은 사람이 명상을 실천하게 될 것이다. 명상은 창의성, 지식, 영적 안내, 영감의 근원인 고차 자아에 접근할 수 있게 한다.

활발한 운동이나 명상, 이완법에 덧붙여 적당한 영양섭취도 스트레스가 많은 상황에서 몸의 반응성을 최대로 유지하는 데 필요하다. 비타민 보조식품에 대해서는 현대 의학과 통합의학 사이에 시비를 둘러싼 논쟁이 있지만, 보조식품도 심신의 스트레스 대처 능력을 높이는 데 확실한 효과가 있다. 비타민C와 B 복합체의 대량 투여, 미량원소를 포함한 복합비타민제제는 신경계를 강화해서 스트레스 반응이 과다해지는 것을 예방한다.[8]

나 역시 비타민제가 없었다면 혹독한 레지던트 기간을 무사히 벗어날 수 없었을지 모른다. 철야 근무로 36시간 당직을 설 때도 비타민제 덕분에 가능한 한 오랫동안 의식을 맑게 유지할 수 있었다. 비타민제를 방에 두고 온 날은 근무가 끝날 때쯤 격심한 피로감에 시달렸다. 나는 내 체험과 환자들의 피드백에 기초해 비타민 대량 요법이 과잉 스트레스 반응을 예방하는 효과가 있다고 확신한다.

많은 양의 비타민류(적절한 고단위 투여)는 몸의 기능을 최상의 상태로 유지할 뿐만 아니라, 에테르체를 강화하고 육체와 미세체 모두의 스트레스와 질병에 대한 내성을 강화한다. 정통파 분자 의학자들도 비타민C의 작용으로 면역계의 활성이 비약적으로 증강되는 사실에 주목하고 있다. 특히 전염성 단핵구증이나 바이러스성 폐렴 같은 바이러스성 질환에 효과가 있는데, 기존 의학에서는 이들에 대한 좋은 치료법을 찾아볼 수 없다. 비타민은 온몸의 에너지 이용을 포함한 다양한 생리학적 반응에서 조효소(보조 효소) 기능을 하고 있다. 생화학적 반응에서의 촉매 효과 이외에도 많은 비타민은 활성 부위에 금속이온을 갖고 있어 그 작용으로 세포 수준의 전자전달 반응에 중요한 역할을 맡고 있다. 비타민은 세포에서 전자전달을 통해 적절한 에너지 흐름을 유지하는 역할을 한다. 이들 생체전자계는 성장, 복제, 회복 등의 기본 과정을 제어한다. 비타민은 세포 수준의 전자전달을 통해 에테르체와 육체의 상호작용을 강화한다는 견해가 제기되고 있다. 이 때문에 비타민요법은 파동의학의 주요 과제로 다룰 만한 의미가 있다.

비타민에 관한 논의 일부는 통합의학과 기존 의학의 관점 차이에 기인한다. 기존 의학은 오랫동안 균형 있는 식생활을 하고 있다면 비타민 섭취가 충분하다고 생각한다. 비타민 보조요법이라는 개념은 의학 교육에서도 최근까지 경시되었다. 기존의 의사들은 통합의학 의사나 일반인이 비타민을 모든 질환에 효과가 있는 만능 약처럼 맹신해 남용하는 경향이 있다고 비판해 왔다. 비타민의 효과를 둘러싼 이 논의는 중립 상태와 웰니스라는 쌍방의 의학 목표 차이에서 기인하기도 한다.

기존 의사들은 정해진 일일 권장량(RDA, Recommended Daily Allowance)을 인용해 균형 잡힌 식생활이 건강에 필요한 모든 양을 공급할 수 있다는 근거로 삼고 있다. 기존의 의사나 영양사는 RDA로 모든 비타민이 공급된다고 주장했다. 그리고 그 양은 균형 잡힌 식사를 하고 있으면 자연스럽게 섭취되는 양이기 때문에 비타민 보충요법 등은 필요 없다고 주장해 왔다. 원래 RDA는 비타민결핍증을 예방하기 위해서 최저 어느 정도의 양이 필요한지를 밝히기 위한 연구에 기초해서 만들어진 것이다. 예를 들면 어떤 사람이 비타민C 50mg을 섭취하였다고 하자. 괴혈병에 걸리지 않고 살 것이다. 그러나 '비괴혈병 상태' 즉 질병에 걸린 것도 아니고, 건강한 것도 아닌 상태는 궁극적인 건강상태와는 동떨어진 상태이다.

이 문제는 비타민의 발견자인 알베르트 센트죄르지(Albert Szent-Gyorgyi)와 생체전기 메커니즘설을 지지하는 사람들이 논의하고 있을 즈음에는 매우 중요한 이슈였다. 기존 의학자들은 비타민C가 괴혈병과 같은 비타민결핍증 치료 이외에 이용될 수 있다는 사실을 좀처럼 이해할 수 없었다. 가끔은 수술 후 환자에게 비타민C를 투여하는 외과의도 있었지만, 이는 콜라겐 생성 촉진이 목적이었다. 그 결과 수술 흉터가 빨리 좋아지기도 했지만, 이런 치료를 관습적으로 하는 의사는 거의 없었다.

기존 의사들이 비타민을 비타민결핍증에만 투여한 이유는 그들이 '중립 상태'를 치료의 최종 목표로 하는 데 너무나 익숙해졌기 때문이다. 비타민C를 다량으로 투여하면 확실히 면역계를 비롯한 생리 기능을 최대한으로 유지하는 데 효과가 있다. 신체 체계가 영양학적으로 스트레스에 대항할 수 있도록 준비되어 있으면 면역억제 상태나 감염병에 걸릴 기회가 그만큼 줄어들 것이다.

정통파 분자 의학 의사들도 특정 질환을 단일 영양소를 대량으로 투여해 치료하려 하지만, 비타민을 생리활성물질로 이용할 것인지 약리학적 효과를 기대하여 투여할 것인지의 차이가 나온다. 기존 의사들은 비타민을 세포의 기본적인 생리 기능을 촉진하는 데 사용한다. 그러나 통합의학 의사들은 단일 비타민을 대량으로 투여해 그 약리 효과를 기대한다. 바꾸어 말하면 질환을 치료하기 위해 약을 투여하는 것과 비슷한 목적으로 사용한다. 어떤 약품의 투여량이 부족하면 그 약품의 치료 효과를 충분하게 바랄 수 없듯이, 이제 비타민류를 그런 식으로 이용될 수 있는 단계까지 와 있다.

예를 들면 황화마그네슘의 정맥 투여는 임신중독증 진단을 받은 임산부의 발작 예방 목적으로 오랫동안 사용해 왔다. 약리학적 작용량의 마그네슘은 신경이나 근육조직의 흥분성을 감소시키는 작용이 있다. 물론 황화마그네슘은 영양소의 일종이라 항간질약보다 안전할 거라고 여겨 왔다. 많은 통합의학 의사뿐만 아니라 순환기과의 일부 의사들도 마그네슘의 다른 용도에 대해 알고 있었다. 일례로 심근경색 환자에게 종종 나타나는 부정맥을 억제하는 데 효과가 있다고 생각해 왔다. 영양학을 전문으로 하는 의사 가운데에는 심근경색뿐만 아니라 모든 만성 부정맥 환자에게 경구투여하는 의사도 있다.

최근에는 대량의 엽산과 비타민B$_{12}$를 흡연자나 여성에게 투여하여 효과를 얻었다는 보고가 있다. 앨라배마대학 영양과학부 부장인 버터워스 박사는 초기 논문에서 흡연자의 객담 세포에서 검출된 이형세포와 자궁경부암 검사법으로 검출된 산부인과계의 이형세포에 매일 $10mg$의 엽산과 $500mg$의 비타민B_{12}를 연속 투여하자 정상으로 돌아왔다고 발표했다. 다만 이 투여량은 RDA에서 권장하는 양의 25배의 엽산과 166배의 비타민B_{12}이다.[9] [10]

특정 비타민의 최대 섭취량이 존재한다는 것은 확실하고, 정통파 영양학자조차 대량투여요법의 지침을 갖고 있다. 현대 의학 의사는 비타민C 섭취가 소변으로의 수산염 배설을 증가시키고, 대량 복용으로 수산염 유래 신장결석을 생성한다고 경고한다. 아마도 그 이유는 통상 비타민C는 비타민B 복합체와 함께 복용하기 때문으로 생각된다. 비타민C 대량 복용을 실천한 환자 가운데 신장결석이 발병했다는 보고는 극히 드물게 나타난다. 비타민B 복합체는 피리독신(비타민B_6)을 대량으로 함유하고 있다. 라이너스 폴링 등은 25g~50g의 비타민B_6를 매일 복용하면 오줌 속의 수산염 배출이 감소한다고 보고하고 있다. 즉, 말할 것도 없이 신장결석의 생성이 어려워진다는 사실이다.[11] 이 사례는 단일 비타민 대량섭취는 바람직하지 않지만, 적당히 균형 잡힌 다른 비타민과의 병행요법은 효과가 있음을 보여준다. 비타민C 대량요법은 구리 등의 체내 미량원소의 양을 감소시킨다고 알려져 있다. 그 때문에 미네랄이나 미량원소를 함유한 복합비타민제를 사용하는 것이 바람직하다고 본다. 현재 이런 종류의 치료법을 상세하게 알려주는 정보원이 존재한다. 비타민요법은 스트레스 해소를 위한 단순한 단계이기도 해서 심신이 일상적인 스트레스를 잘 처리하도록 조정한다.

우리 대부분은 감정적 스트레스 이외에도 인간의 생체 에너지장에 악영향을 주어 이상한 생리 반응이나 질병을 초래하는 인자가 다수 존재한다는 사실을 거의 알아차리지 못한다. 심리적 스트레스는 질병을 일으킬 가능성이 있는 현대사회의 미묘한 인자 가운데 하나일 뿐이다.

심리적 스트레스

영양장애

알레르기

환경오염

체력 저하

미생물오염

약물부작용

저준위 방사선

전자기 오염

지기 스트레스

부정적 사고 에너지

〈그림 34〉 **생물학적 스트레스의 종류**

〈그림 34〉는 평소 생활에서는 스트레스라고 평가되지 않는 내인성, 외인성의 많은 요소를 보여준다. 하지만 이들 하나하나는 실은 스트레스로 작용해 심신을 정상상태에서 벗어나게 하고 그 강도와 작용 시간에 따라 질병을 발생시킨다. 스트레스의 성질은 각기 다르지만 생체의 활력을 감퇴시키는 점은 공통된다. 게다가 이 스트레스들은 최종적으로 면역력을 중심으로 하는 몸속의 조절 체계를 혼란시킨다. 그 결과 안팎의 공격에 몸 전체가 쉽게 무너질 수 있다.

기존의 의사와 통합의학 의사의 차이는 일상생활에서 매일 일어나는 다양한 스트레스 요인이 질환의 발생에 어떤 영향을 주는지 인식하느냐 아니냐로 드러난다고 해도 과언이 아니다. 기존 의학의 세계에서는 그림에서 소개한 항목 대부분이 스트레스 요인으로 인식되지 않는다. 우리가 인식하기 쉬운 '물리적인' 스트레스 요인에서 좀처럼 인식하기 어려운 미묘한 스트레스에 이르기까지, 다양한 스트레스 요인을 잘 살피며 그 하나하나가 건강

상태에 어떻게 영향을 미치는지 음미하면서 살아야 한다.

심리적 스트레스

감정적인 스트레스에 대해서는 이미 논하였다. 감정의 억압이나 다른 부정적인 인지 상태는 상대적으로 면역억제 상태를 초래해 질병에 쉽게 걸린다. 또 특정한 타입의 감정적 불안정성은 그에 대응한 차크라와 관계가 있어 그것이 만들어낸 에너지 블록과 관련된 질환이 나중에라도 발현할 가능성이 있다.

스트레스 강도가 높은 기후와 작업환경

과중한 업무나 수면 부족에서 오는 순수한 육체적 스트레스의 요인은 감정이나 신체적 이상의 공통 원인이 되어 질병에 걸리기 쉬운 상태로 바뀔 수 있다. 또 밤낮 교대로 일하는 불규칙한 생활이라면 몸의 적응 메커니즘에 상당한 스트레스를 준다. 결과적으로 피로감은 늘고 생명력도 낮아져 질병이 발생하기 쉬워진다. 그 밖에도 신체적 스트레스의 발생 원인은 얼마든지 존재한다. 극단적인 온도의 변화는 체내의 기구를 불안정하게 해서 질병에 걸리기 쉬운 환경을 만든다. 고대 중국에서는 과도한 냉기나 습기를 위험 환경 인자로 든다. 천식 환자는 종종 더운 여름철, 야외와 냉방이 센 방을 오가면 급성천식 발작을 일으키는 경우가 있다.

약물 관련 스트레스

이 밖에도 생리적 스트레스로 처방받은 약이나 약국에서 산 약물의 부작용이 있다. 게다가 현재 널리 퍼져있는 코카인, 헤로인, LSD, 암페타민, 마리화나 등의 비합법적인 약물이 있다. 이러한 약물들은 중독자들에게 더 많은 부정적 스트레스와 질병의 원천이 된다. 이들은 육체의 신경계뿐만 아니라 미세체에도 장기적으로 작용하는데, 아직 기존 의학에서는 밝혀내지 못하고 있다. 이들 향정신성 약품이 초래하는 정서적, 정신적 장애는 약물이 미세체에 얼마나 강력한 영향을 주는지 추측하는 단서가 된다. 흔히 처방되는 약품 가운데에도 잠재적으로 또는 명백히 신체 기능을 떨어뜨릴 수 있다는 사실을 기존 의학계에서도 인식하고 있다. 현대사회는 점점 약물의 의존도가 높아지고 그로 인한 스트레스가 늘고 있지만, 이 같은 스트레스는 인지되지 않고 방치되고 있다.

결핍과 과민성에 의한 영양 스트레스

영양소의 결핍은 기능 발현에 필요한 요소가 부족한 상태로, 몸에 활동을 강요하기 때문에 역시 스트레스가 된다. 상대적 영양 결핍 상태는 오늘날의 패스트푸드 사회에서 흔히 볼 수 있는 문제이다. 뇌졸중 등의 신경 장애나 관절염 따위로 몸이 좋지 않은 노인은 활동 범위가 좁고 스스로 식사를 준비하기 어렵다. 이것이 고령자가 비타민결핍증에 걸리기 쉬운 원인이 된다. 처방받은 약을 먹어 특정 비타민이 결핍되기도 한다.

검사기기의 발달로 현대 의학의 의사들은 더 방대한 비타민류의 목록을 발표해 왔다. 그 가운데에는 미량원소나 미네랄 등 몸의 건강 유지에 필요한 것이 포함해 있다. 그러나 목록은 그것만으로 충분하지 않다. 파동의학의 측정법을 이용하면 이상적인 건강상태를 달성하는 데는 금 같은 몇몇 귀금속도 필요하다는 사실을 알게 된다. 비전 문헌에 등장하는 미량 금속 대부분은 온몸 구석구석에 존재하는 파동의학적 즉, 생체 전자적 체계의 한 요소를 구성하고 있는지도 모른다. 세계 최고의 채널러였던 에드가 케이시의 리딩에는 다발성경화증의 원인 중에서 금 결핍증이 중요하다는 보고가 있다.

그 기록에 의하면 금 결핍증은 소화기계의 장애를 일으키고, 이어 내분비계, 신경계의 장애를 일으킨다. 이처럼 영양장애에는 비타민이나 미네랄 부족만이 아니라 아직 인지되지 않은 금, 은, 규소, 탄소 같은 미량원소의 결핍도 관련이 있어 보인다.

식사에서 부족하기 쉬운 비타민과 미량원소뿐만 아니라 음식물 속의 자연 발생물질도 문제가 된다. 이 물질들도 우리에게 생리학적 스트레스의 원인이 될 수 있다. 잘 알려지지 않았지만 일반 식품에 함유된 페놀 유도체로 인한 신체적 알레르기나 대뇌 과민성은 광범위한 기능장애를 초래할 가능성이 있다. 이 같은 과민반응은 아직 해명되지 않은 경로에 의해 면역계 장애의 원인이 되지 않을까 싶다. 이와 같은 미량 환경인자에 대한 과민성 인식에서 임상 환경학이라는 새로운 분야의 연구가 시작되고 있다.

기존의 의사 가운데에는 환자의 식물 알레르기 문제에 주의를 기울인 사람이 많지 않다. 음식물에 대한 알레르기나 뇌의 과민성으로 가려움, 습진, 천식 발작 외 기분 변화, 우울증, 극도의 피로, 근육통 등의 증상이 생길 것이라고 전혀 믿지 않기 때문이다. 하물며 대부분 의사는 뇌의 과민성에 기인한 장애가 존재한다는 사실조차 인정하지 않는다. 이미 인정된 면역 경로 외에 어떻게 그 같은 반응이 일어나는지 이해할 수 없기 때문이다.

음식물 알레르기를 진단할 때의 어려움은 환자 자신이 어떤 식품에 알레르기 반응을 나타내는지 잘 알지 못하고, 기존의 피부검사로는 알 수 없는 경우가 많아 환자의 자각증상이 당사자 머릿속에서 특정 식품 섭취와 연결되지 않기 때문이다. 임상 환경학은 아직 잘 알려지지 않은 분야이기 때문에 음식물 알레르기 진단이 중시되는 일은 드물다. 게다가 환자는 표준검사밖에 받지 않는다. 그 결과 이렇다 할 징후가 발견되지 않으면 여러 전문 과를 전전하거나 정신과로 보내진다. 우리가 평소 먹는 음식이 정신적 스트레스를 일으킬 수도 있다고 믿기는 어렵지만, 그런 생각을 요구하는 시대가 오고 있다.

환경인자에 대한 과민성 평가의 어려움은 검사법 대부분이 시간을 요하며, 검사 자체가 고통을 동반하는 이유도 있다. 알레르겐이 되는 식품을 신속하게 판정할 수 있는 장치로 EAV가 있는데, 전기 침의 원리를 응용한다. 이 시스템은 경락계의 생체에너지 네트워크와 직접 상호작용하고 있어 기존의 혈액검사나 피부검사보다도 훨씬 감도가 높다.

EAV를 사용하면 많은 물질에 대해 과민성 즉 면역 응답의 이상을 극히 짧은 시간에 검사할 수 있다. 더 중요한 것은 환자의 알레르기 반응을 중화하는 데 필요한 동종요법 레미디의 효과를 EAV가 정확하게 확정할 수 있다는 점이다.

EAV를 대표로 하는 미세에너지를 활용한 전기적 피부검진 장치는 경락계와 직접 상호작용하기 때문에 육체-에테르체 경계면의 정보를 얻을 수 있다. 이는 만성이든 급성이든 질환이 현재화하기 전 단계에서 EAV가 에너지 장애를 검출할 수 있다는 의미이다.

알레르기 검출의 문제점은 기존의 장치를 아무리 찾아봐도 EAV만한 감도를 갖는 게 거의 없다는 점이다. EAV의 결과 표시는 혈액검사나 피부검사와 달리 비정상적인 미세에너지 반응만을 특정한다. 실제로 과민반응이란 어느 정도까지는 물리화학적 침습이지만, 그에 앞서 미세에너지의 침습이다. 따라서 기존 의학에 기초한 방법으로는 이상이 검출되지 않는 것도 무리가 아니다. 과민반응은 매우 미묘하기 때문이다. 현재 의학계에서 이용되는 장치로는 감도가 떨어져 검출할 수가 없다. 그 결과 많은 의사가 혈액검사나 뢴트겐, CT 주사로 확인되지 않는 환자의 호소를 모두 '기분 탓'으로 돌리는 안타까운 일이 벌어지고 있다.

다시 말해 의학에서의 이상이란 기존의 검사장치 결과만으로 정의하는 것이다. 여기에 소개한 현대 생활에 동반되는 스트레스 일람을 모두 본다면 EAV라는 별난 고감도 장치의 사용을 주저하는 것도 무리는 아니지 싶다. 현대 사회생활에서 유래하는 스트레스가 셀 수 없을 만큼 광범위하게 걸쳐 있다는 사실에 놀라지 않을 사람이 있을까? 현대 의사가 아무리 신중하게 진찰하고 온갖 장치로 검사해도 환자의 생리학적 이상이 객관적으로 측정되지 않으면, 의사의 머릿속에는 '이상'이란 말이 존재하지 않는 것과 마찬가지이다. 이런 종류의 잘못된 이론적 귀결로 내려지는 결론은 매우 심각하다. 환경오염에서 유래하는 스트레스를 검토할 때도 똑같은 문제에 직면한다.

환경 스트레스, 공해와 마이아즘 질병

인체에 해롭게 작용할 수 있는 물질은 계속 늘고 있다. 어떤 물질이 유해한지 아닌지는 쥐 같은 동물에게 대량투여한 다음, 해부를 통해 암과 같은 이상이 발생하는지 확인함으로써 조사한다. 에임스 검사(Ames test)도 발암성 조사 방법이지만, 원래 세균에서 발생하는 유전자 돌연변이 확률을 시험하는 방법이었다. 담배 산업의 로비스트 일부는 아직도 흡연과 심장질환이나 폐암은 관계가 없다고 주장한다. 그러나 현대 의학계는 폐암의 발병은 담배와 밀접한 관계가 있다는 견해가 대다수이다. 담배가 간접 흡연자나 태아에 미치는 영향을 연구하기 시작한 것은 최근이다. 그러나 연구 대부분은 발암성처럼 담배가 갖는 화학물질로서의 확실한 유해성에만 주의를 기울인다.

독성 부작용 판정법이 한정되어 있어 환경 화학물질이 인간에게 해롭게 작용하는지 아닌지를 정확하게 판정하기는 매우 어렵다. 기존 측정방법은 오염물질의 검출 감도가 지나치게 낮기 때문이다. 여러 음식물 알레르기의 악영향을 증명하고자 할 때도 같은 문제점이 발생한다. 의사들도 과학적으로 해롭다고 판정되기 전까지는 어떤 물질을 해로운 물질이라고 인정할 수 없다. 통상 유해물로 인정하는 증거의 타당성 여부는 비정상적 생리학적 반응을 측정하는 장치의 감도에 크게 의존한다. 기존 실험실에서 이루어진 실험은 지나치게 전체적이어서 환경 물질에 의한 음식물 알레르기나 과민반응 측정에는 사용하기 힘들다. 파동의학이나 미세에너지 진단 체계의 개발이 중요한 이유이기도 있다. 새로운 식품첨가물, 약물, 직장에서의 화학물질 등이 건강에 미치는 영향을 정확하게 평가하려면 고감도 검사법이 존중되어야 한다.

보이지 않게 건강에 악영향을 주는 인자 대부분은 기존의 의학적 방법으로는 검출할 수 없어 질환의 배후에 잠복해 있는 다양한 원인물질은 발견되지 않은 채 남아있다. 이산화유황이나 일산화탄소가 대기 중의 해로운 물질임은 잘 알려져 있다. 몸의 생리학적 상태에 이상한 스트레스를 초래하고 비교적 민감한 사람에게 질병을 일으킨다. 어떤 원인물질에 노출되었을 때 질환에 대한 감수성을 좌우하는 것은 몸의 면역학적, 생리적, 그리고 강력한 방어체계의 강도이다.

환경에서 유래하는 질환은 FDA의 안전기준 농도 이하의 화학물질이라고 해서 절대 발병하지 않는다고 잘라 말할 수 없다. 지금까지의 안전기준은 유해물질의 미세에너지 효과를 전혀 고려하지 않았기 때문이다. 파동에너지 수준의 유해성을 이해하지 못하는 과학자들이 유해물질 농도의 기준을 느슨하게 잡고 있다. 또 지금까지의 과학적 검사법은 인간의 생리학적 상태에 미치는 미세에너지 효과의 측정에는 적합하지 않기 때문에 FDA도 구체적으로 무엇이 원인물질인지 단정하지 못한다. 더구나 정확한 안전기준 농도를 결정하는 일은 지난한 작업이다.

제2장에서는 치료용 동종요법 레미디가 무한에 가까운 희석을 계속한

결과임을 언급했다. 이 제조법의 목적은 물질의 미세에너지 특성을 추출하는 데에 있다. 마찬가지로 환경 속의 물질도 무한 희석된 결과 미세에너지 특성을 가질 수 있는데, 기존 과학적 방법으로는 그것을 측정하기 힘들다. 중요하고 흥미 있는 주제로 알루미늄의 잠재적 독성 문제가 있다. 쓰기 편하고 값싸 널리 쓰이는 알루미늄 냄비는 세게 문지르거나 쇠젓가락 등으로 휘저을 때 식품 속으로 극미량의 알루미늄이 녹아 들어갈 수 있다. 알루미늄은 요리에 녹아들어 사람에게 흡수된다. 최근 조사에 따르면 불소를 함유한 수돗물로 조리할 경우 그릇에서 더 많은 알루미늄이 녹아 나온다고 한다.

매년 증가하고 있는 알츠하이머 환자에 관한 연구에 의하면, 대다수 환자의 뇌에서 알루미늄 농도가 증가한다는 보고가 있다. 알루미늄 제품이 알츠하이머의 직접적 원인이라고 단정할 수는 없지만, 뭔가 발병 과정에 영향을 끼칠 가능성은 있다. 알루미늄의 독성과 알츠하이머의 상관관계는 알루미늄 제품의 안전성 문제를 환기시키고 있다.

미량 알루미늄이 갖는 독성의 세기는 소화관에서의 알루미늄 흡수 기능, 배설 기능에 좌우된다. 예컨대 밥호프파킨슨리서치센터에서는 모토야마의 AMI 측정이 이루어졌다. 파킨슨병 환자 대부분에서 소화기 경락에 에너지 균형의 혼란이 관찰되었다는 보고가 있다. 파킨슨병 환자에서 신경계와 소화기계의 문제가 빈번하게 관찰되는 이유는 소화기와 뇌의 관련성에 무언가 이상이 존재함을 말하는 것일지도 모른다. 그러나 그 연관은 간접적이다. 질환의 발병은 잠재되어 있던 생리학적 약점을 표면화시킬 수 있는 제3의 인자에 의한다고 생각되기 때문이다. 흡수나 배설 등의 기능이상은 어떤 종류의 유해물질이 뇌 안에 축적됨으로써 발현되는 것일지도 모른다. 유해물질을 과잉 섭취하고 그것이 뇌 안에 축적되면 파킨슨병 같은 신경 장애가 표면화되는 것은 아닐까? 소화관의 이상과 신경계 문제의 연관성은 에드가 케이시의 리딩에도 기록되어 있다. 만약 이 추측이 맞는다면 알루미늄을 비롯한 중금속 섭취로 인한 독성은 알츠하이머 환자처럼 소화기관 경락의 에너지 균형이 무너져 있는 일부 민감한 사람에게는 강력한 증상 발현을 일으킬지 모른다.

이런 가설의 옳고 그름과 상관없이 현재 의학적 연구의 기술 수준은 측정 감도가 지나치게 낮다. 지금 필요한 것은 알츠하이머나 파킨슨병 같은 아직 충분히 해명되지 않은 질환 연구에 힘을 쏟는 일이다. EAV나 AMI처럼 미세에너지가 계측되는 장치는 우리의 정보원을 확대하기 위해서 쓰여야 한다. 그렇게 해서 얻어진 새로운 정보가 불치병의 경과에 변화를 줄지도 모르기 때문이다.

우리 환경 속에는 석면, PCB, 다이옥신, 포름알데히드 등 다양한 유해물질이 있다. 이들 물질의 유해성은 극히 최근에야 알게 되었다. 아마 우리 주위의 침습적인 인공환경에서 생기는 아직 알려지지 않은 유해물질은 훨씬 더 많을 것이다. 앞에서 반복했듯이 인체 체계에 대한 침습성을 판정하는 방법은 그 검사장치의 감도에 좌우된다. EAV 등의 고감도 장치를 사용해 그동안 안전하다고 생각했던 많은 물질이 실제로는 눈에 보이지 않는 장애를 일으키고 있음을 밝혀낼 수도 있다. 일상 생활환경에서 넘쳐나는 알루미늄은 그런 물질의 대표 격인지도 모른다.

또 다른 해로운 금속으로 수은이 있다. 수은은 아말감으로 치과 충전재에 흔히 사용되고 있다. 최근 충전재로 사용되는 수은이 다양한 만성질환의 원인이 되고 있음을 보여주는 정보가 쌓이고 있다.[12] 미세에너지 수준의 진단 장치인 라디오닉스 장치를 이용한 조사에서도 알루미늄이나 수은의 신체 질환과의 인과관계가 밝혀지고 있다.

신체 수준 및 에테르 수준의 장애는 감염으로 발생한다고만 할 수 없고, 인체에 침습적인 환경요인에서 유래한 예상치 못한 영향이 원인일 가능성이 있다고 한다. 그중에서도 조리나 식품 보존용으로 널리 쓰이는 알루미늄 그릇을 빼놓을 수 없다. 알루미늄은 일반적인 체내 화학반응에서는 있을 수 없는 악영향을 끼친다. 즉 식품이 흡수한 알루미늄 속의 어떤 에너지에 의해서 체내 조화가 깨지는지도 모른다. 이런 종류의 알루미늄 오염이나 중독은 지금까지 제대로 알려지지 않았다. 그러나 그 영향은 광범위하게 퍼져서 라디오닉스 장치에 의한 분석에서는 종종 중요한 유해물질로 검출된다.

알루미늄이나 치아의 충전재에 들어가는 수은이나 은 등의 유독 금속의 흡수가 장기간 이어지면 육체나 에테르체에 생각지도 못한 영향을 줄 수 있다. 실제로 이러한 유해 작용은 다양한 질환이나 증상의 원인이 되고 있다. 또 전반적인 생명력의 저하도 일어날 수 있다.[13]

중금속에 의한 미세한 유해 작용 이외에도 기존 의학에서 무시되어 온 환경에서 오는 유해 작용도 주의해야 한다. 제7장에서는 마이아즘이라는, 질환을 유도하는 에너지 상태에 대해 언급했다. 동종요법 의사는 기존 의사의 견해와 달리 이 마이아즘이 인간의 생체에너지장에서의 미세에너지 장애로 일어나는 것은 아닐까 생각해 왔다. 그루다스의 『플라워에센스와 파동치유』의 정보 제공자인 케빈 라이어슨에 의하면, 우리 인간은 새로운 병인이 되는 에너지 상태의 존재를 최근에야 알기 시작한 듯싶다. 이런 마이아즘 가운데서도 가장 중요한 것은 중금속, 석유화학 물질, 방사선에 의한 마이아즘인 것 같다. 의학계에서는 진단에 이용되는 X선의 위험성에 대해 표명했지만, 배경이 되는 자연방사선의 영향은 몹시 낮게 평가해 왔다. 강한 방사선으로 백혈병이나 암이 발병하는 작용 원리와는 별개로, 방사선에 의한 미세한 영향의 메커니즘은 아직 잘 알려지지 않아 질병을 일으키는 원인으로 생각하지 않았다. 어쩌면 석유화학제품이나 그 파생물도 점차 환경 속으로 들어가 진단 대상이 되기 이전의 이상 상태를 일으키는 원인이 되고 있는지 모른다.

마이아즘 상태가 되면 생명체는 시스템 전체의 잠재적 에너지 장애 또는 질병의 예비 상태에 떨어진다. 마이아즘은 인간의 생체에너지계에 대한 생명력의 유입을 방해하는 경우가 많다. 그리고 더 다양한 질환이 발병하기 쉬운 상황을 만들게 된다. 이 같은 마이아즘에 의한 장애는 생명력의 균형을 유지하는 데 목적을 두는 파동의학의 방법으로 치료할 수 있다. 특정한 플라워에센스나 보석요법, 동종요법 레미디 등은 파동의학의 에너지 안정 수단의 좋은 예이다. 그러나 마이아즘이 여러 질환을 일으킨다는 사실이 인지되지 않는 한, 그것을 제거한다는 치료도 공식적으로 성립되지 않는다. 기존의 의학계는 마이아즘의 존재 자체나 그 병인론적 중요성도 아직 인지하지 못하고 있기 때문이다.

마이아즘은 인간에 내재하는 미세체 수준에서 오라 장을 통해 분자, 유전자 수준에 이르는 생체에너지의 패턴을 반영하고 있다. 몇 가지 마이아즘은 주로 육체의 세포 수준에서 기억되어 있다. 기존 의학 연구자는 의도적인 것은 아니지만 뒤에 언급할 '슬로 바이러스(slow virus) 감염'이라는 현상을 연구하면서 일종의 마이아즘병의 발병 메커니즘을 밝히는 연구에 착수했다.

현대 과학에서는 특정 바이러스에 감염되었을 때, 증상이 사라져도 세포 내 유전자에는 바이러스 DNA의 일부가 남아있을 수 있음을 인정하기 시작했다. 바이러스에서 유래하는 이 유전물질이 들어오는 것은 사람 염색체 내부이다. 만약 생식세포에 도달하면 바이러스 유전자는 자손에게도 전달된다. 그리고 미확인된 어떤 종류의 생리학적 스트레스가 휴면 상태의 바이러스 유전자를 깨우는 작용을 한다.

어떤 질병이 '후천적 마이아즘'의 모델로 작용하고 있는 경우를 검토해보자. 드물지만 홍역과 같은 유년기 바이러스 감염이 수십 년 뒤에 활성화되어 SSPE(아급성경화성범뇌염)와 같은 질환을 일으키기도 한다. 그 원인이 휴면 상태의 바이러스에 의한 것인지, 숙주의 세포로 새롭게 운반되어 온 바이러스 DNA인지는 현시점에서는 불명확하다. 그러나 원래 바이러스의 유해성이 분자 수준에서 작용하면서 다른 질환의 병인이 된다는 추측도 부정할 수 없다.

다발성경화증도 선행하는 바이러스 감염에 이어서 생길 수 있는 질환이다. 어떤 질환 모델은 선행하는 바이러스 감염으로 신경섬유 수초에 변성이 일어나, 정상적인 수초와 변성된 수초 양쪽에 대한 항체가 만들어진다. 그 결과 신경계 전체에 수초의 자가면역성 파괴를 초래한다. 그리고 최종적으로 신경전달이 저해된다. 과학자는 이런 종류의 지연성 바이러스 감염을 슬로 바이러스 감염이라고 부른다. 현재 인지되고 있는 슬로 바이러스 질환 대부분은 치매 증상이나 중추, 말초의 신경 장애를 초래한다.

바이러스에 의한 지연성 유해 작용은 인간이 병원체에 접촉했을 때 마이아즘이 형성되는 경로에 대한 일례를 보여준다. 그러나 마이아즘은 세포 수준의 신체적 변화로만 발생하지 않고 고차의 파동에너지 수준과도 관계되어 있다. 휴면하는 마이아즘을 깨워서 신체 질환을 발생시키는 스트레스로는 심리적인 것, 환경에서 유래하는 것, 그리고 때로는 카르마에서 유래하는 것 등을 생각할 수 있다. 스트레스로 유발된 에너지 장애나 생리학적 기능장애에 의해 분자 수준, 미세에너지 수준에서의 마이아즘의 패턴 변화가 일어난다. 그리고 장애를 입은 유전물질의 발현이라는 형태로 미세에너지 수준의 '시한폭탄'이 폭발하여 마이아즘 질병이 발생한다. 마이아즘 질병은 정상적인 미세에너지적 감시기구나 생리학적 감시기구가 파탄 났을 때만 신체 수준에서 발현한다. 슬로 바이러스의 경우, 면역계의 기능 저하가 방아쇠가 되어 잠자고 있는 바이러스 유래의 DNA를 깨우게 된다. 이 같은 마이아즘의 특성은 오랜 세월에 걸쳐서 미세체의 내부에 머문다. 그리고 스트레스나 카르마 패턴에 의해 생체에너지 환경이 변하면 준비가 완료되어 질환이 육체 수준으로 발현된다. 마이아즘 특성이 미세체에서 육체의 세포 DNA 수준으로 내려왔을 때 소위 질병이 발현한다.

동종요법 의사 사이에서는 병원체에 의한 후천성 마이아즘 이외에도 석유제품, 중금속, 방사선 등의 환경오염 인자에 장기간 노출되어도 마이아즘 형성과 질병의 발생으로 이어질 수 있다고 생각한다. 마이아즘을 일으킬 가능성이 있는 중금속 가운데 알루미늄, 수은은 대단히 중요하고, 이어서 납, 비소, 라듐, 불소 등을 들 수 있다. 납은 가솔린에 들어있어 급속히 환경을 오염시키고 있다. 수은도 물속의 먹이사슬을 통해 어류의 몸속에 농축되어 중독을 일으키는 사건이 빈번하게 일어나고 있다. 또 치과 치료에 사용되는 수은을 포함한 아말감도 미세체에서 유래한 질환의 원인이 될 가능성이 있다. 이러한 다양한 무기질 금속은 몇천 년 이상의 긴 세월 동안 환경 속에 미량 존재했지만, 인간은 그들에 대한 자연 저항력을 발달시켜 왔다. 그러나 20세기에 들어와서부터 대기나 물에서 이 같은 유독물질의 농도가 급격하게 상승했다. 그래서 후천성으로 늦게 유발되는 작용 이외에도 급성중독 증상이 발현된 것이다.

중금속 및 석유화학 마이아즘은 알레르기, 탈모, 수분 저류, 바이러스에 대한 높은 감염성, 칼슘 흡수 장애를 초래한다. 방사성 마이아즘은 노화를 촉진하고 내분비 이상, 골조직의 취약화, 빈혈, 관절염, 낭창, 백혈병이나 피부암 등의 다양한 악성종양을 일으킨다. 마이아즘을 인식할 때의 문제점은 그 영향이 미세해서 기존의 측정기로는 검출하기 어렵다는 점이다. 그러나 최근에는 그것도 조금씩 관찰할 수 있게 되었다. 기존 의학에서는 질병을 일으키는 많은 미세한 요인이 고려되지 않지만, 파동의학의 치료는 마이아즘이 갖는 부정적인 에너지 패턴을 해소하는 데 효과적이다. 세계적으로 증가하는 환경오염 문제를 고려할 때, 파동의학 치료는 미세에너지 수준의 독성에 대한 문제의 해결법을 제시함으로써 장차 더 중요한 위치를 차지하게 될 것이다.

어떤 의미에서 이 질병들은 영적 질병이라고도 생각할 수 있다. 질병을 만들어내는 경향성인 마이아즘은 인간의 '영혼'이 신체적 질환을 통해서 자신의 신성을 재인식하려는 악전고투의 표현이라고도 할 수 있다. 방사선, 석유화학 물질, 중금속 마이아즘은 생태학적 진화에 대한 영적 요구의 표현일지도 모른다. 지금까지의 장에서 만성화된 감정적 또는 지적, 영적 장애에 의해 고차 자아가 일상적인 자아나 의식적 퍼스낼리티를 통해 발현될 수 없게 될 때 질병이 발생한다고 설명했다. 마이아즘은 감정적 장애와 영적 장애의 연계에 대해 통합적으로 설명할 수 있다.

마이아즘이란 영혼으로의 귀환을 희망하는 인간의 잠재적 바람을 집합적으로 반영하는 것으로, 신성의 수용과 인지가 저지당할 때 질병이 발생한다. 당연히 그 저지는 많은 수준에서 스트레스를 만들어 그들이 마이아즘을 활성화하고 질병을 발생시킨다. 우선 매독이나 임질 극복을 포함한 기본적인 성적(性的) 수준으로부터의 상승이 필요하다. 그다음 필요한 것은 호흡법을 이용해 더욱 영적으로 상승해서 결핵을 극복하는 일이다. 그리고 마지막으로 환경을 극복하고 마스터할 필요가 있다. 이렇게 현재는 방사선, 석유화학, 중금속 마이아즘이 출현하고 있다. 마

이아즘은 인간이 아직 극복하지 못한 의식 성장의 장애를 반영하고 있다.[14]

일반적인 인식은 아니지만, 우리의 고차 자아가 갖는 신성한 본질은 살면서 겪게 되는 많은 장애를 뛰어넘고 학습하면서 전진하도록 우리를 추동한다. 부정적인 감정은 물질계의 영적 에너지의 유입을 막아서 자아는 물론 육체에도 문제를 일으킨다. 사고나 감각 패턴의 장애는 차크라를 통해서 생기는 에너지의 움직임을 저해하고, 마침내 육체 내부의 생리적 균형을 깨트린다. 잘못된 신념 체계의 희생양이 되면 지각에 장애가 발생해 신성한 고차 에너지의 공급이 멈춘다. 자신과 세계에 대한 지각의 오류는 부조화를 낳고 무의식 수준에서 스트레스가 된다.

영적 근원으로부터 단절되었을 때 인간은 이 문명이 만들어낸 'dis-ease(편치 않음)' 즉 질병에 희생된다. 이런 질병 대부분은 인류 안에서 일어나고 있는 내적 신성을 재발견하기 위한 고투의 반영이다. 각각의 질환은 인생의 다양한 장애물로, 영적 진화의 사다리를 오르기 위해 극복해야 한다. 감염성이나 독성을 갖는 환경인자에는 무시할 수 없는 부정적 영향력이 있어 반드시 대처해야 하지만, 그런 인자에 대한 취약성은 개인 의식의 진화 수준이나 영적 균형을 반영하는 경우가 적지 않다. 미세하지만 강력한 병원성 미생물이나 유해물질에 대항하는 힘은 잠재적 장애 작용을 하는 환경인자에 대한 저항력과 함께 우리가 신성한 고차 자아와의 연계를 어떻게 느끼는지에 따라서 바뀐다.

영적 근원과 연계의 중요성을 이해하는 것이 무엇보다도 중요하다. 영적 요인은 건강과 웰니스의 중요한 측면임에도 의사들 대부분은 건강 방정식에서 그것을 빼놓고 생각한다. 위의 인용문에서 알 수 있듯이, 질병의 종류와 마이아즘 사이에는 상징적인 대응 관계가 있다. 마이아즘은 인류의 영적 진화와 깨달음을 향한 투쟁에서 인류의 발전을 저해하는 핵심 이슈나 학습 경험을 나타낸다. 우리는 순간적인 자기만족과 사랑 없는 성행위가 성행하고, 그것이 정신적, 육체적으로 문화에 심각한 영향을 주는 시대에 살고 있다. 영적 관점에서 보면 인간이 마음과의 관계에 눈을 돌릴 필요를 느끼기 시작한 시기에 헤르페스나 에이즈 등의 성병이 만연한다는 사실은 흥미롭다. 성병에 대한 세계의 불안에서 하위 차크라 에너지의 과잉 발현이라는 새로운 문제가 주목받고 있다. 성병은 인간을 질병에 이르게 하는 감정적, 영적 에너지 장애에 대한 주의를 새롭게 환기시키고 있다.

영적인 불균형과 부정적 환경인자에서 유래하는 마이아즘의 영향으로 많은 사람의 면역계에 장애가 생기고 있다. 그 때문에 에이즈 바이러스 등 다양한 병원체에 더 잘 걸리게 된다. 파동의학 치료를 통한 에너지계의 수정은 육체의 균형 회복뿐만 아니라, 인간의 의식을 높여 영적 조화에 눈뜨는 새로운 수준으로 끌어올리는 데도 작용한다. 여기에도 기존의 치료법과 파동의학 치료법의 근본적인 차이가 있다. 약물치료와 달리 파동의학 치료는 육체에만 작용하는 것이 아니다. 특히 플라워에센스나 보석요법은 고차 의식, 미세체, 차크라, 경락계 등에 작용한다. 현대의 생화학적인 약물은 질병의 증상을 억제하지만, 파동의학 치료법은 여러 에너지 수준에서 변화를 일으켜 치료 효과가 길어진다. 물론 그 지속 시간은 질병의 유인이 되는 내외의 미세에너지의 인자를 변화시킬 수 있는지에 달려있다. 예컨대 파동의학 치료사는 환자의 생활습관이나 마음가짐을 변화시킴으로써 내적 기능장애를 고치도록 한다. 그렇게 함으로써 부정적인 습관을 사라지게 하며 낡은 지각 패턴의 수정을 돕는다. 나아가 유해 환경인자의 영향을 제거하고 파동에너지적으로 중화한다는 효과도 기대할 수 있다.

전자기 오염

이미 언급했던 스트레스 외에도 인간의 건강과 웰빙에 영향을 미치는 또 다른 미세 스트레스가 있다. 그중 하나로 전자파 방사선을 들 수 있다. 환경 속 유해물질에 의한 눈에 보이지 않는 미세한 유해성에 대해 다룰 때도 언급했듯이 화학물질, 자연방사선, 전자파 등에 대한 안전기준은 '발암률'이라는 극히 조잡한 강도 높은 유해 작용을 지표로 설정하고 있다. 현재 보편적인 측정법은 지나치게 감도가 낮으므로 미세한 생물학적 작용의 검출은 거의 불가능하다. 이처럼 환경에 수반된 위험인자의 영향은 상당히 경시되고 있다. 고압선이나 전자레인지, 브라운관 등 고전압을 처리하는 기기에 갇혀 있는 생활에는 미확인된 부정적 생물학적 작용이 숨어있는 것은 아닐까? 최근 연구에서는 고압선 근처에 있는 집에서 소아암 발생률이 높다는 보고가 있다.[15] 그 외에도 ELF(극저주파수) 전자파에 노출되었을 때 임신한 쥐와 그 새끼에게 학습장애가 일어날 수 있다는 보고도 있다. 현재는 전자레인지의 마이크로파에 일상적으로 노출되면 극소수이지만 백내장의 발생률이 증가한다는 것도 증명되었다. 러시아는 마이크로파 방사가 갖는 미세한 생물학적 영향을 열심히 연구해서 미국보다 상당히 엄격한 안전기준을 설정하고 있다.

지기 스트레스

전자기 오염(electromagnetic pollution)에서 유래하는 에너지 장애가 아니라 지구 자체에서 생겨난 정상 에너지장도 건강에 나쁠 수 있음이 연구로 밝혀지고 있다. 모든 생물은 지구 에너지장 속에서 생활하고 있다. 지구 자체가 갖는 자연 에너지 진동 속에서 생활하기 때문에 생물의 체내에도 특수한 에너지 리듬이 존재한다고 생각한다. 우리들의 체내 생물시계가 '빛의 일주기 리듬'이라는 주기에 영향을 받고 있듯이, 생체 에너지장이 행성의 에너지장이나 리듬에 영향을 받을 가능성이 있다고 해서 이상할 것은 없다.

지구의 전자기, 중력, 그리고 미세에너지장이란 에너지 특성은 일정하지 않고 지리적 조건에 따라 다르다. 예를 들면 인공위성으로 인해 중력에 변동이 있는 지역도 발견되고 있다. 더구나 지하에 거대 크리스털 광산이나 수맥이 존재하면 그 주변 지역의 전자장은 변한다. 지구에도 경락계 같은 '레이 라인(ley line)'이라는 미세에너지 경로가 존재한다는 사실을 보여주는 자료도 있다. EAV 검사로부터는 금속이 미세에너지를 전달할 수 있다는 사실에 비추어 철근 빌딩과 같은 구조물은 미세에너지를 전달하고 에너지 흐름의 패턴을 변화시키고 있다고 생각한다.

생물에 지구의 에너지장이 영향을 미치고 있다면, 지역마다 바람직한 에너지 패턴, 바람직하지 않은 에너지장이 있어도 이상할 것은 없다. 고대 중국인은 환경 속을 흐르는 에너지 패턴의 존재에 주목했다. 동양에서는 지금도 집을 짓고 장사를 시작할 때 에너지 상태가 양호한 장소를 고르는 습관이 있다. 이런 지식은 풍수라고 하는 일종의 환경 진단 체계로 정리되어 있다.

반대로 이로운 환경과 동떨어진 에너지장 속에서 생활하면 어떤 영향이 있을까 하는 의문을 제기할 수도 있다. 특정한 지리적 조건에 동반된 이상한 에너지장 속에서 생활하는 것으로도 사람은 스트레스를 받는다. 이것을 '지기 스트레스(geopathic stress)'라고 한다. 독일이나 영국의 연구에 따르면 지기 스트레스는 질병을 발생시킬 뿐 아니라 질병에 대한 치료 효과까지 반감시킨다는 사실을 알게 되었다.

어떤 연구자 모임은 폴 장치(Voll Machine)와 유사한 전기침 진단장치인 '베가테스트 시스템(Vegatest system)'을 사용해 혈액에도 '광회전 극성'과 같은 성질이 있음을 발견했다. 어떤 종류의 분자에는 우선성과 좌선성의 것이 존재한다는 사실이 알려져 있다. 이런 물질을 물에 녹여서 투명한 수용액을 만들면 극성을 갖는 빛의 진동면이 시계방향 또는 시계반대방향으로 회전한다. 일반적으로 생물은 어느 한쪽만 즐겨 이용하는 경향이 있어 세포 수준의 생화학적 반응에서 이용되는 아미노산 등에서 흔히 관찰된다. 베가테스트를 함께 사용한 연구자는 정상인의 혈액에 시계방향의 극성을 갖는 미세에너지의 성질이 존재한다는 사실을 발견했다. 그렇지만 지기 스트레스를 동반하는 지역에서 생활하는 사람의 혈액에는 시계반대방향의 극성이 나타나는 경향이 있음도 판명되었다. 그 사람이 생활권을 밖으로 옮기면 시계방향의 정상적인 극성이 회복되었다.

혈액에 시계반대방향의 극성이 있다는 사실과 관련해 두 가지 흥미 있는 발견이 있다. 첫 번째는 극성이 뒤바뀐 환자는 미세에너지 치료에 대한 저항성이 있어 보통의 파동의학 치료 효과가 나오기 어렵다는 점이다. 이처럼 지기 스트레스는 미세에너지의 균형을 회복시키기 위한 파동의학 치료가 무의미해지는 상태를 만들어낸다. 또 한 가지 연구는 베가테스트 시스템과 회전측정기를 이용한 임상 경험에서 암 환자 대부분이 시계반대방향의 혈액 특성을 갖는다는 사실을 알았다.

이러한 발견은 특정 장기의 암 발생률과 특정 지역이나 가계에 어떤 관련이 있을 것 같은 새로운 의문을 낳는다. 여기에서 인정되는 공통 인자는 공통의 유전형질이라든지 그 토지 특유의 유해물질에 대한 노출만으로는 설명할 수 없는 것이 아닐까? 암이 다발하는 배경에는 지기 스트레스라는 공통 인자가 존재하고 있을 가능성이 있다. 물론 혈액의 극성을 역전시키는 지기 스트레스가 암 발생의 직접적인 원인이라고 말하는 것은 아니다. 지기 스트레스의 존재는 수없이 존재하는 발암 인자의 하나에 지나지 않을 수 있다. 어쩌면 식습관, 유전, 발암물질, 바이러스, 전자파, 미세에너지 이상 등의 다양한 발병 인자와 겹쳐서 작용하는 것인지도 모른다.

지기 스트레스의 영향을 중화하는 방법이 몇 가지 있다. 가장 간편한 방법은 환자나 환자의 소지품을 다른 장소로 옮기는 것이다. 경제적 사정을 생각한다면 쉽게 권장할 수 있는 방법이 아니지만, 예컨대 다우징 능력자에게 의뢰하면 위험한 직장 환경이나 주택 환경을 검사해서 대처법을 가르쳐준다. 철이나 강철봉을 땅속 어딘가에 묻거나 특정 장소에 크리스틸을 배치함으로써 나쁜 에너지 패턴의 발생을 방지하고 지기 스트레스를 경감시킬 수 있다. 또 전기침이나 모라 장치와 같은 라디오닉스 장치를 가지고 직접 환자의 비정상적인 혈액의 극성을 바로잡아 파동의학 치료에 반응하기 쉬운 상태로 가다듬을 수 있다.

인간의 다차원적 에너지장에서 유래하는 스트레스

부정적인 상념 에너지가 떠도는 환경에서 일을 계속하는 것도 에테르 수준의 관점에서 볼 때 대단히 유해하다. 마지막으로 거론하는 이 스트레스는 어쩌면 가장 정의 내리기 곤란한 것일 수 있다. 그러나 눈에 보이지 않는 스트레스 요인을 소개한다는 의미에서는 설명할 가치가 있을 것이다. 상념이나 사고도 에너지의 한 형태이기 때문에 우리의 상념은 신체 주위의 오라 장에 특정 에너지 패턴을 만들어내고, 이 에너지장에 접촉하는 자는 무의식적이기는 하지만 미묘한 영향을 받는다. 차크라계나 오라 장에 막힘이나 '누출'을 만들어 '에너지 거머리'처럼 된 사람도 있다. 그들은 의식적으로나 무의식적으로 주위 사람들의 에너지나 생명력을 빨아들인다. 정말 잠깐 함께 있었을 뿐인데도 왠지 피로감을 느끼게 하고 에너지를 소모했다는 기분이 드는 상대가 있다는 것은 누구나 알고 있을 것이다. 흔히 이 같은 '흡입형' 인간은 무의식적으로 에너지 거머리 역할을 한다. 이렇게 해서 부정적인 상념 패턴이나 감정 장애는 당사자에게 건강상의 문제나 생명 에너지의 문제를 만들어낼 뿐만 아니라 다른 사람에게도 똑같은 영향을 미칠 수 있다.

또 하나의 영적 장애로 '성스러운 불만(divine discontent)'으로 알려진 내적 스트레스가 있다. 이는 어떤 종류의 내적 갈등으로, 앞으로 사람들 사이에서 빈번하게 볼 수 있게 될 것이다. 이런 종류의 스트레스는 고차 에너지 수준에서 아래 수준으로의 내적 압박으로 생기는데, 고차 자아의 신성한 이념에 따라서 무의식적 또는 의식적으로 좀 더 자기를 표현할 필요성을 생각하라는 힘이다. 이런 종류의 미세에너지적 불만은 종종 고차 의식에 접근할 때 출현한다. 따라서 명상 수행 등을 몇 년씩 지속한 사람들에게 흔히 나타난다.

성스러운 불만은 상념체가 서서히 변화되어 내적 직관의 안내와 영적 안내에 귀를 기울일 수 있게 되는 시기에 만들어진다. 그 내적 소리는 당사자에게 무언가 자아의 변형을 촉구하고 내적 갈등과 불만을 완화하기 위한 최선책을 제공해준다. 이것은 예컨대 마음가짐이라거나 행동양식, 생활습관, 업무의 방향성이기도 하다. 그러나 현재의 생활습관과 고차 자아로부터의 조언 사이에 큰 차이가 있을 때, 마음의 부조화가 일어나 여기에서 성스러운 불만이 생기게 된다. 사람들은 때로 틀에 짜인 생활 속에서 현재의 자신으로부터 탈출할 수 없다고 느끼는 경우가 있다. '영혼의 내적 지시에 따르지 않는다'는 소리가 어딘가에서 들리는 상태이다. 그런 갈등을 해결하려면 내적 영성의 안내에 따른 방향으로 천천히 움직일 수밖에 없다.

눈에는 보이지 않는 수많은 스트레스의 존재를 아는 것은 중요한 일이다. 심리적 스트레스는 흔히 연구되어 온 스트레스의 한 형태에 지나지 않는다. 그 생리학적 영향에 대한 견해는 비교적 표면적이다. 여기에서 거론하고자 하는 것은 오히려 기존 의학에서는 정의되지 않았던 스트레스이다. 이들은 인간의 건강에 여러 영향을 끼치지만 눈에는 보이지 않는다. 파동의학의 목적은 미세에너지계와 고차 에너지체의 구조에 주목하면서 불가시 스트레스 인자의 생리학적 실태뿐만 아니라 그들의 영향을 중화하기 위한 치료법을 탐구해 가는 일이다. 미래의 의사들은 환자가 어떤 수준에서 스트레스적 환경인자나 유해인자의 영향을 받고 있는지 이해함으로써 육체 수준과 미세에너지 수준 모두를 치료하게 될 것이다. 이런 의사·치유사는 환자 뒤에 숨어있는 에너지 균형의 혼란을 수정함으로써 치유 과정을 자연스러운 방법으로 지원할 수 있게 될 것이다.

지금까지 보아왔던 대로 현대 의학의 모델은 주로 표면적인 진단, 치료, 건강관리에 대해 의사와 환자의 상호작용 수준을 향상시켜 왔다. 기존 의사는 현재도 질병의 신체적 수준의 병인 해명에 고집하고 있다. 또 가능한 조기에 정확한 진단을 내려 정확한 처방을 하는 데도 에너지를 소모하고 있다. 한편 통합의학의 입장에 선 치료사들은 의학적 접근에서 변화를 대표하는 존재들이다. 통합의학 의사는 기존의 신체적 질환에도 눈을 돌리지만, 감정적 스트레스나 음식 알레르기, 영양장애라는 아직 제대로 정의되지 않은 병인에도 주의를 기울이고 있다. 통합적 치료사는 감정적 인자나 신체적 인자를 통해 건강을 회복할 뿐만 아니라, 전통의 종교적 사고 양식에 따라서 '영적 건강'에 대해서도 언급한다.

통합의학은 기본적으로는 바른 방향을 지향하고 있다고 생각된다. 그러나 통합의학 의사가 채택하는 습관적 접근에는 방대한 파동의학적 자료를 바탕으로 수정되어야 할 부분도 많다. 많은 통합의학 의사가 배치의 플라워 레미디나 동종요법, 전기침 진단 체계를 받아들이기 시작했듯이, 그 변화는 이미 시작되었다는 견해도 있다. 파동의학은 미세에너지 생리학에 과학적 견해를 준다. 그 과학적 구조가 튼튼해지면 현대 의학 의사들도 충분한 이해를 통해 인간의 생체에너지계에 대한 여러 가지 스트레스의 영향을 치료에 응용하게 될 것이다. 새로운 미세에너지적 진단 장치를 이용하면 '스트레스란 무엇일까?'라는 질문에 대한 정확한 정의가 내려질 것이다. 그리고 인간의 건강, 성장, 웰니스에 필요한 요소를 다차원적으로 규정할 수 있을 것이다.

새로운 시대의 기술은 미세에너지 수준의 질환을 이미지화해서 파동에너지의 불균형 상태를 다양한 에너지 수준에서 측정할 수 있을 만큼 진보했다. 이러한 진단 체계가 보편화되면 환자의 생활에서 잠재적 스트레스 인자나 유해인자를 검출하는 의사·치유사의 능력이 향상될 것이다. 그 인자가 음식 알레르기든 마이아즘이든 또는 미세한 환경오염이든 검출할 수 있게 될 것이다. 나아가 미래의 의사는 만성, 급성의 부정적 효과를 부르는 미세체 수준의 스트레스 정의를 바탕으로 환자의 에너지적 필요성에 맞추어 적절한 파동의학 치료를 처방하게 될 것이다. 미래의 의사·치유사는 육체의 수준, 감정·마음의 수준, 영적 수준의 에너지 균형의 혼란을 파동의학 치료, 명상요법, 인간성장기법 등을 통해 고치고, 환자가 단순한 중립 상태가 아니라, 건강은 물론 인간적 성장을 거쳐 웰니스 상태에 도달할 수 있도록 도울 것이다.

| KEY POINT TO REMEMBER |
요점 정리

1 우리는 현재 물리학을 비롯해 의학, 생물학에 걸친 자연과학 전반의 대규모적인 인식 전환을 맞이하게 되었다. 그 변혁에는 기계적 뉴턴 모델에서 복잡하지만 상호 결합하고 있는 에너지장으로서의 우주라는 아인슈타인 모델로의 이행도 포함된다.

2 의식은 에너지의 한 형태이다. 윤회전생 사상으로 설명되듯이, 의식은 자기표현을 위한 물질적 탈것을 통과하면서 상호작용함으로써 진화해 간다. 그것은 생물학적인 진화를 촉구하는 고차의 영적 수준의 원동력이 되기도 한다.

3 인간은 몸, 마음, 영혼의 복합체이다. 이 복합체는 항상 고차 에너지의 각 수준과 역동적인 균형 상태를 유지하고 있다. 고차 에너지는 육체라는 탈것에 '생명력'과 '창조적 표현력'을 부여한다.

4 고차 에너지의 물질 구조로의 유입을 제어하는 것은 차크라-나디계와 경혈로 이루어진 '경계면'이다. 이들은 몸속의 생체결정 구조 및 생체전기적 네트워크와 협조해서 작용한다.

5 심장병을 치료하는 방법은 여러 가지이다. 기존의 의학 모델은 약물, 수술, 또는 심기능을 개선하기 위한 혈관성형술 등 여러 가지 비수술적 치료를 이용한다. 통합 의학은 시각화법이나 스트레스 감소 외에도 대체요법으로 킬레이트 요법을 이용하기도 한다.

6 현 의학 모델은 치료에 임하는 방법론으로 교육 내용에 '문제 지향적 접근'을 채택하고 있다.

7 현대 의학이 더 세분화해 진료에 더 빡빡한 시간 제한이 주어지면 의료 관계자는 급성 증상과 표면적 문제밖에 다룰 수 없게 될 것이다. HMO(건강유지조직) 의사는 '긴급성' 또는 '의학적 중요성'을 근거로 '사소한 문제'로 평가된 증상을 점점 무시하게 될 것이다. 눈에 보이지 않는 이런 문제점은 건강 시스템의 존재 방식을 검토할 때 장기적으로 볼 때 매우 중요한 문제이다.

8 다양한 치료법들의 차이는 건강에 대한 정의의 차이에서 유래
한다. 통상 의학 의사가 증상 없는 '중립 상태' 또는 'OK' 상태로
환자를 회복시키는 데 비해서, 파동의학의 전일주의 의사는 '웰니스'
상태를 치료 목표로 설정한다. 한 명의 환자를 웰니스 상태까지 이끌기
위해서는 개인별 치료 메뉴가 필요하고 면접 시간도 길어진다. 그러나
장기적으로 보면 환자를 웰니스 상태로 이끄는 것이 국민의 건강상태
를 높이고 질병 발생을 예방하게 된다.

9 인간이 건강을 유지하고 성장하기 위해서는 어느 정도 스트레
스가 필요하다. 이것을 유스트레스(eustress) 혹은 순기능 스트레
스라고 한다. 역기능은 심신이 외계의 스트레스 부하에 견딜 수 없어서
디스트레스(distress)를 초래할 때 발생한다. 심리적 스트레스는 평안을
위협하는 가정이나 직장 환경이 고통스러운지 아닌지를 보여주는 개
인의 심리적 태도를 나타낸다.

10 영양 공급과 바른 식습관, 명상, 그리고 스트레스 감소법은
일반적인 감정적 스트레스나 생물학적 스트레스에 효과가
있다.

11 세상에는 눈에 보이지 않는 유해 스트레스가 많이 존재한다. 그중에는 심리적 스트레스, 영양 스트레스, 시간 · 생물적 스트레스, 세균, 바이러스, 전자파 방사, 지기 스트레스, 부정적인 사이킥 에너지 등이 있다.

12 파동의학 진단시스템은 다양한 유해 스트레스의 영향을 확인하고 치료법을 결정할 수 있는 유일한 방법이라고 생각한다.

CHAPTER

12

| VIBRATIONAL MEDICINE |

개인의 진화와 지구의 진화

파동의학과
인류의 미래

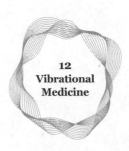

인류는 끝없이 진화하고 있다. 이는 의식이 진화와 성장을 계속하고 있기 때문이다. 현대인들의 생활양식이나 사고 유형은 점점 변화해 심신의 상호작용이 건강에 지대한 영향을 준다는 것을 이해하게 되었다. 인간은 진공 속에서 생활하는 것이 아니다. 우리 스스로가 만들어낸 생활환경은 우리에게 심리학적, 생물학적, 미세에너지적 영향을 끼치고 있다. 이제 자기 행동에 책임져야 할 범위가 개인의 범위를 넘어 일거에 지구 수준에까지 확장되고 있다. 우리 한 사람 한 사람의 대수롭지 않은 판단과 결정, 개개인의 영성 발현 양식도 지구공동체 전체에 커다란 영향을 미칠 수 있는 단계까지 온 것이다.

한 인간이 변하면 지구 전체의 의식도 한 걸음 전진한다. 바로 '위에서와 같이 아래에서도, 아래에서와 같이 위에서도'이다. 개인의 깨달음이 쌓여서 마침내 지구 규모의 커다란 변화가 이루어진다. 질병이나 에너지 장애에 대한 내면적 이해가 깊어지면서 영적 성장을 시작하는 사람들이 급속히 늘고 있다. 자기의 신성에 눈떠감에 따라 미세에너지 수준에서는 모든 사람이 서로 이어져 있고, 더 나아가 우주 전체와도 연결되어 있다는 사실을 저절로 알게 될 것이다. 인류 가운데 작은 일부분만이라도 의식의 각성이 일어나면, 이 행성 전체의 의식을 잔물결처럼 흔들어 마침내 커다란 영향력을 갖기에 이른다. 파도 머리처럼 밀려오는 의식의 각성에 동반한 어떤 종류의 우주적 공명효과가 일어나서 많은 사람에게 영향을 미친다. 그것이 충분한 수에 이르러 의식이 변혁을 완료하고 임계점에 도달하면 지구 전체의 의식이 새로운 치유와 각성 상태로 이행한다. 그때 우리 인류에게도 새로운 시대의 막이 열릴 것이다.

인간이 영혼의 진화 패턴을 반영한 역동적 에너지시스템이라는 개념은 파동의학의 기본원리이다. 파동의학이 우리에게 제공하는 지식은 실은 오래된 것이다. 이런 지식이 새로운 것으로 평가되는 이유는 고대의 신관(神官)들이 수천 년 전에 이해한 지식을 우리가 재평가하기에 이르기까지 이만큼 긴 세월이 필요했기 때문이다. 겉모습을 달리해 현대에 새롭게 등장한 신관은 어쩌면 '의사·치유사'일 것이다. 진화의 과정에서 최종적인 형태인 의사·치유사·신관은 고대의 신비적 종교와 현대 과학을 묶어서 치료의 폭을 확장하는 존재라고 할 수 있다.

이 책에서는 지금까지 파동의학이라는 독특한 통찰과 인간의 미세에너지 구조에 대한 지식이 미래의 의사들에게 어떤 영향을 미칠지 검토해 왔다. 앞으로의 과제는 그것을 고차 자아나 미세체와의 연관을 깨닫지 못한 사람들에게 어떻게 전달하고, 우리에게 어떤 영향을 미치는지 밝히는 일이다. 의사·치유사가 진료하는 환자에게는 어떠한 변화가 나타날까? 육체 수준만이 아니라 아스트랄체, 멘탈체 수준, 더 나아가 높은 영적 수준에서도 치유될 수 있는 진정한 치유를 달성하기 위해서 개인은 어떻게 바뀌어야 하는지를 물어야 한다.

개인의 책임과 영적 성장:
내재된 자가치유력

제11장에서는 기존 의학이 어떤 사정으로 시간에 쫓기는 진료 체계를 만들어 왔는지 살펴보았다. 그리고 환자 입장에서의 문제점들을 효율적으로 해결하는 방법에 착안해 왔다. 현재 의사 대부분은 환자의 증상을 억제하기 위해 정확한 약품을 발견하는 시스템이 의료라고 생각한다. 환자들도 자신의 증상을 신속하고 쉽게 해소해주는 해결법을 찾아 의사를 찾는다. 바쁜 생활을 하는 환자로서는 가능한 한 싸고 빠르고 고통 없는 방법으로 고장을 '수리'해주기 바라는 것이다. 현대인들은 약을 먹으면 병이 낫는다는 관념에 얽매여 있을 정도이다. 물론 증상의 원인인 건강하지 못한 생활습관을 고치기보다는 효과가 즉시 나타나는 약품을 복용하는 쪽이 훨씬 편하다. 두 가지 방법 가운데 하나를 택하라고 하면 편한 쪽을 선택하는 것은 당연한 일일 것이다.

쉽고도 신속한 해결에 대한 욕망은 대다수 사람의 사고 패턴 속에 자리 잡은 '자기 책임 결여'의 표현이다. 인생은 스트레스로 가득하고, 올바른 식습관이나 규칙적인 운동을 실행하기란 쉽지 않다. 무심코 가까이 있는 것을 먹고, 비즈니스를 위해 점심에 술이나 담배를 즐기고, 낮 동안의 울분을 해소하기 위해 밤늦도록 텔레비전 앞에서 뒹구는 것이 고작이다.

환자를 건강으로 이끌려는 의사 쪽에서 본다면 생활습관을 바꾸게 하는 일은 쉬운 게 아니다. 사람들은 심근경색 등 중증 질병에서 발생하는 파국을 맞이하기 전까지는 생활습관을 바꾸려고 하지 않는다. 그때까지는 의사에게 진찰받더라도 "이 몸을 맡깁니다. 늦어도 6시까지는 수리해주지 않겠습니까?"라는 태도이다. 자기 책임하에 자신의 생활을 가다듬어 고친다는 것은 기대하기 어렵다. 자신의 생활습관은 밀쳐두고 자신을 건강하게 만드는 것은 의사의 책임이라고 생각하는 경향이 있다. 그러나 국민의 복지에 관한 관심이 향상되고 열성적인 환자 교육으로 그런 태도가 서서히 변하고 있는 것도 사실이다.

건강을 유지하려면 자신의 생활을 책임지지 않으면 안 된다. 가장 보수적인 현대 의학 의사조차도 정도의 차이만 있을 뿐 환자의 자기책임에 대해 언급하고 있다. 예컨대 약품 처방의 경우, 감염증 환자에게 항생물질을 처방하듯이 의사는 특정 질환에 특정 약품을 처방한다. 그러나 그 처방을 받아 약을 지시한 대로 복용할 것인지는 환자 쪽의 책임이다. 환자가 의사의 지시를 지키지 않아 건강이 회복되지 않더라도 그것은 의사 책임이라고 말할 수 없다(환자 대부분 그렇다고 생각하지 않는 듯하지만). 이 같은 자기책임은 가장 흔한 '환자-의사 관계'에서도 중요한 역할을 한다. 의사는 많은 점에서 치료사임과 동시에 충고자이고 교육자이다. 그러나 바람직한 건강상태에 이르기 위한 충고에 따를 것인지 말 것인지는 환자의 몫이다.

서양의학의 초기 질환 모델은 대부분 자기 밖에서 병인을 찾았다. 질병 원인은 외상이나 중독, 감염 등 외적 원인으로 발생한다고 생각했다. 그러나 앞 장에서 언급했듯이 질병이란 다원적인 인자에 의해 조건이 주어지는 것이다. 질병의 상태란 외인성 인자와 내인성의 부정적 인자가 집적된 것이다. 이와 같은 내인성 인자에 대해 앞장에서는 '숙주의 저항력'이라는 일반적인 범주를 이용해서 논의했다. 항상성이나 면역력 유지 능력이 영양이나 컨디션이라는 신체적 인자뿐만 아니라 정신적, 감정적 인자의 영향을 받는 것은 확실하다.

마지막으로 논의해야 할 범주인 '감정이 건강에 미치는 영향'은 최근까지 현대 의학에서 과소평가된 영역의 하나이다. 지금은 통합의학뿐만 아니라 일반 의사도 감정적 스트레스를 중요하게 의식하게 되었고, 질병을 유발하는 주요 인자로 생각하게 되었다. 앞장에서는 감정적 갈등, 무력감, 자기애의 결여가 차크라에 어떤 퇴행적 영향을 주는지 검토했다. 차크라는 미세에너지를 각 장기에 공급하고 있는 것으로, 감정적 장애나 갈등이 생기면 생리학적인 여러 체계에 흐르는 에너지에 이상을 초래한다. 그 이상한 에너지 흐름은 어느 장기에나 미묘한 영향을 주고 그것이 오래되면 심각한 사태를 부를 수 있다.

차크라 장애 가운데에서도 심장 차크라의 장애는 가장 심각한 결과를 초래한다. 심장 차크라는 차크라-나디계 중에서도 중심적인 에너지 중추이다. 이는 위의 세 개 차크라(왕관·제3의 눈·목 차크라)와 아래의 세 차크라(뿌리·천골·태양신경총 차크라)를 통합하는 연결기능을 맡고 있다. 심장 차크라는 인간존재의 중심이기도 하다. 우리는 심장 차크라를 통해서 사랑을 표현할 수 있기 때문이다. 어쩌면 사랑의 표현은 이 물질계에 태어난 인간에게 부과된 가장 중요한 과제 중의 하나일 것이다. 사랑이 없다면 존재는 무미건조한 것에 지나지 않는다. 우리는 다른 사람뿐만 아니라 자기 자신도 사랑할 필요가 있다는 것을 배우게 된다.

또 우리는 자신의 생활을 유지하고 풍요로운 생활을 목표로 생산활동을 하고, 다양한 형태의 봉사로 타인에게 되갚는 것을 배워야 한다. 이미 지적하였듯이 진실로 다른 사람을 사랑하려면 우선 자기를 사랑하는 법을 배워야 한다. 자기를 사랑하지 못하고 빈약한 자기 이미지를 품은 채 생활하고 있다면, 먼저 심장 차크라에서 에너지 장애가 발생하고 그것이 흉선에 영향을 미쳐서 면역력 장애를 초래한다. 기능이 저하된 면역계는 일반적인 바이러스, 박테리아, 또는 치명적인 암세포 등의 외인성 · 내인성 원인에 대해 아주 쉽게 무릎 꿇게 된다. 심장 차크라에서 심장으로 향하는 미세에너지의 유량이 부족하면 심기능이 저하되어 관상동맥질환, 심근경색, 뇌졸중 등을 일으키기 쉽다. 심장 차크라는 에너지를 폐에도 보내고 있어 심장 차크라에 장애가 발생하면 호흡기 질환도 생기기 쉽다.

환자가 의사에게 진단받는 질병 대부분은 엄밀하게 말해 외적인 상해 인자와의 접촉으로 인한 것이 아니다. 우리가 겪는 질병은 종종 감정적 불안이나 영적 장애, 즉 '평안의 결여'의 상징적인 표현이다. 파동의학 및 윤회전생이라는 관점에서 환자를 관찰하면 이것은 상당히 정확한 견해라는 것을 알 수 있다. 그렇다면 즉석 치료로 급성 증상이나 불쾌감을 일시적으로 억제만 하는 치료법을 이상적인 의료라고 말하기는 어렵다. 미세한 감정적 요인이나 에너지적 요인이 그 질병의 원인이라는 사실을 환자가 깨닫게 해서 건강한 상태로 이끄는 것이 영적으로 깨달은 미래의 의사가 할 일이다. 현재 조금씩 등장하고 있는 이런 미래형 의사는 신경계나 차크라, 아스트랄체, 멘탈체의 이상 상태를 찾아내는 작업에 숙달되어 있어야 한다. 미래의 의사·치유사는 심층의 정신적, 영적 불균형의 반영인 오라 장의 부정적인 상념체를 검사할 수 있어야 할 것이다.

새로운 시대의 중요한 특징은 감정 상태나 고차 자아의 영적 결합 정도에 따라서 건강이나 질병이 좌우된다는 사실을 일반인들도 깨닫게 되었다는 점이다. 감정이나 내적 조화 여부에 따라서 건강해지거나 병들 수 있다는 사실이 이해되면, 인간은 자기와의 관계나 타인과의 관계에 책임을 갖게 될 것이다. 환자는 파동의학 의사와 공동작업으로 자신의 행동, 사고, 감정 패턴을 스스로 수정하는 방법을 배워 이완 상태를 수반하는 내적 환경을 가다듬을 수 있다. 요사이 스트레스의 부정적 요인이 주목받으면서 스트레스 감소 교실이 늘고 있는 것은 우리 사회가 바른 방향으로 가고 있는 증거이다.

그러나 이완은 질병의 진짜 원인이 되는 심층의 정신적, 영적 요인에 변혁을 초래하기 위한 전체 학습 과정의 아주 작은 부분에 불과하다.

정통 의학계는 상념이나 감정이 질병의 발생에 관여한다는 주장에 명확한 해답을 내놓지 못한 채 망설이고 있다. 많은 의사는 "감정이 질병의 원인이 된다는 주장을 채택하는 의사는 환자에게 죄악감을 품게 해서 환자를 괴롭힐 뿐이다"라고 한다. 감정이 암의 발생과 관련이 있다는 주장에 대해 불편함을 느끼는 의사가 아직도 많다. 암 발생의 심신 상관성에 부정적 견해를 보이는 과학자가 너무 많아 감정과 건강의 연관성을 연구하려는 보건 관련 재단의 연구기금은 거의 고갈되었다. 정신신경면역학이라는 새로운 분야의 수용에 애가 탈 정도로 긴 시간이 걸렸던 것은 기존 의학의 보수성을 잘 보여준다.

일반 의학의 의사가 감정과 질병의 관계에 눈을 돌리지 않는 것은 감정이라는 인자가 조정하기도 어렵고 치료도 곤란하기 때문이다. 게다가 심리 사회적 요인이나 영적 요인은 한층 진단하기 어렵고, 특히 현재와 같은 한정적 진료시간으로는 거의 발견할 수 없다. 감정이 암 환자에 미치는 영향에 대한 연구조사 대부분은 질문표나 표면적인 면접 결과에 바탕을 둔 것이다. 감정적 장애와 질병 발생 관련성의 입증이 곤란한 것은 환자가 반드시 정직한 답을 한다는 보장이 없고, 자신의 심리적 결함을 자각하지 못할 뿐만 아니라 표면적인 조사로는 환자의 심층을 탐색할 수 없기 때문이다. 환자에게는 가족에 관한 문제처럼 다루기 싫은 부분이 있기도 하고, 문제를 문제로 깨닫지 못하는 경우도 적지 않다. 질문표의 물음은 하잘것없는 문제로 자신의 질병과는 아무런 관계도 없다고 생각해 버린다. 이런 풍조는 암 환자에게만 한정되지 않고 모든 환자에게 공통된 문제점이다.

그러나 현대 의학계에서도 자료가 계속 축적되고 있어서 캐롤라인 토머스 박사에 의한 성격 특성과 감정적 경향성 연구처럼 암이나 심장질환의 발생이 가족관계나 심리적 요인으로부터 예측 가능하다는 사실을 보여주는 사례도 있다.[1] 토머스는 1948년~1964년에 존스홉킨스대학 의대를 졸업한 1,300명의 학생을 대상으로 오랜 시간에 걸쳐 추적조사를 했다. 박사는 당시 존스홉킨스대학에 적을 둔 의대생 전원의 상세한 가족력 정보를 수집하고 피험자 신체 소견과 심리학적 자료를 축적했다. 머지않아 중년이 될 피험자인 의사들이 다양한 질병으로 쓰러지게 되자, 박사는 과거 자료를 찾아 특정 질환이 발병한 의사 집단 내에 공통된 심리학적 인자가 있는지를 체크했다.

그러자 암에 걸린 집단에 일정한 심리학적 공통점이 발견되었다. 흥미롭게도 암을 일으킨 사람들의 특징은 자살한 집단의 심리 특성과 매우 닮았다. 그들 대부분이 부모와 정서적으로 떨어져 있었다고 묘사하고 있다. 암 집단의 일원은 부모와의 사이에 감정의 불화가 많았다고 느끼기도 했다. 실제로 자신의 어린 시절부터 가족관계가 좋지 않다고 느꼈던 사람의 비율이 가장 많은 것이 암 환자 집단이었다. 로렌스 르샨[2]에 의한 다른 심리학적 연구는 많은 암 환자가 습관적으로 자기감정을 억누르고, 특히 부정적 감정을 억제하는 경향이 있다고 한다. 가족으로부터의 이러한 소외감은 인생 후반의 우울 상태에 영향을 미치고 있는지도 모른다.

이러한 부정적 감정 패턴은 자신과 다른 사람에 대한 사랑을 표현하는 능력과도 관계가 있다. 초기의 부모 자식 관계가 원인이 되어 부정적인 조건 형성의 영향을 받았던 사람도 있다. 유아기의 일그러진 자기 이미지는 훗날의 대인관계 능력에 영향을 미치기도 하고 다른 사람과의 자유로운 교류를 곤란하게 만들기도 한다. 그리하여 표출되지 않은 분노 감정이나 적의가 내부에 쌓이게 된다. 이렇게 자기나 타인을 사랑하는 능력을 망가뜨리는 감정

장애가 만들어져 그것이 심장 차크라의 이상을 불러일으킨다. 이 같은 에너지 패턴이 존재하면 면역계를 비롯한 장기계의 활력도 저하되고 이어서 심각한 장기 장애를 일으키게 된다.

암 환자의 부정적인 사고나 자기 이미지를 수정하는 일에 열정을 쏟은 칼 사이먼튼 박사와 같은 치료사들은 암을 극복하는 사람은 '생존에 대한 강한 태도'와 '강력한 삶의 의지'가 긍정적인 작용을 하고 있다는 사실을 발견했다.[3] 그가 작성한 프로그램은 환자 면역계를 동원하는 일, 명상, 이미지 요법 등의 기법을 통해서 이상한 감정 패턴이나 태도를 변화시키는 데 주안점을 두고 있다. 사이먼튼의 결과가 보여주듯이 '살려는 의지'만으로 진행 암의 생존율이 변화하는지를 추시(追施)한 의사도 있다. 유감스럽게도 희망이 있는 환자와 이에 덧붙여 이미지 요법으로 면역계를 적극적으로 활성화하는 환자의 생존율을 통계학적으로 비교하는 것은 실제로는 불가능하다. 긍정적인 태도가 생존율에 미치는 영향에 대해 엄밀하게 해석함으로써 사이먼튼의 연구 결과를 일반화하는 것은 어려운 일이다. 반대로 긍정적, 부정적인 태도의 영향에만 바탕을 두어 사이먼튼 연구를 부정하는 것 역시 어렵다.

1985년 6월 13일 자 「New England Journal of Medicine」 학회지에 발표된 논문은 감정적 경향성과 진행 암 환자의 생존율은 상관관계가 없어 보인다고 결론지었다. 저자들은 삶의 질에 긍정적인 태도가 초기 및 중기의 암 환자의 생존율에 영향을 주지 않는다고 주장한 것은 아니다. 그러나 사려가 깊지 않은 의사나 일반인이 그 논문을 읽었을 때 심리적 요인은 암 환자의 생존율에 영향을 주지 않는다고 '해석해 버릴' 가능성은 충분하다. 그 연구의 중심적 역할을 한 배리 카실레스(Barrie Cassileth) 박사는 일찍부터 그런 오해의 위험성을 지적했다. 카실레스 박사는 감정이 인간의 건강을 좌우하며, 살려는 의지가 매우 중요하다고 확신하고 있었다. 박사는 자신의 연구 성과가 긍정적인 감정, 신념, 삶에 대한 의지력이 치유 과정에서 직접 영향을 준다는 노먼 커즌스(Norman Cousins) 등의 주장을 부정하기 위한 재료로 종종 이용되어 매우 곤혹스러워했다. 그러나 대단히 유감스럽게도 이 건에 관한 언론의 오해와 조작으로, 회의적이던 많은 의사에게 새삼스레 잘못된 확신을 심어주는 결과가 되었다.

그런데도 현대 의학 문헌에는 감정이 건강에 영향을 미친다는 사실을 보여주는 증거가 차고도 넘친다.[4] 만약 그것이 진실이라면 우리는 자기 상념이나 감정을 품는 법에 책임과 자각을 가질 필요가 있다. 그러나 우리가 질 높은 평안을 달성하고 몸, 마음, 영성의 통합과 조화를 얻으려면 미세한 병인에 대해 민감한 '깨달은 의사'의 협력이 필요하다. 누구든 그 내적 근원에는 고차 자아라는 강력한 우군이 있어서 우리에게 특정한 질병이나 기능부전을 드러내 '너 자신을 알라'고 가르친다. 질병이 가져오는 고통은 지금까지의 삶의 방식에 부수된 즐거움을 빼앗는 것이다. 질병을 앞길을 막는 장애물처럼 생각하는 경향이 있지만, 사실은 '인생의 조급증을 가라앉히고 자신이 지금 어디로 향해 가고 있는지 생각하시오!'라고 말하는 것이다. 고차 자아로부터의 메시지인 것이다. 질병이란 무엇인가 잘못되어 있는 최악의 상태가 되기 전에 수정이 필요하다고 가르쳐주는 은근한 경고인 셈이다. 누구에게나 주어진 내적 예지의 소리에 귀 기울일 수 있다면, 우리는 자신이 자신에게 부과한 장애를 극복해 행복과 건강을 얻어 영적으로 깨어 있는 상태에 도달할 수 있을 것이다.

질병의 발생은 다차원의 신체에 흐르는 생명 에너지가 지장을 받고 있다는 신호이다. 한편 건강이나 평안은 고차 파동에너지가 몸 · 마음 · 영혼의 복합체를 막힘없이 흐르고 있음을 반영하는 것이다. 한 사람 한 사람의 인간은 다양한 에너지가 흐르는 수로이고 도관이다. 모든 사람이 음식을 섭취하고 물, 공기, 빛, 소리, 다양한 감각 자극, 나아가 특별한 의식 없이 미세한 프라나나 기, 정신적·영적 에너지를 섭취하고 있다. 다차원 신체의 각 수준에서 우리는 그렇게 입력된 에너지를 이용 가능한 형태로 바꾸어서 몸의 유지나 재생, 치유에 이용하고 있다. 이어지는 것은 다양한 에너지의 표현형이다. 여기에 포함된 것은 이산화탄소, 땀, 오줌, 똥이란 생물물리적 에너지 대사의 부산물이고, 신체 운동이나 대화, 접촉을 통한 의사소통이고, 감정적, 지적, 예술적 창조 표현이다. 나아가 고차 수준에서는 미세체와 차크라를 통한 고차 수준의 정신적·영적 에너지의 표현과 의사소통이 이루어진다.

건강을 누리려면 몸속을 일정한 생명 에너지가 방해받지 않고 여러 수준을 동시에 계속 흐를 필요가 있다. 어느 수준에서 에너지 흐름에 장애가 일어나든 질환이 초래된다. 에너지 입력의 장애에는 단일 에너지 수준의 장애도 있지만 여러 수준의 복수 장애도 있다. 또 에너지 배출 장애도 몸 전체에 손실이 된다. 배출되지 않고 축적된 압력은 언젠가 일시에 방출된다. 축적된 스트레스는 여러 신체 체계의 과잉 활동을 통해 발산되지만, 그때 비정상적인 생리 활동을 일으켜 결과적으로 질병을 발생시킨다. 지금까지의 통상적인 의사는 육체 수준의 기본적인 입력 장애에서 생기는 문제에 주의를 기울이는 경향이 있었다. 오염된 공기나 물이 원인이 되어 발생한 질병이나 영양부족에 의한 질병에 눈길을 주는 경향이 있었다. 그러나 최근에는 의료 종사자들 사이에서도 심리적 에너지가 몸에도 영향을 미칠 수 있다는 인식이 퍼져 있고, 이런 경향은 기존 의학의 심신상관에 대한 인식에도 반영되고 있다. 질 높은 웰빙을 달성하고 유지하기 위해서는 감정적 에너지 수준에서의 적절한 배출도 중요하다.

배관작업을 예로 든다면, 물이 수로 전체에 적절하게 흐르기 위해서는 적당한 물이 유입되고, 파이프에 막힘이 없고, 배수 파이프가 열려 있어야 한다. 어떤 수준에서 장애가 발생하든 물의 흐름이 막힌다. 인간도 마찬가지다. 물질 수준과 미세에너지 수준에서 다양한 영향에 의한 적당한 에너지 공급과 함께 건강한 동맥과 정맥이라는 막힘없는 파이프가 필요하고, 경락계의 좌우 균형, 막힘이 없는 차크라와 나디, 그리고 생명 에너지를 흡수하고 효과적으로 이용할 수 있게 하는 건강한 장기 구조도 필요하다. 그 밖에 축적된 에너지의 적절한 표출도 필요하다. 그것이 없으면 몸에 높은 수준의 스트레스가 축적되어 위험한 상태에 놓이게 된다.

이는 우리가 생물 수준의 노폐물 배출뿐만 아니라 감정적 노폐물 배출도 필요함을 말한다. 다른 사람의 실수를 허용하지 못하고, 과거에 품었던 적의나 해결되지 않은 분노, 죄책감, 오래된 마음의 상처를 계속 지니고 있으면 마치 해로운 물질에 오염되듯이 그 더미에 묻혀버린다. 부정적인 감정을 담아두고 고차의 영적 에너지가 막힌 상태가 계속되면 건강은 확실히 손상된다. 부정적인 에너지로 자기를 감싸 사랑의 에너지가 들어갈 여지가 없어지면 자기 자신을 상처 낼 수밖에 없게 된다. 분노나 긴장, 적의를 담아두지 않으려면 감정을 적절하게 표현하는 방법을 체득해야 한다. 표현되지 않은 지속인 감정은 소리 없이 뭉쳐 무의식에 '압력'을 높인다. 그리고 많은 에너지 수준의 복잡하게 상호작용하는 연쇄 가운데 가장 약한 부분의 결합이 붕괴하여 그곳에서부터 부정적인 에너지가 일시에 분출된다. 부모나 형제, 자매, 배우자, 자식을 포함한 타인과 자기 자신에게 사랑을 표현하는 방법을 체득하는 일은 아무리 반복해도 부족하지 않다. 어쩌면 인간이 배워야 할 가장 중요한 과제일 것이다. 만약 전 인류가 서로 사랑하고 실수를 허용할 수 있게 된다면, 그리하여 자기 자신을 사랑하고 자신의 실수를 허용하는 방법을 안다면 고통이나 질병은 틀림없이 줄어들 것이다.

인간은 태어나면서부터 감정표현 능력과 함께 여러 능력을 지니고 태어난 창조적이고 지적인 존재이다. 우리는 글을 쓰거나 그림을 그리고, 발명하거나 예술적 표현을 하는 등 모든 표현의 탐구에 그 능력을 쏟아붓도록 운명 지워져 있다. 그러한 창조적 에너지 흐름을 막힌 채로 두면 안 된다. 창조적인 쿤달리니 에너지의 흐름이 막히면 차크라 내부의 압력이 필요 이상으로 상승해 장애가 생기고, 생리학적 기능장애를 거쳐서 끝내 질병을 일으킨다. 각 수준의 에너지 출입을 질서정연하게 유지하려면 자신의 습관이나 생활 태도를 주기적으로 바로잡아 자기 책임을 받아들이는 것이 무엇보다 필요하다.

질병의 발생은 다차원의 존재인 자신의 어떤 층위에 장애가 존재함을 보여주는 중요한 징후이다. 우리 인간은 물질 수준의 에너지 도관임과 동시에 영적 깨달음이라는 보다 높은 수준으로부터의 정보나 안내의 통로이기도 하다. 고차 자아에서 오는 메시지에는 질병이라는 상징적 형태도 있지만, 결코 질병을 만든 당사자에게 죄책감을 느끼게 하려는 목적은 아니다. 질병은 의식의 높은 수준으로부터의 '건강과 행복을 지속해서 누리려면 생활을 바꾸시오'라는 지시라고 생각할 수 있다. 필요한 변화가 단순히 휴식과 균형의 회복뿐인 경우도 흔하다. 또 영양 상태의 개선, 감정적인 측면의 재검토, 해로운 환경인자의 제거, 나아가 영적 깨달음과의 조화를 필요로 한다. 새로운 시대가 진행됨에 따라서 '성스러운 불만'을 품기 시작한 사람들이 늘고 있다. 이것은 인류 전체의 영적 깨달음과 충족에 대한 더 큰 욕구의 반영이다. 여기에서 우리가 진지하게 배워야 할 사항은 자기의 몸을 보다 자세히 주시하는 것이다. 인간은 우뇌 특유의 '상징으로서의 몸의 언어'를 통해 고차 자아가 전하려고 하는 메시지인 신체적 증상에 겸허하게 귀 기울여야 한다.

우리는 몸이 아프고 고통스러울 때 질병의 원인을 이해하는 데 경험 있는 권위자의 도움을 청한다. 종종 더 균형 잡히고 편안한 상태로 돌아가기 위해 전문가의 도움을 구하는 것이 중요하다. 도움을 요청하는 것도 한 가지 방법이다. 그러나 환자 자신은 치료에 적극적으로 참여하지 않으면서 모든 병을 의사에게 맡기는 것은 문제다. 모든 관리와 책임을 전문가에게 일임하면 안 된다. 환자는 치료 팀의 일원으로 의사와 협력해야 한다. 그 의사도 파동의학이나 미세에너지 요법에 익숙한 경우라면 표피적인 질병이든 뿌리 깊은 질병이든 정확한 진단을 내릴 수 있을 것이다. 미래의 의사는 환자에게 질병의 근본적인 원인과 바른 태도를 가르치게 될 것이다. 환자도 현재 이루어지고 있는 임시방편적 치료는 심층의 만성적 에너지 장애라는 진짜 문제를 호도할 뿐이라는 사실을 이해하기 시작할 것이다.

영성에 눈뜬 미래의 의사는 상담, 비타민요법, 스트레스 완화법, 명상 등을 이용한 환자와의 협력을 통해 당사자의 감정 패턴 기능부전을 개선하고자 할 것이다. 환자는 플라워에센스, 보석요법, 동종요법 등의 미세에너지 요법을 통해 의식의 고차 에너지 성분을 조절할 것이다. 그러나 치유 효과나 내적균형의 조화를 지속하려면 환자가 사고, 감정, 식습관 등 생활양식 전반을 개선하는 것이 중요하다. 앞에서 이야기한 치료는 어디까지나 보조적인 방법이다. 사람들은 진정한 병인만 파악할 수 있다면, 동시에 여러 수준에서 치유할 수 있는 생활방식의 지속적인 개선을 실천할 것이다. 이는 자기 인생에 대한 책임을 받아들이는 일이다.

우리는 항상 무엇인가를 선택하고 특정한 방향을 향해 행동하고 있다. 그 행동에 책임을 지고, 결과도 자세히 알아둘 필요가 있다. 우리는 '단순한 사고나 감정'이 건강에 나쁘게 작용할 수 있다는 사실을 깨닫게 되었다. 양식 있는 의사로부터 그러한 지식을 알게 된 환자는 감정이나 사고 패턴, 자신과 다른 사람에 대한 사랑 표현 등이 건강에 커다란 영향을 미치고 있음을 자각하기 시작했다. 앞으로는 한 사람 한 사람이 어떻게 변화해 갈 것인가 하는 것뿐이다. 이 책은 그 변화를 위한 방법으로 줄곧 심리적 기법이나 정신에너지 요법의 종류를 설명해 왔다.

특히 몸, 마음, 감정과 영적 에너지의 상호관계에 관한 지식이 대단히 중요하다. 인간이 유한한 육체를 통해 생활을 영위하는 영적 존재라는 사실이 이해된다면 의식의 자세가 바뀌게 된다. 질병의 진정한 원인이 파악될 수 있는 깨어 있는 의식 상태에 가까워지면 사람은 더 긍정적인 방향으로 나아간다. 진짜 원인을 알면서도 그것을 무시한다면 증상이 나빠져도 할 말이 없을 것이다. 그것은 의사의 영역이 아니다. 의사의 영역은 환자의 협력을 바탕으로 생명 에너지의 지원을 하는 것뿐이다. 의사가 약 처방이나 외과수술은 할 수 있어도 환자의 책임까지 떠맡을 수는 없다.

미래의 의사·치유사는 환자의 행동, 감정, 환경이 몸에 부정적인 영향을 미치는 과정에 착안해 질 높은 상담을 할 것이다. 그 부정적인 영향력을 이해한 환자는 생활습관을 바꾸어 다차원의 신체에 흐르는 에너지 장애 요인을 제거해 다시 질병이 발생하지 않도록 힘쓴다. 이때 환자가 집중해야 할 감정적 문제의 해결에는 제10장에서 다룬 차크라에 관한 기본 지식이 도움이 될 것이다. 여러 가지 감정적 문제는 인류가 달성해야 할 영적 깨달음으로 향하는 자기 변용의 발걸음을 가로막는다. 가장 기본인 것은 '땅에 발을 붙이는 일(grounding)', '성생활(sexuality)', '개인의 힘(personal power)'에 관계된 하위의 세 차크라에 작용하는 것이다. 어떤 의미에서 땅에 발을 붙인다는 것은 기본 중의 기본이다. 이는 우리가 살고 있는 지구와 관련된 일이기 때문이다. 지구와의 연결에 대한 자각은 환경을 보존하고 천연자원을 존중하고 보존해서 자연의 고차 에너지에 동조하기 위한 힘을 부여해준다.

성생활은 최근 수십 년 동안 더 중요한 문제가 되었다. 성적 표현이나 개인의 성적 쾌락에 따라다니는 과제는 전혀 새로운 것이 아니다. 역사의 여명기부터 존재하던 과제이다. 그러나 우리가 만족하지 못하는 성에 대한 욕구에서 유래하는 여러 가지 갈등은 두 번째 차크라의 에너지 흐름을 지나치게 억제하거나 활성화하는 육체적 문제를 낳는다. 성병의 만연은 지구 표면에 새로운 영적 깨달음이 계속 일어나고 있는 한편, 성생활에 대한 부적절한 에너지의 집중이 일어나고 있음을 반영한다. 하위 차크라를 기반으로 한 진부한 성욕에 낭비되는 시간이 지나치게 길어 상위 차크라와 관련된 영적 탐구에 충분히 집중하지 못하는 것이다.

'개인의 힘'이라는 문제는 과거에도 중요한 것이었다. 그러나 현대만큼 그 점이 강조된 시대는 없었다. 서양 사회는 자신이 독자적 방법으로 일을 진행할 자유와 능력이 쉽게 주어지는 사회이다. 성별이나 인종에 상관없이 자기 희망대로 자기 인생을 조절하는 능력을 이처럼 쉽게 입수할 수 있는 시대는 일찍이 없었다. 원하는 것보다 적은 것을 가진 사람이 지위와 부를 가진 사람을 부러워하며 바라볼 때 갈등이 생긴다. 이러한 무력감은 특히 일에 재미를 느끼지 못하거나 감사할 줄 모르는 사람, 승진할 기회가 적은 사람에게서 흔히 나타난다. 한편 다른 사람에게 지시나 과제를 주는 전문가나 관리자는 거꾸로 지나치게 자기중심적으로 개인의 힘을 비대화하는 경우가 있는데 이것도 큰 문제다. 개인의 힘과 가정 및 직장에서 타인과 협력하는 힘이란 함께 사회적 통합을 이루기 위한 기본적인 과제이다. 땅에 발을 붙이는 일, 성생활, 개인의 힘이라는 세 가지 기본적인 문제는 고차 차크라의 정신적, 영적 표현에 집중하기 이전에 해결해야 할 문제다.

사랑을 표현하고 수용하는 능력은 심장 차크라의 기본적인 기능이다. 이 책에서는 제11장과 12장에서 심장 차크라의 훈련이 얼마나 중요한지 소개했다. 심장 차크라라고 하는 에너지 중추의 균형 이상이 생명 에너지와 호름을 정체시키면 심각한 사태가 일어난다. 심장, 폐, 기관지, 갑상샘은 모두 심장 차크라로부터 에너지 공급을 받고 있다. 그 미세에너지 중추가 폐쇄되어 감정이 장애를 입으면 심장병이나 호흡기질환, 허약체질, 감염증, 악성종양을 초래할 가능성이 있다. 소아기의 트라우마나 지난 생의 문제에서 유래하는 심장 차크라의 장애가 존재하는 경우, 차크라가 개방될 때에 심장이 강한 압박감을 느낀다. 사랑의 표현이라는 과제는 결코 길다고 할 수 없는 물질계의 인생에서 습득해야 할 중요한 과제의 하나이다. 높은 자기희생과 이웃에 대한 조건 없는 봉사는 중요한 사랑 훈련의 일부이고, 가족에 대한 사랑이나 개인적 인간관계나 자기 변용 못지않은 중요한 과제이다. 심장 차크라를 열어서 사랑과 즐거움의 에너지가 원활하게 흐를 수 있다면 더 상위의 차크라가 열리기 쉬워진다. 개인의 영적 변용은 심장 차크라의 개방에 의존하고 있다. 심장 차크라가 열림에 따라 살아있는 모든 존재에 대한 자비의 마음이 눈뜨고 신성한 무조건적 사랑(그리스도 의식)이 표현되게 된다. '그리스도 의식'이란 우리가 겨냥하고 있는 영적 깨달음 상태의 한 이상형이다.

상위 차크라 특히 목 차크라의 개발에서 중요한 것은 의사 표현의 조절과 자율적 마음이다. 독선이나 방종이 만연된 이 시대야말로 개인적, 영적 변형에 의한 자율적 마음이 중요해진다. 식습관을 바꾸고, 의식적으로 운동하고, 명상을 일과로 한다는 것은 모두 몸·마음·영혼의 진정한 건강을 얻기 위해 불가결한 자율적 행동이다.

대화도 목 차크라가 관계하는 중요한 요소이다. 대화는 누구나 할 수 있는 능력이지만, 반드시 명쾌하고 정직하게 자기표현을 하고 있다고 말할 수는 없다. 의사소통이란 단순한 '언어 구사' 이상의 의미이다. 의사소통은 목소리 상태뿐만 아니라 몸짓, 표정, 접촉, 보이지 않는 미세에너지 경로를 통해서도 이루어진다. 우리는 자신의 사고와 감정을 타인에게, 특히 관계가 깊은 타인에게 정확하게 전달하는 방법을 익혀야 한다. 중요한 사실을 전하지 않고 타인과의 정확한 교류를 게을리하면 생명 에너지의 흐름이 제한된다. 긴장과 스트레스가 심해지면 결국 질병이나 고통의 형태로 표면에 분출된다. 원만한 가족관계나 사회관계는 솔직하면서도 명확한 의사소통이 있어야 비로소 가능하다.

고차의 영혼 중추인 미간 차크라(제3의 눈 차크라)나 왕관 차크라는 고차 의식을 통해 얻을 수 있는 영적 충족과 개인적 변화의 탐구와 관계된다. 내적 비전, 직관력, 영적 깨달음 등은 서양 사회에서도 점차 그 중요성이 인식되고 있는 것 같다. 의식의 각성을 얻고자 하는 사람이 점차 늘고 있는데, 이런 경향은 많은 사람이 기독교, 유대교 같은 전통적 서양 종교뿐만 아니라 동양의 불교, 도교, 수피즘, 힌두교 등을 통해 영적 충족을 얻으려는 움직임에서도 엿볼 수 있다. 최근 20여 년간 많은 사람이 명상이나 기도에 관심을 기울이는 것도 영적 깨달음을 추구하고 있음을 보여준다.

우리는 지금 셀 수 없을 만큼 많은 사람이 영적 변화를 달성하기 시작한 시대를 맞이하고 있다. 산적한 사회문제, 경제문제, 환경문제, 지구 차원의 여러 문제를 해결하기 위해 반드시 깨어 있는 고차 의식의 결집이 필요한 시대이다. 고차원 세계로부터의 강력한 추진력이 작용해 많은 사람의 영적 변화와 각성의 과정을 가속하고 있다. 명상과 고차 자아의 유도에 귀를 기울임으로써 자기치유와 안녕을 위한 많은 에너지를 얻게 될 것이다. 잠재해 있는 쿤달리니의 힘이 명상을 통해 발현되어, 신경계에서 스트레스 처리 능력이 비약적으로 개선될 것이다. 더 나아가 이런 영적 에너지가 각 차크라와 뇌를 정화해서 잠재능력을 일깨우고 숨어있던 고차 의식의 힘을 활성화해 갈 것이다.

새로운 시대의 영적 파동에 민감하게 반응하는 사람이 늘어감에 따라 잠들어 있던 많은 사람의 마음이 사랑과 치유의 에너지로 깨어나기 시작해 지구를 평화와 조화의 마당으로 바꾸어가는 힘이 될 것이다. 우리가 자신을 치유하기 시작하면서 대부분 질병, 불행, 고통의 진짜 원인이 두려움과 오해에 있었음을 깨달을 때 증오, 편견, 불신이 사라지고 사랑과 협조가 피어날 것이다.

사람은 낮은 차원의 의식 수준에 있을 때, 자신의 불만이나 무능함을 주위에 투사하는 경향이 있다. 자기의 고민이나 무능을 주위 사람들에게 투사할 때, 우리는 공포와 편견을 강화하는 악순환에 떨어진다. 자기 안의 두려움, 불안, 단점을 인정하는 것이 두려운 것이다. 이런 공포심에 대처하고자 자기의 공포감이나 광기를 밖으로 투사하기 시작한다. 그리고 문제가 밖에서 일어난다고 믿고 싶어 한다. 그러나 문제는 원래 우리 자신의 이기심에서 자라난 것이다. 사고의 혼란과 질병의 악순환을 끊어내기 위한 유일한 방법은 사랑과 수용이고, 사랑이 갖는 잠재적 치유력에 대한 깨달음이다. 자기의 결함을 있는 그대로 받아들여 자기를 수용하고, 아직 성장의 길이 남아있음을 인정할 때 높은 영적 수준에서 물질 수준에 이르는 모든 영역에서 자기치유가 시작된다. 그때 비로소 우리는 자신을 사랑하고 수용할 수 있게 된다. 자기를 사랑할 수 있게 되면 타인을 사랑하기는 쉽다.

그렇다고 세계 그 자체에 혼돈이나 불온이 존재하지 않는다는 것은 아니다. 이 위기의 시대에 대립이나 불화는 가는 곳마다 존재한다. 새로운 시대가 오기까지는 사회의 정세가 나빠지기만 할 것이다. 때로는 광기에 가까운 사회현상에 대처하기 위해 자기 안의 평화의 중심점을 발견해, 평화와 조화의 에너지가 필요한 주위 세계로 확대할 필요가 있다. 평화의 중심점을 발견하고 영성으로 이해를 심화할 수 있다면 치유는 자연적으로 이루어진다. 우리는 양식 있는 지구 시민의 일원이 되어 세계질서에 봉사하는 일원이 되고 친구가 된다. 밖으로 나가 지구를 치유하기 전에 먼저 자신을 치유해야 한다. 먼 길을 떠나는 첫걸음은 자기 집에서 시작할 수 있다.

재생과 환생의 우주적 순환: 새로운 시대에 살아나는 고대의 철학

파동의학은 치유와 영성의 발달이라는 영역을 정말로 변혁할 수 있는 잠재력이 있음을 살펴보았다. 미세에너지의학은 신체 질환의 치료뿐만 아니라 처음 질환이 발생할 때 관련된 개인의 의식 자체를 바꿀 힘이 있다. 병인이 될 수 있는 해로운 환경인자와 상호작용하는 개인의 정신에너지적 요소를 변화시켜 신체 수준에 작용하는 대증요법 이상의 지속적인 치료 효과를 얻을 수 있다. 이는 '자기 자신'의 다차원적 본질에 대한 폭넓은 이해에 바탕을 둔 것이기 때문이다.

파동의학 치료가 유효한 것은 육체 외에 에테르체, 경락계, 차크라-나디계, 아스트랄체, 멘탈체, 코잘체, 나아가 고차 영성체 등 눈에 보이지 않는 인간의 미세체 구조의 각 수준에 직접 영향을 미칠 수 있기 때문이다. 다차원 에너지와 영적 생리학의 기능과 통합성을 알게 된 지금, 이런 지식을 우리 지구 위에서 맞이할 성스러운 목적에 어떻게 합치시켜 갈 것인지 묻지 않을 수 없다. 고차의 미세체 해부학과 그것의 일상생활이나 건강에 대한 영향을 이해한다는 것은 인간이 끊임없이 진화하는 '영혼'이라는 성스러운 에너지와 얼마나 긴밀하게 이어져 있는지 이해하는 데 도움이 된다.

육체와 고차 에너지체는 고밀도 지구에서 영혼의 자기표현을 가능하게 하는 특수한 탈것이다. 개인의 영혼 의식은 사실 우리가 신이라고 하는 보다 큰 영적 의식이 특수화된 '분령(each soul)'의 의식이다. 여러 영적 전통은 신이 모든 영혼을 동시에 창조한 시점을 우주 창조기라고 한다. 우주 진화와 신학을 통합적으로 해석하면 빅뱅은 성간 물질인 수소 원소의 창조 이상이라는 것을 알 수 있다. 빅뱅은 창조주가 무수한 인간의 영혼을 탄생시켜, 그들이 성스러운 의식 에너지의 폭발적인 특수화 작용으로 새로운 우주에 자리한 시기이기도 하다. 신은 그 성스러운 모습을 닮은 인간을 창조했다고 한다. 최초 순간에 개개의 영혼이 창조되었을 때 신은 빛이라는 미세한 존재로 분열되고, 그것이 원초적인 광대한 존재의 에너지적 표현이 된 것이다. 그 '작은 신들'의 의식 진화와 우주의 홀로그램 결합을 통해 거대한 '신'은 더 풍요롭고 놀랄 만한 다양성과 지고한 의식에 내재된 자기 인식을 발달시켰다. 빛이라는 근원적 존재 즉 영혼은 밀도 높은 물질적 형태라는 표현을 통해 의식이 갖는 에테르 에너지의 발현 방법을 발달시켰다. 영혼은 육체라고 부르는 그 밀도 높은 형태에 동반된 감각을 통해 진화하는 행성 지구의 경이로움과 아름다움을 경험할 수 있게 되었다. 또 인간의 육체와 육체, 육체와 환경, 감각을 지닌 다른 생명체(모든 윤회의 순환 속에서 스스로 고른 생명체로 지상에 태어난)와 육체의 상호작용을 통해서 감정 표현을 실험할 수도 있게 되었다.

　　육체라는 물질적 탈것에 주어진 한 번뿐인 인생의 짧은 시간으로는 어떤 존재도 충분히 발달할 수 없어 연속적인 재생 사이클인 윤회전생이라는 체계가 창조되었다. 한 번의 삶을 살 때마다 재생된 영혼은 다양한 경험을 통해 인간존재의 경이로움, 즐거움, 슬픔을 탐구한다. 시행착오를 하면서, 상과 벌을 받으면서 육체에 투사된 영혼의 의식은 인간이라는 형태에서 일어나는 모든 경험을 쌓아 지구 생활을 학습하게 한다. 각각의 영혼은 윤회전생의 순환을 통해 여러 피부색의 각 인종이 떠맡은 인생의 영광이나 성취, 곤란이나 비애를 알게 된다. 모든 영혼은 어느 경우에나 호화로운 상류계급 생활과 가난한 농촌에서의 질박하고 고단한 삶 모두를 알게 된다. 또 사회에 따라 남성과 여성의 인생이 얼마나 다른지도 실감하게 된다. 영혼은 이 같은 다양한 경험을 거쳐 자기를 알게 되고 자신의 감정적, 신체적, 영적 성질을 이해하면서 육체가 영위하는 삶의 다양한 표현을 겪는다. 어쩌면 지구에 머무는 동안 가장 중요한 경험은 여러 형태의 사랑에 대한 경험이고, 신의 모든 피조물에 대한 자비심을 발달시키는 일일 것이다.

모든 영혼은 영적인 빛의 존재로서 홀로그램의 결합을 통해 에너지적으로 창조주나 창조주의 우주와 이어져 있다. 모든 영혼은 오직 하나의 성스러운 원리(하나의 법칙)의 독자적이고 다양한 표현으로 진화해 왔다. 영혼이 경험을 통해서 성장함에 따라 창조주도 무한한 표현형 속에서 자기 인식을 깊게 하면서 성장과 진화를 이룬다. 이리하여 신과 우주와 이어져 있음에도 영혼은 육체로 다시 태어나면 자신의 영적 기원에 대한 기억을 일시적으로 잊어버린다. 그러나 실제로 기억을 잃은 것은 육체에 투영된 영혼의 의식 단편일 뿐, 영혼의 고차 영성체는 우주적 각성이나 신과의 결합을 유지하고 있다.

지상의 자아는 타인과의 분리된 느낌, 창조주와의 분리된 느낌을 주는 뇌와 육체의 지각 메커니즘으로 인해 자신이 하나의 지고한 지능의 현현이라는 사실을 잊어버린다. 한편 신으로부터의 분리된 느낌으로 인해 인류는 자기 외부에 있는 것처럼 보이는 물질적 우주나 자연의 창조력과 다시 연결하기 위해 종교와 종교의식을 만들어낸다. 인류는 신의 왕국이 이미 자기 안에 있다는 사실을 잊고 있다. 예수는 잊었던 그 단순한 진리를 가르치고 상기시키기 위해 육체를 갖고 이 세상에 태어난 것이다.

물리적 형태로 재생한 직후부터 기능하기 시작한 영혼의 자동 망각체계로 인해 전생의 기억은 자아의 인식에서 모두 지워진다. 그 때문에 개개의 존재는 전생에서 획득한 지식이나 습관의 영향을 받지 않고 새로운 규칙과 환경에 따라서 발달한다. 육체적 화신에 투영된 각각의 인격은 사실은 하나의 영혼 전체의 단편에 불과하다. 영혼 전체, 즉 고차의 영적 자아는 그 단편들이 윤회전생에서 획득한 모든 지식을 단일 벌집의 통일된 집합 의식에 비견할 만한 지식으로 얻고 있다. 무수한 일벌, 수벌, 여왕벌 공동체의 게슈탈트 의식을 통해서 벌집은 작은 정보 수집자의 집합체로 이루어진 거대한 뇌처럼 기능한다. 어찌 보면 영혼이란 우주 나무 같다. 전생을 이어오는 개개의 자아, 즉 원초적 영혼의 단편들은 거목의 가지마다 피는 수많은 꽃의 하나이다. 영혼의 나무 한 그루 한 그루의 가지에 피는 자아라는 꽃은 한 줄기 관다발과 뿌리라는 파이프라인에 의해 배양되고 끊임없이 나무 전체와 연락을 취하는 상태이다.

따라서 영혼 전체는 사이킥 커뮤니케이션이라는 가는 실로 각각의 지식이나 경험이 직조된 산뜻한 양탄자처럼 수많은 전생을 통한 자아의 집합 의식이다. 인간성의 다양한 표현을 경험한 개개 영혼은 그 감정적 포용의 한계, 지적 창조성, 육체의 유한성, 그리고 최종적으로 자신의 고차 영성에 대한 자각 등에 대한 이해를 깊게 하면서 성장해 간다.

윤회전생의 주기에는 자기발견과 의식의 각성이라는 영혼의 탐구 여행 동반자들이 오해나 부정적인 행동을 반복하지 않도록 예방하는 특수한 안전장치가 내장되어 있다. 긍정적, 부정적 행동에 바탕을 두는 이 에너지의 대차대조표는 '카르마의 법칙'이라고 한다. 고차 신체의 미세에너지적 성질 및 그것이 육체의 탄생과 기능 유지에 미치는 지배적 영향으로, 과거 생의 잘못된 행동에 수반된 부정적 에너지는 육체와 감정의 미세에너지 문제가 되어 다음 생으로 넘어간다.

전생에 타인에게 끼쳤던 악행이나 고통, 손해 등 부정적인 행위에 대해서 질병이나 신체적 결함을 경험함으로써 그 업보를 태워 자신의 영혼을 정화할 수 있다. 그러나 남을 괴롭혔던 사람은 언젠가 정반대의 처지가 되어 이전의 부정적 행위가 상징적으로 반복되는 듯한 형태로 괴로워하는 경우가 많다. 예컨대 종교탄압이 심하였던 스페인에서 빨갛게 달군 쇠칼로 이교도의 눈을 찌른 집행관이 다음 생에 불치의 병에 걸려 실명한 것과 같다. 투시 능력자에 의한 조사[5][6]나 최면에 의한 과거 퇴행 연구[7][8]에서 어떤 종류의 질병이나 공포증의 배후에 카르마가 있음을 시사하는 자료가 있다. 이런 종류의 카르마적 발현의 의미는 가해자에게 피해자와 똑같은 고통을 경험하도록 해서 그 행위의 의미를 이해시키는 데에 있다. 한편 결함을 극복한 사람은 역경에 처해도 굴하지 않는 강인한 정신을 지닌 경우가 있다. 그런 경로를 거친 사람 중에 그 이전에는 자신의 진로를 방해하는 장애에 그렇게 진지하게 대처한 경험이 없던 사람이 많다. 물론 모든 결함이 전생에서 넘어왔다고 할 수는 없다. 대부분 결함에 그런 배경이 있다는 것은 부정하지 않지만, 때로는 적절하게 대응하면 오히려 긍정적 성장의 기회가 된다고 영혼이 판단해 억지로 역경을 선택하기도 한다. 사이먼튼 박사의 암 환자 연구에서도 생사가 걸린 큰 질병이 자아의 변용을 가져올 수 있다는 사례가 있다.

이 책이 일관되게 다루는 주제에서 약간 벗어나지만, 카르마에서 유래하는 질병에 대해 언급해둘 필요가 있다. 적어도 어떤 질환이나 결함의 배후에 잠복하는 원인에 대해 자각하기를 바라는 점에서 그것은 파동의학의 수비 범위에 해당하기 때문이다. 요컨대 현생이든 과거 생이든 자기 행동의 결과를 책임진다는 '자기 책임'이라는 개념으로 되돌아올 필요가 있는 것이다. 과거 생에서의 부정적인 감정이나 악행이 지금 겪는 질병의 형태로 나타난다고 생각하는 사람은 거의 없다. 그러나 실제로 그럴 수 있다.

윤회를 통해 태어날 때 과거 생의 기억을 잃었는데도 인간은 고차적 파동 신체를 통해 고차 자아의 영적 에너지와 이어져 있다. 그리고 영혼은 상징적인 꿈이나 질병, 신체장애를 통해, 때로는 명상 상태에서 직접적인 내적 대화를 통해 윤회한 자아에게 자기 각성을 촉구하기 위해 시험한다. 의식의 존재로는 감지하지 못하더라도 고차 자아는 항상 감지할 수 있다. 코잘체 의식은 존재나 자아가 향하는 방향을 물질계에서 지각한 결과뿐만 아니라 보다 근본적인 수준에서도 관찰할 수 있다. 개인의 고차 자아는 감정적 장애가 어떻게 육체 에너지의 생리학적 상태에서 이상을 초래하는지를 알고 있다. 그리하여 고차 자아는 심각한 질병이 발생하기 전에 자아에게 경고한다. 고차 자아는 항상 우리 인생에서 실제로 무슨 일이 일어나고 있는지, 어떻게 하면 고통이 치유되고 평화와 기쁨과 만족이 얻어지는지 알고 있다. 고차 자아라는 내적 자원에 접근할 수만 있다면 우리는 힘, 지식, 사랑, 예지의 무한한 저장고를 발견할 수 있다.

고차 자아 즉 코잘체에는 많은 과거 생을 살았던 영혼의 기억과 지식이 모두 저장되어 있다. 이 '지식의 신체' 내부에는 자기의 참된 영적 기원, 나고 죽고 다시 태어나는 생명이 갖는 '변천', 자기 존재의 우주적 의미, 창조주와의 연결 고리 등을 이해할 수 있는 수준까지 개인의 의식을 끌어올리기 위한 지혜가 존재한다. 의식 수준이 높아짐에 따라 자연스럽게 자기의 고뇌나 자기 자신이 만들어낸 장애의 이유를 알아차리게 되는 것은 이 메커니즘에 의한 것이다. 영적 자각을 깊게 하고 고차 자아의 내적 안내에 파장을 맞추면 이 작용 원리는 한층 원활하게 자신의 감정, 정신, 신체 생활을 변화시킨다. 예컨대 플라워에센스에는 저차의 자기와 고차의 자기를 재결합할 수 있게 하는 순수의식의 에너지가 들어있다. 이런 종류의 파동의학 치료는 영혼의 높은 성질을 육체에 드러나도록 도와 결과적으로 치유와 깊은 자각을 가능하게 한다.

인류는 여러 문명을 통해 진화해 왔는데, 문명 대부분은 당시의 치유사, 신관, 의사들이 이야기하는 영적 지식을 진리로 받아들였다. 어머니라는 의미의 레무리아(Lemuria) 또는 무(Mu)로 불리는 대륙에 살던 태고의 사람들은 고차의 영적 자기와 직접 연결되어 있었다. 레무리아가 존재한 것은 인류사의 아주 초기, 고밀도 육체로 윤회하는 순환이 시작된 지 얼마 되지 않은 때라고 한다. 초기 레무리아 사람들은 소박한 삶을 영위했다. 그들은 영혼의 존재를 믿고 만물에 신의 힘이 머물러 있다는 인식을 공유했다. 자연과 조화를 이루고 살던 레무리아 인들은 질병에 걸리지 않았다. 그들은 사이킥한 능력으로 생물 주위의 오라나 영적인 빛을 쉽게 볼 수 있었다. 고차 자아로부터의 심령 정보의 유입도 쉬웠다. 텔레파시에 의한 대화도 흔한 통신 수단이었다. 레무리아 인은 육체와 이어져 존재하는 여러 미세 의식 구조를 알고 있었다. 그리고 기본적인 저차의 의식이나 일상의 자아 의식, 중간의 에너지 중추와의 연결, 또 고차의 영적 자아인 우주 의식과의 관계에 대해서도 이해하고 있었다. 플라워에센스는 전적으로 심령 능력이나 영성을 발달시키기 위해 이용되었다. 치유가 필요한 질병이 거의 없었기 때문이다.

현재의 하와이인, 그중에서도 저위, 중위, 고위의 자아에 관한 지식을 지닌 카후나 샤먼들은 이 잃어버린 인종의 자손임을 엿볼 수 있다. 하와이 제도는 수십 세기 전에 해저에 묻힌 레무리아 대륙의 산꼭대기가 점으로 남은 것이라는 설도 있다. 그 설에서는 레무리아 대륙 소멸 직전 많은 주민이 아틀란티스라고 부르는 대륙으로 이주해, 그곳에서 인류 역사상 가장 위대한 문명을 구축했다고 한다.

아틀란티스는 전설이 기록하는 기술과 발전의 정점에 도달하기 전에 농경문화로 시작했다. 소박한 문명에서 살았던 레무리아 인도 얼마 안 돼 아틀란티스의 고도로 발달한 기술 문명에 동화되었다. 이는 촌구석에 살던 미국인이 대도시의 복잡한 사회에 흡수되어 가는 모습을 방불케 한다. 어지러울 정도로 변화하는 아틀란티스 사회에 적응하지 않을 수 없었던 대부분의 레무리아 인은 인류 최초로 스트레스성 질환에 걸렸다.

제9장에서 언급했듯이 아틀란티스에는 의학에 세 학파가 대립했다고 전해진다. 즉 플라워에센스, 수정요법, 색채요법 등 영적 방법으로 질병을 치료하는 치유사 학파, 영적 기법과 과학적 방법을 통합한 치료법으로 동종요법을 이용하는 신관 학파, 그리고 현대 의사가 하는 것과 같은 생약, 약물, 외과수술 등을 이용하던 이종요법 의학 학파이다. 당시 이종요법 의사의 일부는 너무 과격하다는 이유로 주류파로부터 규탄과 박해를 받을 정도였다.

마침내 아틀란티스 문명이 최전성기를 맞이하여 과학자들은 치유 기법과 생명 에너지 조작에 숙달되게 되었다. 아틀란티스 인도 레무리아 인처럼 텔레파시나 심령 대화 능력에 뛰어났다고 한다. 그들이 자연을 조작하는 능력이 높아짐에 따라 사회의 규범도 변했다. 사람들은 일찍이 갖고 있던 자연과의 조화나 생명의 영적 차원에 대한 시야를 잃기 시작했다. 영적 조화를 존중하던 세력은 아틀란티스 붕괴를 예견하고 고도로 발달한 치유 기술이나 철학, 과학기술, '하나의 법칙'에 따라 사는 지혜를 국외로 옮길 준비를 시작했다.

파국으로부터 탈출한 사람들은 세 집단으로 나누어서 기록이나 가르침을 먼 땅으로 옮겼다. 각 집단은 모든 생물 및 창조주와의 사이에 의식의 일체성이라는 사상을 포함한 아틀란티스의 생활과 영적 가르침의 높은 전통을 전하기 위해서 그 생활양식과 영적 실천의 기본을 가지고 왔다고 한다. 그 집단 중의 하나는 이집트에 도달했고, 다른 일부는 더 먼 곳을 향해 유럼, 아시아, 티베트에 이르렀다. 또 한 집단은 오늘날 페루의 해안 지대를 중심으로 한 중남미로 건너갔다. 세 번째 집단은 북미로 이주했다. 초기의 남미 원주민이 공통으로 사용하던 상징(돌 조각 등에 남아있는)이나 고대 이집트에서의 상형문자, 북미 원주민의 예술 등에는 모두 공통으로 아틀란티스 문명의 흔적이라고 생각되는 것이 남아있다. 또 아즈텍문명이나 이집트 등 각 지역의 피라미드형 건조물 또는 미대륙 원주민의 흙무덤에는 숭배와 입문(initiation)을 위한 아틀란티스의 신전 건축양식이 남아있다. 북남미 원주민이나 고대 이집트 전설에는 아틀란티스 대륙의 침몰을 생각나게 하는 설화가 있다. 그 대륙이 가라앉았다는 대양은 대륙의 이름에서 연유하여 지금도 아틀란틱(대서양)이라고 부른다.

이집트에 이주한 집단은 파동의학의 지식 체계를 전해주었고, 그 결과 이집트는 그 땅에서 크게 발전했다. 아틀란티스 인의 치유와 영성 개발의 기법을 도입한 이집트 사회는 극적으로 변화했다. 과학과 치유의 지식을 가져왔다는 토트의 신화 등 고대 이집트에 전해지는 신화 대부분은 기원전 1만 년경의 아틀란티스의 도래가 이야기로 옮겨진 것이다. 인간의 고차원적 성질에 동조함으로써 얻어질 수 있는 심령적 능력과 영적 각성의 활성화에 바탕을 둔 매우 새로운 수준의 문명이 고대 이집트에서 오랫동안 번영을 누렸다.

이것은 이집트라는 같은 지붕 아래에서 과학과 종교가 일체화된 시대였다. 비법을 전수받은 신관들은 치유 기법을 익히기 위해 아틀란티스에서 이어받은 플라워에센스, 색채요법 등 여러 가지 미세에너지의 치유 방법 유지에 힘썼다. 치유사는 세 종류로 분류되었다. 첫째는 생약을 이용하는 집단이다. 그들은 치유 과정을 촉진하기 위해 여러 가지 약초를 이용했다. 둘째는 외과 수술을 하는 집단이다. 당시 외과 수술이 지극히 높은 수준이었음을 보여주는 파피루스의 기록이 지금까지 남아있다. 기록에 의하면 외상성 혈종에 의한 뇌실질의 압박을 제거하기 위한 두개골절개술은 현대 기술과 거의 같다. 다만 그들은 절개부 봉합 대신에 녹인 밀납을 이용했다. 그리고 신관이 공예와 기술의 신인 프타(Ptah)의 생명을 주입한 면포로 수술한 상처를 덮었다. 이것은 현대에서도 간호사가 하는 치유접촉과 같은 종류의 사이킥 치료법이다. 신관인 치유사가 안수한 면으로 된 천은 감염을 예방하고 수술한 상처의 봉합을 촉진하는 효과가 있었다.

세 번째 집단은 더 흥미로운 치료를 했다. 그들은 진단과 치료에 사이킥 능력과 투시 능력을 이용했다. 사자(死者)의 신인 아누비스를 섬기는 신관들이다. 그들은 제3의 눈으로 환자의 몸속과 몸 밖의 오라 장을 관찰해서 신체적 장애, 외상, 심리적 장애, 그리고 전생으로부터의 카르마적 문제점 등을 진단할 수 있었다. 직접 손으로 치료할 뿐만 아니라 원격지에서 사념의 힘으로 치료를 할 수도 있었다. 또 수술이 필요한 환자의 의식을 육체에서 아스트랄체 수준으로 투사시킬 수 있는 치유사도 있었다. 이는 약물을 사용하지 않는 독창적인 마취법이었다. 이 같은 능력을 현명하게 사용해 몸, 마음, 영성이 조화된 건강상태를 목표로 하는 이집트 민중의 성장을 도울 수 있는 신관들을 정성껏 훈련시켰다.

이처럼 과학자와 신관은 같은 집단이 담당하고 있었다. 종교와 과학의 원리가 함께 인간의 다차원적 구조에 대한 통합적 지식과 심령적 지각, 그리고 윤회전생 과정에 대한 지식 위에 서 있었다. 이런 고대의 지식은 신관들에 의해 엄중하게 보호되었다. 사이킥 능력에 내재된 힘이나 정신에너지 기술이 아틀란티스 시대 말기처럼 영성이 낮은 사람들에게 악용될 염려가 있다는 것을 이해하고 있었기 때문이다.

이 영적 통합의 시대는 그 뒤 몇 천 년에 걸쳐 이집트문명에 영향을 미쳤다. 그러나 불행하게 마지막에는 신관 계급과 사회구조 모두에 파탄이 닥

쳐왔다. 그리하여 영적인 예지에 관한 지식 대부분을 잃어버렸다. 장로 성직자들은 타락한 성직자들이 오랜 아틀란티스의 지혜를 오용할 것을 염려했다. 그래서 오래된 기록물을 '기록의 피라미드'와 같은 특별한 장소에 보관했다. 이 고대의 방은 에드가 케이시의 리딩에도 기술되어 있다. 그러나 아직 고고학자들이 찾아내지는 못했다. 이 기록들은 미래의 올바른 영적 지향을 지닌 사람들이 위력적인 고대 아틀란티스의 기술을 책임 있게 다룰 수 있을 때까지 비밀을 지킬 것이다. 이집트문명에 스며든 고대 아틀란티스 인의 기적적 행위나 지식을 전한 것으로 보이는 이야기는 신전의 벽을 가득 메울 만큼 새겨져 남아있다. 상형문자에는 다의적, 상징적 의미가 감추어져 있어 이집트어로 번역된 초기의 비전 문서 가운데에는 그 원뜻이 현대 이집트학 학자에게도 해석되지 않은 채 남아있다.

영성을 중시한 이집트 왕조가 몰락한 뒤에도 고대의 예지 일부는 오래 살아남아 후세에 그리스 신비학파로 불린 지식 체계에 편입되었다. 그곳에서도 인간의 영적 기원과 미세에너지 구조에 대한 지식이 가르쳐지고 비밀리 전수되었다. 그러한 고대 예지의 가르침은 감정이 미세체에 미치는 영향에 관한 여러 가지 신비로운 기법을 전하는 것이다. 신비학파에서 배운 사람에게는 영적 지향뿐 아니라 동기의 순수성이 요구되었다. 그 가르침 대부분은 단순해서 예컨대 '자신이 원하는 바를 남에게 베풀라'는 속담과 같은 것이었다. 그들은 '위에서와 같이 아래에서도'라고 하는 소위 '상응의 법칙(Law of Correspondence)'을 가르쳤는데, 이는 물질계에서 일어나는 일은 고차 파동 수준에서 일어나는 일의 반영임을 말한 것이다.

그로부터 몇 세기에 걸쳐 지구의 각 지역에서 특출한 스승들이 다시 태어나 그 시대 사람들이 이해할 수 있는 표현으로 다시 고대의 예지를 전하였다. 동양에는 노자, 공자, 석가, 조로아스터, 무하마드 등이 나타나 영적인 길에 이르는 지혜를 설하였다. 그러한 위대한 영혼의 강림에 이어 새로운 철학 학파와 종교가 출현했다. 그들 가르침의 정수는 제자들 손을 거쳐 영적 지식에 목마른 세계 각지로 퍼져나갔다. 중동에서도 가장 위대한 지도자 한 명이 강림하여 문자 그대로 역사의 흐름을 바꾸게 된다. 그는 우리에게 길을 제시하고 영적 유산의 아름다움을 상기시키기 위해 나타난 헤브라이의 보잘것없는 랍비 예수 그리스도이다.

오랜 세월을 거치며 일부가 수정되어 현재의 성서나 역사서에는 기록되어 있지 않지만, 예수는 어느 시기 이집트나 그리스 등을 여행하면서 다른 문화의 신비주의 사상이나 종교를 공부했다고도 한다.[9] 그리고 여러 가지 뛰어난 영적 능력을 가졌다. 성서에도 있듯이 그는 안수요법으로 병자를 치료했다. 예수가 지도한 사막 민족들은 배움이 없는 사람이 많아 영성에 관한 가르침을 상징적인 우화로 번안하였다. 후세 해석과는 반대로 그 이야기들은 글자 뜻 그대로 해석할 것이 아니라 상징적으로 해석해야 한다.

오늘날의 기독교인에게는 잘 알려지지 않지만, 예수도 윤회전생의 원리를 설교했다고 한다. 그러나 윤회를 다루었던 부분은 '전생이나 내세라는 개념은 교회 권력과 상반된다'고 해서 강력한 권력을 가진 가톨릭 교황에 의해 6세기에 성경에서 삭제되었다 한다.[10] 그런데도 예수의 부활은 의식이 육체의 죽음을 넘어서 존속한다는 윤회의 개념을 설명하고 있다. 예수는 사람들에게 죽음을 두려워하지 말라고 말하고, 수많은 윤회를 거듭하는 영혼의 의식에 의한 탄생, 죽음, 재생이라는 생명의 자연스러운 순환 과정으로 죽음을 이해하도록 했다. 예수는 영혼의 존재를 까맣게 잊어버린 우리에게 배워야 할 최대의 과제가 '사랑'임을 보여주기 위해 태어났다. 예수는 사람들에게 다른 사람을 용서하고 사랑과 빛을 주는 것을 배우라고 가르쳤다. 그리고 자신이 이룩한 수많은 기적 행위에 대해서 "내가 행하였던 것은 너희들도

행할 수 있다"고 설했다.

사람들은 긴 세월 예수를 신의 독생자라고 간주했다. 그러나 이는 잘못된 해석이다. 예수가 우리에게 가르치고자 했던 것은 '모든 인간이 신의 자녀'라는 것이다. 신이 그 신성을 결국은 인류의 영혼이 된 '의식'이라는 무수한 작은 단위로 구체화시켰을 때, 그것은 사념이라는 창조의 힘으로 이루어졌다. 따라서 영혼은 신의 위대한 창조적 사고라는 행위의 산물이라고 할 수 있다. 사고 또는 관념이 물질적 현실이 되는 것을 '두뇌의 산물'이라고 하는 경우가 있는데, 진화하는 영혼 즉 신 의식의 단편인 우리는 신의 두뇌의 산물이다. 우리 개개인이 신의 아들이고 딸이다. 예수가 설하고자 했던 것은 이 사실이었다. 그러나 쉽게 우화로 말한 사실을 글자 그대로 해석함에 따라 예수의 참뜻을 잃고 혼란을 가져오게 된 것이다.

자신을 사랑하고 다른 사람을 사랑하는 것을 배우고, 용서하는 것을 배우고, 창조주에게 기도하고 감사하라는 예수 가르침의 핵심은 2천 년 전이나 지금이나 다르지 않다. 이 책에서는 감정의 왜곡, 사랑과 수용 능력의 결여가 어떻게 차크라나 미세체의 장애가 되는지를 보았다. 감정이나 정신, 미세에너지의 부조화에 의한 육체의 에너지 생리학적 구조의 결핍과 병원체나 환경 속의 유해물질이 겹쳤을 때 질병에 걸리기 쉬워진다. 영적으로 깨달은 과학자가 인간의 미세에너지 구조의 존재를 증명하기 위해 이용하는 새로운 시대의 기술로 우리는 점차 예수를 비롯한 많은 스승이 가르친 영성의 참된 의미를 이해하기 시작했다. 우리가 지금 발견해 가는 것은 고대 선진 문명에서 시작된 영적 지식의 환생인 것이다.

통합(holistic)치유나 자연치유의 기본원리는 파동의학 치료의 원리와 함께 수만 년 역사를 갖는 지식 체계이다. 이 같은 사상은 끊임없이 재생 순환을 거듭해서 다시 현대인의 의식에 떠올라 인간 스스로가 초래한 고통을 완화하는 영적 치료법의 확립을 촉구한다. 동종요법, 플라워에센스 요법, 빛과 색채를 이용한 요법, 크리스털 치유는 사실 고대로부터 이어지는 치유의 수단이다. 지적 및 영적 환경이 무르익고, 강력한 치유 기법이 다시 햇빛을 볼 때가 되었다는 것은 의학계나 과학계에 나타난 새로운 움직임에 호응해 우리 의식이 점차 변화해왔기 때문이다.

미래의 영적 과학인 파동의학: 개인과 지구 진화의 새로운 발걸음

파동의학 또는 에너지의학이 에너지로서의 물질이라는 아인슈타인의 이해가 상호작용하는 에너지장이라는 관점에 입각한 생물학적 체계의 검증에 응용되면서 점차 현대 과학의 뒷받침을 얻게 된다. 간단히 말해 아인슈타인 관점이란 인간을 보다 높은 차원에서 '장 속의 장 속의 장'으로 바라보는 것이다. 무한소의 소립자로부터 물질 수준의 물체, 고차의 파동에너지적 실체에 이르기까지 물질 그 자체가 변화하는 에너지장 속의 역동적 에너지로 이해되고 있다. 고에너지 소립자 물리학, 키를리안 사진, 홀로그램이란 분야의 많은 실험과 사이킥 힐링이 생물에 미치는 영향에 대한 연구는 우리에게 모든 생명의 에너지장을 이해하는 새로운 방법을 가져다준다. 인간을 다차원적인 빛의 존재로 생각할 수 있다면 몸, 마음, 영혼 복합체의 재통합 및 재배열을 통해 치유를 촉진하는 특이적인 미세에너지 양자를 배분하는 파동의학의 치료 효과를 이해할 수 있게 된다. 파동의학 치료는 상호작용하는 다차원적 에너지장이라는 맥락에서 그 구조적 장애와 에너지 흐름의 장애를 없애 균형을 회복시킨다.

인간의 미세체 가운데 에테르체 이상의 수준을 구성하는 에너지 대부분은 광속 이상의 속도로 진동한다. 아인슈타인의 등식에서 그 존재가 예측된 소위 자전기에너지 물리학이 고차원의 파동적 현상 배후에 숨어있는 과학 원리를 풀 수 있는 열쇠를 갖고 있다. 우리의 상념이나 감정은 사실 그 특수한 에너지의 발현이다. 의학과 심리학이 앞으로 진정한 진보를 이루려면 감정적 문제를 에너지의 불균형으로 보고, 그것이 미세체와 육체에 영향을 미치고 있다는 점을 이해해야 한다. 그런 감정적 장애가 일부라 해도 인간의 미세에너지장 문제에서 기인한다고 생각하면, 불균형을 고치거나 없애기 위해 자연계의 미세에너지를 이용하게 될 것이다. 인체의 미세에너지장에 영향을 주는 동종요법 레미디, 플라워에센스, 보석요법, 크리스털 요법, 색채에너지 요법 등은 스트레스나 질병에 대해 강력하게 작용한다. 앞으로 아주 새로운 에너지 과학이 나와 인간의 의식과 미세에너지 생리학에 적용되는 시대가 올 것이다. 그리고 영성에 눈뜬 과학자들이 지금까지의 과학의 한계에서 벗어나 고차원 에너지 현상도 포함할 수 있게 할 것이다.

인류는 역사의 전환기에 서 있다. 약리학, 수술, 진단용 전자영상 같은 신기술의 발달은 20세기의 현대 의학에 눈부신 진보를 가져와 중증 환자 치료에 비약적인 성과를 거두었다. 감염증 치료법도 상당히 진보했다. 또 각종 암과 심장질환의 증상을 완화하는 방법이나 고혈압과 신장병의 조절법도 눈에 띄게 개선되었다. 현대 의학은 새로운 발견이 계속되는 눈부신 분야다. 현대 의학이 인간의 생존 조건을 현저하게 개선한 것은 부정할 수 없다. 다만 문제는 현대 의학적 기법이 아직도 '진정한 질병의 원인'에 다가가지 않는다는 점이다. 일반 의사들은 질병에 의한 '영향'에는 대처하지만, 감정적,

정신적, 생체에너지적, 영적인 질병의 '전조'에 대처하는 방법은 갖고 있지 않다.

현시점에서 약물과 외과수술을 방기하면 우리가 손쓸 방법이 없어진다. 파동의학 치료에 대한 우리의 지식은 아직 낮은 수준이다. 미국의 현 의료체제는 통상적인 의학 이외의 치료를 받은 경우, 보험 적용은 아직 불충분하다. 의료경제라는 관점에서 보더라도 의사에게 진료 보수를 지급하는 조직이 아직도 뉴턴 의학 모델을 유일한 의학 모델로 간주하고 있기 때문이다. 덕분에 PPO(특약의료기구)나 HMO(건강유지조직) 등 목하 성장 중인 건강보험 조직을 통해 진료를 받은 환자 대부분은 보험료 대부분을 통상적인 의학에 소비하고 있다. 통합의학적인 입장의 의사도 점차 눈에 띄고 있지만, 제도를 변혁하는 데는 상당한 시간이 걸릴 것 같다.

물론 대가만 지불하면 비타민제나 플라워에센스, 동종요법 약을 손에 넣을 수는 있다. 그러나 누구나 그럴 수 있는 것은 아니다. 일반적으로 파동의학 요법이나 자연요법은 대부분 현대 의학의 약물요법에 비교해 비싸다. 통합의학이나 파동의학은 결코 상류층만의 전유물이 아니다. 누구나 이용할 수 있는 치료법의 하나로 시험해볼 가치가 있다. 유감스럽게도 미국의 의료비는 증가일로에 있고, 많은 사람이 가족을 위해 의료보험의 수급을 필요로 한다. 그리하여 제삼자인 진료비 지불 조직의 편협한 태도로 현대 의학 중시 경향은 더 강해지고 있다. 그러나 한편으로 청십자를 비롯한 몇몇 제삼자 지불 조직이 예방의학적 성격을 갖는 웰니스 프로그램을 추진하고 있다는 낙관적인 전망도 있다. 이러한 지불 조직에서도 이미 발병한 질병의 치료보다는 예방 쪽이 경제적이라는 사실을 이해하기 시작한 것이다. 어쨌든 이것은 바람직한 변화이다.

파동의학 치료사들도 파동의학의 방법을 활용한 치료 효과에 대한 좀 더 많은 임상자료를 수집하기 시작했다. 그리고 통합의학으로 전환해 미세 에너지를 이용한 치료법을 이용하는 의사가 늘어남에 따라 현대 의학적 치료뿐만 아니라, 플라워에센스, 동종요법, EAV 등의 경락 진단 장치도 수용하는 새로운 의료보험회사가 느는 것 같다. 유감스럽지만 대형 보험사가 바뀌는 것은 먼 훗날일 것이다. 그 주된 이유는 AMA(미국의사회) 등과 같은 교조주의적인 단체가 정치력을 발휘하고 있기 때문이다. AMA에 소속되어 있는 뉴턴파 의사들의 눈에 파동의학 치료법은 뭔지 미심쩍어 보인다. 그래서 새로운 에테르 스캐너 같은 장치를 사용해 건강과 질병을 좌우하는 미세체 존재를 과학적으로 입증하는 파동의학의 진단, 치료체계를 증명하는 것이 중요하다.

치유 과학을 수립하기 위한 포석으로 현대 의학은 중요하고 동시에 필요한 것이다. 뉴턴 물리학도 아인슈타인의 상대성 이론 및 에너지장 이론을 낳기 위한 중요한 초석이었다. 제1장에서 제3장까지 보았듯이 기존 의학은 크게 기계론적 뉴턴 모델에 의존하고 있다. 기존 의학이 과학적 모델에 대한 이해에 바탕을 두는 체계인 이상, 지금은 과학에서 이루어진 발견을 통합해 이해의 틀을 확대하고 성장시켜야 할 때이다. 최초로 혁명적인 상대성이론을 발표했을 때의 아인슈타인처럼 오늘의 미세에너지 생리학 또는 파동 생리학의 지지자는 이단시되고 있다. 시대를 앞서는 선구적 사상이 겪는 흔한 일이다. 아인슈타인 사상이 많은 과학자에게 확실하게 평가되기까지 실로 60년이라는 세월이 필요했지만 이제 그는 천재의 대명사가 되었다. 파동의학적 발상을 갖고 시대를 앞서가는 치유사가 사회로부터 인정받기까지 나름대로 시간이 걸리는 것은 어쩔 수 없을지도 모른다.

성장에는 고통이 따른다. 개인의 성장뿐만 아니라 문화나 문명의 성장에도 고통은 늘 따라다닌다. 결국 '에너지로서의 물질', '상호작용하는 에너지장으로서의 생리학적 체계'라는 아인슈타인의 개념이 받아들여져 의사들도 서서히 합성약품과 수술에 의지하는 방법에서 침습성이 적은 미세에너지적 방법으로 바뀌게 될 것이다. 미세에너지의학이라는 새로운 체계는 과거 의학처럼 질병의 증상을 완화할 뿐만 아니라 질병의 감정적, 정신적, 생체에너지적, 미세 환경적 원인을 밝히기 때문이다.

앞으로 파동의학 의사는 정제나 가루약을 처방하는 것으로 충분하다고 생각하지 않게 될 것이다. 치유사로서의 자각을 갖고 직관을 갈고 닦아야 한다. 그래야만 모든 신체적 질환으로 발현되는 감정의 불균형이나 생체에너지 장애를 조기에 진단할 수 있다. 또 질환으로 이어지는 에너지 인자의 이상을 가려내 균형을 저해하는 요인을 수정하는 방법을 환자에게 교육함으로써 질병을 예방할 수 있다. 의사·치유사는 환자에게 영양섭취법, 운동법, 건강한 감정 반응패턴, 스트레스 해소법, 긴장 완화법, 질병이나 고통의 참 원인을 깨닫기 위한 명상법 등을 지도할 것이다.

영성을 깨달은 의료 종사자는 직관적 기법이나 여러 장치를 이용해 차크라와 경락계 수준의 신체적 이상을 진단한다. 그들은 이미 소개한 파동의학의 팅크제 처방에 덧붙여 음파나 레이저 에너지를 경혈에 처치하거나 안수로 치유에너지를 환자에게 보내는 등의 다양한 방법을 사용할 것이다. 그러나 파동의학 치료가 성공하려면 무엇보다도 우선 환자 자신이 자신의 인생과 치유에 대한 책임을 받아들여야 한다. 의사와 한 팀을 이루어 몸과 마음과 영혼이라는 상호작용을 조화와 통합으로 이끌어야 한다.

개중에는 이런 책임을 받아들이기 어려운 사람도 있을 것이다. 그러나 그런 사람이야말로 영혼이 경험을 쌓기 위한 윤회전생이라는 체계의 타당성을 인지해야 한다. 질병은 윤회전생의 구조를 통해서 영혼의 교육 기회로 주어지기 때문이다. 이런 맥락에서 질병의 의미를 이해함으로써 변하기 쉬운 육체를 통해 자신을 드러낼 기회를 찾는 '의식'의 영적 본질을 파악할 수 있다. 그때 비로소 우리는 불균형한 감정 패턴을 수정해 영혼이 스스로 짊어진 과제나 장애를 극복할 수 있다. 이 고도기술 산업사회에서 질병에 대처하기 위한 모든 해답을 현대 의학이 갖고 있지 않다는 사실은 이미 말한 대로이다. 미세에너지의학은 현대 의학에서 해결되지 않는 대부분 문제에 해답을 줄 수 있다. 파동의학은 이론과 응용 모두에서 혁명적인 의학이다. 마침내 등장을 눈앞에 둔 치료 체계이다.

현재 지구상에서 일어나고 있는 부조화나 불안은 그곳에서 사는 사람들 안에 잠복한 감정적, 영적 불균형이 반영된 것이다. 우리는 지금이야말로 표면적인 물질 수준이 아니라 원인 수준에서 질병과 고통을 치유하기 시작해야 한다. 파동의학 요법을 수용하고 활용하기 위해서는 물질 수준, 영적 수준에서 치유가 일어나기 전에 개인으로서의 변화를 달성해야 한다. 이미 일부 사람들이 그 변화된 의식을 갖고 있음을 알고 있다. 이는 지구와 인간이 이 작은 푸른 별의 존속을 위해 행성 규모의 도약을 이룩하는 데 빼놓을 수 없는 일이다.

파동의학은 병든 현대사회에 대한 몇 가지 해결책을 제공하지만, 그것을 실제로 활용하지 않으면 해결 방법도 없다. 미세에너지의학은 바르게 사용하면 과거 몇천 년 동안 실현하지 못했던 지구 규모의 치유, 평화, 조화의 새로운 물결을 불러오게 될 것이다. 우리가 파동의학 치유법으로 이용하기 시작한 방법은 오랫동안 비밀리에 전해 내려온 고대의 치유 기법에 기원을 두고 있다. 인간은 가까운 미래에 자기 행동에 대한 책임을 지게 될 것이다. 그 행동 이념은 고대의 영적 지도자들이 말한 지식과 은혜를 필요로 한다. 그리고 많은 사람에게 아낌없이 나누는 일이다. 새로운 시대의 서막은 여기에서 시작한다.

1 인간은 영혼의 성장과 진화 패턴을 반영하는 역동적 에너지계
이다. 인간의 의식은 끊임없이 학습하고 성장하고 진화한다. 그
역동적인 변화의 과정에 대해 영적으로 깨달은 사람이 늘어나면 인류
전체에 에너지 역학적 변화를 초래하는 '잔물결 효과'가 생길 것이다.

2 질병에 걸리면 대부분 사람은 자신의 생활습관이나 사고방식을
바꿀 생각은 하지 않고 의사를 찾는다. 그러나 의사와 환자의 상
호작용이 치유 효과를 발휘하려면 상호협력이 가능하고 서로의 역할
을 확실하게 인식하여야 한다. 우리는 스스로 자신의 인생과 건강에 책
임질 필요가 있다. 그 책임의 일부에 의사의 충고에 따르는 일도 포함
된다.

3 질병은 당사자의 감정 불안, 영적 장애, 평안함의 결여라는 내면
상태의 상징적인 반영이다. 인체에 있어서 부정적으로 작용하
는 외적 요인도 있지만, 그 요인이 실제로 질병을 일으키는 것은 환자
의 저항력이 저하된 경우뿐이다. 인간의 미세에너지적 구성 요소인 차
크라나 경락계는 감정적 및 영적 장애가 생리학적인 약점으로 변환되
고, 그중 어떤 것은 육체에서 국소적인 기능장애, 즉 특정 질환으로 발
현한다.

4 발현된 질병은 다차원적인 몸, 마음, 영혼의 복합체에서 창조적 의식 및 미세 생명 에너지의 자연스러운 흐름이 막혔다는 징후이다. 그것은 '시스템 어딘가가 이상하다는 것'을 알리는 상징적 경고 메시지이다. 영속적인 건강을 달성하려면 미세에너지의 흐름이 막혀 있는 부위를 원래 상태로 회복시켜야 한다.

5 인간이 힘들어하는 감정적, 영적 문제의 대부분은 차크라가 갖는 중요한 학습 과제의 반영이다. 차크라에 관계된 문제에는 땅에 발을 붙이는 것, 성생활, 개인의 힘, 사랑, 의지, 창조적 표현, 내적 비전, 영적 탐구 등이 있다.

6 위에서 열거한 문제 가운데 어느 하나에 실패할 때, 그 대응하는 주요 차크라를 흐르는 미세에너지가 막히는 경우가 많다. 그 에너지 블록이 관련된 신체 장기에 흐르는 생명 에너지를 정체시킨다. 이 문제가 해결되지 않고 만성화되면 에너지 블록은 질병으로 드러나 윤회전생을 반복하는 자아에게 중요한 학습 경험이 된다.

7 차크라에 관련된 문제 가운데 심장 차크라가 가장 중요한 과제를 짊어지고 있다. 심장 차크라는 자기와 타인에 대한 사랑의 자연스러운 표현 능력과 관련되기 때문이다. 개인적 변화 및 영적 변화는 궁극적으로는 꽃과 닮은 심장 차크라의 '개화' 상태에 달려있다.

8 현생에서의 질병, 고통, 고뇌 대부분은 두려움과 오해에 그 근본적 원인이 있다. 낮은 깨달음 수준에 있을 때 우리는 자신이 지닌 두려움을 알아차리지 못하고 주위 세계에 투사하는 경향이 있다. 그러나 문제는 사실 당사자의 내면에 있다. 그런 두려움을 녹이고 고치기 위한 열쇠는 심장 차크라 장애를 해소하고, 사랑과 수용을 취하는 데 있다. 심장 차크라를 넓혀서 고차의 영적 에너지가 원활하게 흐르게 되면 자신뿐만 아니라 주위 사람들을 치유하는 촉매가 된다.

9 윤회전생은 신의 에너지 단편인 영혼이 진화하고 학습하고 영적으로 성숙하기 위한 체계이다. 윤회전생에 의해 삶의 과정에서 얻은 지식과 경험 모두가 신의—그리고 개별화한 의식인 영혼의—저장고에 쌓인다. 신이라고 부르는 광대한 의식은 모든 피조물 사이의 홀로그램 결합을 통해 우주에서 발생하는 모든 것을 늘 파악하고 있다.

10 윤회전생 체계는 영혼이 많은 육체에 의한 인생 경험과 시행착오를 통해서 학습할 수 있게 한다. 긍정적 또는 부정적 인생 경험은 코잘체에 기록되어 카르마를 통해 미래 인생에 영향을 준다.

11 잘못된 행위나 타인을 괴롭히는 행위는 미래 생에서 상응하는 불이익으로 당사자에게 전사되어 어떤 주제의 양면을 볼 수 있는 교훈이 주어진다. 반대로 과거 생의 긍정적인 행위로 부나 지위, 사회적 성공 등을 달성할 수도 있다. 윤회전생 사상을 통해 우리는 육체적, 사회경제적 불이익을 육체를 지닌 자아가 성장하고 성숙하기 위해 영혼이 스스로 선택한 학습 경험으로 바라보게 된다. 이 경우 어떻게 대응할 것인지, 영혼의 성장 기회로 활용할 것인지는 당사자의 자유의사에 달려있다.

12 과거에 윤회전생이나 인간의 다차원적 구조에 관한 진실을 이해한 문명이 많이 존재했다. 그중에는 고대의 여러 신비학파가 포함된다. 몇 번의 사상적 오용, 전쟁과 퇴폐가 있었지만, 인간의 성스러운 본질 및 잠재능력을 전달하는 비밀의 전초 지점은 항상 존재한다.

13 몇 세기에 걸쳐 위대한 스승들이 윤회전생을 통해 고대의 영적 예지를 전달해 왔다. 그 스승 가운데에는 노자, 공자, 석가, 조로아스터, 무하마드, 예수 등이 있다. 그들의 각성 의식에서 많은 세계적 종교가 태어났다. 언어와 표현에는 차이가 있지만 전하려고 한 진실은 모두 같다. 오랫동안 잃고 있던 것은 그들이 전달하고자 한 가르침의 상징적인 부분이다. 그들이 남긴 은유가 축자적으로만 해석되고, 기본이 되는 영적 의미가 왜곡되거나 상실되어 버렸다.

14 파동의학은 에너지로서의 물질이라는 아인슈타인의 원리와 역동적 균형 상태 속의 복잡한 에너지장의 중층 구조로서의 인간이라는 개념에 바탕을 두고 있다. 물리적인 포지티브 에너지장은 네거티브 시공간에 속하는 고차원 에너지장과 평형 관계에 있다. 그러한 에테르계, 아스트랄계, 멘탈계, 코잘계 나아가 높은 주파수의 에너지장은 그 영적인 근원으로부터의 에너지 정보, 에너지 구조, 나아가 고차 지식을 윤회전생하는 자아에게 제공한다. 그들의 구조적인 배치는 영혼이 물질계의 경험을 통해서 성장하기 위한 표현 매체를 제공하기 위한 것이다.

15 　파동의학의 목표는 자아와 고차 자아를 의미 있게 재결합
시키는 데 있다. 파동의학 요법은 몸, 마음, 영혼의 균형을
하나의 전체로 회복시키고, 자아와 영혼의 에너지적 결합을 강화하도
록 돕는 것이다. 모든 파동의학 요법이 고차 에너지 수준에서 작용하는
것은 아니지만, 파동의학의 치유사 · 의사가 눈뜬 목표는 한 사람 한 사
람의 환자에게 그 재결합과 재배열을 돕는 것이다.

16 　새로운 시대의 기술 진보에 따라 결국은 이 책에서 언급한
인간의 다차원적 구조를 시각화하는 영상 체계가 개발되
고, 그 결과 현대 의학 분야에 파동의학이 널리 받아들여질 것이다.

CHAPTER
13

| VIBRATIONAL MEDICINE |

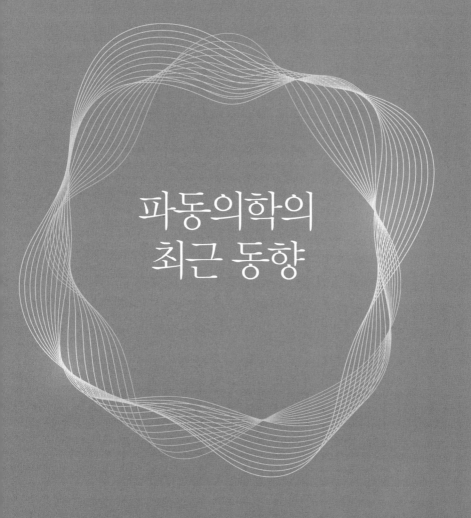

파동의학의
최근 동향

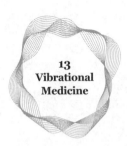

파동의학 초판이 발행되고 12년의 세월이 흘렀다. 그동안 파동의학 분야에 많은 흥미로운 발전이 있었다. 이 장은 새롭게 발간된 연구를 둘러보고 새로운 장치와 오래된 장치 기술에 대한 평가, 그리고 현재와 미래의 우리 행성을 치유하는 데 있어 치유사의 역할을 생각해 보기로 한다.

동종요법의 복귀

동종요법은 대표적인 파동의학이다. 1988년 『파동의학』이 발간되고 정확히 한 달 뒤, 영국의 권위 있는 과학잡지 「네이처(Nature)」[1]에 다소 논쟁의 여지는 있었지만, 동종요법의 현상을 지지하는 연구가 실렸다. 미국의 국립보건원(NIH)에 해당하는 프랑스 INSERM에서 연구하는 과학자 자크 벵브니스트 (Jacques Benveniste)가 호염기성 세포에 대한 항원이 무한에 가깝게 희석된 용액의 효능을 연구했다. 호염기성 세포는 혈류 속의 특수한 세포로, 히스타민 과립을 포함하고 꽃가루 알레르기와 같은 전형적인 알레르기 반응을 일으키는 물질이다. 사람은 몸속에 항히스타민을 가지고 히스타민을 몰아낸다. 항원이 호염기성 세포 표면에서 특수 수용체에 잡히면 과립을 잃게 되고(탈과립), 몸속에서 히스타민을 몰아내는 반응을 일으키게 한다. 호염기성 세포의 탈과립은 실험실에서 실험을 통해 재현할 수 있는 현상이다. 벵브니스트는 항원의 농도가 아주 낮은 희석액을 제조해서 백혈구에 섞고 세포에서 일어나는 일을 기록했다.

보수적인 뉴턴 논리에 의하면 항원이 많으면 그만큼 강한 세포 반응이 일어나야 한다. 마찬가지로 항원을 희석하면 할수록 세포가 보여주는 반응은 점점 더 약해져야 한다. 항원을 일정한 수준으로 희석하면 결코 반응이 일어날 수 없다. 예컨대 계속 희석하게 되면 마침내 시험관에 분자 하나만 남게 될 정도가 된다. 뉴턴식 약리학자라면 이 항원 용액으로는 아무런 생리학적 반응이 일어나지 않는다고 믿을 것이다.

벵브니스트는 보편적 과학 이론과 달리 단 한 분자의 항원도 없을 만큼 엄청나게 희석한 면역글로불린이 주목할 만한 호염기성 세포 반응을 유도할 수 있다는 사실을 발견했다. 벵브니스트는 그 실험 결과에 반론이 만만치 않을 것을 예상하고, 다른 과학자들이 자신의 실험을 반복해서 추시하도록 했다. 같은 실험이 전 세계적으로 수많은 실험실에서 재현되고 나서야 비로소 벵브니스트의 연구는 「네이처」에 실릴 수 있었다. 그러나 그 논문은 사설과 함께 실렸고, 그 사설은 실험 결과가 현재 과학적 사상의 결과에 반하는 것이었으므로 과학자들이 이 실험 결과를 믿을 수 있을지에 대한 의문을 나타냈다. 사실 「네이처」는 동종요법의 본질이 대다수 독자에게 사이비 치유법처럼 보이게 하는 논문을 싣기도 했다. 이어지는 세계적인 논쟁의 폭풍은 구세대 뉴턴파 사상가와 신세대 아인슈타인파 이론가 및 임상 치료사들 사이의 전쟁을 방불케 하였다.

독자들에게 어떤 속임수도 없었음을 다시 강조하기 위해 「네이처」는 자신들의 조사팀을 구성해 벵브니스트 연구 방법을 관찰하도록 했다. 이 특별팀은 통계학 전문가, 네이처 편집자, 심지어 유명 마술사도 포함되었는데, 그 마술사는 심령연구나 초자연적 현상이라고 간주된 것을 폭로하는 것으로 유명했다.

네 번의 시도가 모두 성공적으로 끝나자 「네이처」 팀은 실험 조건을 바꾸었는데, 벵브니스트의 표현에 의하면 실험실 분위기가 마치 '서커스 극장' 같았다고 한다.[2] 그런데 실험 조건을 바꾸자 벵브니스트가 앞에서 언급했던 백혈구의 탈과립 현상의 성공률을 얻을 수 없었다. 「네이처」는 조사팀이 본 것을 기초로 한 논문을 실었고, 그 논문은 벵브니스트가 시행한 동종요법 희석 실험은 명백한 사기라고 주장했다.

폭로 팀의 구성원들이 이 실험의 분석과 뒤이어 고조된 감정적 조건하에서 실시한 실험 조건의 변경에서 생각하지 못한 것은 그들이 미약 에너지 효과를 측정하려고 시도했다는 점이다. 버나드 그래드는 치유사와 우울증 환자가 물에 미치는 생물학적 효과, 또 두 가지 물이 식물의 성장에 미치는 영향에 대해 실험했다. 그래드는 물이 미세에너지를 저장하는 능력이 있음을 보여주었다(2장 참조). 네이처의 조사팀이 국립보건의학 연구소(INSERM) 내의 벵브니스트 실험실을 방문해서 잔뜩 격앙된 분위기를 조성하는 경우라면, 실험자는 폭로자가 생각한 것보다 훨씬 더 강력하게 실험에 영향을 받는다는 사실을 지적해둔다. 이처럼 실험자의 의식에 대한 변화는 미세에너지 모형이 결코 고려한 적이 없었기 때문에 실험 분위기로 검토된 적이 없다. 따라서 나는 시샘으로 가득한 폭로자 때문에 만들어지는 '방해의 장'이 형성되면 앞의 실험 결과를 재현할 때 실패의 주된 원인을 제공한다고 주장한다. 또 네이처의 조사팀은 초기 네 번에 걸친 극도로 희석한 항원으로 시도한 호염기성 세포 탈과립 실험의 성공은 무시했다.

그 후 벵브니스트는 동종요법 현상을 증명하는 더 의미 있는 실험 내용을 출판했다. 그는 실험을 계속해서 동종요법 치료제인 아피스 멜리피카(Apis mellifica: 알레르기로 고통받는 환자를 치료하기 위한 동종요법에 사용)가 실질적으로 호염기성 세포 탈과립을 억제한다고 밝혔다. 이때 호염기성 세포를 약리학적 처방이나 항면역글로불린E 항체의 동종요법적 희석으로 처리했다.[3] 다시 말하자면 동종요법 치료가 어떤 유형의 알레르기를 치료하는 데 쓰이더라도 혈액 세포로부터의 히스타민 방출을 억제했다. 이 효과는 항히스타민 억제와 닮았다.

벵브니스트는 또 항체를 극단적으로 희석하거나 동종요법적 희석이 자장에 노출되면 그 생물학적 활성을 잃어버린다는 기존의 상식에서 벗어나는 사실을 발견했다. 다른 실험에서 벵브니스트는 혈관의 히스타민을 동종요법적으로 희석했을 때의 영향을 연구했다. 이렇게 히스타민 분자가 하나도 없을 만큼의 극한적 희석액이 살아있는 기니피그의 관상동맥 혈류에 영향을 줄 수 있다. 열이나 자장으로 히스타민의 동종요법적 희석액을 미리 처리하면 혈류에 영향을 미치는 능력을 잃게 하는 원인이 되었지만, 약리학적으로 활성화된 히스타민의 고강도 용액은 열이나 자장에 노출되어도 생물학적 활성도의 손실이 없었다.[4]

열이나 자장 심지어 초음파 같은 에너지에 대한 동종요법 희석액의 예민성 때문에 동종요법 치료가 정말로 에너지의학임이 확인된다. 또 이 사실로부터 뉴턴식 약리학자나 의사가 이용하는 전통 약제와 그 작용 원리가 다름도 확인된다. 현대 동종요법 치료에서 이러한 '에너지에 의한 기억 청소 효과'를 증명하는 예가 또 있다. 동종요법 의사는 텔레비전, 자석 또는 온도가 높은 곳을 피해 동종요법 치료제를 보관하도록 강조하는데, 그 이유는 텔레비전에서 나오는 어떤 에너지 때문에 동종요법 치료제의 활성도가 사라진다는 사실을 알기 때문이다.

더 환상적인 것은 히스타민과 같은 물질의 생물학적 활성도가 그 물질을 물에 직접 노출하지 않아도 증류수에 에너지적으로 전사될 수 있다는 점이다. 영국에서 만들어진 Rae 장치와 같은 라디오닉스 시스템은 오랫동안 동종요법 시술자들이 꾸준히 이용했다. 이 장치는 특별히 설계된 회로와 전위계에 금속선으로 연결된 두 개의 움푹한 용기이다. 동종요법가는 한쪽 용기에는 활성화된 물질을 넣은 유리병을 넣고, 다른 쪽 용기에는 증류수가 담긴 병을 넣는다. 전위계가 직접적인 에너지 전사(동일한 효력 또는 잠재력)를 위해 조율될 수도 있고, 1X~1M 이상(원래 물질의 백만 분의 1 이상의 희석액과 동등)까지 동종요법 잠재력을 만들도록 조율된다. 벵브니스트는 이것과 비슷한 전자적 또는 라디오닉스적 기술을 이용해서 증류수가 채워진 밀봉 앰플에 히스타민의 생물학적 활성을 전사시켰다. 그는 이어지는 실험으로 위 앰플 안의 물이 정말로 생물학적 활성과 생물체계에 영향을 미치는 능력이 있음을 입증했다.[5]

나도 개인적으로 라디오닉스의 방법을 이용해 만든 동종요법 약제가 생물학적 활성도에서 의미가 충분함을 증명했다. 내가 치료한 여성 암 환자는 그녀가 경험한 화학요법 때문에 설사, 구역질, 구강의 상처 등 부작용이 심각했다. 화학요법 약의 1M인 동종요법 포텐시가 그 여성 몸속에서 독성 부작용을 경감시킬 것이라고 제안했다. 미국 동종요법 약국은 그런 특별한 용액을 만들 수 있는지 알아보라고 권유받았다. 불행하게도 동종요법 약국의 장치는 그렇게 높게 희석할 수 있는 장치가 없었다. 마지막 방편으로 나는 Rae 장치를 갖고 있는 동종요법 시술자를 만나서 내가 원한 5FU(5Fluorouracil: 5불화유라실)와 해독제 류코보린(Leucovoran)의 1M 포텐시를 만들어 달라고 설득했다. 암 환자가 일주일간의 화학요법 치료 기간에 동종요법 화학치료 몇 방울을 섭취하자 독성 징후는 거의 70%나 줄었다.

생체 물질의 생물학적 활성도가 에너지적으로 물에 전사된다는 사실은 동종요법과 유사한 파동의학 치료가 물질 분자에 기반을 둔 것이 아니라는 가설을 뒷받침한다. 유감스럽게도 연방정부는 Rae 장치와 같은 라디오닉스 관련 장비 사용을 통제하는데, 이는 너무나 낡은 뉴턴식 모형과 작용원리만으로 의료장비의 효능을 이해하기 때문이다. Rae와 같은 장비는 현재 미국에서는 불법으로 간주되고 있고, 어떤 것들은 당국이 압수했다. 하지만 이러한 장비들을 사용해서 나온 정보는 매우 중요한 파동 요법으로, 동종요법을 지속해 지지하고 있다.

물리학계의 어떤 새로운 이론적 모델은 동종요법의 에너지 작용 원리를 더 잘 이해할 수 있는 길을 제공한다. 이탈리아 물리학자 에밀리오 델 지우디체(Emilio Del Giudice)는 다음과 같이 제안했다. 여기된 분자의 복사장은 물의 항구적 극성을 생성하는 물 분자의 전기적 극성 사이의 상호작용을 생성한다. 이 물 분자가 응집하게 되면 상당 부분 레이저의 광파와 같아진다.[6] 그래서 동종요법 레미디에서 물 분자의 결맞은 재구조화는 물속에 있는 내용물의 에너지 흔적을 남긴다. 이 흔적은 동종요법 치료제가 흡수될 때 육체(그 자체가 결맞은 물질 장이다)에 공명하여 전사된다. 육체의 결맞은 상태에 따라서 생기는 강력한 에너지 결합은 에너지적 정보를 전사하고 신체 세포 체계의 전자장 주파수 패턴에 상응하는 변화를 가져온다. 이 에너지 주파수 전환은 세포 수준에서 생화학적 반응에 영향을 미친다. 델 지우디체는 세포 생화학은 실제로 에너지장 참여 작용이라고 제안했다.[7] 물에 축적된 에너지 패턴이 전자적 특성의 것인지 자전적 특성의 것인지 아직은 실험으로 확정 짓지 못했다. 그런데도 동종요법과 여타 파동요법 치료가 실질적으로 특정 주파수의 에너지 정보 패턴의 전사일 뿐, 직접적인 분자 기능이 아니라는 증거는 계속 쌓이고 있다.

다양한 밀교적 과학 연구 잡지에 1988년 이후 동종요법의 중요한 연구들이 실렸다. 그 가운데 「네이처」에 게재된 벵브니스트의 연구는 분수령을 긋는 사건이었다. 네이처 편집자는 그 연구가 갖는 함의가 너무나 당황스러워 그 실험상의 발견을 수용했던 사실을 덮어버리려고 했다. 네이처의 이러한 시도는 불붙은 논쟁에 기름을 끼얹은 꼴이 되었고, 오히려 그 논문의 중요성을 대중들에게 인식시키는 계기가 되었다. 벵브니스트나 여타의 연구자들은 제도권의 반응에 개의치 않고 연구에 매진했다. 동종요법의 뛰어난 기능을 뒷받침할 만한 실험과 연구를 거듭하며 그들의 발견을 증명하려고 힘썼다. 아직 동종요법의 임상 효과에 대한 조사는 주로 건강 관련 시술자들이 읽는 의학서적에 드물게 소개되고 있다. 그러나 이러한 경향은 바뀔 것이다.

미국 의학잡지에서 동종요법에 대한 이중맹검사 연구가 보이기 시작한 것은 최근 현상이다. 동종요법의 의학적 수용이 점진적으로 진전되고 있음은 최근 발행된 의학잡지 「소아과학(Pediatrics)」에 실린 연구로 증명되었다. 심한 설사에 걸린 6개월~5세 된 니카라과 어린이 81명이 전통적 동종요법 치료의 효능을, 위약효과에 의한 치료와 비교하는 이중맹검사 실험에 참여했다. 동종요법으로 치료를 받은 어린이는 위약효과로 처치한 비교군의 아이들보다 빨리 증세가 호전되었다.[8] 비록 이 연구에 기술된 치유 결과는 경천둥지할 만한 것은 아니었지만, 주류 의학잡지에 게재되었다는 것만으로도 획기적인 일이었다.

지난 몇 년 동안 동종요법 치료에 대한 소비자들의 관심이 커지면서 미국 전역으로 널리 퍼지게 되었고, 이 사실을 제약회사가 놓치지 않았다. 이런 현상은 정유회사가 사적으로 태양에너지 연구에 투자하는 것과 비슷하다. 제약회사는 장래를 내다보고 피할 수 없이 닥쳐오는 개념적, 경제적 변화에 대비하려는 것이다. 동종요법에서 경제적 이득을 취득함으로써 이러한 제약회사들은 파동의학의 대중적 물결을 탈 수 있을 것이다. 작년에 라디오와 텔레비전에서 방송된 뛰어난 동종요법 치료 광고는 주목할 만하다. 최근 나는 한 광고우편물을 보고 매우 놀랐다. 전국 규모의 약국 체인이 보낸 우편물에는 동종요법 치료를 위한 할인권이 들어있었다.

최근 미국에서 실시한 소비자 건강 관련 상품 조사에서 미국인 네 명 가운데 한 명꼴로 대체의약의 형태를 이용하는 것으로 밝혀졌다. 이 조사에서 알 수 있듯이 미국 소비자들이 대체의학 치료에 10억 달러를 소비한다. 이처럼 대체의학 관련 시장 규모가 커짐에 따라 시장도 발 빠르게 움직이고 있다. 더 많은 의사와 건강 관련 제공자들이 대체 건강 치유와 관련된 정보를 구하고자 한다. 미국에는 지금 여러 의대에서 학생들에게 대체의학 치료 과목을 개설하고 있다. 대중 의학잡지들은 왜 환자들이 대체 건강 치유를 찾으며, 왜 '비정통적' 치료의 특성을 탐색하는지 그 이유를 조사하는 제목의 잡지를 발행하고 있다.

의사 대부분은 대중의 대체의학 관심이 높아지면서 정통의학과 대체의학 간의 경제적 다툼이 야기되고 있음을 느끼고 있다. 역설적으로 이와 똑같은 경제권 다툼의 경쟁적 관점이 백여 년 전에 미국의학회 창립 몇 년 뒤 미국동종요법학회의 창립을 이끌었다는 사실이다. 1800년대 중반의 의사들은 동종요법 의학의 경제적 경쟁을 느끼기 시작하자, 경제권을 확보하기 위해 의사들을 조직화하기로 했다. 1900년도에 앞서 미국 전역의 병원 대부분은 동종요법 병원이었다. 20세기 초에 통과한 플렉스너법(Flexner Act)은 의대와 의학 교육을 영원히 바꾸었는데, 의대에서는 '과학적 의학'만을 가르칠 수 있도록 법으로 제정했다. 비록 임상적 성공은 대단하였지만, 당시에는 동종요법 작용의 원리가 거의 이해되지 않았기 때문에 동종요법 교육은 교과 과정에서 빠지게 되었고, 동종요법 병원은 크게 줄어들었다. 동종요법에 관한 중요한 과학적 연구가 표면에 다시 등장하기 시작한 것은 21세기를 불과 30년 앞둔 시점부터였다. 생체 계측기술이 더욱 민감하고 복잡해져 물질의 에너지적 특성이 과학적으로 이해되었기 때문이다.

동종요법이 미국 의학계에 돌아온 것은 의사들의 태도 변화 때문이 아니다. 건강 관련 시장이 교육받고 개화된 의료 소비자에 의해 떠밀렸기 때문이었다. 데이비드 아이젠버그(David Eisenberg) 박사의 '대체 의료 요법 이용의 증가에 대한 연구'로 대체 의료를 추구하는 사람들이 지적이고 고등교육을 받은 경향이 있음을 알아냈다.[9] 지적 보건의료 소비자가 대체 의료와 동종요법을 선택한다는 사실은 보건의료 개업의, 약국, 약재상, 더 나아가 건강보험업의 태도가 서서히 바뀔 것이란 전망이 가능하다. 최근 워싱턴주와 알래스카주의 청십자 · 블루실드컴퍼니(blue shield companies)가 대체 의료 개업의를 포함한 건강보험 계획을 수립하기 위해 움직이고 있다. 이들 보험사는 이러한 움직임이 의료 시장에서 경쟁력을 유지하는 데 필요하다고 느끼고 있다.

대체 의료에 대한 소비자의 급성장은 의회에 압력으로 작용해 국립보건원(NIH)에 대체의학사무소(OAM)라는 부서를 설립하게 했다. 이 대체의학사무소는 대체요법의 유형을 연구하기 위한 적은 연구 보조금을 조성하는 과정에 있다. 초기 OAM 연구 보조금은 동종요법과 건강을 조사하기 위해

UCLA의 미카엘 골드스타인(Michael Goldstein)에게 제공되었다.

　　미국에서 동종요법이 대중성을 확보해 가고 있는 데 반해, 유럽의 보건 의료 현장에서는 동종요법이 늘 중요하게 다뤄진 측면이 있다. 사실 동종요법은 여러 유럽 국가가 일반적으로 실시해 왔다. 영국, 독일, 프랑스와 벨기에에서는 의료 요법에 관한 한 선택의 자유에 대한 제한이 훨씬 적었다. 이들 나라에서는 많은 동종요법 의사와 동종요법 약국이 계속 번성하고 있다. 프랑스에서는 네 곳의 의과대학이 동종요법, 침술, 본초 등을 가르치는 3년 과정이 있어 연간 등록 의사 천 명을 배출하고 있다. 네덜란드에서는 대형 민간보험회사 대부분이 동종요법과 침술을 표준 또는 보조 보건의료 패키지에 포함하고 있다. 미국은 많은 보건의료 측면에서 유럽 꽁무니를 따라가는 추세이다. 유럽에서 이미 일반화된 신약이 미국 의료 현장에 등장하려면 5년~7년이 걸린다. 대체 의료 요법의 이용에서도 똑같은 일이 벌어지고 있다. 미국 보건의료 현장의 변화에서 보듯이 미국 의사들에게는 대체 의료 요법이 이제 겨우 인식 단계에 와 있다.

플라워에센스와
파동일릭서

1988년 이 책이 발행된 이래 플라워에센스 치료 이용이 국제적 르네상스를 맞이하였다. 원래 이 책에서 기술한 플라워에센스는 배치플라워레미디, 페가수스 프로덕트와 캘리포니아협회가 주로 생산했다. 전 세계의 플라워에센스 치유사 그룹이 다양한 토종 꽃으로 만든 에센스의 치료법 적용에 대한 발견을 공유하기 시작했다. 애리조나 불모의 사막지대에서 알래스카의 동토에 걸친 미국의 넓은 지역에 플라워에센스를 만드는 집단들이 있다. 프랑스, 네덜란드, 인도, 오스트레일리아 등에서 자라는 꽃에서 희귀종까지 플라워에센스 치유사들이 에센스를 제조하고 있다.

많은 플라워에센스 치료사들은 침술과 본초학 및 동종요법의 지식과 기술을 그들이 사용하는 플라워에센스와 연계하는 공부를 한다. 어떤 치료사는 높은 에너지와 강한 생명력 패턴을 방출시키기 위해 플라워에센스를 고단위 동종요법 희석으로 포텐시를 높인다. 오스트레일리아의 치유사인 바수데바 바르노(Vasudeva Barnao) 박사는 '꽃 침(floral acupuncture)'이라고 명명한 방법을 개발해서 오스트레일리아 특유의 플라워에센스를 신체상의 특정 경혈점에 지압과 함께 적용하였다. 영국의 엘리자베스 벨하우스(Elizabeth Bellhouse)는 바이타플로럼(Vita Florum)이라는 꽃에서 추출한 또 다른 파동 제품을 개발했다. 바이타플로럼은 꽃의 파동에너지를 함유하는 수용액, 알약, 연고, 도포제, 가루 형태로 만들었다. 꽃 침과 바이타플로럼 치유사는 이 도포제나 가루를 신체 특정 차크라 부위에 적용해 최대 에너지 효능을 발휘하도록 한다. 플라워에센스와 관련된 파동 레미디의 다양한 이용법이 급성장하고 활동 초점이 형성되자, 전 세계 치유사들이 모여 그들의 생각과 경험을 교환하고 있다.

플라워에센스가 파동치유 수단으로 폭발적 관심을 얻자 연이어 다른 파동 팅크제가 출현했다. 캐나다 브리티시컬럼비아주 빅토리아시의 사비나 페팃(Sabina Pettitt)은 퍼시픽에센스(Pacific Essence)의 설립자로, 국제연맹의 설립을 주도하면서 미세에너지 치유를 위해 해저 생물의 파동 에센스를 연구하고 있다. 콜로라도주 볼더시 외곽에 있는 페가수스프로덕트의 현 소유자인 프레드 루벤펠드(FredRubenfeld)는 수년간 플라워에센스와 보석일릭서 (elixir, 영약)를 보급하고 있다. 그는 별과 행성의 빛을 포집하여 새로운 파동 팅크를 만들고 있다. 플라워에센스와 보석 일릭서 대부분은 그 지역의 별빛과 햇빛을 이용해 생산하는데, 여러 가지 생명에너지 패턴을 저장 매개체인 물이나 알코올에 옮긴다. 그러나 전통적인 파동 에센스와 달리 직관적으로 생성된 별 일릭서들은 여러 별과 행성의 에너지와 정보 패턴을 담는다. 그런데 이 별과 행성의 에너지와 정보 패턴은 특정한 파동과 치유를 위해 사용할 수 있다. 앞서 언급한 페가수스프로덕트에서의 정보처럼 이들의 사용 안내 정보는 채널링 자료에서 온다. 이들 에센스의 효능과 그 별들의 연원에 대한 판독은 우주를 관통하는 생명의 본성에 새롭고 매혹적인 우주적 통찰력을 부여할 수 있다.[10]

플라워에센스와 별 일릭서가 미세에너지 축적 매개체로 주로 물을 이용하는데, 향유도 강력한 에너지 저장물로 사용할 수 있다. 행성과 꽃의 강력한 추출물은 아로마요법의 형태로 신체에 적용할 수 있고, 그 기름의 자극적인 향은 심신에 중요한 치유 효능을 갖는다. 미세 아로마테라피(subtle aromatherapy)로 알려진 또 다른 연구에서는 종종 파동적 재균형을 위해 아주 약하게 희석해 특정 차크라 부위에 직접 안마 치료를 한다.[11] 새롭고 일상적이지 않은 파동치유 팅크, 오일, 알약, 가루약 등이 치유 현장에 더 자주 등장하고 있다. 이러한 다양성은 아주 오래된 치유 기술을 복원하기 위한 치유 전문가의 직관적 연상에 의한 것으로 범위가 한정된다.

전자기치유 장치와 암 치료: 기능 향상과 재검토

오늘날 병원은 여러 형태로 파동 또는 에너지 의학을 이용한다. 현대의 임상 환경에서 에너지의학의 초기 구성은 전자기치유(electromagnetic healing)였다. 물리요법에서는 근육통을 가라앉히기 위해 초음파장치를 이용한다. 또 통증을 전기적으로 진정시키기 위해 경피전기신경자극(Transcutaneous Electrical Nerve Stimulation, TENS) 장비를 이용한다. 정형외과 의사들은 뼈 자극기로 치료하는데, 이 장치는 얼기설기 결합된 골절 치료를 촉진하기 위해 진동하는 전자장을 보낸다. 방사선과에서는 환자의 결석을 충격파 방광쇄석기(shock wave lithotripters)에 음파를 이용해 고통 없이 부순다. 외과 의사들은 수술실에서 레이저 수술칼로 병든 쓸개를 제거한다. 안과에서는 당뇨병으로 혈관이 비정상적으로 성장하여 눈이 머는 현상을 레이저 수술로 예방한다. 치료방사선과에서는 암 환자를 강도 높은 엑스레이, 입자 빔, 또 다른 형태의 방사선을 이용해 일상적으로 치료한다. 방사선 치료가 어떤 종류의 암은 성공적으로 치료했지만, 방사선이나 방사선과 정통의학을 결합하는 방식, 외과적 물리요법의 조합에 의한 치료로도 낫지 않는 암이 많다. 의사들은 한때 에너지로 암 치료의 열쇠를 찾은 듯했다. 그러나 그 귀중한 지식에 뜻하지 않은 일이 일어났다. 『파동의학』이 발행된 1988년 직후, 어떤 암 치료 연구가 최근까지 적대적인 정통의학에 묻혀 있다는 사실을 알게 되었다. 모든 종류의 암을 전자파 에너지의 특정한 주파수 형태로 치료할 가능성이 있음을 알게 된 것이다. 로열 라이프(Royal R. Rife)라는 1930년대의 선구적인 연구자가 암과 전자파 에너지를 그의 필생 과제로 삼았다.[12]

캘리포니아 샌디에이고의 유능한 과학자이자 천리안을 가진 연구자 로열 라이프는 1920년대에 암 치료에 도전하기 시작했다.[13] 그의 첫 번째 성공은 다른 과학 장비와는 달리 수정 광학체(quartz optics)를 이례적으로 조합해 만든 라이프만능현미경(Rife Universal Microscope)과 함께 시작되었다. 이 현미경은 박테리아, 바이러스 같은 생체 세포를 실제 크기의 3,000배 배율로 확대할 수 있어 직접 눈으로 볼 수 있었다.

라이프의 발명품은 죽이고, 가열하고, 인위적으로 어떤 세포 특성을 끌어내기 위해 시료를 염색하는 현대의 현미경과 달랐다. 라이프만능현미경은 편광으로 시료를 비출 수 있다는 점에서 독특했다. 편광 속에서 각각의 소기관이 독특하고 판별할 수 있는 색으로 빛났다.

라이프의 발견 가운데 중요한 것은 인체의 기관들은 각기 다른 공명 주파수를 갖고 있으며, 이 주파수를 라이프는 치명적 발진율(Mortal Oscillatory rate, MOR)이라고 했다. 그는 현미경 아래 살아 있는 박테리아 배양에 라이프빔광선(Rife Beam Ray)이라는 주파수 장치로 전자장을 발생시켜(경험적으로 얻어진) MOR 주파수로 조율했을 것이다. 그 장에 조율시켜 정확한 주파수에 맞추는 순간, 모든 박테리아는 즉각 움직임이 정지되고 죽는다. 그는 라이프빔광선을 어떤 특정 박테리아에 감염된 사람에게 적용해 치료할 수 있다는 사실을 발견했다. 라이프는 몇 달을 치료해도 낫지 않고 재발하는 만성 골수염 환자에게 라이프빔광선 치료를 적용해 짧은 기간에 완치시켰다. 라이프는 일반 박테리아를 파괴할 수 있고, 만성 감염병을 치료하고, 심지어 질병의 세균성 원인을 파괴함으로써 암을 치료할 수 있었다. 그는 파동적 공명의 법칙을 사용해 박테리아와 바이러스를 마치 공명 음조로 포도주잔을 깨뜨리듯 쉽게 파괴할 수 있었다.

라이프가 논의를 착수한 주안점은 암의 원인에 대한 원리였다. 라이프는 암의 발생 원인이 바이러스나 'BX'라고 알려진 미생물에 있다고 믿었다. 라이프만능현미경으로 관찰한 결과, 동료들이 보내준 암세포 시료에서 이 유기체를 반복적으로 분리해냈다. 라이프는 이 BX 유기체를 실험용 동물에 주입해 암을 일으킬 수도 있었다. 이것으로 암의 바이러스 원인론에 대한 그의 가설을 확인하였다. 비록 라이프의 업적은 그 시대의 의학 당국자들에 의해 비난받았지만, 많은 암 연구소에서 그 이후 특정 인간의 암에서 바이러스 DNA의 증거를 찾아냈다. 또 동물에서 암을 만드는 수많은 바이러스를 발견했다. 암이 BX에 의해 발생한다고 확인한 라이프는 MOR과 치명적 공명주파수를 찾기 시작했다. 라이프는 마침내 이 핵심 주파수를 찾았다. 그는 BX로 유발된 종양이 있는 실험 동물에게 적절하게 조율된 라이프빔광선을 쏘였다. 모든 암 종양은 붕괴했고 동물은 건강하게 살았다. 그러자 라이프는 암에 걸린 사람에게 치료를 시도했다.

1934년, 라이프는 남캘리포니아대학의 암 조사 연구에 참여했다. 라이프빔을 이용해서 다양한 형태의 말기 암 환자 16명에게 매일 3분 간격으로 BX 유기체의 MOR 주파수를 쪼였다. 석 달 뒤 이들 환자 가운데 14명은 5명의 의사로부터 치유되었다는 판정을 받았다. 라이프빔을 이용한 라이프의 실험에서 모든 종류의 암 치료 성공률은 90%를 넘었고, 이는 오늘날에도 비견할 만한 것이 없다.

암과 전염병에 대한 성공률이 그렇게 높았는데 왜 라이프빔에 대한 이야기는 아무도 들은 적이 없냐고 물을 수 있다. 비극적이지만 이 연구는 모리스 피쉬바인(Morris Fishbein)이 장악하고 있던 의학 당국에 의해 감추어졌다. 피쉬바인은 미국의학학회 잡지 「JAMA」의 절대 권력을 갖는 편집장으로, 자기 회사를 통해 라이프빔을 독점 구매하려고 했다. 그러나 라이프는 피쉬바인의 요청을 거절했고, 훗날 협박죄 판결을 받았다. 라이프의 특수 실험실 역시 의문의 화재로 잿더미가 되었고, 라이프는 날조된 죄로 캘리포니아 법정에 끌려갔다. 그 당시 피쉬바인은 주류 의학 집단과 밀접하게 연계되어 있어 막강한 권력을 남용했다. 라이프빔을 성공적으로 사용하던 수많은 의사조차 피쉬바인의 블랙 리스트에 오를까 봐 겁을 내고 장비 사용을 중단할 정도였다. 탐욕스럽고 불성실한 사람들이 라이프빔을 억압하였기 때문에 암을 위한 이 치료법은 묻혀버렸고 거의 잊혀졌다.

라이프 이외에도 암 치료를 위해 전자장 장치를 이용한 사람이 더 있었다. 1926년 파리에서는 게오르그 라코프스키(George Lakovsky)라는 러시아계 기술자가 다중파동발진기(Multiwave Oscillater, MWO)라는 장치를 개발해 식물과 사람의 암을 치료할 수 있었다.[14] 이 장치는 FDA가 유사(類似) 진료로 규정해 요즈음도 사용을 금하고 있다. 1960년대 프랑스 과학자인 앙투안 프리오레(Antoine Priore)가 실험동물의 암을 치료할 수 있다는 전자장 장치를 개발했다는 소문이 났다.[15] 그가 만든 장치를 연구하기 위한 모금이 1970년대까지 많은 논쟁을 일으켰고, 의학 당국에 의한 반대가 이어졌다. 미국에서 에너지를 이용한 암 치료 연구자 가운데 가장 유명한 인사는 빌헬름 라이히(Wilhelm Reich)이다. 그는 1930년~1940년대에 걸쳐 미세에너지 콘덴서 형태의 오르곤 축적기(orgone accumulator)로 알려진 특수 상자를 만들었다. 오르곤 장치에는 라이히가 오르곤이라고 명명한, 자연에서 저절로 생긴 미세에너지가 축적된다. 라이히는 암을 치료한 수많은 보고서를 제출했고, 동시에 다른 의학 연구자도 라이히의 장치를 이용해 연구했다. 라이프와 마찬가지로 라이히도 암은 미생물 때문에 생긴다고 가정했다. 라이히는 그 미생물을 'T-바실러스(T-bacillus)'라고 불렀다.

암의 미생물설과 바이러스설은 현대 몇몇 암 연구자들도 지지하는 이론이다. 그러나 바이러스에 의한 감염은 암을 일으키는 유일한 요소는 아닌 듯하다. 라이프처럼 라이히도 암세포에서 T-바실러스를 분리하였는데, 라이히는 건강한 사람에게서도 같은 유기체를 발견했다. 라이히는 개인의 심리적 감정 장애가 신체적 세포와 면역체계에 대사작용과 에너지 변화를 일으켜 결과적으로 암이 시작되는 데 필요한 환경을 만든다고 가정하였다. 신체에 종양세포 형성을 허용하는 생체에너지적 불활성화 조건 때문에 암이 생긴다고 여긴 것이다.

더 최근에 프랑스 출신 생물학자 가스통 네생(Gaston Naessens)은 질병 원인의 획기적 대안을 증명할지 모를 중요한 상세 기록을 추가하였다. 암의 미생물적 병인학을 연구하기 위해 그의 선배인 라이프처럼 특별히 고안된 강력한 현미경을 이용했고, 이 현미경은 살아있는 상태의 세포와 미생물 유기체를 연구할 수 있게 해주었다. 네생은 그 혈액 실험에서 일반 세포보다 작은 준세포(subcellar) 수준의 살아있는 입자를 발견해 '소마티드(somatid)'라고 명명하고, 사람 몸이 아닌 특수 배양액에서 키울 수 있었다. 이 소마티드는 자연에서 전기를 띤다고 알려졌고, 실제로 살아있는 작은 에너지 축전지였다. 네생에 의하면 소마티드는 혈류 속에서 모습을 바꾸는 다형성(pleomorphic)의 3단계 생명주기를 겪는다. 소마티드의 중요성은 그들의 정상적인 3단계 생명주기가 유기체의 건강에 필수적이라는 사실이다.

그러나 그는 소마티드가 동물이나 사람의 면역체계가 불안정해질 때는 외형 변화가 뚜렷한 병리학적 16단계 순환을 한다는 사실을 알아냈다. 현미경 직접 관찰하에서 같은 유기체가 간균에서 포자로, 다시 곰팡이 형태로 16가지 다른 모습의 변화를 보였다. 이 다형성 또는 형태 변환 움직임은 1930년대 라이프가 암세포에서 분리한 BX 병원균에서도 주목했던 부분이다. 다형성 미생물은 라이프 시대처럼 여전히 논쟁의 여지가 있다. 현대 미생물학자들은 박테리아가 포자나 곰팡이 형태로 변환한다는 설을 받아들이지 않는다. 이런 변화는 사과가 오렌지로 바뀌는 것만큼 어렵다고 생각한다. 그렇지만 질병을 일으키는 매체로 다형적 활동에 대한 네생과 라이프 이론은 직접 현미경 관찰에 바탕을 둔 것이다. 그 이전의 현미경 기술은 사체, 즉 슬라이드 위에 특별히 준비된 유기체의 관찰을 바탕으로 했기 때문에 과거 연구자들은 독특한 미생물 병원체의 변태 순환을 볼 수 없었다.

네생이 다형적 유기체설을 제안한 첫 번째 연구자는 아니다. 다형적 미생물에 대한 논쟁은 루이 파스퇴르의 경쟁자였던 프랑스 미생물학자 앙투안 베샹(Antoine Bechamp)으로 거슬러 올라간다. 베샹의 연구는 모든 식물과 동물 세포가 그가 '마이크로지마스(microzymas)'라고 불렀던, 어떤 일정 조건 하에서 박테리아로 진화하는 작은 분자 입자를 포함하고 있다는 사실을 발견했다. 그는 마이크로지마가 몸의 내적 환경에서 변화를 거쳐 질병 생성체로 발달한다고 믿었다. 독일의 미생물학자 귄터 엔덜라인(Guenter Enderlein) 역시 다형적 미생물론의 제안자로, 현미경으로 살아있는 혈액 샘플을 연구했다. 엔덜라인은 자신이 '프로티츠(protits)'라고 명명한 작은 미생물을 발견했는데, 이는 네생의 소마티드와 유사했다. 엔덜라인은 네생처럼 작은 단백질 바탕의 미생물들은 정상적인 혈액과 세포 내에서는 몸의 조화를 이루어 번성하지만, 몸속 환경에 심한 변화가 있을 때마다 병리학적 형태로 순환적 발전 단계 과정을 거친다는 것을 발견했다. 엔덜라인은 프로티츠가 방사선과 발암물질에 노출되면 질병을 유발하는 박테리아와 곰팡이 형태로 진화하는 병리학적 순환을 유도할 수 있다고 믿었다. 또 동물지방과 단백질이 풍부한 음식이 무해한 미생물을 암이나 백혈병, 에이즈 등의 질병을 유발할 수 있는 높은 독성 형태로 변화시킨다고 믿었다. 그는 신체 세포에 대한 다형적 미생물 공격을 정지시키고, 그러한 미생물이 무해한 형태로 되돌아가게 하는 약을 개발했다.

네생은 엔덜라인처럼 약해진 면역체계 등 몸속의 내적 환경 변화가 소마티드의 병리학적 변형 순환을 이끈다는 사실에 주목했다. 이런 면역체계의 장애는 몸에 미치는 다양한 형태의 트라우마를 역추적할 수 있게 한다. 트라우마 형성은 방사선 노출, 화학물질 오염, 사고, 충격과 억압된 심리 상태를 모두 포함한다. 빌헬름 라이히는 그의 연구를 통해 신체 세포 안에서 억압과 짓눌린 감정이 암의 전 단계 조건을 생성한다고 지적했다. 그 보고서에는 T-바실러스는 몸속에서 암의 발생과 관계되어 있고, 그 조건은 생체에 너지적으로 불활성화되어 있다고 설명한다. 아마 라이히가 발견했던 바실루스가 라이프가 발견하였던 BX 미생물과 같고, 마찬가지로 네생이 주목했던 바실루스 형태의 소마티드도 그럴 것이다.

네생은 다발성 경화증과 류머티즘 관절염에서 암과 에이즈에 이르기까지 다양한 질병에 걸린 사람들의 혈액을 연구해, 16단계 소마티드 순환이 이 모든 지독한 질병과 병리학적 형태로 이어져 있음을 알아냈다. 그가 암을 포함한 많은 질병을 성공적으로 치료한 방법은 714-X라고 부른 장뇌 복합체(camphor compound)의 림프 내 주사였다. 네생에 의하면 공동발암물질(C-Cancerogenic K Factor, CKF)은 병리학적 소마티드로 손상된 세포가 생산한다. CKF는 면역체계 세포에 대한 강력한 억제 효과가 있다. 현대 면역감시설에 의하면 면역체계 세포는 일탈적인 암세포를 정상적으로 파괴한다고 한다. CKF는 면역체계를 무력화시킴으로써 암세포를 없애는 신체 능력을 억압해 종양을 성장시키고 퍼뜨리도록 촉진하는 병리학적 조건을 생성한다. 분명히 714-X의 림프 내 주사는 CKF의 형성을 방해해, 신체가 정상 면역기능을 회복하고 암과 여타 질병을 거부할 수 있게 만든다.

1930년대부터 다양한 연구자들이 암 발생 원인의 여러 가설을 연구해 왔다. 로열 라이프, 빌헬름 라이히와 가스통 네생 모두의 업적은 질병의 생체에너지적 이론을 지향한 것으로 나타났다. 방사선과 화학 오염물질 형태의 외적 스트레스와 영양 불균형 및 정서적 에너지 장애 형태의 내적 스트레스는 인체 기관의 생체에너지적 상태를 불활성화하는 데 기여한다. 침체된 에너지 활성 상태는 면역 손상과 함께 궁극적으로는 숙주의 저항력을 떨어뜨린다. 그렇게 되면 외적 질병 요인에 쉽게 영향받을 뿐만 아니라, 소마티드가 병리학적 매체로 내적 변형을 일으킬 수 있도록 돕는다.

다행스럽게도 오늘날 라이프빔의 잔여물이 남아 있고, 비공식적으로나마 라이프만능현미경이 있다. 라이프식 방법을 연구하는 최근 연구가들은 라이프와 같은 운명을 밟지 않기 위해 비밀리에 그들의 작업을 진행하고 있다. 라이프는 죽기 전인 1960년대에 기존의 라이프빔과 다른 암 치료 체계를 개발하기 위해 동료 에드 크레인(Ed Crane)과 공동연구를 했다. 라이프빔이 특별히 조정된 전자에너지장을 만들었다면, 새로운 라이프 장비는 발과 다른 신체 부위에 부착한 전극을 통해 신체로 들어가는 특수한 전파 주파수를 생성했다. 이 장비는 다섯 가지 주파수를 시간에 맞춰 신체에 전달한다.

라이프가 주파수 발진기를 생산한 이래 많은 사람이 본질적으로 라이프 체계를 복사한 장비를 만들었다. 이러한 장비로 암 치료에 성공했다는 입증되지 않은 보고가 많았으나, 일련의 발진기들은 FDA의 대리인들이 사용 금지 명령을 내렸다. 의학 당국 사이에 퍼져 있는 교조적 회의론은 이러한 형태의 연구를 지하로 숨어들게 했다. 나는 이들 전기 라이프 장비보다 원래의 라이프빔광선의 부활이 '만능' 암 치료와 에이즈 치료를 위해 더 믿음직스럽고 가능성이 있다고 추정한다. 누군가 전자기 암 연구를 위한 자금을 지원해 로열 라이프의 놀랄 만한 성공을 재현해내 전 세계적으로 고통받는 암 환자를 구해주는 날이 오기를 희망할 뿐이다.

소리를 이용한
파동치유

소리치료는 전형적인 파동치유의 한 형태이다. 소리는 몸을 통해 측정할 수 있는 진동으로 된 느낌을 만들어내는데, 주파수와 사용되는 소리 강도에 의존한다. 지난 10~20년 동안 다양한 소리치유법이 개발되었다. 어떤 소리는 기하학적 패턴과 세포 구조와 생명체에 영향을 미치기 때문에 몸에 치유 영향을 미칠 수 있는 것 같다. 일찍이 스위스 연구가인 한스 제니(Hans Jenny)는 소리와 형태와 생명체 사이의 관계를 연구하였다. 제니는 물방울이나 유기체와 무기체 가루를 특수한 판에 놓고, 그 판을 특수한 소리 변환기로 진동을 주었다. 이 소리발진기는 다양한 복합음 주파수 패턴을 만들 수 있었다. 어떤 소리 주파수는 그냥 물 같은 액체 방울을 진동시켜 일시적으로 질서 있고 아름다운 대칭적 모양과 무늬를 만들었는데, 이 가운데에는 생물 세포나 심지어 복잡한 유기체를 닮은 것도 있었다. 또 어떤 소리 주파수는 물방울을 단풍나무잎 모양으로 만들었다. 또 어떤 소리 주파수는 물방울을 별선인장 모양으로 만들었다. 각각의 물방울은 소리가 물방울을 관통해 진동하는 동안만 그 복잡한 무늬를 유지할 수 있다. 소리가 사라지자마자 물방울은 단순한 방울 모양으로 돌아왔다. 제니는 각각의 소리에 이끌린 진동 형태와 자연적으로 발생한 형태의 생물기관 사이의 유사성으로 미루어보아 소리와 진동 패턴이 자연의 질서 패턴에 영향을 준다고 추측했다.

자연에서 소리와 소리가 만드는 형태적 패턴에 관한 제니의 추측이 맞는다면, 소리의 특정한 모습이나 주파수가 생물 체계의 진동적이고 물리적인 구조를 치료 형태로 바꿀 수 있다. 소리치료의 열쇠는 다양한 신체적 무질서를 위해 어떤 음향주파수를 신체에 적용하느냐와, 어떻게 소리를 적용하느냐를 알아내는 일이다. 음향에너지 패턴을 이용한 치유는 영국의 피터 가이 매너스(Peter Guy Manners) 박사가 개척했다. 매너스는 신체 표피 위의 특정 경혈에 특정한 주파수로 초음파를 적용해 다양한 의학 조건을 눈에 띄게 향상시킬 수 있음을 알아냈다. 캘리포니아의 어빙 오일(Irving oyle) 박사도 초음파 침을 이용해서 여러 종류의 고통스러운 근골격 질환을 치료하는 데 성공했다. 사실 초음파는 병원에서 일반적인 치료법의 형태로 이용되었다. 치료를 위한 초음파 처치는 근육통과 척추의 통증 관리를 위해 물리치료사가 자주 이용한다.

지난 10여 년간 소리를 이용한 치유법이 '소리 침대(sound tables)' 덕분에 획기적으로 발전했다. Betar, Somatron, Vibrasound와 같은 이국적인 이름의 특별한 침대가 특별한 스피커 배치를 고안해 만들어졌다. 스피커는 소리 침대 위에 누운 환자에게 독특한 음향 조건을 제공해 환자의 전신을 말 그대로 소리로 목욕시킨다. 소리 목욕은 환자에게 고전음악의 리듬이 연주될 때 유도되는 편안한 명상 상태와 유사한 안락 효과를 제공한다. 그러나 침대 위의 소리치료 특성은 근본적으로 어떤 소리가 스피커를 통해 나오느냐에 달려있다. 흔히 소리치유사는 직관력으로 음악과 각종 소리를 선택해 안락하거나 감성을 불러일으키는 정서적 효과를 이끌어낸다.

맨프레드 클라인즈(Manfred Clynes)는 소리와 정서의 상관관계를 연구하는 음악가로, '센틱스(Sentics)'라는 통합적인 과학을 창시했다. 센틱스는 그가 호기심을 느끼는 포착하기 어려운 연결을 측정하기 위한 것이다. 클라인즈는 특수한 손가락 변환기를 개발해 손가락 끝의 무의식 하향 압력 패턴을 기록할 수 있었다. 일단 손가락 변환기에 연결되면 모니터 대상이 된 개인은 어떤 음악 곡목을 들을 수 있다. 클라인즈는 손가락 끝 압력에 특정 반복 패턴이 여러 가지 고전음악곡에 의해 일어난다는 사실을 알아냈다. 또 이러한 패턴들은 어떤 결정적 정서와 연계되어 있음도 발견했다. 흥미롭게도 다양한 테스트 주제에 걸쳐 있는 변환기에서 얻어지는 기록 패턴은 어떤 음악곡이 다른 많은 사람한테도 같은 정서 패턴을 불러일으킴을 암시한다. 다시 말해 정서적 감정을 불러일으키는 고전음악은 틀림없이 다른 많은 청취자에게도 똑같은 정서를 이끌어낸다는 것이다. 클라인은 손가락 변환기 기록을 통해 정서적 패턴을 도표로 기록하는 방법을 발견하고, 이 기록을 센틱 파동 형태라고 불렀다. 센틱 파동 형태가 무의식 근육운동으로 생성되는 것처럼 보이지만, 이들은 개인의 정서 상태를 믿을 만하게 제공하는 것 같다. 그래서 다른 상태의 의식들을 이끌어내는 소리 · 음악의 가능성이 확립되었다. 클라인즈의 연구는 특정한 고전음악곡이 특정한 의식 상태를 유도하는 데 반복적으로 이용될 수 있음을 증명했다. 소리 테이블에 누운 동안 어떤 음악에 완전히 젖어 있는 사람은 더 강력한 감정을 불러일으키는 경험을 할 수 있다.

이완과 명상적 경험을 유도하는 다양한 소리 패턴은 많은 '뇌 기구' 개발과 함께 지난 10년 넘게 넘쳐났다. 어떤 뇌 기구는 소리와 빛을 내는 장비로, 빛을 내는 다이오드를 심은 안경이나 고글, 고품질 헤드폰 등으로 구성되었다. 이 장비는 사용자의 눈과 귀를 완전히 둘러싸 모든 입력은 기구를 통해서만 들어온다. 뇌 기구에서 들어오는 청각과 시각 자극은 사용자에게 환각적인 가상현실을 경험하게 한다. 이완 또는 명상 상태와 일치하는 핵심 주파수의 다양한 섬광 패턴을 사용자가 선택할 수 있다. 예컨대 초당 10주파수의 뇌파인 알파파 리듬은 사람이 이완되었을 때 뇌에서 나온다고 알려져 있다. 뇌 기구를 초당 10주파수인 알파파 리듬 프로그램에 맞춰 뇌파를 조정함으로써 사용자는 부드럽고 이완된 의식 상태로 들어간다. 또 사용자가 빛과 소리 주파수를 세타파가 나오는 프로그램으로 선택하면 리드미컬하게 창의적인 몽롱한 상태에 들어가게 될 것이다.

　모든 뇌 기구는 '생체 동조(bio-entrainment)'라는 기본원리로 작동한다. 맥박 뛰는 소리와 빛의 패턴으로 눈과 귀를 리드미컬하게 자극하는 소리와 빛의 주파수를 만든다. 이 리드미컬한 패턴은 인간 뇌의 전기적 뇌파 주파수를 장치의 주파수로 옮겨서 어떤 종류의 조화를 유도한다. 선택된 소리와 빛의 주파수에 따라 다양한 치료 효과와 창조적 효과가 달성된다. 어떤 체계는 직접 뇌에 작용해 뇌 기구에서 만들어내는 것과 같은 주파수를 만드는가 하면, 어떤 체계는 왼쪽과 오른쪽 귀에 약간 다른 소리 주파수를 제시해 생체 동조를 형성한다. 양쪽 귀에 각각 다른 소리 주파수가 제시되면 뇌는 한 주파수에서 다른 주파수를 빼므로, 그 사람은 바이노럴 비트(binaural beat, 양이울림)라고 하는 제3의 가상 주파수를 듣게 된다. 바이노럴 비트는 양쪽 귀에서 또는 서로 다른 주파수로 뇌를 자극해 공명하게 하거나 뇌파를 생성한다. 예를 들면 500Hz의 신호가 오른쪽 귀에 주어지면서 왼쪽 귀에 510Hz 신호가 가면, 뇌는 10Hz(510Hz와 500Hz의 차이)의 알파파 주파수에 공명할 것이다. 이 바이노럴 비트 기술은 먼로연구소의 헤미싱크(Hemi-Sync) 연구의 부산물로, 단독 혹은 뇌 기구와 결합해 이용하는 소리치유 테이프처럼 다양한 뇌 기구에 들어가 있다. 원래의 헤미싱크 연구는 그 방면의 선구자인 로버트 먼로(Robert Monroe)가 아스트랄 투사나 유체이탈 체험을 위한 주제인 뇌 리듬 연구의 일부였다. 먼로의 게이트웨이 프로그램은 뇌파와 유체이탈 체험 상태 관련 의식 수준을 유도하기 위해 특화된 헤미싱크 테이프를 이용한다. 이 테이프는 자발적인 유체이탈 체험으로 유도되는 의식의 변성 상태에 이르도록 돕는다고 발표되었다.

　바이노럴 신호 발진기와 개인용 컴퓨터 소프트웨어 프로그램은 헤미싱크 테이프의 특화된 바이노럴 기술로 발전했다. 이 방법들을 잠재의식의 메시지 각인과 결합함으로써 사용자가 다양한 상태의 의식, 이완감, 창조성을 성취하는 맞춤형 소리 테이프를 만들 수 있도록 한다.

어떤 헤미싱크 테이프는 수술 후 치유를 촉진한다는 사실이 알려졌다. 명상과 치유의 광범위한 소리 테이프는 뇌 기구와 결합했을 때 사용자가 뇌의 숨은 능력을 활용할 수 있는 방법을 제공한다. 뇌 기구는 의식의 변성 상태를 유도하기 위한 비약품적 방법으로 대중화되고 있다. 이러한 기술에 대한 대중성의 증가는 미국 전역 주요 도시에 퍼져 있는 '뇌 살롱(Brain salons)'의 번창으로 증명되고 있다. 이들 뇌 살롱은 사용자가 다양한 뇌 기구를 사용해 점심시간이나 일과 후에 일할 때의 억압을 전자적으로 날려버리도록 한다. 뇌 기구는 소리와 치유를 포함한 파동 기술이 어떻게 일상생활에서 이용될 수 있는지를 보여주는 독특한 예이다. 이 기술들은 명상적이고 창조적인 상태를 촉진하는 새로운 길을 제시한다.

소리의 다른 형태는 단순히 이완과 의식의 창조적인 상태를 만들어내는 것을 넘어 깊은 치료 효과를 가져올 수 있다. 생물음향학 창시자인 샤리 에드워즈(Sharry Edwards)는 독특한 소리치료법을 발견했다. 에드워즈는 자신이 다른 사람들이 보내는 어떤 소리 주파수를 들을 수 있다는 사실을 발견했다. 그는 자신이 들었던 소리 주파수를 포함한 녹음테이프로 실험하면서 소리가 듣는 사람에게 치료 효과가 있음을 발견했다. 그런데 특이하게도 듣는 사람에게 해당한 독특한 음계나 주파수를 들었을 때만 그러했다. 에드워즈가 듣는 소리는 사람들의 에너지장에서 잃어버린 한 종류의 주파수인 것 같았다. 이 잃어버린 음계나 소리 주파수가 개인의 소리 테이프를 작동시켜 개인의 장에 재구축되었을 때 다양한 치료 효과를 볼 수 있었다. 에드워즈는 개인의 핵심 주파수가 목소리 패턴의 컴퓨터 분석으로 추론될 수 있음을 발견했다.

한 예로 에드워즈는 심한 아연중독 환자에게 소리치료법을 사용했다.

이 환자는 주요 장기의 발작과 마비로 여러 번 매우 위독한 상태였다. 담당 의사에 의하면 그의 예후는 생존 불가능이었다. 그런데 중심 소리 주파수에 노출되고 15분도 안 돼 그의 생명 신호는 안정되었다. 소리 효과를 의심한 의사가 녹음기를 꺼버리자, 환자는 몇 분 만에 다시 위급상황으로 되돌아갔다. 의사가 다시 소리치료를 계속하도록 허락하자 환자는 안정되었다. 생체 음향 테이프를 계속 들려주자 마침내 과잉 아연은 환자 몸에서 배설되었다. 흥미롭게도 환자의 머리카락이 붉고 철사처럼 변한 것으로 보아, 아연이 소리에 유도되어 환자의 몸에서 머리카락을 통해 배출된 것 같았다. 또 다른 예로 에드워즈는 칼슘과 마그네슘(뼈의 주성분)의 원자 무게에 바탕을 둔 소리 주파수를 이용해서, 오토바이 사고로 생긴 뼈 골절 치료 촉진에 사용했다. 이 환자의 슬개골은 36개로 부서졌고, 경골은 깎여나갔고, 주 동맥은 끊어졌다. 의사는 환자에게 다시는 걸을 수 없다고 결론 내렸다. 하지만 에드워즈의 소리치료로 그는 10주 안에 다시 걸을 수 있었다. 의사는 엑스레이로 새로운 슬개골이 자란 것을 확인하고 경악했다.

니콜 라부아(Nicole LaVoie)가 개발한 또 다른 소리치유법은 소리 파동에너지(Sound Wave Energy, SWE) 테이프를 참조해 일련의 음파 테이프들을 사용한다.[16] 이 테이프는 인간 에너지장의 다양한 에너지 수준을 조화롭게 자극해 균형을 잡도록 특별히 고안되었다. 다섯 가지 테이프 시리즈가 있다. 첫 번째 시리즈는 일곱 개의 주 차크라가 조화를 이룰 수 있도록 균형을 잡아주는 일곱 개의 테이프로 구성되어 있다. 이 테이프의 영적 시리즈는 음파로 이완, 사랑, 내적 조화를 이루도록 한다. 또 자신을 개방해 기적을 경험하게 한다. 정서 테이프 시리즈는 공포나 의심과 관련되는 불균형과 장애를 방출하도록 작용한다. 이것은 그리스도 의식을 자각하도록 돕는다. SWE의 신체 시리즈 테이프는 세포 회춘, 순환, 뼈와 관절, 듣기를 파동적으로 도와주도록 만들어졌다.

SWE 테이프는 보통 스피커를 통해 연주되지만, 다양한 소리 침대 위에서 작동시켜 소리치유로 신체를 씻어내는 데 사용하기도 한다.

소리치유 테이프의 일반 시리즈에 덧붙여 라부아는 한 사람의 영혼의 음계 분석을 끌어내기 위해 컴퓨터로 대화 패턴(Sharry Edwards와 유사한 방법)을 분석하는 방법을 이용한다. 그녀는 영혼의 음계가 한 사람의 신성의 본질적인 소리라고 느낀다. 에드워즈는 SWE 테이프에서 그녀가 사용하는 어떤 소리 주파수를 발견한 데 대해 신뢰를 보냈다. 에드워즈가 뼈 치유를 돕기 위해 칼슘과 마그네슘의 소리 주파수를 사용하듯이, 라부아는 원자량과 다른 미네랄의 파동적 특성에 바탕을 둔 주파수를 사용한다. 그녀는 또 그녀의 소리 치유 테이프에 비타민, 아미노산, 그리고 호르몬의 주파수를 사용한다. 예컨대 SWE 차크라 시리즈의 하나에서 첫 번째 차크라와 그것의 신체적 기능과 관련된 다양한 생물학적 요소를 바탕으로 한 52가지 다른 소리 주파수의 합성을 연주한다. 일곱 번째 왕관 차크라의 균형을 잡아주는 차크라 테이프는 복합적인 87가지 다른 주파수를 담는다. 비록 SWE 테이프의 효능과 관련해 대규모 연구가 이루어지지는 않았지만, 개인적인 진술과 임상 의사의 사례는 이들 테이프에 담긴 소리 주파수 패턴이 신체적, 정서적, 정신적 그리고 영적 수준에서 강력한 치유 효과가 있음을 보여준다.

소리의 특정 주파수가 일곱 차크라와 관련되어 있다는 개념은 새로운 것이 아니다. 다양한 동인도 요가에서는 음악의 특정 음표들이 일곱 차크라 하나하나에 대응한다고 가르친다. 신체의 미세에너지계와 음악 음계를 관련짓는 또 다른 옛 체계는 침술과 중의학의 오행설이다. 중국 모델은 지구와 인체를 목·화·토·금·수라는 다섯 가지 요소로 환산해서 바라본다. 각각의 다섯 요소는 특정 경락과 기관에 연결되어 몸속에서 오행의 법칙에 따라 에너지적으로 상호작용한다. 오행의 각 요소가 특정 장기와 관련되는 것은 물론이거니와 그것과 연관된 특정 음계를 갖는다. 오행 체계의 다섯 음계는 중국에서 음악 작곡과 즉흥시의 바탕이 되는 오음계를 구성한다. 특정 요소의 음계를 강조한 곡조는 중국에서 다양한 신체 기관의 치유를 자극하기 위해서 발달해 왔다.

상하이 중국전통오케스트라가 미묘한 연주 음을 연구해 건강을 위한 주역 음악으로 알려진 여섯 개 테이프 시리즈를 내놓았다. 주역 음악은 실제로 중국 의학의 오행설을 바탕으로 한 치유 음악이다. 각각의 오행 요소와 관련된 특수한 노래와 악곡이 있다. 특정 질병을 위한 치유 악곡을 사용하기 위해서는 고전 중의학의 견지에서 질병을 분석해야 한다. 예컨대 오행설에서 간 경락과 장기는 목(木)과 관련되어 있다. B형간염처럼 간이 병든 사람을 치유하는 데는 신체의 목 요소를 균형 잡기 위해 목(木)의 소리를 이용해야 한다. 목의 소리는 간 경락에서 에너지 흐름을 자극해 균형이 맞도록 간을 보하는 기를 공급한다.

고대 중의학의 에너지체계를 바탕으로 한 음악 작품에 의한 치유는 소리로 치유하는 다양한 방법 가운데 하나이다. 이것이 고대 치유 원리가 새로운 파동 개념과 함께 융합해서 또 다른 소리치유체계를 제공한다. 아마도 미래의 연구는 독자적인 개개의 소리치유 기술이나 다른 파동치유 양식과 결합한 소리치유의 장점을 증명할 것이다.

치유사, 인간의 심장, 지구장 가설: 치유 맥락

사이킥 힐링 연구는 치유사와 환자 사이에서 교환되는 아주 실질적인 에너지가 존재함을 확인하는 데 큰 역할을 한다. 이례적으로 변칙적인 고전압이 치유사의 신체에 요동하고 있다는 사실이 캔자스 토피카 시에 소재한 메닝거(Menninger)재단에서 구리 벽 실험의 일부로 엘머 그린과 그 동료들에 의해서 보고되었다.[17] 어느 정도 직관적인 정보를 바탕으로 실험실 벽, 천장, 바닥을 구리로 설계해 의식에 대해 가능한 한 미세에너지 효과를 강화하려고 했다. 구리 벽은 치유사와 환자를 직접 접촉에서 분리한다. 환자와 치유사로부터 에너지를 측정하듯이 벽으로부터도 에너지를 측정했다. 치유사들은 그가 치료하는 동안 그들의 신체에서 수백 볼트까지 올라가는 전기적 요동을 만들 수 있다는 사실을 알아냈다. 이 값은 신체의 정상적인 갈바닉(galvanic) 피부 전위의 천 배가 넘는다.

예비 실험에서는 치유사의 전기에너지가 단전 부위에 집중되는 것 같다는 결과가 나왔다. 단전은 태양신경총 차크라 아래에 위치하며, 종종 물질계에서 균형의 중심으로 생각된다. 전기에너지가 단전 부위를 둘러싸고 있다는 관찰은 자바섬 남쪽 바다에 사는 어떤 치유사의 일화를 담은 자료에서 볼 때 환상적이라고 할 수 있다. PBS 방송국 다큐멘터리 '불의 고리(Ring of Fire)'는 자바, 보르네오, 남태평양 군도를 배경으로 했다. 이 다큐멘터리는 원주민들의 일상생활과 믿음을 취재한 것이다. 다큐멘터리를 촬영하는 동안 한 등장인물이 눈병이 나서 현지 보건의료 시술자에게 치료를 부탁했다. 방송에서 드러났듯이 그들이 찾은 의사는 일상적이지 않은 형태의 에너지에 의존한 침술 치료를 했다. 카메라 요원은 의사를 촬영했는데, 그는 전통적 경혈에 침을 찔러 눈병을 치료했다. 적절한 경혈에 침을 꽂은 뒤 침술사는 손가락 사이에 침을 쥐고 그 속으로 그의 에너지를 보내려고 집중했다. 침술사가 에너지를 준 각각의 침 아래 근육은 단속적으로 실룩거렸는데, 마치 환자가 반복적으로 전기충격을 받는 듯했다.

무엇을 하고 있냐고 묻자 의사는 몇 년 동안 특별한 명상을 통해 에너지 흐름을 만들 목적으로 자신의 뿌리 차크라와 단전 사이에 에너지를 모으도록 배웠다고 설명했다. 그 흐름이 충분히 세지면 임의로 손을 통해 쏠 수도 있다. 이것은 마치 중국 기공사가 손을 통해 방을 가로질러 환자에게 기를 보낼 수 있는 것과 비슷하다. 그 의사는 촬영 요원들에게 에너지를 방출할 때 자기 손이나 복부 부위에 손을 대보라고 했다. 요원들은 시키는 대로 손을 갖다 댔다가 황급히 떼면서 심한 전기충격을 받았다고 투덜거렸다. 의사는 촬영 요원들에게 다른 방법으로 미세에너지 방출을 객관적으로 보여줄 수 있다고 말했다. 그는 꾸겨놓은 신문지 뭉치에서 몇 인치 떨어진 곳에 손을 두었다. 카메라가 돌아가자 갑자기 신문지 뭉치에 불이 붙었다. 이 치유사를 엘머 그린이 만든 구리 벽 실험실에서 측정했더라면 상당히 큰 전압을 보였을 것이다.

몇 년에 걸쳐 나는 치유사와 치유를 연구했는데, 치유사들한테 공통으로 있는 사랑의 의도에 감명받았다. 그들은 우선 심장 중심적인 무조건적 사랑으로 살아있는 다른 존재의 에너지장에 작용한다. 이러한 작업은 사랑이 에너지의 진정한 원천임을 직접 보여주는 것으로 단순히 행동, 변화, 치유를 위한 촉매에 불과한 것이 아님을 보여준다. 캘리포니아주 보울더 크릭에 위치한 하트매스연구소에서 일하는 글렌 라인(Glen Rein)과 롤랜드 맥크래티(Roland McCraty)를 포함한 연구원들은 사랑이 실질적인 치유 에너지로, DNA

수준에서도 측정 가능한 생리학적 효과를 보여준다는 사실을 확인시켜주는 환상적인 현상을 발견했다. 라인은 사랑, 정열, 그리고 배려의 마음으로 명상하고 있는 사람은 심전도 측정에서 실질적으로 커다란 동조 패턴을 보이지만, 단순히 쉬고 있거나 불편한 정서 상태에서는 그렇지 않다는 것을 발견했다. 즉 사랑을 느낀 사람의 심장에서 채취한 일반적인 EKG 기록을 컴퓨터에 넣어 푸리에변환 기법으로 분석했을 때만 이 동조는 지각되었다. 이 푸리에변환 기법은 자연스러운 심장 박동수의 변화율에 주목할 만한 주파수 패턴을 보여준다.

사랑이 현존하는 동안의 심전도를 스펙트럼 분석하면 놀라운 정렬과 주파수 하모니의 연속적인 패턴을 보여준다. 사랑에 관련한 심장 율동의 패턴은 부드럽고 완만한 특징이 있다. 이 파동에서 활동 주파수 정점은 정상적인 간격으로 분리되었다. 흥미롭게도 이러한 음악적 파동 형태의 절정 주파수는 수학과 건축에서 황금비율이라고 하는 파이를 닮은 비례성 요소와도 구분된다. 동료 연구자인 댄 윈터(Dan Winter)는 사랑과 관련된 심장박동수 패턴을 공명의 하나로 특징지었다.[18] 참가자가 그들의 심장센터에 무조건적인 사랑의 에너지와 표현을 느낄 때 명상가의 심전도 패턴은 무질서한 상태에서 매우 규칙적이고 일관성 있는 상태로 옮겨갔다. 조화롭지 못한 정서, 의도와 사랑의 느낌에 집중하지 못하는 사람들에게서는 그 같은 질서 있는 심장박동 주파수 패턴이 나타나지 않았다. 윈터는 하트매스(HeartMath) 연구가 이루어지기 몇 년 전, 비슷한 조화 공명 패턴이 젊은 수행자의 심박도에서 나타난다는 점에 주목했다. 그때 수행자는 중국에 있는 사람들에게 사랑을 보내고 있다고 했다.

질서가 증가하는 이러한 패턴은 뇌파의 율동과 같은 다른 전기적 신체 율동에 영향을 미칠 가능성이 있다. 앞의 연구에서는 경험이 많은 명상가가 명상 중에 뇌파의 공명이 증가하는 패턴을 만들고 있음을 알 수 있었다.[19] 그렇다면 심장과 뇌파의 리듬이 사랑과 열정에 집중하는 동안 비슷하게 연결될 수 있을까? 하트매스연구소에서 연구원들이 내적 사랑과 평화에 집중하는 동안 심장센터는 뇌를 포함한 신체 다른 부위에 일관된 에너지 패턴을 보내고 있음을 확인했다. 이것은 이차크 벤토프가 말한 소리의 심장-뇌 공명 패턴을 기억나게 한다. 라인은 사랑을 생각하는 명상가에게서 증가하는 이러한 심장 공명의 패턴은 면역기능의 강화를 시사하는 타액의 IgA(면역글로불린 A) 증가가 함께 일어난다는 사실을 알아냈다. 이 관찰 역시 심장 차크라와 흉선과 면역체계 사이의 연계 개념을 강화한다. 하트매스연구소의 라인과 동료들은 새로운 신체 통신체계, 심장신경면역학으로 알려진 에너지장 체계를 가정하고 있다. 사랑하는 동안 심장의 일관된 에너지 패턴은 분명 신체 내 에너지 흐름에 영향을 미친다. 멀리 있는 사건에 영향을 주는 잠재력도 그렇다. 연관된 실험에서 라인과 동료들은 '사랑의 명상가는 심박 리듬의 질서가 증가하면서 실험관 내 DNA의 감기와 풀기 패턴에 임의로 영향을 미칠 능력이 있다'는 사실을 발견했다. 그들은 DNA가 자신들과 함께 방에 있거나 반 마일 떨어져 있어도 그렇게 할 수 있었다. 질서가 덜 잡힌 심장 패턴의 사람들은 DNA 감기에 대한 의도적 염력 효과를 일으킬 수 없었다.[20]

윈터는 사랑과 관련해 일관된 심장박동 패턴을 만들 수 있는 사람들의 유사 실험 도중에 나무에 특수 코일을 걸어 지역 지구자장을 측정할 의도로 생체 안테나를 만들었다. 윈터는 사랑이 나타나는 동안 조화를 이룬 일련의 동시적 스펙트럼 주파수 배음이 사랑이 가득한 개인과 지역 지구자장에 함께 나타난다는 것을 발견했다. 측정값은 최대 7.8Hz를 포함한 ELF 주파수였다. 윈터는 지역 지구자장력 스펙트럼이 사랑의 명상가의 심장박동 스펙트럼에 짝지어 나타난다는 사실에 주목했다.[21] 개인의 사랑 정서와 지역 지구

자장 사이의 공명에너지 연결에 대한 암시는 심오하다. 그 효과는 사랑하고 치유하는 상호작용을 하는 동안 환자의 생체에너지 리듬을 조정하고 촉진한다고 알려진 치유사에게는 한 층 더 뚜렷할 것이다.

치유사들에 관한 앞의 연구는 치유 과정 동안 환자와 치유사 사이의 공명 연계를 보여준다. 비접촉 치유에서도 환자의 호흡 리듬, 심장 활동, 그리고 뇌파 패턴은 점차 치유사를 닮아간다. 치유사와 환자 사이에 미세에너지 연계가 이루어지는 동안, 뇌파 활동의 강한 초점이 종종 약 7.8Hz에서 보였다. 즉 치유사와 환자 모두의 뇌파 패턴은 7.8Hz에서 지배적인 주파수 활동을 보여주는데, 이 주파수는 알파파와 세타파의 경계로 소위 지구의 고유 주파수인 '슈만 공명'이라고 부른다.

지구의 모든 생명은 자기에너지를 배경으로 의존하면서 살고 있다. 어떤 의미에서 지구 어머니의 에너지가 세포를 살 수 있도록 기르고 이끄는 에너지 환경을 제공한다. 집을 찾아오는 비둘기는 지구자장을 이용해서 방향을 스스로 찾는다. 무의식적일 경우, 사람과 동물이 비슷한 자기 감각을 갖는다는 증거가 있다. NASA 과학자들은 자장 발생기를 인공위성에 탑재했다. 이 장치는 7.8Hz로 맥동하는 자기 배경 신호를 발생시켜서 우주항해 동안 우주비행사의 최적 건강 상태와 기능을 유지하도록 했다. 흥미롭게도 치유사 손으로부터의 자장 복사에 대한 존 짐머만의 연구는 치유사의 자장이 종종 의식적 에너지 투사와 치유 시에 이와 같은 7.8Hz의 주파수로 맥동한다는 것을 실증했다.

나는 7.8Hz 주파수가 생명에 영향을 주기 위해서 두 가지 방법으로 작용할 수 있는 에너지 창이라고 제안한다. 첫째는 지구의 장에서 환자의 에너지장으로 초당 7.8Hz 주파수의 자기에너지의 단순한 전달이다. 치유사가 일치성이 증가된 사랑과 자비 상태로 들어갈 때 치유사들은 환자의 에너지 패턴을 강하게 공명시켜 일치성이 더욱 높아지게 한다. 더 높은 질서 상태로 만드는 치유에너지의 성향은 치유에너지의 네거티브 엔트로피 특성을 입증하는 연구로 제시된다(제8장). 치유사와 환자 모두 지구자기장의 지배적 주파수로 공명할 때 슈만 주파수인 공명주파수 창이 만들어진다. 이 공명주파수 창은 치유사를 그 에너지 흐름의 통로로 삼아 높은 전위의 에너지가 행성장의 자기 폭포로 환자에게 떨어지게 한다.

그러나 나는 치유사와 환자 사이에서 일어나는 에너지 교환이 초당 7.8Hz 자기에너지의 단순 전달보다 더 복잡한 것이 아닐까 생각한다. 아마 7.8Hz 주파수 창의 두 번째 기능이 있을 것이다. 그 자기에너지장은 촉진하는 힘과 운반 파동으로 이용되어 에너지와 주파수 정보가 환자에게 전달되도록 한다. 달리 말하자면 지구장은 흐르는 에너지 퍼텐셜의 자연 폭포로 작용할 것이다. 비유적으로 치유사에 연결된 지구장의 흐르는 물은 미세 생체 정보 패턴 같은 '다른 것들'을 밑으로 흘려보내는 운송체가 될 수 있다.

그래서 자기지구장은 치유사의 내적 에너지장 방사에 일종의 부가적인 힘을 제공할 것이다. 아마도 지구장에서 오거나, 치유사의 신체를 통해 흘러내리는 증가된 자기와 자전기의 흐름이 치유사 피부 위를 흐르는 고전압 전류의 2차 발생을 일으킬 것이다. 이것이 엘머 그린이 주목한 연구였다. 자전기 흐름이 환자에게 흘러가 그들 에너지장이 재구축과 재패턴화를 진행함으로써 궁극적으로 세포 수준에서 생화학적 과정에 영향을 미친다.

나는 더 나아가 치유사들이 집중된 미세자기장을 방사할 뿐만 아니라 이들 치유장이 주위의 국지적이거나 비국지적인 다른 에너지장과 동조해 미세자기장을 방사한다고 가정한다. 즉 치유사는 실질적으로 지구의 자장 안에서 국지적이거나 원거리에서의 동조성을 동시에 증가시킬 것이다. 이 조직화 효과의 힘은 특정 치유사의 에너지와 얼마나 많은 치유사가 일치해 함께 작업하는가에 따라 비례한다. 치유가 집단으로 이루어질 때 주목할 만한 확대 효과는 현실적으로 산술적이 아니라 지수함수적으로 커진다. 즉 치유사 두 명이 그들 개인 에너지를 단순하게 함께 합한 것보다 훨씬 강력한 에너지 효과가 나타난다. 이런 형태의 치유에너지는 매우 유동적이고 비선형적이어서 현대 카오스이론이 제시되고 난 뒤 최근에야 이해할 수 있게 되었다. 선구자적 연구원인 발레리 헌트 박사는 인간의 오라 장, 특히 치유사들의 오라 장을 카오스 컴퓨터 프로그램으로 분석하면 높은 동시성 패턴이 보임을 발견했다.[22] 기저 근육활동의 분석은 이러한 상호관계를 보여주지 않았기 때문에 헌트는 치유사의 오라 장에서 미세에너지 현상의 전기적 상호관계를 측정할 수 있다고 확신했다.

이 모두는 치유사가 네거티브 엔트로피적 자전기에너지장을 발생하고, 이 장은 생명 시스템에 가까운 높은 일치성의 패턴을 만든다는 사실을 뜻한다. 일치성 패턴의 이러한 효과는 아마도 우리 행성인 지구의 자기장 속으로 연장될 것이다. 영국 스톤헨지와 글래스턴베리 시의 여러 교회 같은 성지에 관한 연구는 어떤 성스러운 구조가 소위 레이 라인(ley line)이라는 지구를 가로지르는 자력선을 따라 세워졌음을 가리킨다. 다우저들은 이러한 선들의 자기와 미세에너지적 효과가 두드러진 다우징 반응을 만들기 때문에 레이 라인을 쉽게 발견할 수 있다. 레이 라인은 지구의 자기 격자 체계 부분을 보여주는 어떤 큰 존재의 경락과 유사하다.

나는 치유사가 이러한 자기격자 체계를 통해 지구자기장 속으로 다가간다고 생각한다. 그리고 7.8Hz 공명 연결이 양방향 통로일 것이라고 믿는다. 즉 치유사가 사랑과 열정의 상태로 접어들어 어머니 지구의 자기에너지 속으로 들어가는 것과 마찬가지로 그들 또한 에너지를 내보낸다. 이 치유에너지를 치유사가 의식적이거나 무의식적으로 보내는 것처럼, 에너지는 지구장에 잔잔한 물결을 일으키며 일치성을 만들어 공명하기 시작하여 행성 장에서 미세에너지 효과를 나타낸다. 아프리카와 미국 내 연구원들은 초월 명상 지도자들이 대도시에서 회의를 열 때, 회의가 열리는 도시의 범죄율이 극적으로 떨어진다는 사실을 발견했다. 이 범죄율은 명상가들이 떠난 뒤 다시 올라갔다. 명상가들의 에너지장이 그 도시 거주자들에게 평온과 평화를 주었다는 암시다.

일리야 프리고진은 산일구조 이론으로 노벨상을 받았다. 그 이론은 만일 시스템의 충분한 주요 성분이 새로운 에너지 상태로 전환하면, 임계질량은 전체 시스템을 새 에너지 평형 속으로 밀어넣을 수 있다고 보았다. 초월 명상가들이 동조 집단을 이루어 작업함으로써 국지화 지자기장 효과를 생성해 생체에너지의 일치성이 증가하도록 유도할 수 있다. 많은 명상가가 평화와 사랑으로 연대해 에너지 효과를 생성하고, 전체 시스템의 평형을 비지시적으로 변환시킬 수 있었다. 말하자면 그들의 치유 의도가 관계된 도시의 특정한 개인에게 실질적으로 지시되는 에너지 없이 모든 사람에게 에너지 변화를 일으킨 것이다. 이 퍼져가는 평화와 안정의 물결은 생명의 혼돈적 평형을 평화적인 방향으로 변환했고, 명상가 집단이 머문 며칠 또는 몇 주 동안 지속되었다. 비록 이 연구들이 초월명상가 집단을 관찰했지만, 이론적으로 치유사들은 위대한 의도를 갖고 일차적 치유에너지를 보냄으로써 국지적 행성 장과 그 거주자들에게 (비록 더 강력하지는 못할망정) 비슷한 효과를 낼 것이다.

충분한 수의 치유사가 함께 협력해서 초점을 맞춘 치유의 네트워크를 이루어 함께 작업한다면, 전 지구의 일치성과 파동 상태를 더 높은 수준으로 변환할 수 있으리라고 나는 제안한다. 또 이러한 작업이 이미 어느 정도 이루어지고 있다고 생각한다. 그러나 지구 행성의 치유와 변화를 일으키려면 더 많은 의식과 조직화된 노력이 필요하다. 우리는 누구나 치유하는 법을 배울 수 있다. 치유는 배울 수 있는 인간의 타고난 능력으로 밝혀지고 있다. 치유를 배운 사람들이 많아지고 있다. 전 지구적 변화를 위한 치유사 집단의 에너지 잠재력을 한곳으로 정확하게 모으기 위해서는 협력과 집단 치유 노력의 시기가 중요하며, 동시에 전 지구적인 에너지 변화의 강화가 계속되어야 한다.

세계의 정치적, 사회적 변화는 종종 한 개인이 영향을 미칠 수 있는 범위 밖에 있는 것처럼 보인다. 지구장 가설은 우리가 치유 노력을 조직화함으로써, 무대 뒤에서 지구적 에너지 변화를 조용하게 사랑스럽게 그러나 강력하게 가져올 수 있다는 점을 제안한다. 우리는 이러한 노력들이 조건 없는 사랑의 변형된 잠재력임을 이제 막 알기 시작했다. 변화는 내부에서 시작하고, 그 치유는 남에 대한 치료 이전에 나를 사랑하는 법을 배우는 것이라고 현명한 사람들은 말한다. 자신을 사랑하는 법을 배우는 것은 가장 힘든 공부이자 내적 여행이지만, 영혼에 가장 값진 일이다. 치유사란 치유와 사랑을 통해 특별한 에너지를 공유하는 개인의 경험을 나누어주기 시작한 그러한 사람들이다. 이 에너지 교환은 비록 국지적이지만 지구 전체로 보면 원거리 치유 효과로 나타난다. 우리가 나누는 홀로그램의 실재는 우리를 인류의 총체적 의식인 '하나'로 연결한다. 우리가 전 지구장에 비국지적 또는 원거리 치유 영향을 조직화하고 확대할 수 있다면, 치유되고 깨어난 우리 행성의 존재들은 지구에 평화를 보내기 시작할 수 있을 것이다.

21세기의 시작은 중요한 시련, 고난 그리고 변형을 가져올 인류 역사의 결정적 시기이다. 이 지구적 격동은 호피 인디언에서 고대 마야에 이르는 고대 토착문화의 전설과 신화에서 예언으로 전해져 왔다. 우리는 사랑이 실질적으로 치유에너지이고, 그것이 우리 자신과 우리 주위의 곳곳에서 측정 가능한 치유 효과를 만들어낼 수 있음을 과학적으로 확인하기 시작한 역사 속의 한 지점에 도달했다. 만일 우리가 인류의 총체적인 무의식 안에 치유에너지의 물결치는 효과를 만들 수 있다면, 그 에너지는 지구자장과 격자체계의 흐름에 의해 운송될 것이다. 그래서 우리는 몰아치는 조화의 공명과 일치성의 솟구치는 물결을 만들 수 있다. 조건 없는 사랑으로 연료가 공급된 치유 에너지의 활기찬 물결은 과거에는 꿈으로나 꾸었던 방법으로 우리 행성을 바꿀 것이다.

가장 큰 어려움은 우리 자신을 바꾸는 것이다. 우리는 치유에너지를 지구 규모로 넓히기 전에 자신 내면의 평화와 균형을 찾을 필요가 있다. 그러나 산일구조 이론에 따라 우리는 전체 체계의 역동적 전환을 수행하기 위해 오로지 전체에 대한 비율을 변화시켜야 한다. 더 많은 치유사가 훈련되는 만큼 우리는 점차적으로 임계질량에 접근할 것이다. 일단 지구의 에너지장이 전환되면 활기찬 변화는 치유사 조직에 의해서 계속 강화할 필요가 있다. 그렇지 않으면 체계는 이전 상태로 되돌아갈 것이다. 반드시 우리 자신을 위해서 우리의 작업을 시작해야 한다.

세계적인 폭력과 불안에 대한 최고의 방어는 전쟁 무기 생산이 아니라 치유와 나눔의 다리를 놓아 가족, 이웃, 고향, 도시, 그리고 국가의 경계를 뛰어넘는 것이다. 적어도 이러한 치유적 변화를 가져올 잠재력을 가졌다는 생각에 새로운 희망이 있다. 국제 교역, 세계 경제, 인권, 그리고 통신의 새로운 발달은 우리가 지구 행성이라 부르는 큰 촌락 안에서 인간 상호 연대와 상호 의존을 강화하는 시작이다. 만일 우리가 치유의 힘을 배워 그러한 상황에 도입할 수 있다면, 지구 규모로 우리 자신을 위한 좀 더 나은 미래를 창조할 수 있다고 믿는다. 나는 다음 십 년이 인간 역사에서 흥미진진하고 도전적인 시대가 될 것이라고 예상한다. 또 우리는 이미 땅 위에 더 큰 평화와 즐거움이 충만한 미래를 향해 균형을 전환하기 시작했다고 생각한다. 오직 시간이 말해줄 것이다.

| APPENDIX |

부록

포지티브-네거티브 시공간에 관한 틸러-아인슈타인 모델

저자가 이 모델을 '틸러-아인슈타인 모델'이라고 부르는 것은 그 통찰이 아인슈타인방정식의 에너지와 물질의 관계에 바탕을 두고 있기 때문이다. 이식의 일반형은 $E=mc^2$이지만, 완전한 식이 아니다. 정식으로는 '아인슈타인·로렌츠 변환'이라고 부르는 비례상수가 부가되지 않으면 안 된다. 그 상수는 시간의 왜곡이나 물체의 길이, 두께, 질량의 변화 등 다른 측정치가 관

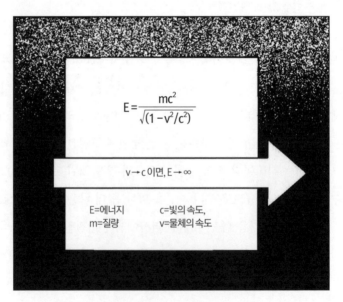

$$E = \frac{mc^2}{\sqrt{(1-v^2/c^2)}}$$

$v \rightarrow c$ 이면, $E \rightarrow \infty$

E=에너지   c=빛의 속도,
m=질량   v=물체의 속도

〈그림 13〉 **아인슈타인-로렌츠 변환**

찰되는 계의 속도에 의해 어떻게 변화하는지를 나타낸 것이다. 이 등식의 정식 형태는 제4장에 실린 〈그림 13〉과 같다.

어떤 계가 갖는 운동에너지(E)를 기술하기 위해 $E=\frac{1}{2}mv^2$라는 등식을 이용할 수 있다. 입자의 운동 속도가 높아짐에 따라 그 운동에너지가 증대한다는 사실은 식을 통해 추측할 수 있다. 아인슈타인 · 로렌츠 변환에서 얻을 수 있는 상대성 인자는 입자가 광속에 가까운 속도로 운동할 때에는 질량이 지수함수적으로 증대한다는 사실을 수학적으로 보여준다. 질량의 증대는 〈그림 13〉에서 볼 수 있는 비례상수의 분모로 표현되고 있다. 그 비례상수에 의해 영향을 받는 것은 물체의 질량 분이다. c(광속)와 같은 다른 변수는 정수

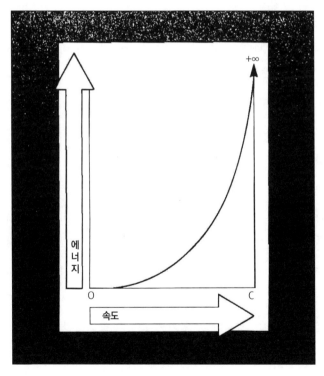

〈그림 14〉 속도와 에너지의 관계

로 영향을 받지 않는다. 입자의 에너지와 속도의 관계를 나타내는 그래프는 〈그림 14〉에서 볼 수 있다. 이 비례상수가 왜 수학적으로 질량을 증가시키는 지를 다음에서 보자.

아인슈타인 · 로렌츠 변환이라고 이름 지어진 이 식에서 모든 에너지 는 v^2/c^2라는 비율을 포함한 비례상수의 크기에 대응해 변화한다는 사실을 알 수 있다. 물체의 속도(v)가 광속(c)에 가까워짐에 따라 그 비는 1에 가까워 진다. 만일 물체의 속도를 광속의 99.995% 이상으로 가속한다면, v^2/c^2 값은 다시 1에 접근한다(실제로는 0.9999이다). 제곱근 기호 속의 수치는 1에서 앞의 계산 결과를 빼지 않으면 안 된다. 즉 1-0.9999=0.0001이다. 그리고 0.0001 의 제곱근은 0.01이다.

이 값은 역수가 될 필요가 있다. 이 값은 분수의 분모 가운데 들어 있 기 때문이다. 따라서 1÷0.01=100이 된다. 이 결과가 의미하는 것은 광속 99.995%라는 속도는 mc^2의 표현으로 계산되는 에너지양의 100을 곱할 필 요가 있다는 사실이다. 입자의 질량만을 문제로 할 경우, 아인슈타인 · 로렌 츠 변환으로 물체의 질량은 100배가 된다. 속도가 증가하여 빛의 빠르기에 더욱 가까워질 때, 증가 계수는 지수함수적으로 늘어난다. 이 관계를 시각적 으로 표현한 것이 〈그림 14〉이다.

〈그림 14〉 그래프는 광속에 가까워지는 물질과 에너지의 지수함수적 관계를 설명하고 있다. 이 관계를 해석할 때 물체를 초광속으로 가속하는 것 은 물리적으로 불가능하다고 생각할 것이다. 예컨대 고에너지 입자물리학 자는 입자를 점점 가속해 광속에 가깝게 하려면, 엄청난 에너지가 필요하다 는 사실을 알고 있다. 그 이유는 입자의 속도가 증대하면 할수록 질량이 지 수함수적으로 증가하기 때문이다.

물론 이것은 물리적인 물체의 가속을 위해 필요한 에너지이다. 여기에서 속도v가 빛보다 빠르다고 가정하고 한 번 더 이 등식을 검토해 보자. v^2/c^2의 비는 당연히 1보다 커진다. 1에서 1보다 큰 수를 빼면 마이너스가 된다. 어떤 사람들은 분수의 분모에 음수의 제곱근이 들어간 시점에서 추구를 단념해 버린다. 이 수는 양수와 -1의 제곱근의 곱으로 생각될 수 있다. 이 수는 수학자들이 'i'라고 부르는 것으로, -1의 제곱근으로 바꿔 사용할 수 있다(복잡한 등식 가운데서 편의적으로 이용된다). -1의 제곱근은 상상 속의 수, 즉 허수로 간주하는 경우가 많다.

제4장에서 언급했듯이 찰스 무세스와 같은 혁신적인 수학자는 -1의 제곱근을 초실수(hypernumbers)라는 범주에 넣어야 한다고 생각했다. 그가 그 존재를 믿고 있는 이 초실수가 고차원에서 일어나는 현상(이 책에서 언급한 생물의 미세에너지 수준들의 상호작용)을 기술하는 데 필요한 수학적 개념이다. -1의

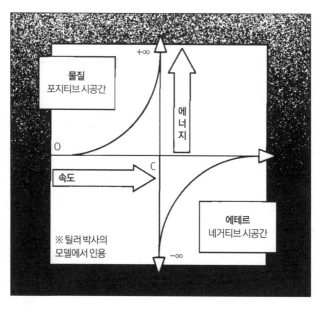

〈그림 15〉 포지티브-네거티브 시공간 모델

제곱근과 같은 초실수는 상상에 지나지 않는 것처럼 생각하는 경향이 있지만, 뮤세스는 전자이론과 양자론의 모순을 푸는 데 필요한 개념이라고 주장한다.

그러면 아인슈타인·로렌츠 변환으로 기술되는 초광속으로 운동하는 계를 다룰 때 물질과 에너지의 움직임에는 어떠한 변화가 일어날까?

c(광속)의 왼쪽에는 익숙한 지수함수 곡선이 보인다. 앞서 설명했던 곡선이다. 그러나 등식에 초광속을 대입하면 원래의 곡선에 대한 거울상처럼 제2의 역방향 곡선이 나타난다. 처음 곡선이 X축 상의 0에서 시작해 Y축 상의 포지티브(陽) 무한대(+∞)로 향해 가는 데 대해, 제2의 곡선은 Y축 상의 네거티브(陰) 무한대(-∞)에서 시작해 X축 상의 0으로 향해 간다. 윌리엄 틸러 박사는 물질은 c의 좌측 곡선(광속 이하의 속도)으로 기술된다고 언급하고 있다. 그것은 포지티브 시공간 세계(+S/T)로, 우리에게 매우 익숙한 물질계이다. 그러나 틸러의 모형은 c의 우측으로 향하는 곡선(초광속)은 네거티브의 시공간 세계(-S/T)로 기술되고, 그곳에서는 에너지가 '자전기(magnetoelectic)' 성질 및 네거티브 엔트로피를 갖고 물질은 미세 자기적 성질을 띠고 있다.

네거티브 시공간은 에너지의 에테르계 차원으로, 인간의 에테르체도 그곳에 포함된다고 생각된다. 인간의 에테르체를 구성하고 있는 실체는 초광속으로 진동하고 있어 기존의 전자장 측정기로 측정하기 어렵다. 개인적인 의견이지만 진동 속도가 에테르계를 넘어서는 아스트랄계도 네거티브 시공간 내에 존재한다고 생각한다.

틸러·아인슈타인 모델에 대응하는 그래프 자체가 아직 이론의 영역을 넘어서지 못한 것이므로 둘 사이의 명확한 경계를 측정할 수는 없다. 에테르 에너지와 아스트랄 에너지 모두 초광속으로 운동하고 있다면, 그것이 통상의 감지 체계에 의한 측정에 저항하는 이유를 설명해준다. 동시에 이 둘의 공통점이 미세한 자기적 성질이라는 이유도 설명할 수 있다. 숙달된 투시 능력자는 미세에너지를 감지할 수 있는데, 그 이유는 그들이 실재하는 각 수준에서의 감각기이기도 한 에테르체나 아스트랄체의 차크라를 통해 얻는 에너지로 감지하고 있기 때문일 것이다.

지난해 몇 달 동안 평소 통합의학에 관심이 있는 의료인과 일반인 몇몇이 모여 '공부'를 했다. 흔히 하는 학구적인 공부라기보다는 무언가 답답함을 해소할 수 있는 돌파구를 찾으려는 수준의 모임이라 할까? 가끔 대안의 차원을 넘어 '이단'적인 영역에까지 발을 디뎌 봤지만 특별하게 얻은 게 없었다. 그즈음에 우리 모임의 새로운 실마리가 되고, 방향을 정하는 데 도움을 준 책 가운데 하나가 리처드 거버의 『파동의학』이다.

대안 의학이나 통합의학에 관심이 있던 우리에게 책 내용 자체는 크게 새로울 것이 없었지만, 모든 영역을 망라해 일관된 관점을 제시하고 이를 바탕으로 새로운 의료와 문명을 열고자 하는 저자의 열정에 고무되기도 하고 감동도 받았다.

우리나라처럼 의료제도가 이원화되어 양방과 한방의 갈등이 학문적 분야를 넘어 의료 현장에까지 영향을 미치는 환경에서는 새로운 의학 연구나 시도가 무척 어렵다. 그동안 언론에 오르내린 비근한 예로 한방 쪽의 양방 의료기 사용에 대한 양방과 한방 간의 갈등은 문제의 본질을 벗어난 느낌이 크다. 다른 나라 학자의 관점에서 보면 '밥그릇' 싸움으로 비칠 수밖에 없는 부끄러운 형국이다.

이런 점에서도 이 책에서 소개하는 새로운 관점의 에너지의학적 의료기들은 양방과 한방 어느 쪽도 독점을 고집하기 어려운 새로운 보편성을 갖고 있다고 할 수 있다. 그래서 통합적인 의료기를 매개로 오히려 양·한방의 학문적 방법론으로까지 발전해 가는 계기가 될 수 있지 않을까 싶다.

그렇게 되면 훌륭한 전통 의학으로서의 한방과 이미 세계적 수준에 도달한 우리나라 양방 의학이 서로의 장점을 통섭해, 소모적 갈등만 양산하는 이원화를 넘어 새로운 'K 의료'로 세계에 선보일 날이 머지않다고 생각한다. 그리고 그날을 앞당기는 데 이 책도 한몫할 수 있다고 생각한다.

출간한 지 꽤 지난 책이라 번역을 망설였는데, 하나통합의원 전홍준 박사님, 전남대학교 공과대학 조규종 명예교수님을 비롯해 이 책을 읽은 선배, 동료들의 성원에 힘입어 출판을 결정했다. 최근 1년 반 가까운 코로나 팬데믹 사태로 인한 불편과 걱정이 오히려 의료의 근본에 대해 되물어볼 수 있는 새로운 자극이 되었다. 문제를 근본적으로 해결하는 데 이 책의 우리 말 판이 일조할 수 있다면 다행이겠다.

이 책을 추천했던 세계적 석학들이 언급했듯이, 책의 세세한 대목에 대한 시비보다는 의학의 전체적 전망을 살펴보는 것이 이 책을 제대로 즐기는 바람직한 방법이라는 데 공감한다.

한국 의료 발전에 꼭 필요한 책이지만 상업성이 떨어지는 책을 마다하지 않고 출판해주신 에디터 출판사에도 감사를 드린다.

최종구, 양주원

| NOTE |
주석

Chapter 01

1. H. S. Burr, *The Fields of life* (New York: Ballantine Books, 1972).
2. S. Kirlian and V. Kirlian, "Photography and Visual Observations by Means of High Frequency Currents", *Journal of Scientific and Applied Photography*, vol.6 (1961), pp. 145-148.
3. W.Tiller, "Present Scientific Understanding of the Kirlian Discharge Process", *Psychoenergetic Systems*, vol.3, nos.1-4(1979).
4. S. Mallikarjun, "Kirlian Photography in Cancer Diagnosis", *Osteopathic Physician*, vol.45, no.5 (1978), pp. 24-27.
5. "Kirlian Potography Fighting for Toehold in U.S. Medicine", *Medical News*, March 6, 1978, p. 24.
6. T. Moss, "Puzzles and Promises", *Osteopathic Physician*, February, 1976, pp. 30-37.
7. "The Ghost Effect", *IKRA Communications* (Brooklyn, N.Y.: International Kirlian Research Association, June, 1978).
8. T. Moss, *The Body Electric* (Los Angeles: J. P. Tarcher, Inc., 1979) p. 219.
9. "Life Energy Patterns Visible Via New Technique", Brain/Mind Bulletin, vol.7, no.14 (August 23, 1982).
10. J. Briggs and F. Peat, "David Bohm's Looking-Glass Map", in *Looking Glass Universe: The Emerging Science of Wholeness*, (New York: Simon and Schuster, Inc., 1984).
11. R. Targ and H. Puthoff, *Mind Reach: Scientists Look at Psychic Ability* (New York: Dell Publishing Co., Inc., 1977).
12. P. Levine et al, "EEG Coherence During the Transcendental Meditation Technique", in *Scientific Research on the Transcendental Meditation Program; Vol. I*, ed. Orme-Johnson and Farrow (Livingston Manor, NY: Maharishi European Research University Press, 1977), pp. 187-207.

13. J. Whitton, "Ramp Functions in EEG Power Spectra During Actual or Attempted Paranormal Events", *New Horizons*, vol.1 (1974), pp. 174-183.

14. M. Cade and N. Coxhead, *The Awakened Mind* (New York: Delacorte press, 1979), pp. 242-246.

15. T. Kuhn, *The Structure of Scientific Revolutions* (Chicago: University of Chicago Press, 1970).

16. C. Tart, "State-Specific Sciences", in *States of Consciousness* (New York: E. P. Dutton & Co., 1975), pp. 206-228.

Chapter 02

1. B. Griggs, Green Pharmacy: *A History of Herbal Medicine* (New York: Viking Press, 1981).

2. S. Hahnemann, *Organon of Medicine* (1810; reprint, Los Angeles: J. P. Tarcher, Inc., 1982).

3. B. Grad, "Some Biological Effects of Laying on of Hands and Their Implications", in *Dimensions in Wholistic Healing: New Frontiers in the Treatment of the Whole Person*, ed. Otto and Knight (Chicago: Nelson-Hall, 1979), pp. 199-212.

4. "New Technologies Detect Effects of Healing Hands", *Brain/Mind Bulletin*, vol.10, no.16 (September 30, 1985).

5. R. Miller, "Methods of Detecting and Measuring Healing Energies", in *Future Science*, ed. White and Krippner (New York: Doubleday & Co., Inc., 1977), pp. 431-444.

6. D. Dean and E. Brame, "Physical Changes in Water by Laying-on of Hands", in *Proceedings of the Second International Congress of Psychotronics*, (Monte Carlo, 1975).

7. S. Schwartz et al., "Infrared Spectra Alteration in Water Proximate to the Palms of Therapeutic Practitioners", (unpublished technical report, 1987).

8. D. Shepherd, *The Magic of the Minimum Dose: Experiences and Cases* (1938; reprint, Wellingborough, Northamptonshire: Health Science Press, 1973).

9. L. Bendit and P. Bendit, *The Etheric Body of Man* (Wheaton, IL: Theosophical Publishing House, 1977).

10. S. Karagulla, *Breakthrough to Creativity* (Santa Monica, CA: DeVorss & Co., 1967).

11. R. Grossinger, *Planet Medicine* (Garden City, NY: Anchor Press, Doubleday,1980), pp. 165-175.

12. Gurudas, *Folwer Essences and Vibrational Healing*, channeled by Kevin Ryerson, (Albuquerque, NM: Brotherhood of life, 1983), p. 35.

Chapter 03

1. N. Shealy, "Wholistic Healing and the Relief of Pain", in *Dimensions of Wholistic Healing: New Frontiers in the Treatment of the Whole Person*, ed. Otto and Knight (Chicago: Nelson-Hall, 1979), pp. 391-399.

2. R. Melzack and P. Walll, "Pain Mechanisms: A New Theory", *Science*, vol. 150 (1965), pp. 971-979.

3. B. Sjolund and M. Eriksson, "Electro-Acupuncture and Endogenous Morphines", *Lancet*, Nov. 2 1976, p. 1085.

4. R. Becker, "An Application of Dircet Current Neural Syetems to Psychic Phenomena", *Psychoenergetic Systems*, vol. 2 (1977), pp. 189-196.

5. R. Becker et al., "The Direct Current System: A Link Between the Environment and the Organism", *New York State Journal of Medicine*, vol. 62 (1962), pp. 1169-1176.

6. "Healing Intransigent Fractures", *Medical World News*, April 17, 1978, p. 32.

7. J. Hurtak, *The Book of Knewledge: The keys of Enoch* (Los Gatos, CA: The Academy for Future Science, 1977), p. 382.

8. L. Weymouth, "The Electrical Connection", *New York Magazine* November 24, 1980, p. 24.

9. G. Taubes, "An Electrifying Possibility", *Discover*, April 1986, pp. 23-37.

10. S. Stavish and N.Horwitz, "Pioneering Cancer Electrotherapy",
    Medical Tribune, March 11, 1987, p. 1.
11. R. Rose, "Magnetic Pulses in RA: Less Pain and Mobility Gain",
    Medical Tribune, June 3, 1987, p. 1.
12. R. Leichtman, *Nikola Tesla Returns* (Columbus, OH: Ariel Press,
    1980), pp. 41-43.

Chapter 04

1. S. Rose-Neil, "The Work of Professor Kim Bong Han", *The
   Acupuncturist*, vol. 1 (1967), p. 15.
2. W. Tiller, "Some Energy Field Observations of Man and Nature", in
   The Kirlian Aura (Garden City, NY: Anchor Press/Doubleday, 1974),
   pp. 129-135.
3. P. De Vernejoul et al, "Etude Des Meridiens D'Acupuncture Par
   Les Traceurs Radioactifs", *Bull. Acad. Natle. Med.*, vol.169 (Oct.
   22,1985), pp. 1071-1075.
4. E. Russell, *Design For Destiny* (New York: Ballantine Books, 1971).
5. S. Karagulla, "Energy Fields and Medical Diagnosis", in *The Human
   Aura*, ed. N. Regush (New York: Berkeley Publishing, 1974).
6. Gurudas, *Flower Essences and Vibrational Healing*, channeled by
   Kevin Ryerson (Albuquerque, NM: Brotherhood of Life, Inc., 1983),
   p. 29.
7. W. Tiller, "Energy Field Observations", pp. 125-128.
8. I. Dumitrescu and J. Kenyon, *Electrographic Imaging in Medicine
   and Biology* (Suffolk, Great Britain: Neville Spearman Ltd., 1983)
9. C. W. Leadbeater, *The Chakras* (1927; reprint, Wheaton, IL:
   Theosophical Publishing House, 1977).
10. Gurudas, *Flower Essences*, p. 83.
11. R. Stanford, *The Spirit Unto the Churches* (Austin, TX: Association
    for the Understanding of Man, Inc., 1977).
12. Gurudas, *Flower Essences*, p. 85.
13. H. Motoyama and R. Brown, *Science and the Evolution of
    Consciousness: Chakras, Ki, and Psi* (Brookline, MA: Autumn Press,

Inc., 1978), pp. 93-98.

14. I. Bentov, personal communication, Nevember, 1977.

15. "Electronic Evidence of Auras, Chakras in UCLA Study", *Brain/Mind Bullentin*, vol. 3, no. 9(March 20, 1978).

16. R. Miller, "Bridging the Gap: An Interview with Valerie Hunt, Ed.D.", *Science of Mind*, October 1983.

17. A. Bailey, *Esoteric Healing* (New York: Lucis Publishing Co., 1953), pp. 195-196.

18. A. Bailey, *Esoteric Healing*, p. 625.

19. J. Gray, *The Psychology of Fear and Stress* (New York: McGraw-Hill, 1971).

20. P. Maclean, "Psychosomatic Disease and the 'Visceral Brain': Recent Developments Bearing on the Papez Theory of Emotion", *Psychosomatic Medicine*, vol. 11, pp. 338-353.

21. "Near Death Experience in Children: A First Report", *Brain/Mind Bulletin*, vol. 9, no. 2 (December 12, 1983).

22. R. Moody, *Life After Life* (New York: Bantam Books, 1975).

23. K. Ring, *Heading Toward Omega: In Search of the Near Death Experience* (New York: William Morrow & Co., 1984).

24. R. Monroe, *Far Journeys* (Graden City, NY: Doubleday & Co., Inc., 1985).

25. I. Swann, *To Kiss Earth Good-Bye* (New York: Dell Publishing Co., Inc., 1975).

26. R. Morris, "PRF Research on Out-Of-Body Experiences, 1973", *Theta*, Summer 1974.

27. H. Puthoff and R. Targ, "Psychic Research and Modern Physics", in *Psychic Exploration: A Challenge For Science*, ed. J. White (New York: G. P. Putnam's Sons, 1974), pp. 536-53.

28. C. Muses, "Working with the Hypernumber Idea", in *Consciousness and Reality*, ed. C. Muses and A. Young (New York: Avon Books, 1972), pp. 448-469.

29. L. Feldman, "Short Bibliography On Faster-Than-Light Particles(Tachyons)", *American Journal Of Physics*, vol. 42 (March, 1974).

30. R. Miller, "Methods of Detecting and Measuring Healing Energies", in *Future Science*, ed. S. Krippner and J. White (New York: Doubleday & Co., 1977), pp. 431-444.

31. Smith J., "The Influence on Enzyme Growth by Laying-on-of-Hands", *The Dimensions of Healing: A Symposium* (Los Altos, CA: Academy of Parapsychology and Medicine), 1972.

32. "New Technologies Detect Effects of Healing Hands", *Brain/Mind Bulletin*, vol. 10, no. 16 (September 30, 1985).

33. A. Besant and C. W. Leadbeater, *Thought-Forms* (1925; reprint, Wheaton, IL: Theosophical Publishing House, 1969).

34. Leichtman, R., *Einstein Returns* (Columbus, OH: Ariel Press, 1982), pp. 48-49.

35. J. Leo, "I Was Beheaded in the 1700s", *Time*, September 10, 1984, p. 68.

36. W. Tiller, "Theoretical Modeling on the Function of Man", in *Healers and the Healing Process*, ed. G. Meek (Wheaton, IL: Theosophical Publishing House, 1977), p. 192.

37. Hodson, G., *The Miracle of Birth: A Clairvoyant Study of a Human Embryo* (1929; reprint, Wheaton, IL: Theosophical Publishing House, 1981), pp. 85-86.

38. O. C. Simonton et al, *Getting Well Again* (Los Angeles: J.P.Tarcher, Inc., 1978).

Chapter 05

1. I. Veith, *The Yellow Emperor's Classic of Internal Medicine* (Berkeley & Los Angeles: University Of California Press, 1966).

2. R. Melzack and P. Wall, "Pain Mechanisms: A New Theory", *Science*, vol. 150 (1965), pp. 971-979.

3. "Frequency a Factor in Electroacupuncture", *Brain/Mind Bulletin*, vol. 5, no. 10 (April 7, 1980).

4. W. Tiller, "Some Physical Network Characteristics of Acupuncture Points and Meridians", in *Transcript of the Acupuncture Symposium* (Los Altos, CA: Academy of Parapsychology and Medicine, 1972).

5. G. Luce, *Biological Rhythms in Human and Animal Physiology* (New York: Dover Publications, Inc., 1971).

6. H. Motoyama and R. Brown, *Science and the Evolution of Consciousness* (Brookline, MA: Autumn Press, 1978), pp. 99-119.

7. The initial electrical measurements from the acupoints are referred to as "BP" or "before polarization". This BP value reflects the body's basic constitutional state or metabolic level. Following the initial measurement of the meridian termination points, the AMI device delivers a three-volt DC electrical stimulus sequentially to each of the acupoints connected to the monitoring circuit. Following the electrical stimulus, the AMI device registers a second set of readings for each of the meridian acupoints known as "AP" or "after polarization." The AP values reflect the temporary or acute condition of the meridians. The difference between the two recorded values (BP-AP) is known as "P" or "polarization". The P value indicates the amount of resistance to the external environment which the body is able to manifest. Motoyama has discovered that devices such as GSR meters (Which measure Galvanic Skin Resistance) measure only AP values which are subject to alteration under the influence of temperature, as well as the acute mental and physical status of the individual. The BP and P values have been found to be relatively constant, revealing more reliable information about the chronic status of the organism. The AMI Machine measures all three of these values (BP, P, and AP) which the computer prints out on paper within minutes of assimilating electrical information about the individual.

8. J. Pizzo et al., "Fingertips to Faces", *Osteopathic Physician*, vol. 43, no. 2 (February 1976), pp. 41-47.

9. I. Dumitrescu and J. Kenyon, *Electrographic Imaging in Medicine and Biology* (Suffolk, Great Britain: Neville Spearman, Ltd., 1983), p. 158

10. J. Hurtak, *The Book of Knowledge: The Keys of Enoch* (Los Gatos, CA: The Academy for Future Science, 1977), pp. 526, 380.

11. B. Pomeranz, "Do Endorphins Mediate Acupuncture Analgesia?" in

Advances in Biochemical Psychopharmacology, vol.18, ed. Costa and Trabucchi (New York: Raven Press, 1978), pp. 351-359.

12. L. Barchas et al., "Behavioral Neurochemistry: Neuroregulators and Behavioral States", *Science*, vol. 200 (May 26, 1978), pp. 964-973.

13. T. Hokfelt et al., "Peptidergic Neurones," *Nature*, vol. 284 (April 10, 1980).

14. R. Becker, "An Application of Direct Current Neural Systems to Psychic Phenomena", *Psychoenergetic Systems*, vol. 2 (1977), pp. 189-196.

15. W. Tiller, "The Positive and Negative Space/Time Frames as Conjugat Systems", in *Future Science*, ed. White and Krippner (Garden City, NY: Doubleday & Co., Inc., 1977), pp. 257-279.

16. I. Oyle and J. Wexler, "Acupuncture with High Frequency Sound: A Preliminary Report", *Osteopathic Physician*, September 1973.

17. H. Gris and W. Dick, *The New Soviet Psychic Discoveries* (New York: Warner Books, 1978), p. 397.

18. G. Playfair and S. Hill, *The Cycles of Heaven* (New York: Avon Books, 1978), p. 281.

Chapter 06

1. H. Motoyama and R. Brown, *Science and the Evolution of Consciousness* (Brookline, MA: Autumn Press, 1978), pp. 99-119.

2. H. Burr, *The Fields of Life* (New York: Ballantine Books, 1972).

3. W. Tiller, "The Positive and Negative Space/Time Frames as Conjugate Systems", in *Future Science*, ed. White and Krippner, (Garden City, NY: Doubleday & Co., Inc., 1977), pp. 257-279.

4. "German Device Is Used to Detect Changes at Acupuncture Points", *Brain/Mind Bulletin*, vol. 7, No. 14 (August 23, 1982).

5. I. Bell, *Clinical Ecology: A New Medical Approach to Envirnomental Illness* (Bolinas, CA: Common Knowledge Press, 1982).

6. A. Ber, "Neutralization of Phenolic (Aromatic) Food Compounds in a Holistic General Practice", *Journal Of Orthomolecular Psychiatry*, vol. 12, No. 4 (1984).

7. J. McGovern et al., "The Role of Naturally Occurring Haptens in Allergy", *Annals of Allergy*, vol. 47, no. 123 (1981).

8. J. McGovern, "Apparent Immunotoxic Response To Phenolic Compounds", *Food and Chemical Toxicology*, vol. 20, no. 4 (1982), p. 491.

9. J. McGovern et al., "Natural Foodborne Aromatics Induce Behavioral Disturbances in Children with Hyperkinesis", *International Journal of Biosocial Diseases*, vol. 3 (December 1982).

10. Abrams, A., *New Concepts in Diagnosis and Treatment* (San Francisco, CA: The Philopolis Press, 1916).

11. L. Day and G. de la Warr, *New Worlds Beyond the Atom* (London: Vincent Stuart, Ltd., 1956).

12. L. Day and G. de la Warr, *Matter In The Making* (London: Vincent stuart, Ltd., 1966).

13. D. Tansley, M. Rae, and A. Westlake, *Dimensions of Radionics: New Techniques of Instrumented Distant-Healing* (Essex, England: C. W. Daniel Co. Ltd., 1977).

14. R. Targ and H. Puthoff, *Mind-Reach: Scientists Look at Psychic Ability* (New York: Dell Publishing Co., 1977).

15. E. Baerlein and A. Dower, *Healing with Radionics: The Science of Healing Energy* (Wellingborough, Northamptonshire: Thorsons Publishers Ltd., 1980), PP. 48-49.

16. D. Dean, "Plethysmograph Recordings as ESP Responses", *International Journal of Neuropsychiatry*, September/October 1966.

17. W. Tiller, "Radionics, Radiesthesia, and Physics", in *The Varieties of Healing Experience: Exploring Psychic Phenomena in Healing* (Los Altos, CA: The Academy of Parapsychology and Medicine, 1971), pp. 55-78.

18. A. Mermet, *Principles and Practice of Radiesthesia* (London: Vincent stuart Co., 1959).

19. D. Tansley, *Radionics and the Subtle Anatomy of Man* (Essex, England: Health Science Press, 1972).

Chapter 07

1. E. Bach, "Heal Thyself", in *The Bach Flower Remedies* (1931; reprint, New Canaan, CT: Keats Publishing Co., 1977).
2. R. Armstrong, "Radiesthesia: A Tool of Intuitive Perspective", *The Flower Essence Journal*, no. 2 (July 1980), pp. 7-9.
3. Gurudas, *Flower Essences and Vibrational Healing*, channeled by Kevin Ryerson (Albuquerque, NM: Brotherhood Of Life, Inc., 1983).
4. Ibid., pp. 29-30.
5. I. Bentov, "Micromotion of the Body as a Factor in the Development of the Nervous System", in *Kundalini: Psychosis Or Transcendence?* by L. Sannella (San Francisco, CA: H. S. Dakin Co., 1976), pp. 71-95.
6. Gurudas, *Flower Essences and Vibrational Healing*, pp. 30-31.
7. Ibid., p. 35.
8. D. Dean, "Plethysmograph Recordings as ESP Responses", *International Journal Of Neuropsychiatry*, September/October 1966.
9. Gurudas, *Flower Essences and Vibrational Healing*, P. 31.
10. Ibid., p. 41.
11. Ibid., pp. 42-43.
12. Ibid., p. 44.
13. Ibid., p. 139.
14. Ibid., p. 125.
15. Ibid., p. 164.
16. Ibid., pp. 144-145.
17. Ibid., p. 140.
18. Ibid., pp. 133-134.
19. Ibid., p. 36.
20. E. Babbitt, *Principles of Light and Color* (1878; reprint, Secaucus, NJ: Citadel Press, 1967).
21. D. Ghadiali, *Spectro-Chrome Metry Encyclopedia*, 2nd ed. (Malaga, NJ: Spectro-Chrome Institute, 1939).
22. R. Hunt, *The Seven Keys to Color Healing* (New York: Harper & Row Publishers, 1971), p. 103.

23. Gurudas, *Flower Essences and Vibrational Healing*, p. 201.

Chapter 08

1. B. Grad, "Healing by the Laying On Of Hands: A Review of Experiments", in *Ways of Health: Holistic Approaches to Ancient and Contemporary Medicine*, ed. D.Sobel (New York: Harcourt Brace Jovanovich, 1979), p. 267
2. A. Westlake, "Vis Medicatrix Naturae", *Proceedings of the Scientific and Technical Congress of Radionics and Radiesthesia* (London: May 1950).
3. A. Debus, *The English Paracelsians* (New York: Franklin Watts, 1965), p. 114.
4. M. Goldsmith, *Franz Anton Mesmer* (Garden City, NY: Doubleday, 1934).
5. B. Grad, "The Biological Effects of the 'Laying On Of Hands' on Animals and Plants: Implications for Biology", in *Parapsychology: Its Relation to Physics, Biology, Psychiatry, and Psychiatry*, ed. G. Schmeidler (Metuchen, NJ: Scarecrow Press, 1967).
6. B. Grad et al., "An Unorthodox Method of Treatment on Wound Healing in Mice", *International Journal of Parapsychology*, vol. 3 (Spring 1961), pp. 5-24.
7. R. Miller, "Methods of Detecting and Measuring Healing Energies", in *Future Science*, ed. White and Krippner, (Garden City, NY: Doubleday & Co., Inc., 1977), pp. 431-444.
8. J. Smith, "The Influence on Enzyme Growth by the Laying On Of Hands", in *The Dimensions of Healing: A Symposium* (Los Altos, CA: The Academy of Parapsychology and Medicine, 1972).
9. C. Panati, *Supersenses: Our Potential for Parasensory Experience* (Graden City, NY: Anchor Press/Doubleday, 1976). p. 121.
10. W. Tiller, "The Positive and Negative Space/Time Frames as Conjugate Systems", in *Future Science*, ed. White and Krippner (Garden City, NY: Doubleday & Co., Inc., 1977), pp. 257-279.
11. "New Technologies Detect Effects of Healing Hands", *Brain/Mind*

Bulletin, vol. 10, no. 16, September 30, 1985.

12. "Healer Speeds Up Self-Organizing Properties", *Brain/Mind Bulletin*, vol. 7, no. 3 (January 4, 1982).

13. I. Prigogine and I. Stengers, *Order Out Of Chaos: Man's New Dialogue With Nature* (New York: Bantam Books, 1984).

14. B. Grad, "A Telekinetic Effect on Plant Growth, Part 2: Experiments Involving Treatment of Saline in Stoppered Bottles", *International Journal Of Parapsychology*, vol. 6 (1964), pp. 473-498.

15. D. Krieger, "The Response of In-Vivo Human Hemoglobin to an Active Healing Therapy by Direct Laying-on of Hands", *Human Dimensions*, vol. 1 (Autumn 1972), pp. 12-15.

16. D. Krieger, "Healing by the Laying-On Of Hands as a Facilitator of Bioenergetic Change: The Response of In-Vivo Hemoglobin", *International Journal of Psychoenergetic Systems*, vol. 1 (1976), p. 121.

17. S. Karagulla, *Breakthrough To Creativity* (Los Angeles, CA: DeVorss Publishers, 1967), pp. 123-146.

18. D. Krieger, "Therapeutic Touch: The Imprimatur of Nursing", *American Journal Of Nursing*, vol. 75 (1975), pp. 784-787.

19. L. LeShan, *Alternate Realities: The Search for the Full Human Being* (New York: Ballantine Books, 1976).

20. R. Miller, "The Positive Effect of Prayer on Plants", *Psychic*, April 1972.

21. J. Rindge, "The Reality of Healing Energies", in *Healers and the Healing Process*, ed. G. Meek (Wheaton, IL: Theosophical Publishing House, 1977), pp. 136-137.

22. C. M. Cade and N. Coxhead, *The Awakened Mind: Biofeedback and the Development of Higher States of Awareness* (New York: Dell Publishing Co., 1979).

23. R. Leichtman, *Einstein Returns* (Columbus, OH: Ariel Press, 1982), pp. 50-51.

Chapter 09

1. R. Boling, "Superman's Hologram", *Omni*, vol. 7, no. 1 (October 1984), p. 52.
2. R. Steiner, *Cosmic Memory: Atlantis and Lemuria* (Blauvelt, NY: Rudolph Steiner Publications, 1971), p. 45.
3. Gurudas, *Flower Essences and Vibrational Healing*, channeled by Kevin Ryerson (Albuquerque, NM: Brotherhood of Life, 1983), p. 8.
4. *The Revelation of Ramala* (Suffolk, Great Britain: Neville Spearman, Ltd., 1978), p. 245.
5. Ibid., p. 246.
6. Ibid., p. 246.
7. "Biblical Floods", *Nature/Science Annual: 1977 Edition* (New York: Time-Life Books, 1976), p. 180.
8. R. Baer and V. Baer, *Windows of Light: Quartz Crystals and Self-Transformation* (San Francisco, CA: Harper & Rowe Publishers, 1984), p. 54.
9. R. Miller, "The Healing Magic of Crystals: An Interview with Marcel Vogel", *Science Of Mind*, August, 1984.
10. Ibid., p. 74.
11. M. Harner, *The Way of the Shaman* (New York: Bantam Books, 1982), p. 139.
12. N. Gardner and E. Gardner, "Oh Shinnah Speaks", in *Five Great Healers Speak Here* (Wheaton, IL: Theosophical Publishing House, 1982), p. 123.
13. Gurudas, *Flower Essences and Vibrational Healing*, pp. 30-31.
14. R. Baer and V. Baer, *Windows of Light*, p. 82.
15. F. Alper, *Exploring Atlantis: Volume 2* (Phoenix, AZ: Arizona Metaphysical Society, 1983), pp. 25-33.
16. W. Richardson and L. Huett, *The Spiritual Value of Gem Stones* (Marina del Ray, CA: DeVorss & Co., 1980), p. 15.
17. Ibid., pp. 19-24.
18. Ibid., p. 40.
19. Ibid., p. 107.

20. Ibid., pp. 50-51.

21. A. Bhattacharya, *Teletherapy and Allied Science* (Calcutta: Firma KLM Private Limited, 1977).

22. V. Neal and S. Karagulla, *Through the Curtain* (Marina Del Ray, CA: DeVorss & Company, 1983), pp. 171-2, 177, 180, 191-192.

Chapter 10

1. R. Trubo, "Stress and Disease: Cellular Evidence Hints at Therapy", *Medical World News*, January 26, 1987.

2. Gurudas, *Flower Essences and Vibrational Healing*, channeled by Kevin Ryerson, (Albuquerque, NM: Brotherhood of Life, Inc.,1983), p. 83.

3. L. LeShan, *You Can Fight for Your Life: Emotional Factors in the Causation of Cancer* (New York: Jove Publications, Inc., 1977).

4. R. Leichtman and C. Japikse, *Active Meditation: The Western Tradition* (Columbus, OH: Ariel Press, 1982).

5. J. Schwarz, *The Path of Action* (New York: E.P.Dutton, 1977).

6. *The Rainbow Bridge: First and Second Phases Link with the Soul Purification* (Escondido, CA: The Triune Foundation, 1981).

7. J. Schwarz, *Voluntary Controls: Exercises for Creative Meditation and for Activating the Potential of the Chakras* (New York: E.P.Dutton, 1978)

8. D. Walker, *The Crystal Book* (Sunol, CA: The Crystal Company, 1983), p. 57.

9. Hilarion, *Body Signs* (Toronto, Ontario: Marcus Books, 1982), p. 31.

10. L. Hay, *You Can Heal Your Life* (Farmingdale, NY: Coleman Publishing, 1984), pp. 147-182.

11. P. Levine et al, "EEG Coherence During the Transcendental Meditation Technique", in *Scientific Research on the Transcendental Meditation Program: Vol. I*, ed. Orme-Johnson and Farrow (Livingston Manor, NY: Maharishi European Research University Press, 1977), pp. 187-207.

12. I. Bentov, "Micromotion of the Body as a Factor in the Development

of the Nervous System", in *Kundalini: Psychosis or Transcendence?*, by L. Sanella (San Francisco, CA: H. S. Dakin Co., 1976), pp. 71-92.

13. "Pain May Cause Lasting Change in Neuromachinery," *Brain/Mind Bulletin*, vol. 2, no. 4, January 3, 1977.

14. "Kindling, Once Epilepsy Model, May Relate to Kundalini", *Brain/Mind Bulletin*, vol. 2, no. 7, February 21, 1977.

15. M. Chia, *Awaken Healing Energy Through the Tao* (New York: Aurora Press, 1983).

Chapter 11

1. "Theory Relates to Brain Processes, Altered Awareness", *Brain/Mind Bulletin*, vol. 4, no. 13, May 21, 1971.

2. K. Pribram, "The Holographic Hypothesis of Brain Function: A Meeting of Minds", in *Ancient Wisdom and Modern Science*, ed. S. Grof(Albany, NY: State University of New York Press, 1984), pp. 167-179.

3. R. Capra, "The New Vision of Reality: Toward a Synthesis of Eastern Wisdom and Western Science, in *Ancient Wisdom and Modern Science*, ed. S. Grof (Albany, NY: State University of New York Press, 1984), pp. 135-148.

4. M. Talbot, *Mysticism and the New Physics* (New York: Bantam Books, Inc., 1980).

5. D. Baker, "The Occult Anatomy and Physiology of the Heart", in *Esoteric Healing* (High Road, Essendon, Herts., England: Dr. Douglas Baker).

6. N. Rosenberg, "Laser Bursts Appear to Help Revascularize Myocardium", *Medical Tribune*, vol. 27, no. 8, March 19, 1986.

7. E. Cranton and A.Brecher, *Bypassing Bypass: The New Technique of Chelation Therapy* (New York: Stein & Day Publishers, 1984).

8. M. Lesser, *Nutrition and Vitamin Therapy* (New York: Bantam Books, Inc., 1980).

9. R. Johnson, "Vitamins Reverse Smokers Lesions", *Medical Tribune*, vol. 28, no. 2, January 14, 1987, pp. 4-5.

10. R. Johnson, "Vitamins for Cervical Cells", *Medical Tribune*, vol. 28, no. 2, January14, 1987, p. 5.

11. A. Gaby, *The Doctor's Guide to Vitamin B6* (Emmaus, PA: Rodale Press, 1984), pp. 125-129.

12. S. Ziff, *Silver Dental Fillings: The Toxic Time Bomb* (New York: Aurora Press, 1984)

13. K. Mason, *Radionics and Progressive Energies* (Essex, England: C. W. Daniel Co. Ltd., 1984), p. 42.

14. Gurudas, *Flower Essences and Vibrational Healing*, channeled by Kevin Ryerson (Albuquerque, NM: Brotherhood of life, 1983), p. 45.

15. D. Edwards, "ELF Under Suspicion in New Report", *Science News*, vol. 132, July 18, 1987, p. 39.

16. T. Graves, *Needles of Stone* (Great Britain: Turnstone Press, Ltd., 1978), pp. 71-81.

17. J. Kenyon, *Modern Techniques of Acupuncture*: Vol. 3 (Wellingborough, Northamptonshire: Thorson's Publishers Limited, 1985), pp. 61-89.

Chapter 12

1. C. Thomas and D. Duszynski, "Closeness to Parents and the Family Constellation in a Prospective Study of Five Disease States: Suicide, Mental Illness, Malignant Tumor, Hypertension, and Coronary Heart Disease", *The Johns Hopkins Medical Journal*, vol. 134 (1973), PP. 251-270.

2. L. LeShan, "Psychological States as Factors in the Development of Malignant Disease: A Critical Review", *Journal of the National Cancer Institute*, vol. 22 (1959), pp. 1-18.

3. O. Simonton and S. Simonton, "Belief Systems and Management of the Emotional Aspects of Malignancy", *Journal of Transpersonal Psychology*, vol. 7, no. 1 (1975), pp. 29-47.

4. R. Trubo, "Stress and Disease: Cellular Evidence Hints at Therapy", *Medical World News*, January 26, 1987, pp. 26-41.

5. G. Hodson, *The Science of Seership* (London: Rider & Company),

pp. 61-63.

6. M. Woodward, *Scars of the Soul: Holistic Healing in the Edgar Cayce Readings* (Columbus, Ohio: Brindabella Books, 1985).

7. F. McClain, *A Practical Guide to Past Life Regression* (St. Paul, Minn.: Llewellyn Publications, 1986).

8. B. Clow, *Eye of the Centaur: A Visionary Guide into Past Lives* (Santa Fe, N. M.: Bear & Company, 1986).

9. Levi, *The Aquarian Gospel of Jesus the Christ* (1907; reprint, Marina Del Rey, Calif.: DeVorss & Co., 1979).

10. Guru R. H. H., *Talk Does Not Cook the Rice: A Commentary on the Teaching of Agni Yoga*, vol.1 (York Beach, Me.: Samuel Weiser, 1982), p. 133.

Chapter 13

1. E. Davenas, F. Beauvais, J. Amara, M. Oberbaum, B. Robinzon, A. Miadonna, A. Tedeschi, B. Pomeranz, P. Fortner, P. Belon, J. Sainte-Laudy, B. Poitevin, J. Benveniste, "Human Basophil Degranulation Triggered by Very Dilute Antiserum Against IgE", *Nature*, vol. 333 (1988), pp. 816-818.

2. J. Benveniste, personal communication, Seattle, Wash., 1989.

3. B. Poitevin, E. Davenas, and J. Benveniste, "In Vitro Immunological Degranulation of Human Basophils is Modulated by Lung Histamine and Apis Mellifica", *British Journal of Clinical Pharmacology*, vol. 25 (1988), pp. 439-444.

4. L. Hadji, B. Arnoux, J. Benveniste, "Effect of Dilute Histamine on Coronary Flow of Guinea-Pig Isolated Heart, Inhibition by a Magnetic Field", *Federation of American Societies for Experimental Biology Journal*, vol. 5, no. A1583 (1991).

5. J. Benveniste, "Transfer of Biological Activity by Electromagnetic Fields", *Frontier Perspectives*, The Center for Frontier Science at Temple University, vol. 3, no. 2 (1993), pp. 13-15.

6. E. Del Giudice, G. Preparata, G. Vitiello, "Water as a Free Electric Dipole Laser", *Phys. Rev. Lett.*, vol. 61 (1988), pp. 1085-1088.

7. E. Del Giudice, "Coherence in Condensed and Living Matter", *Frontier Perspectives*, The Center for Frontier Sciences at Temple University, vol. 3, no. 2 (1993), pp. 16-20.

8. J. Jacobs, et al., "Treatment of Acute Childhood Diarrhea with Homeopathic Medicine: A Randomized Clinical Trial in Nicaragua", *Pediatrics*, vol. 93 (1994). pp. 719-725.

9. D. Eisenberg, R.kessler, C. Foster, F. Norlock, D. Culkins, and R. Delbanco, "Unconventional Medicine in the United States", *New England Journal of Medicine.*, vol.3 28 (1993), pp. 246-252.

10. M. Smulkis and F. Rubenfeld, *Starlight Elixirs and Cosmic Vibrational Healing* (Essex, England: C. W. Daniel Co. Ltd., 1992).

11. P. Davis, *Subtle Aromatherapy* (Essex, England: C. W. Daniel Co. Ltd., 1991)

12. B. Lynes, *The Cancer Cure That Worked: Fifty Years of Suppression* (Queensville, Ontario: Marcus Books, 1987).

13. E. Babbitt, *Perfect Health* (Needham, Mass.: Channel One Communications, Inc., 1993), p. 39.

14. Lakhovsky, *The Secret of Life: Cosmic Rays and Radiations of Living Beings* (Stockwell, England: True Health Publishing Co., 1951).

15. D. Rorvik, "Do the French Have a Cure for Cancer?", *Frontiers of Healing New Dimensions in Parapsychology*, ed. Regush (New York: Avon Books, 1977), pp. 286-305.

16. R. Kupsinel, "Nicole LaVoie, Founder of Sound Wave Energy", *Health Consciousness*, vol.15, no.1 (April, 1994), p. 33.

17. E. Green, et al., "Anomalous Electrostatic Phenomena in Execptional Subjects", *Subtle Energies*, vol. 2, no. 3 (1991), pp. 69-97.

18. D. Winter, "Heart Intelligence and DNA Programming", in *Alphabet of the Heart, Sacred Geometry: The Genesis in Principle of Language & Feeling*, D. Winter, et al. (Eden, N.Y.: Crystal Hill Farm, 1993), p. 40.

19. P. Levine, et al., "EEG Coherence During the Transcendental Meditation Technique", in *Scientific Research and the Transcendental Meditation Program*, vol. I, ed. Orme-Johnson and Farrow(Livingston Manor, N.Y.: Maharishi European Research

University Press, 1977), pp. 187-201.

20. G. Rein and R. McCraty, "Local and Non-Local Effects of Coherent Heart Frequencies on Conformatonal Changes of DNA", *Quantum Biology: Healing With Subtle Energy* by G. Rein (Boulder Creek, Calif.: Quantum Biology Research Labs, 1992), pp. 90-95.

21. D. Winter, "Can the Human Heart Directly Affect the Coherencd of the Earth's Magnetic Field?" in *Alphabet of the Heart, Sacred Geometry: The Genesis in Principle of Language & Feeling*, D. Winter, et al. (Eden, N.Y.: Crystal Hill Farm, 1993), p. 64.

22. V. Hunt, *Infinite Mind: The Science of Human Vibrations* (Malibu, Calif.: Malibu Publishing Co., 1995).

| GLOSSARY |
용어 사전

AMI 장치: 모토야마 히로시 박사가 개발한 컴퓨터 전자 침술 진단 시스템. 신체의 12개 주요 경락의 생체 전기 불균형을 동시에 측정하여 질병이나 에너지 장애로 인해 잠재적으로 영향을 받을 수 있는 장기 시스템을 보여 준다.

B-세포: B-림프구로도 알려진 이 세포는 신체의 면역반응에 기여하는 항체를 생성한다.

CT 스캐닝: 신체의 얇은 단면을 연구하는 데 사용할 수 있는 특수한 컴퓨터 지원 X-레이 기술이다.

DNA: 분자 수준에서 세포 성장과 발달에 참여하는 유전 정보를 암호화하는 나선형 거대 분자인 디옥시리보핵산.

EAV: 폴(Voll)에 따른 전기 침(Electroacupuncture)의 줄임말. 전기 침술의 한 분야.

EMR 스캐너: CT 스캔 컴퓨터 기술과, 에너지 공명을 사용하여 환엽 효과를 전기 영상으로 이미지화한 키를리안 원리를 기반으로 하는 가상 에테르 보디 스캐너 결합 장치.

MRI: 자기공명 영상. 자기장과 전파를 사용하여 신체의 특정 분자 구성 요소를 공명적으로 자극하고 시각화하여 연구용 고해상도 단면 이미지를 생성하는 기술이다.

NMR: 핵자기공명. 자기공명 영상 장치에서 시각화를 위해 특정 원자를 선택적으로 여기시키는 현상이다.

PET 스캐너: 양전자 방출 단층 촬영. 자연적으로 발생하는 생물학적 화학 물질의 방사성 유도체에서 방출되는 입자를 사용하여 진행 중인 뇌 과정을 시각적으로 이미지화하는 장치.

PSI: 심령 현상에 대한 일반적인 용어.

RNA: 리보 핵산. DNA에서 정보를 가져다 세포 내의 단백질 구조 집합으로 변환하는 소위 핵산의 큰 분자이다.

T-세포: 면역반응의 특정 측면에 참여하는 T-림프구로 알려진 특수한 유형의 백혈구이다. T-세포는 정보를 처리하는 T-헬퍼 세포, 암세포를 죽일 수 있는 킬러 T-세포, 신체를 유지하는 T-억제 세포로 세분화된다.

TNS: 경피신경자극기. 피부 전극을 통해 작용하는 전기 장치, 뇌로 전달되는 통증 메시지의 흐름을 방해하기 위해 통증 제어 게이트를 차단시켜 작동한다.

감각피질: 신체에서 오는 감각 정보를 처리하는 대뇌피질의 영역 또는 띠.

갑상샘: 목 부위에 있는 작은 나비 모양의 샘으로, 신체의 대사율을 조절하는 호르몬인 티록신을 생성한다.

갑상샘기능항진증: 갑상샘의 과잉 활동 상태로 때때로 과잉 행동, 신경질 및 과도한 발한을 유발한다.

강화법(potentization): 동종요법 치료가 이루어지는 과정. 용제(예를 들어 물)에 있는 소량의 물질이 진탕(succussion) 장치라는 기계에서 강하게 흔들린다. 치료 효과를 높이기 위해 동일한 과정을 반복함으로써 희석이 된다. 희석이 높을수록 치료법이 더 강력해진다.

경락: 미세에너지 '기'를 신체의 다양한 기관, 신경 및 혈관에 전달하는 미세관 채널이다.

경혈: 주변 환경의 미세한 에너지가 경락을 통해 몸 전체에 전달되어 더 깊은 기관, 혈관 및 신경계에 기에너지를 공급하는 피부의 침 자리.

경혈 전기자극: 전류를 사용하여 경혈과 해당 경락을 자극한다. 질병 및 경락 불균형을 진단하는 데 사용하기 위해 경혈의 전기적 특성을 측정하는 전자 시스템을 말한다.

고전압 사진(electrography): 키를리안 사진 또는 코로나방전 사진의 일반적인 용어.

고차원(higher dimensional): 빛보다 빠른 속도로 진동하는 미세에너지 시스템, 즉 비물리적 에너지를 설명하는 용어.

고차 자아(superconscious): 일반적으로 무의식적이지만 퍼스낼리티에 접근할 수 있는 상위 영혼 구조의 일부. 고차 의식이 더 높은 지혜를 담고 있는 반면에 잠재의식은 여섯 살짜리 아이의 퍼스낼리티에 상당한다.

공동(심실, 뇌실): 심장 또는 뇌 속의 빈방. 심장에서는 근육의 우심실과 좌심실이 각각 혈액을 폐와 신체로 보낸다. 뇌에서 속이 빈 제3, 제4 및 측뇌실은 뇌척수액을 생성하고 순환한다.

공명: 예를 들어 두 개의 스트라디바리우스 바이올린 E 현의 공진 진동처럼 유사하게 조율된 두 발진기(oscillator) 사이의 교감 진동 현상이다. 공명은 높고 낮은 배음에서도 발생한다(높은 옥타브와 낮은 옥타브의 유사한 음 사이, 즉 중간 C와 높은 C, 낮은 C 모두에 공명한다).

글리아세포: 신경계 전체에서 발견되는 세포의 한 유형으로, 종종 슈반 및 마이크로글리아 세포와 같은 신경 세포를 둘러싸고 있다. 원래는 그것들이 둘러싼 신경세포에 영양을 공급하고 신경 전도에 기여하는 것으로 생각했지만, 지금은 글리아세포가 대안적 (DC/아날로그) 정보 전송 시스템을 형성하는 것 같다는 사실이 발견되었다(디지털 유형의 신경 메시지와 대조적으로).

기(氣): 침술 경락을 순환하는 미세에너지에 대한 고대 중국의 용어.

기저핵: 근육 조정의 특정 측면을 제어하는 데 도움이 되는 뇌 내의 특수 신경 센터.

나디: 실과 같은 미세한 에너지 경로가 차크라에서 신체의 다양한 영역으로 흐른다. 경락에는 물질적 구성 요소가 있지만 나디는 물질적이지 않다.

네거티브 시공간: 에너지와 물질이 빛의 속도를 초과하는 속도로 진동하는 영역을 말하며, 물질의 에테르 및 아스트랄계를 포함할 가능성이 있다.

네거티브 엔트로피: 생물 및 무생물 시스템에 영향을 미치는 네거티브 시공간 또는 자전기 에너지의 특성으로, 더 질서 있게 되고 무작위가 줄어들게 된다. 네거티브 엔트로피도 생명력의 특징이다.

뇌량: 두 개의 대뇌반구를 연결하는 큰 신경다발.

뉴런: 신경 세포.

다우징(dowsing): 라지에스테지의 다른 용어. 숨어 있거나 잃어버린 물건과 광물 자원을 찾고 질병을 진단하는 데 사용되는 직관적인 기술.

다차원(multidimensional): 인간 에너지의 전체 스펙트럼을 나타낸다. 육체, 에테르,

아스트랄, 멘탈, 코잘, 더 높은 영적 수준으로 이루어진다.

대뇌반구(cerebral hemispheres): 대뇌피질의 오른쪽 및 왼쪽 절반. 뇌 내에서 가장 높은 기능의 중심이다. 왼쪽 반구는 분석 및 선형 사고를 제어하고 오른쪽 반구는 직관적이고 상징적이며 비선형적 사고 과정을 제어한다.

더마트론(dermatron): 질병의 진단 및 치료에 사용되는 전기 침술 장치. 폴 머신(Voll Machine)의 특정 모델에 대한 또 다른 이름이다.

동종요법(homeopathy): 질병을 치료하기 위해 천연 물질의 미세 용량을 사용하는 방법. 동종요법 원칙은 질병의 증상 복합체를 동종요법 레미디의 '약상'과 일치시켜 환자에게 적용한다(유사의 법칙이라고도 함).

디스트레스(distress): 유기체의 기능 장애와 질병을 유발하는 스트레스 수준.

라디오닉스(radionics): 때때로 'psionics'라고도 하는데, 환자와 멀리 떨어져 있는 기기를 사용하여 인간의 다차원 시스템 에너지 불균형을 사이킥한 형태로 진단하려는 비전 과학의 한 분야이다. 전형적인 라디오닉스 장치는 공명 원리에 따라 작동하는데, '증거물'을 운영자가 동조할 파동의 초점으로 사용한다.

라지에스테지(radiesthesia): 다양한 유형의 미세에너지 방사를 감지할 수 있는 심령 지각 능력.

레이저: 간섭성 빛을 생성하는 장치이다. 즉 모든 단계와 위상이 있는 파동을 지닌 빛이다.

레이저 침술: 낮은 강도의 레이저 광선이 특정 경혈을 자극하여 질병을 완화하는 치료의 한 형태이다.

림프구: 면역반응에 참여하는 백혈구의 일종.

마이아즘(miasm): 특정 독성 물질 또는 유해 미생물의 미세 영향으로 인해 유기체가 장차 질병에 걸리기 쉬운 에너지 상태이다. 마이아즘은 획득되거나 유전되기도 하고 행성의 영향으로 나타날 수도 있다.

만트라: 명상이나 이완 중에 반복하면 산만하지 않은 명상 의식 상태를 달성하는 데 도움이 되는 단어 또는 소리.

멘탈(mental): 아스트랄과 코잘 수준 사이에 존재하는 미세에너지의 에너지 밴드 또는 옥타브를 가리킨다.

면역억제: 다양한 화학적, 정서적, 에너지적 요인에 의해 유발될 수 있는 신체의 자연적인 면역 방어의 억제(즉 숙주의 저항 장애).

무의식: 깨어있는 의식의 표면 아래에 머무르며 자동적인 인간 기능을 제어하는 성격의 일부. 그것은 감각에 의해 취해진 모든 정보를 잠재적으로 기록하고, 우리의 자존감에 대한 내부 그림을 미묘하게 구축하는 보상, 처벌 및 메시지에 의해 조절·프로그래밍된다.

미세체(subtle body): 에테르체, 아스트랄체, 멘탈체 및 코잘체와 같이 육체를 넘어 더 높은 주파수 옥타브에 존재하는 미세한 에너지체를 지칭하는 용어.

미세에너지(subtle energy): 일상적인 또는 포지티브한 시공간 프레임 외부에 존재하는 에너지. 즉 빛보다 빠르게 움직이는 자전기(ME) 에너지를 나타내는 일반적인 용어.

바이러스: 유전 물질 요소(DNA나 RNA)를 감싸고 있는 특수한 단백질 외피로 구성된 작은 감염원이다.

바이럴(viral): 바이러스의 양상을 말한다.

바이오필드(biofield): 육체를 둘러싸고 상호 침투하는 에너지장. 바이오필드는 살아 있는 세포에 의해 생성된 자기 및 전자기 에너지와 미세에너지장으로 구성된다.

발화(kindling): 변연계에서 발생하는 현상으로, 특정 신경 경로를 따라 반복되는 낮은 수준의 자극이 해당 경로를 신경 전달에 대한 최소 저항 경로로 설정하는 데 도움이 된다.

변연계(limbic system): 감정 표현과 기억의 특정 측면을 처리하는 데 관여하는 뇌 내부의 독특한 복합체이다. 엔도르핀이 풍부한 뇌 복합체이다.

변환(transduction): 에너지 또는 정보를 한 형식에서 다른 형식으로 상호전환, 변환 또는 환산한다. 신호 변환은 에너지 또는 전기 신호가 화학적 신호나 그 반대로 변환될 수 있음을 의미한다(예 : 신경의 시냅스 부위에서의 신호 변환).

부신 부전(hypoadrenal): 부신의 활동 부족으로 인한 의학적 상태로 종종 일반적인 피로와 쇠약으로 이어진다.

부정맥: 심장 박동의 비정상적인 리듬으로, 일반적으로 심장 근육 및 전기 전도 시스템 내의 전기적 불안정성으로 인해 발생한다.

복제: 생명체의 살아있는 복제품 생산. 일반적으로 유기체의 완전한 염색체 세트를 동일한 종의 새로 수정된 난자에 삽입하여 한 세트의 유전자를 다른 세트로 대체함으로써 이루어진다.

빛의 몸(light body): 미세에너지체의 또 다른 용어.

사이킥 힐링(psychic healing): 다양한 유형의 직접 체험 치유를 의미한다. 사이킥 힐링은 다양한 유형의 에너지 상호작용, 즉 자기치유, 영적 치유, 심령 수술 등으로 세분화될 수 있다.

상념체(thouhgtform): 개인의 오라 장 내의 실제 에너지 구조로서, 강한 생각이나 감정의 표출이다.

상태 특정적 과학: 과학자·관찰자가 특별히 수용적인 의식 상태에 들어가도록 요구하는 과학의 발전을 제안한 찰스 타트 박사의 용어.

생물 검체(bionosode): 병든 장기의 조직으로 만든 동종요법 치료제. 치료를 위해 병원체의 진동 특성만 추출하여 물리적 질병을 유발하는 물질이 남지 않도록 한다.

생체 에너지: 살아있는 유기체에 의해 생성되는 모든 유형의 전기적, 전자기적 에너지와 미세에너지.

생체 자기(biomagnetic): 기존의 자기장과 미세 자기장, 즉 에테르를 포함하여 살아있는 세포에 의해 생성된 에너지.

생체 전기·생체 전자: 신체의 정보 전달 및 세포 복구 메커니즘의 전기 네트워크. 세포 내부 및 세포 사이의 전자 스위칭 및 제어 메커니즘을 보여 준다.

생체크리스털(biocrystalline): 액정 또는 석영류의 특성을 가진 신체의 세포 요소 네트워크를 말한다. 이 영역에는 세포 염, 림프액, 지방조직, 적혈구 및 백혈구, 솔방울샘이 포함된다.

수초(myelin): 신경을 둘러싸고 있는 슈반세포에서 발견되는 절연체형 지방 물질로 신경 충동 전달에 중요하다고 여겨진다.

슈반세포(schwann cells): 신체 대부분의 말초 신경을 둘러싸는 신경 교세포의 한 유형이다. 인접한 신경에 영양을 공급하고, 정상적인 신경 충동 전달을 돕고, 표면막의 DC 전하를 변화시켜 유사한 신경 교세포 네트워크를 통해 정보 전달 역할을 할 수 있다.

신경조절물질: 신경계에서 발견되는 화학 또는 단백질 분자의 일종으로 기존 신경 경로의 신경 전달을 미세 조정하거나 조절한다. 대부분의 신경 조절제는 억제형(브레이크)이거나 흥분형(가속기)이다.

숙주의 저항력: 함께 질병에 저항할 수 있도록 하는 유기체 내의 요인들. 이러한 요소에는 일반적인 활력뿐만 아니라 다양한 면역 체계 부분의 전반적인 강도가 포함된다.

슬로 바이러스 감염: 초기 바이러스 감염에 대한 반응이 지연되어 발생하는 후기 바이러스 발현 유형이다. 일부 느린 바이러스는 초기 감염 후 15년~20년에 1차 질병 증상을 유발한다.

시간생물학: 생물학적 과정이 낮과 밤의 주기적 리듬에 어떻게 영향을 받는지 연구하는 과학이다.

시냅스: 한 세포의 자극ㆍ메시지가 다음 신경 세포로 전달되도록 두 신경 세포 사이의 특수한 만남 지점이다. 시냅스 접합은 전기적 메시지가 변경되는 두 개의 인접한 신경 세포막 사이의 매우 가까운 만남의 장소이다. 신경전달물질 방출로 전환된 다음 다시 전기적 메시지로 전환된다.

신경전달: 뇌와 신경계를 통한 정보 전달의 일반적인 과정.

신경전달물질: 한 신경에서 인접한 신경으로의 자극 전달을 계속하기 위해 시냅스 막에서 방출되는 화학 물질 또는 단백질 물질.

신체-쿤달리니증후군: 대뇌피질에서 자발적 또는 명상 관련 스트레스 방출로 인해 발생하는 왼쪽 신체 통증 및 기능 장애의 관찰된 증후군.

심리정신적인(psychospiritual): 마음, 감정, 영혼의 상호 의존적인 측면을 나타낸다.

아스트랄: 에테르를 넘어서는 에너지ㆍ물질 옥타브 또는 주파수 대역을 의미한다. 아스트랄체는 감정의 영향을 많이 받기 때문에 아스트랄 에너지는 종종 감정적으

로 연결되어 있다.

안수요법(laying-on-of hands): 직접 손을 대서 하는 치유 유형에 대한 일반적인 용어로, 때로는 심령치유나 자기(magnetic)치유라고도 한다.

약물동태학: 원하는 치료 효과를 얻기 위해 환자의 체질량, 신진대사 및 약물 배설률에서 파생된 약물 복용량의 수학적 계산을 사용하는 의료 모델이다.

양자물리학: 원자 수준에서 물질의 에너지 특성을 연구하는 물리학의 한 분야이다.

양파 효과: 파동 요법을 통한 인간 유기체에 대한 트라우마.

우뇌: 공간적, 직관적, 예술적, 상징적, 비선형적 사고와 관련된 오른쪽 대뇌반구.

운동피질: 감각을 처리하는 영역에 인접하여 신체의 자발적인 근육 활동을 제어하는 대뇌피질의 띠. 종종 양쪽을 합쳐서 감각 운동 피질이라고 부른다.

에고(ego): 육체를 통해 표현되는 육화한 퍼스낼리티.

에너지 차단: 종종 하나 이상의 비정상적인 차크라 기능으로 인해 인간 에너지 시스템인 미세에너지의 자연스런 흐름이 중단되는 것을 나타내는 일반적 용어이다.

에테르(ethereal): 물리적 옥타브 바로 너머의 주파수 대역 또는 옥타브. 에테르 에너지나 물질은 광속 이상의 속도로 진동하며 자기적 특성을 갖는다.

에테르질(ethereal fluidium): 육체를 둘러싸고 개별 세포에 생명력을 전달하는 에테르체의 일부이다.

엔도르핀: 뇌, 신경계 및 신체 기관에서 발견되는 다양한 모르핀 유사 단백질. 특정 유형의 엔도르핀은 특정 환경에서 통증 완화를 매개할 수 있다.

엔트로피: 시스템 내의 무질서 상태를 설명하는 과학 용어이다. 엔트로피가 높을수록 시스템이 더 무질서해진다. 엔트로피가 낮을수록 시스템이 더 조직적이고 질서 있게 된다. 수정은 수학적 규칙성으로 인해 가장 낮은 엔트로피를 갖는다고 추정된다.

영적 치유(spiritual healing): 낮은 신체 및 에테르 수준에서 작용할 뿐만 아니라 감정적 또는 아스트랄, 멘탈, 그 이상의 영적 수준에서 에너지 장애를 교정하는 치유의 한 형태이다.

오라(aura): 육체를 둘러싸고 관통하는 에너지 덮개. 다차원 인간 형태의 육체, 에테르, 아스트랄, 멘탈, 코잘, 그리고 더 높은 영적 측면을 구성하는 다른 모든 에너지 덮개로 구성된다.

옥타브: 피아노 건반의 음표 옥타브와 유사한 물리적 옥타브, 에테르 옥타브 등의 에너지 주파수 대역을 나타낸다.

원격 청각(clairaudience): 더 높은 진동 수준에서의 청각적 심령 능력, 목 차크라 수준의 에너지 처리에 의해 매개된다.

원격 투시(remote viewing): 투시에 대한 보다 최근의 과학 용어로, 거리 또는 적절한 차폐를 통해 피사체와 분리된 대상에 대한 시각적 정보를 정신적으로 인식하는 능력을 말한다.

웰니스: 몸과 마음과 영혼 복합체의 건강, 행복, 활력 및 온전함을 가리키는 용어. 지속적인 학습, 성장 및 창의적 표현에 반영되는 균형 잡힌 건강 상태이다.

유스트레스(eustress): 인간 유기체의 적절한 기능에 필요한 최적의 스트레스 양을 가리키기 위해 한스 셀리에가 만든 용어.

유체이탈(OOBE): 신체 밖의 경험. 아스트랄 투사의 또 다른 이름이다.

육체-에테르체 경계면(physical-etheric interface): 주로 침술 경락 시스템으로 구성된 육체와 에테르체 간의 경계면. 이 경계면은 육체에 비물리적 구조 정보장과 생명력을 연결하는 역할을 한다.

이완기법: 마음과 몸이 더 이완된 상태로 들어갈 수 있게 하는 정신적, 육체적 기법. 여기에는 만트라 반복, 점진적 이완 확인 및 근육의 수축 이완 기법과 같은 다양한 정신 기술이 포함된다.

이완반응: 적절한 이완 기술을 적용할 때 몸과 마음이 조율할 수 있는 이완되고 명상적인 상태를 가리키는 용어로 허버트 벤슨 박사가 만든 용어이다.

이종요법(allopathic): 다양한 증상 완화 및 치료를 제공하기 위해 여러 가지 약물을 동시에 투여하는 현대 의료 접근 방식을 지칭한다.

임사체험(NED): 개인이 임사 상태에서 소생되어 신체 외부에서 본 사건을 보고하는 경험이다. 외상으로 유발된 형태의 아스트랄 투사이다.

자가면역: 소위 '자가 항원'에 대한 항체를 생성하여 신체가 스스로 공격하는 일종

의 면역반응이다. 지금은 특수한 유형의 림프구인 신체의 T-억제 세포가 일반적
으로 이러한 종류의 반응을 억제하는 것으로 생각된다. 따라서 자가면역 질환은
변형된 T-억제 세포 활동의 반영일 수 있다.

자기치유(magnetic healing): 주로 에테르 수준에서 작용하는 직접적 치유 유형이
다. 다른 맥락에서는 질병을 치료하기 위해 치료 펄스 자기장을 사용하는 것을 의
미한다.

자율신경계: 신체의 자동적, 무의식 조절 신경계로 교감 신경과 부교감 신경계로 구
분된다.

자전기(magnetoelectric): 빛의 속도보다 빠른 속도로 진동하고 자기 특성 및 네거
티브 엔트로피 특성을 갖는 에너지 유형이다. 포지티브-네거티브 시공간의 틸러-
아인슈타인 모델에 의해 예측되며, 네거티브 시공간 에너지 또는 물질이라고도
한다.

전자기(electromagnetic): 이 책의 맥락에서, 빛의 속도로 움직이는 에너지의 넓은
스펙트럼이다.

정신공학(psychotronics): 기능을 수행하기 위해 다양한 유형의 심령 또는 미세에너
지를 사용하는 장치를 설명하는 데 자주 사용되는 일반적인 용어. 다른 정의에서
'psychotronics'는 미세에너지를 연구하는 과학을 설명하는 데 사용되는 용어이
다. 에너지초심리학이라고 한다.

정신신경면역학: 건강과 질병에서 정신, 신체 및 면역 체계 사이의 상호작용을 연구
하는 진보적인 학문의 의학 용어.

정통파 분자 의학: 특정 질병에서 치료 효과를 내기 위해 아미노산과 같은 특정 영양
소를 다량으로 사용하는 요법의 한 형태.

좌뇌: 분석, 논리 및 선형 사고 모드에서 작동하는 왼쪽 대뇌반구를 나타낸다.

증거물(witness): 라디오닉스 장치의 조율을 위한 초점으로 사용하는 환자의 생물
학적 표본이나 그 밖의 에너지 흔적으로, 종종 핏방울이 사용되는데 머리카락, 사
진 또는 환자의 서명이 있는 종잇조각이 사용되기도 한다. 증거물을 무선 장치의
증거물 홈통에 넣어 환자의 미세에너지 신호가 분석용 무선 장치의 회로에 공급

된다.

진통: 통증 완화

차크라(chakra): 더 높은 주파수의 미세에너지를 변압하기 위한 신체의 에너지 센터로, 미세에너지를 처리하여 신체의 화학, 호르몬 및 세포 변화로 전환한다.

채널링(channeling): 흔히 트랜스 채널링에서와 같이 종종 구술이나 자동기술을 통해서 더 높은 수준의 의식이 자신을 통과하도록 허용하는 현상.

철 성분의(ferrous): 미세에너지나 생체 자기의 상호 작용과는 대조적으로 특정한 강자성 특성을 갖는 철 및 철과 유사한 금속을 뜻한다.

초실수(hypernumber): 수학자 찰스 뮤제가 특정 숫자를 특성화하기 위해 만든 용어로 -1의 제곱근으로 대표되며, 고차원 현상의 수학을 설명하는 데 유용할 수 있다.

초물리학 : 비물리적이거나 미세에너지 현상을 가리킨다.

초음파 침 : 바늘 대신 고주파 음파를 사용하여 경혈을 자극하는 에너지 형태의 침술.

초자연적 현상(paranormal): 심령 현상, 즉 텔레파시, 투시, 염력 등을 설명하는 데 사용되는 용어.

축선: 생물 세포 활동을 더 높은 에너지 입력에 연결하는 에너지 라인. 경락 시스템을 통해 더 높은 에너지의 정보 그리드를 신체에 연결한다.

치유접촉(therapeutic touch): 돌로레스 크리거 박사가 만든 용어로, 일종의 실습 치료 기법을 뜻하며 때로는 심령치유라는 용어와 같은 의미로 사용된다.

카르마(karma): 종종 '뿌린 대로 거두리라'라고 언급되는 환생의 원칙이다. 영혼이 삶에 대한 모든 관점을 경험할 수 있게 해주는 자산과 빚 또는 견제와 균형의 시스템이다.

코로나방전: 전도성 특성을 가진 접지된 물체 주변의 스파크 방전 현상. 전자 사진 장치에서 생성되는 키를리안 오라의 또 다른 이름이다.

코잘체(causal body): 코잘 물질로 구성된 미세체. 인간의 의식이 물리적 차원에 여러 차례 육화한 동안 얻은 모든 경험을 저장하는 수준이다.

쿤달리니: 척추 꼬리뼈 부위의 뿌리 차크라 내에 잠재 에너지로 저장되는 영적 계몽의 창조적 에너지. 이것이 적절하게 방출되면 신체의 모든 주요 차크라의 활성화와 정렬을 유발할 수 있는 미세에너지이다.

크리스털 격자 패턴: 개별 크리스털의 합보다 더 큰 증폭 또는 시너지 효과를 얻기 위해 기하학적으로 배열된 크리스털로, 종종 특정 치유 및 명상에 사용된다.

키를리안 사진: 전기 공학자 세미욘 키를리안이 러시아에서 개발한 전기 사진 프로세스. 코로나방전 현상을 이용해 필름에서 살아있는 시스템의 생물 에너지 과정을 포착한다.

킬레이션요법: EDTA로 알려진 킬레이트제를 여러 번 정맥 주사하는 동맥 경화증 치료.

투시: 더 높은 미세에너지 패턴을 보는 심령 능력(프랑스어 문자 그대로 '명료한 보기'를 뜻한다). 아즈나 차크라의 한 양상.

투시 현실: 피상적인 감각을 초월해서 보고 느끼는 상태. 그것은 시간과 공간의 경계를 넘어서는 현실 경험으로, 종종 모든 것의 상호 연결성을 경험할 수 있게 한다.

통합적: 인간의 건강과 질병이 신체적, 정신적, 정서적, 영적으로 결합된 측면을 다루는 시너지적 접근 방식.

틸러-아인슈타인 모델: 아인슈타인의 질량·에너지 방정식의 상대론적 버전에 의해 예측되는 포지티브와 네거티브 시공간 영역의 과학적 모델. 이 모델의 주요 지지자인 윌리엄 틸러 박사에 따르면 포지티브 시공간 에너지와 물질은 빛의 속도보다 낮거나 그에 가까운 속도로 진동하며 전기적, 전자기적 특성이 있다. 네거티브 시공간 에너지와 물질은 빛보다 빠른 속도로 진동하거나 움직이며, 자성을 띤 자전기 에너지이다.

파동: 다양한 주파수 및 진폭에서의 미세 에너지나 전자기 에너지를 가리킨다.

파동의학: 인간의 다차원 시스템에 주파수 특정 에너지의 측정된 양을 전달함으로써 전인을, 즉 마음, 몸, 영혼 복합체를 치료하는 데 목표를 두는 치유 철학. 파동의학은 물리적, 세포적 발현 패턴을 생성하는 고에너지 시스템을 통합하고 균형을 유지함으로써 신체를 치유하고자 한다.

폴 장치: 라인홀트 폴 박사가 개발한 침술 진단 장치로 신체의 다양한 경혈을 전기적으로 측정하여 작동한다.

편도체: 변연계의 일부인 깊은 뇌 구조. 감정 표현에 관여하고 엔도르핀이 풍부한 뇌핵의 더 큰 네트워크이다. 또한 뇌의 쾌락 센터 측면들 중 하나이다.

편치 않음(dis-ease): 질병에 대해 자주 사용되는 용어. 그것은 질병이 자신의 더 높은 의식의 한 측면에서 '불편한' 결과라는 것을 의미한다.

포지티브 시공간: 빛의 속도보다 낮거나 같은 속도로 진동하는 에너지와 물질의 물리적 우주.

풍수: 수원, 광물 매장지 및 지구 에너지의 자연적인 초점을 보유하고 있다고 여겨지는 특정 지역을 찾는 데 사용되는 점술 또는 다우징 기술의 한 형태이다.

프라나: 고대 힌두교 또는 요가의 용어로 숨을 쉴 때 흡수되는 미세에너지를 의미한다.

피에조 변환: 물리적 압력이 전기장으로 변환되거나 그 반대로 변환되는 크리스털에서 관찰되는 현상. 예를 들어 축음기 바늘에서 수정은 진동 압력을 전기 신호로 변환한 다음 다시 음악과 음성으로 변환한다.

합텐(hapten): 신체에서 자연적으로 발생하는 물질과 결합하여 신체의 면역 체계에 이물질로 보이도록 해서 부정적인 면역반응을 일으키는 화학 물질이다.

항원: 신체의 면역 체계에 의해 '자기' 또는 '비자기'로 인식되는 단백질 물질. 항원이 이물질로 느껴지면 항원에 대한 항체가 생성된다.

항체: 면역 체계에 의해 생성되는 특수 단백질로, '비자기'로 확인된 침입자의 외부 피막에 결합한다. 항체 결합 과정은 문제가 되는 물질을 파괴하거나 제거하기 위한 다양한 면역 메커니즘을 시작한다.

혈관성형술: 개선된 혈류를 확보하기 위해 혈관의 폐색을 복구하는 기술이다. 가장 일반적인 기술은 풍선 압축 또는 콜레스테롤 플라크의 레이저 파괴를 포함한다.

헤모글로빈: 신체의 모든 세포 시스템에 산소를 운반하는 역할을 하는 적혈구의 복잡한 거대 분자.

헤파틱(hepatic): 간을 의미한다.

홀로그램: 상호 작용하는 두 레이저 빔의 간섭 패턴에 의해 생성된 3차원 이미지.

홀로그램 원리: 홀로그램은 홀로그램의 모든 부분이 전체 정보를 포함하는 에너지 간섭 패턴을 나타낸다는 점에서 독특하다.

환경 의학: 인간의 건강에 미치는 자연적 및 종합적인 환경 요인의 악영향을 연구하는 과학 분야.

환생: 더 높은 수준의 통합과 영적 성숙을 달성하기 위해 영혼이 여러 번의 생(물리적 차원으로 태어나기)을 갖는다는 철학.

환엽 효과(phantom leaf effect): 물리적으로 파괴된 절단된 잎을 촬영한 이미지에 원래의 전체상이 다시 나타나는 키를리안 사진의 현상. 팬텀 이미지는 절단된 잎 조각의 에테르체를 재현한다.

효소: 특정 방향으로 신체의 화학 반응을 촉진하거나 가속하는 역할을 하는 특수 단백질 분자.

흉선: 심장 차크라에 의해 영양을 공급받는 중요한 분비샘으로 면역반응 조절을 돕는다.

| INDEX |

인덱스

ㅇ

ㅋ

E

ㅍ

옮긴이 최종구

외과 전문의
조선대학교 의과대학 졸업
참생명바른외과 자연치유클리닉 원장
대한복원의학회 스파이럴테이핑 교수

옮긴이 양주원

한의사
동신대학교 한의과대학 졸업
전 안심한의원 원장
현 경희대학교 한의과대학 생리학교실 연구원

놀라운 에너지 치료법

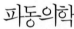
파동의학

Vibrational Medicine

초판 1쇄 발행 2021년 06월 29일
초판 4쇄 발행 2023년 11월 13일

지은이 리처드 거버
옮긴이 최종구, 양주원
감수 양동춘
발행인 김태진, 승영란
마케팅 함송이
경영지원 이보혜
디자인 ALL design group
인쇄 다라니인쇄
제본 다인바인텍
펴낸곳 에디터
주소 서울특별시 마포구 만리재로 80 예담빌딩 6층
전화 02-753-2700, 2778
팩스 02-753-2779
출판 등록 1991년 6월 18일 제1991-000074호

값 33,000원
ISBN 978-89-6744-235-4   03510

※ 잘못된 책은 구입하신 곳에서 바꾸어 드립니다.